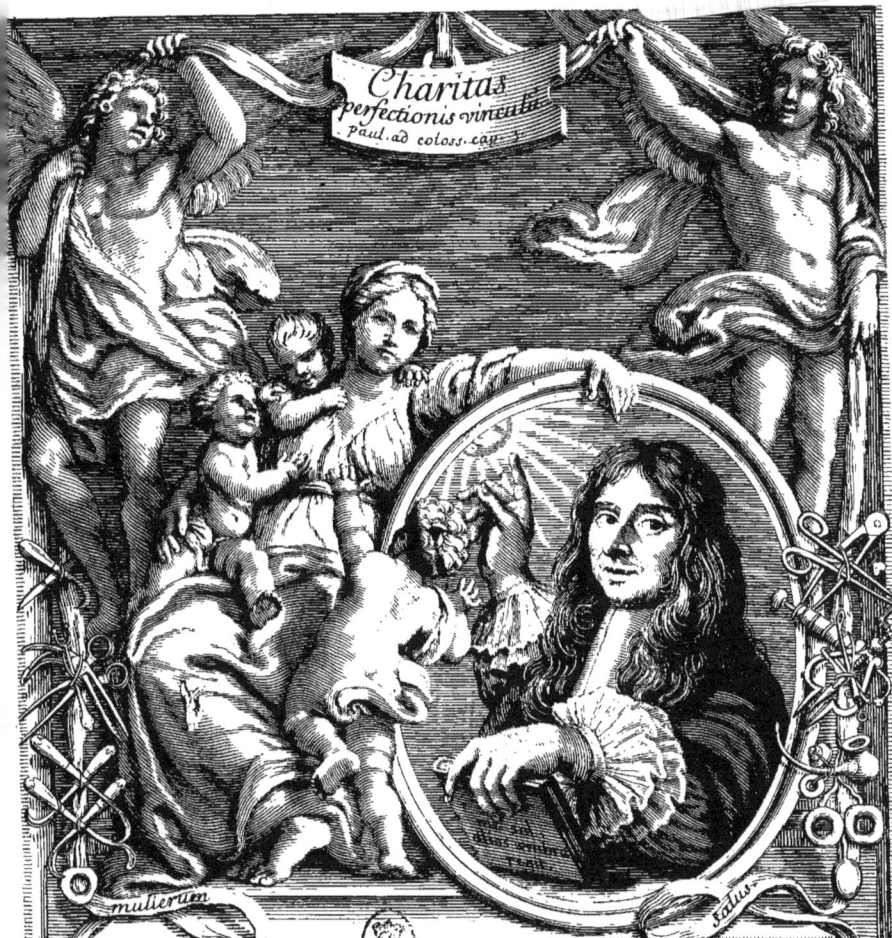

Charitas
perfectionis vinculu
Paul. ad coloss. cap.

mulierum

fœtus

Les Maladies
des Femmes Grosses et accouchées.

auec la bonne et veritable methode de les bien aider en leurs accouchemens naturels, et les moyens de remedier à tous ceux qui sont contr^e nature,
et aux Indispositions des enfans nouueau-nez : ensemble vne tres
cœacte description de toutes les parties de la femme, qui sont destinées à
la generation. le tout accompagné de plusieurs belles figures en taille
douce, nouuellement et fort correctement grauées.
œuure tres vtile aux chirurgiens, et necessaire à toutes les sage-femmes,
pour apprendre à bien pratiquer l'art des accouchemens.

Composé par François Mauriceau, Maistre
chirurgien Iuré à Paris, demeurant rue S^t.
Seuerin, au coing de la rue Zacharie, à
l'enseigne du bon medecin.
auec priuil. du Roy 1668.

ant. Paillet del.   Guill. Vallet sculp:

T.
1580.

DES MALADIES DES FEMMES

GROSSES ET ACCOVCHÉES.

AVEC LA BONNE ET VERITABLE
Méthode de les bien aider en leurs accouchemens naturels , & les moyens de remedier à tous ceux qui font
contre-nature , & aux indifpofitions des enfans nouveau-nés : enfemble une tres-exacte defcription de toutes les parties de la femme qui font deftinées à la Generation. Le tout accompagné de plufieurs belles figures
en taille douce , nouvellement & fort correctement
gravées.

Oeuvre très-utile aux Chirurgiens , & neceffaire à toutes les
Sages-femmes pour apprendre à bien pratiquer
l'Art des accouchemens.

Compofé par FRANÇOIS MAURICEAu *Maiftre*
Chirurgien Iuré à Paris , demeurant ruë S. Severin , au coin
de la ruë Zacharie , à l'enfeigne du bon Medecin.

A PARIS,

Chez
{
IEAN HENAVLT, ruë S. Iacques, à l'Ange Gardien.
IEAN D'HOVRY, au bout du Pont-neuf, fur le Quay des
Auguftins , à l'image S. Iean.
ROBERT DE NINVILLE, au bout du Pont S. Michel,
au coin de la ruë de la Huchette, à l'E'cu de France & de Navarre.
IEAN BAPTISTE COIGNARD , ruë S. Iacques à la
Bible d'Or.
}

M. DC. LXVIII.

AVEC PRIVILEGE DV ROY ET APPROBATION.

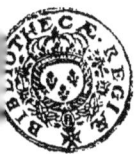

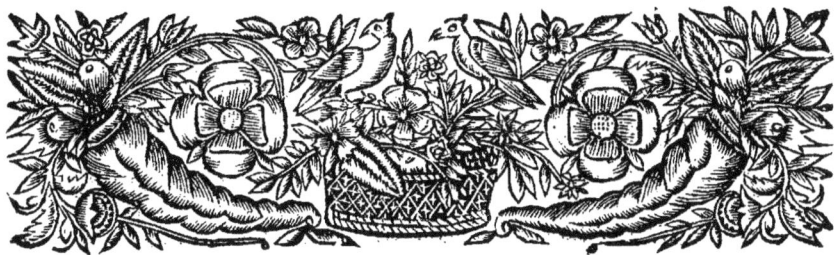

A TOVS
MES CHERS CONFRERES;
LES MAITRES
CHIRVRGIENS IVREZ
DE LA VILLE DE PARIS.

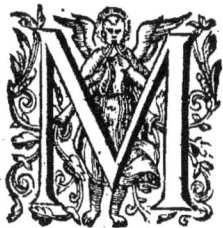

ESSIEVRS,

Ayant besoin d'un ferme & solide appuy
pour la foiblesse de mes conceptions, je veux
imiter la plûpart des Auteurs, qui cherchent
ordinairement la protection de quelque person-

ne de credit, pour faire paroître au public
leurs Ouvrages fous fon nom: mais je ne fui-
vray pas la coûtume que plufieurs ont de les
dédier le plus fouvent à des gens qui n'ont aucune connoiffance de la matiere dont ils traitent; pouffez à cela, plûtoft par l'efperance de
quelque recompenfe mercenaire, que par aucun
autre motif. C'eft, MESSIEVRS, ce qui
m'oblige de m'addreffer à vous, comme à ceux,
qui feuls eftes capables d'en bien juger, pour
vous offrir ce premier fruit de mes veilles, qui
coureroit rifque d'eftre rongé du ver de l'envie,
fi je ne le mettois en vos mains pour l'en garantir. Ie vous l'offre en reconnoiffance de l'honneur que vous m'avez fait de me recevoir, il
y a déja du temps, en voftre celebre Compagnie, & pour m'acquiter de l'obligation dont
je vous fuis redevable: car eftant un des membres de vôtre Corps, tout mon travail ne doit
eftre que pour vous; c'eft ce qui fait que je ne
pourrois pas faire prefent de ce Livre à d'autres perfonnes, fans vous faire un larcin do-
meftique, vous le donnant je fuis liberal de
voftre propre bien; mais plûtoft je vous rends

compte feulement du talent que vous m'avés
donné pour faire profiter ; j'entends des veritables preceptes de ce noble Art de Chirurgie,
duquel vous auez une connoiffance, & une experience fi parfaite, que chacun eft obligé d'a-
voüer hautement, que vous eftes les feuls, entre tous les Chirurgiens de l'Europe, dont on
peut juftement dire, Vos fol, alios umbra regit.
Ie ne m'arrefteray pas icy, MESSIEVRS,
à vous donner des loüanges fur ce fujet ; car
outre qu'il faudroit une plume plus diferte que
la mienne, pour s'en acquiter felon vos merites, je craindrois qu'on ne m'imposât filence,
m'alleguant (pour ainfi dire) ce qui fut autrefois reproché à celuy qui vouloit loüer Her-
cule, en publiant ces actions heroïques au
peuple Lacedemonien: qui eft celuy qui ne le
connoît point (luy répondit-on) & qui ne l'e-
ftime pas eftre au nombre des Dieux immor-
tels ? Auffi me pourroit-on dire, qui eft celuy
qui ne connoît pas les Maîtres Chirurgiens de
Paris ? Ne fçait - on pas que vous eftes cette
fource feconde, où on vient de tous les lieux de
l'Europe puifer la perfection d'un fi bel Art,

EPISTRE.

& à laquelle plufieurs Princes & Princeffes
d'étrange païs font obligez d'avoir recours, pour
la confervation, & pour le recouvrement de
leur fanté, qu'ils n'efperent pas pouvoir obtenir fi facilement & avec tant de feureté d'aucun autre que de vous ? Ne fçait-on pas auffi
que noftre puiffant Monarque confie entierement depuis un fi long temps, fa perfonne Sa-
crée qui nous eft fi chere, entre les mains de
celuy qui par fes merites eft prefentement le chef
de voftre illuftre corps ? Ne fe fouvient-on pas
outre cela, que ce grand Roy, par une bonté pa-
ternelle, qu'il a pour la confervation de toute
fa Nobleffe, qui l'accompagnoit l'année derniere en fes conqueftes de Flandres, manda trois
ou quatre de vous autres pour étancher le fang
qui fe répandoit devant cette puiffante Ville
de l'Ifle qu'il foûmit à fon obeïffance ? Ne vit-
on pas pour lors, que plufieurs perfonnes de
grande qualité, qui furent mortellement bleffez, en fe fignalant à l'attaque de cette redou-
table place, parurent tout refufcitez, au moment qu'ils apprirent la nouvelle de l'arrivée
de ces excellens Chirurgiens, fur la certitude

qu'ils avoient de recevoir d'eux un prompt
& affeuré fecours? On apperceut auffi en même temps, la generofité des autres s'augmenter
extraordinairement, dans la confiance qu'ils
avoient en leurs mains falutaires. Ne parlons
donc point de ces chofes, puifqu'elles font con-
nuës d'un chacun: Mais faifons feulement un
peu de reflexion fur voftre charité qui vous
rend fi recommandables par tout, en affiftant
gratuitement de vos fages & prudens confeils,
une infinité de malades, qui fe rendent à S. Côme de toutes parts, les premiers Lundis de tous
les mois de l'année, pour vous confulter fur plufieurs maladies incurables à tous autres qu'à
vous, n'efperans pas pouvoir jamais obtenir la
guerifon de leurs maux, s'ils ne defcendent en
voftre fameufe pifcine. Cette charité paroît encore bien, dans l'inftruction gratuite que vous
donnez, à tous les écoliers en Chirurgie, en
commettant quelques-uns d'entre vous, pour
leur faire des démonftrations Anatomiques,
& pour leur enfeigner la veritable méthode
de bien pratiquer toutes les operations de Chirurgie, de laquelle commiffion j'ay eu l'honneur

de m'acquiter, au mieux qu'il m'a esté possible, durant trois années, suivant l'ordre que vous m'en aviez donné : mais comme dans ces exercices, que vous faites ainsi faire, on ne parle pas ordinairement de la grossesse des femmes, & de leurs differens accouchemens, j'ay crû, que pour m'acquiter entierement de mon devoir, vous ne trouveriez pas mauvais, que je fisse paroître au public ce Livre, que je vous offre, dans lequel je me suis efforcé, de montrer exactement les moyens de remedier à plusieurs indispositions des femmes grosses, & accouchées, avec la veritable méthode, pour bien pratiquer l'Art des accouchemens ; m'estant persuadé qu'il pourroit estre utile, à quantité de jeunes Chirurgiens, qui sont obligez de faire ces operations à la campagne, où on ne rencontre que fort peu de personnes qui en ayent toutes les connoissances necessaires ; ce que j'ay fait encore, d'autant plus volontiers, que les Sages-femmes y peuvent trouver tout ce qu'elles doivent sçavoir pour exercer seurement leur Art, & dequoy satisfaire à l'examen qu'elles sont presentement obligées de subir devant
vous

EPISTRE.

vous pour leur reception : I'ay creû auſſi,
MESSIEVRS, que vous aurez la bonté
d'excuſer, s'il n'a pas une ſi belle forme que
ſa matiere le demanderoit, & ſi je n'y exprime pas les choſes ſi parfaitement que vous les
concevez ; car j'ay entrepris (un peu trop har-
diment à la verité) de découvrir pluſieurs ſe-
crets de nature, qui eſtant fort cachez, &
tres difficiles à comprendre, donnent encore incomparablement plus de peine à expliquer nettement, pour les bien faire connoître : neanmoins, comme on voit ordinairement, que les
corps obſcurs reflechiſſent la lumiere qu'ils reçoivent, auſſi de même, j'eſpere que ce petit
Ouvrage, pourra, par la reflexion du ſoleil
de voſtre doctrine, dont j'ay receu pluſieurs
rayons, éclairer ces jeunes Chirurgiens, &
toutes les Sage-femmes, aux difficultez qui
ſe rencontrent ſouvent dans les accouchemens.
Agréez donc, MESSIEVRS, cette petite
production d'un de vos enfans, qui vous en
conjure par l'amour des Peres, qui ne mécon-
noiſſent jamais les leurs, quelques difformes
qu'ils puiſſent eſtre, & luy donnez une ſau-
ē

ve-garde contre l'envie & la médisance, qui
n'oseront jamais l'attaquer, quand vous luy
aurez accordé vostre protection : C'est la grace
que vous demande,

MESSIEVRS,

Vostre tres-affectionné, Confrere
FRANÇOIS MAURICEAV.

AV LECTEVR.

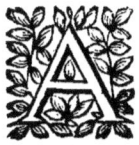

A MI Lecteur, comme nous voyons dans le fiecle où nous fommes, que beaucoup de gens fe gouvernent plûtoft par opinion, que par jugement, je vous prie, que fi vous defirez faire quelque profit de la lecture de mon Livre, vous le lifiez & l'examiniez fans aucune envie de le critiquer, & détaché de toute forte de préoccupation, qui vous pourroit obfcurcir l'entendement, & vous empêcher de reconnoître la verité des chofes, que je prétends vous enfeigner. C'eft pourquoy ne foyez pas du fentiment de ceux qui condamnent une penfée, quand ils ne la conçoivent pas, & qui la croyent eftre fauffe, parce qu'elle eft nouvelle, & n'imitez pas auffi ceux, qui cherchans feulement à épiloguer fur les mots, negligent le fens du difcours : car de même qu'il arrive affez fouvent, que les purgatifs, quoyque propres pour une maladie, ne profitent pas au malade, fi fon corps n'eft bien préparé, & difpofé à leur operation; auffi la doctrine des Livres, qui eft un des plus falutaires remedes que nous ayons pour chaffer l'ignorance, eft tout-à-fait inutile aux efprits, s'ils n'ont toutes les difpofitions neceffaires à la recevoir. Ie croy que j'ay lieu d'efperer que vous m'accorderez fans peine la priere que je vous fais, puifqu'elle eft entierement pour voftre utilité : cependant quoyque j'aye deffein, de vous faire connoître icy, tout ce qui concerne la groffeffe, & l'accouche-

ë ij

ment des femmes, je ne veux pas vous détourner de la lecture de quantité de sçavans Auteurs qui en ont traité,
mais je vous avertis seulement, que la plus grande partie
d'eux, n'ayant jamais pratiqué l'Art qu'il nous ont voulu enseigner, ressemblent (à mon avis) à ces Geogra-
phes, qui nous font la description de plusieurs terres
qu'ils n'ont jamais veuës, pour nous en donner (à ce
qu'ils s'imaginent) une parfaite connoissance, ce qui
fait, qu'il est tres-difficile (pour ne pas dire impossible)
qu'ils y puissent bien reüssir. Car il est certain, comme
Plutarque à fort bien remarqué que la partie speculati-
ve des Arts est inutile, & infructueuse, quand elle est
destituée de l'active. Vous pourrez donc pour ce sujet
vous fier au chemin que je vous montre, puisque pour
vous y conduire, je vous fais un reçit fidele de tout ce que
j'ay observé, avec un assez heureux succez, depuis plusieurs années, dans la pratique des accouchemens, avant
quoy, je vous dóne pour guide, une exacte description, &
representation de toutes les parties de la femme, qui sont
destinées à la generation, afin que vous puissiez mieux
rechercher la cause des maladies des femmes grosses, &
accouchées, jusques dans leur source, pour en obtenir
en suite, plus facilement la guerison. Au reste, ne me
blâmez point, pour estre d'un sentiment contraire à plusieurs opinions cómunes; car je vous declare, que je me
suis seulement attaché à vous faire connoître la verité,
dequoy j'espere que vous aurez plus de satisfaction, &
que vous me sçaurez plus de gré, que si j'avois toûjours
aveuglement suivi la pensée des autres; ayant aussi tâché, de ne me pas étendre en discours superflus, afin de
me rendre plus intelligible aux jeunes Chirurgiens, &

AV LECTEVR.

à toutes les Sages-femmes, à qui ce Livre fera (fi je ne
me trompe) auſſi utile qu'aucun autre pour apprendre
à bien pratiquer l'Art des accouchemens. Ie ne l'ay
point farci d'un grand nombre de longues receptes,
qui ſervent ſeulement pour groſſir un Volume, & qui
ne font qu'embaraſſer leur eſprit, dans l'incertitude du
choix de tant de differens remedes, compoſez de drogues qui leurs font le plus ſouvent inconnuës. C'eſt
pourquoy je me fuis ſimplement contenté, de leur en-
ſeigner les meilleurs, & principalement ceux dont-on
ſe ſert ordinairement dans la pratique: de plus je l'ay
orné de quantité de figures deſſinées au naturel, & tres-
correctement gravées, afin de leur faire mieux concevoir
les choſes. Mais ſi dans tout cela, vous trouvez que quelques-unes de mes opinions ne vous ſatisfaſſent entierement, ou que d'autres (ſelon voſtre ſens) ne ſoient pas
tout-à-fait conformes à la verité, ſouvenez-vous, que
comme parmi le meilleur bled il croit toûjours de l'y-
uroye, ou quelqu'autre méchante herbe, auſſi de même, qu'il ſe rencontre peu de Livres, dont la doctrine
ſoit ſi pure, qu'on n'y puiſſe rien trouver à redire, &
que ſi j'eſpere quelque eſtime de vous pour récompenſe
de mon travail, ce n'eſt qu'à proportion de celle que
vous pouvez avoir pour pluſieurs autres, qui n'ont jamais eû en cette occaſion, un plus grand deſir que moy
de vous rendre ſervice.

✿ ✿ ✿. ✿ ✿ ✿ ✿ ✿ ✿ ✿ ✿ ,✿ ✿: ✿ ✿ ✿ ✿ ✿ ✿ ✿ ✿ ✿ ✿: ✿ ✿

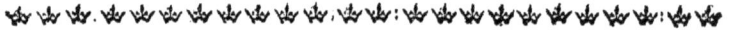

A Monfieur MAVRICEAV, fur fon Livre des Accouchemens.

EPIGRAMME.

ON voit en tes Ecrits, tres Sçavant MAVRICEAV,
Que quiconque avant toy traita cette matiere,
N'eût jamais affez de lumiere,
Pour en faire un Traité fi beau ;
Tu fçais fi bien toucher les chofes, que tu touches ;
Et leur donner un fi beau tour,
Que ton Livre des Couches
Eft le plus bel Enfant , qu'on puiffe mettre au jour.

VIVIEN, Maitre Chir. & Prevoft, Iuré , &
Garde des Maîtres Chirurgiens de Paris.

Ad Dominum FRANCISCVM MORICÆVM Chirurgum
Parifienfem Iuratum, in librum quem edidit de mulierum partu.

ANAGRAMMA.

FRANCISCVS MORICÆVS.
SIC FÆMINIS SVCCVRRO.

NOMEN, SCRIPTA, MANVS, placido nunc fœdere junĉta,
Te , fimul (& merito) dicere poffe , volunt :
Vt fuccurro manu GRAVIDIS , partufque refolvo ,
Sic deceo fcriptis , quæ iuvat arte manus.

Scripfit in benevoli animi fymbolum
MICHAEL TRIBOVLLEAV
Chirurgus Parifienfis Iuratus.

A Monfieur MAVRICEAV fur fon Livre des Accouchemens.

MADRIGAL.

QVOY que l'ancienne Medecine
D'une humeur auftere & chagrine,
Se vante de fçavoir jufqu'aux moindres refforts ,
Et d'avoir déterré tous les fecrets threfors
De cét Art qui du Ciel tire fon origine,
Cependant ton Soleil nouveau
De cent nouveaux rayons embellit fa carriere,
Et je ne fçay lequel aura plus de lumiere,
Ou du Soleil, ou bien de MAVRICEAV.

L. G. M. B.

A Monsieur MAVRICEAV sur son Livre des Accouchemens.

MADRIGAL.

TV n'enfantes que des Merveilles,
    Tu ne produis rien que de beau,
Et ton Nom, par ce Livre, affranchi du tombeau,
    Montre assez le fruit de tes veilles;
    Quoy, MAVRICEAV, dans la fleur de tes ans,
Surpasser dans ton Art même les plus sçavans,
En avoir les secrets comme l'experience,
    Guerir des maux désesperez,
    Et nous donner enfin la Connoissance
    Par des moyens tres-asseurez,
De tirer un enfant hors des flancs d'une Mere,
Quand la Nature manque à le faire sortir
    Dans le temps qu'elle le doit faire;
    Ce sont des choses, sans mentir,
    Qui sont au dessus du vulgaire,
    Et qui te feront tant loüer,
    Qu'à jamais la race future
    Sera contrainte d'avoüer,
    Malgré l'envie & l'imposture,
Que l'Art en toy toûjours a passé la nature.

BINART CAND.

In laudem FRANCISCI MAVRICEAV, utilissimum de mulierum partu librum scribentis.

LVCINAM auxiliis inopem iam absistite matres
    Partubus ut præsit, voce vocare deam:
Nam vos ô gravidæ, melius liber iste iuvabit,
    Et proli, & vobis hoc duce parta salus.
Cedite scriptores, quibus est dare verba voluptas,
    Quod bene pro morbis præcipit, ipse facit.

FRANC. DVLAVRENS.

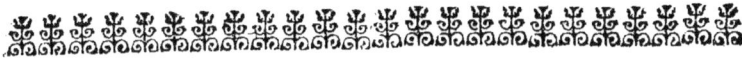

TABLE
DES CHAPITRES.

LIVRE PREMIER.

DES MALADIES, ET DES DIFFERENTES
difpofitions des femmes groffes, depuis le moment
de la conception jufques au terme de
l'accouchement.　　43

ĩ

LIVRE SECOND.

DE L'ACCOVCHEMENT NATVREL,

& de ceux qui ſont contre nature, avec la maniere d'aider les femmes au premier, & les veritables
moyens de remédier aux autres. 193

TABLE

DES CHAPITRES.

LIVRE TROISIESME.

DV TRAITEMENT DES FEMMES
accouchées; des maladies & symptomes qui leur arrivent durant toutes leurs couches; Du traitement
des enfans nouveau-nés; De leurs maladies les plus
ordinaires, & des conditions necessaires au choix des
nourrices.   371

i iij

TABLE

TABLE DES CHAPITRES.

Fautes de l'impression.

Pag. 51. lig. 26. pas *lis.* par 121. l. 27. mauue *lis.* manne 125. l. 15. fit *lis.* fis 140. l. 10.
en temps *lis.* en ce temps 148 l. 30. lesquels *lis.* lesquelles 180. l. 2. femm *lis.* femme
211. l. 3. fes *lis.* ces 215. l. 30. d'urine *lis.* de l'urine 344. l. 30. tenant *lis.* tchant 386. l.
1. chap. 3. *lis.* chap. 4. l. 2. evacuer *lis.* evader 433. l. 11. evacuer *lis.* evader.

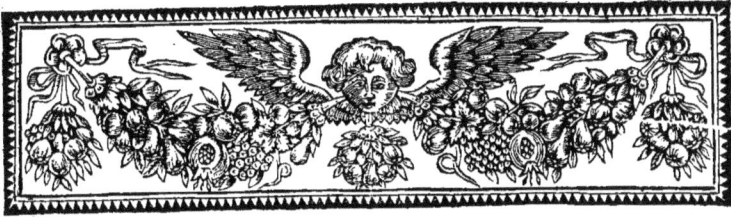

TRAITÉ
ANATOMIQVE
DES PARTIES DE LA FEMME QVI
font deftinées à la generation.

VIS QV'IL eft tres-certain, comme Hypocrate a fort bien remarqué, au livre des lieux
en l'homme, que la matrice eft la caufe de la
plûpart des maladies des femmes, I'ay crû,
qu'ayant deffein de traiter de celles des femmes groffes,
& accouchées, & de montrer la veritable methode de
les bien aider & fecourir en leurs accouchemens, il eftoit,
pour ce fujet, tres-utile & neceffaire, que je fiffe avant,
non feulement la defcription de la matrice, mais auffi
celle de toutes les parties de la femme qui font deftinées à la generation : & à l'exemple de Fernel qui défend la lecture de fes œuvres aux ignorans de l'Anatomie, je diray qu'il eft impoffible de bien concevoir toutes les chofes que je pretens enfeigner cy-apres, fi on
ne connoift parfaitement ces parties. I'en parleray le
plus fuccinctement que je pourray, afin que les Sages-
femmes en puiffent plus facilement profiter (ne les vou-

A

lant pas rebuter par quantité de controverfes anatomiques , que j'obmettray à leur confideration , parce
qu'elles leur font entierement inutiles) neantmoins la
defcription que j'en feray (quoique briéve) fera fi exacte , qu'eftant jointe aux figures que j'en ay fait reprefenter , elle ne laiffera pas de leur en donner une fuffifante connoiffance , pour fe bien comporter dans l'art
des accouchemens.

Ces parties font les vaiffeaux fpermatiques , tant les
préparans , que les déferens ou éjaculatoires , les tefticules , & la matrice , avec plufieurs autres parties qui en
dépendent. Examinons les chacune en particulier , &
parlons premierement des vaiffeaux fpermatiques appellez préparans.

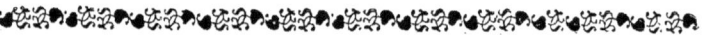

EXPLICATION DE LA PREMIERE
figure , qui montre l'origine , & la diftribution
des vaiffeaux fpermatiques.

A. A. A. A. montrent les mufcles du ventre , & du peritoine ,
qui font renverfez en dehors , pour faire voir les parties
qui fuivent.

A. A.   *Le foye.*

B.   *La veine umbilicale.*

C.   *Le ligament fufpenfoire du foye.*

D.   *La veffie du fiel.*

E.   *La veine cave.*

F.   *La groffe artere.*

G.G. G G. *Les veines & les arteres émulgentes.*

H. H. *Les reins.*

I. I. *Les veines fpermatiques , dont la droite naift du tronc*
de

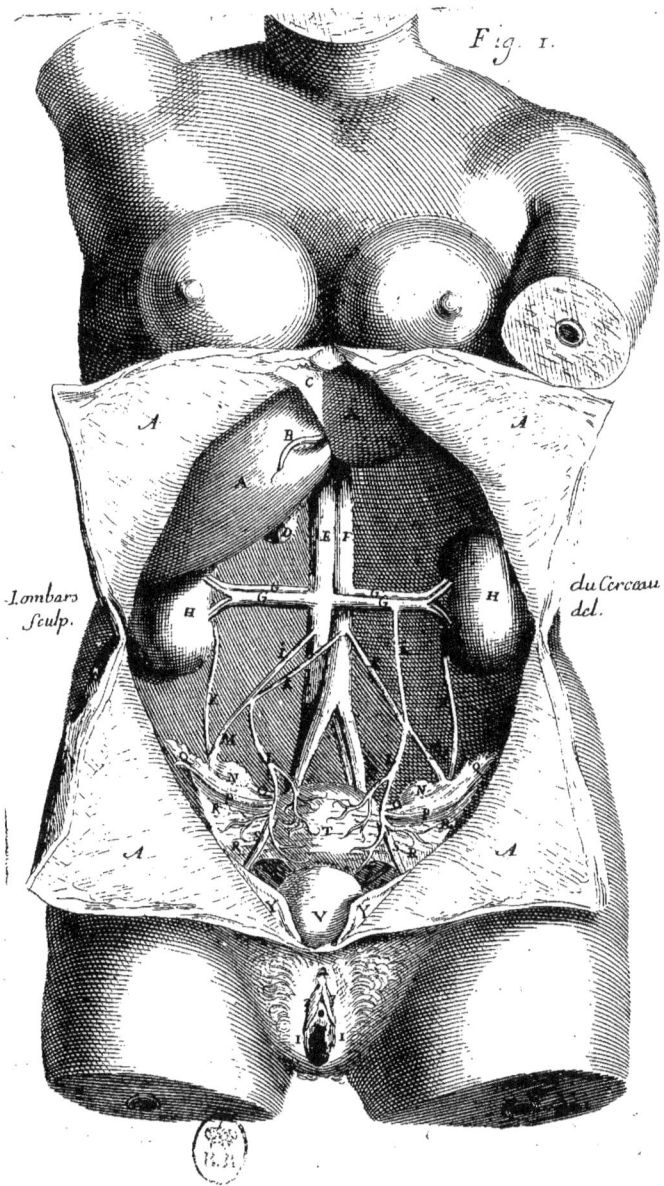

Fig. 1.

Lombars
Sculp.

du Cercœau
del.

de la veine cave, & la gauche vient de l'émulgente.

K. K.   *Les deux arteres spermatiques, qui prennent origine de la grosse artere, & se vont joindre avec les veines de châque costé.*

L. L.   *Deux branches des vaisseaux spermatiques, qui descendent vers les costez de la matrice, où estant chacune se divise en trois rameaux, dont le premier se va rendre au fond de la matrice, le second se distribuë par tout le ligament large, & le troisiéme est conduit le long du costé de la matrice, & vient se terminer vers son col proche de l'orifice interne.*

M. M.   *Les veines & les arteres spermatiques, qui estant jointes ensemble vont aux testicules.*

N. N.   *Les testicules.*

O. O.   *Les vaisseaux éjaculatoires, qui vont des testicules tout droit à la matrice.*

P. P.   *Les vaisseaux qu'on croit ordinairement estre les veritables éjaculatoires, ausquels Fallope a donné le nom de trompettes.*

Q. Q.   *Le morceau déchiré, qui n'est autre chose qu'une production du ligament large, qui paroist déchiquetée en son extremité.*

R. R. R R.   *Les ligamens larges.*

S. S.   *Les ligamens ronds.*

T.   *La matrice.*

V.   *La vessie.*

X. X. X. X.   *Les ureteres, qui viennent s'inserer derriere la vessie.*

Y. Y.   *Les os pubis qui sont separez & écartez l'un de l'autre pour mieux faire voir la situation de la vessie, qui est posée sur la matrice.*

1. 1. Les deux grandes levres de la partie honteuſe, qui
font un peu écartées l'une de l'autre.

2. Le clitoris.

3. 3. Les deux nymphes, entre leſquelles paroiſt le conduit de
l'urine, & plus bas on void quelque forme de caruncules, qui ſont autour de l'entrée du vagina; toutes
leſquelles parties ſont tres bien repreſentées cy-apres en
la cinquiéme figure.

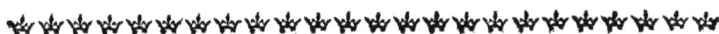

❦❦❦❦❦❦❦❦❦❦❦❦❦❦❦❦❦❦❦❦❦❦

EXPLICATION DE LA SECONDE

figure, qui repreſente les meſmes parties que la premiere; mais en cette feconde ces parties ſont plus
groſſes, & entierement feparées du corps, afin d'e-
ſtre mieux & plus facilement conſiderées: elles ſont
auſſi accompagnées de toute la matrice, & de ſes
ligamens, afin qu'on y remarque plus exactement
la diſtribution des vaiſſeaux.

A. A. montrent les muſcles du ventre, & le peritoine qui ſont
renverſez en haut.

A. A. Le foye

B. La veine umbilicale.

C. Vne petite portion du ligament ſuſpenſoire du foyè.

D. La veſſie du fiel.

E. La veine cave.

F. La groſſe artere.

G.G. G.G Les veines & les arteres émulgentes.

H. H. Les reins.

I. I. Les veines ſpermatiques, dont la droite vient du tronc
de la veine cave, & la gauche naiſt de l'émulgente.

A iij

K. K. *Les deux arteres spermatiques, qui toutes deux prennent origine du tronc de la grosse artere, & se vont joindre au milieu de leur progrés, avec les veines de chaque costé.*

L. L. *Deux branches des vaisseaux spermatiques, qui descendent vers les costez de la matrice, où estant, chacune se divise en trois rameaux, dont le premier se va rendre au fond de la matrice, le second se distribuë par tout le ligament large, & le troisiéme est conduit le long des costez de la matrice, jusques vers son col, où il vient se terminer proche de l'orifice interne.*

M. M. *Les veines & les arteres spermatiques, qui estant jointes ensemble vont aux testicules.*

N. N. *Les testicules.*

O. O. *Les vaisseaux éjaculatoires, qui vont des testicules tout droit à la matrice.*

P. P. *Les vaisseaux qu'on croit ordinairement estre les veritables éjaculatoires, qui se vont rendre aux cornes de la matrice: ce sont ces vaisseaux ausquels Fallope a donné le nom de trompettes.*

Q. Q. *Le morceau dechiré, qui n'est seulement qu'une production du ligament large, qui paroist ainsi déchiquetée en son extremité.*

R.R. R.R. *Les ligamens larges.*

S.S.S. S.S.S. *Les ligamens ronds, qui se continuent depuis les cornes de la matrice jusques aux os pubis, & à la partie superieure des cuisses, où ils viennent s'attacher par une production membraneuse.*

T. *Le propre corps de la matrice.*

V. *Le vagina, ou col de la matrice.*

X. X. *Deux ramifications de veines & d'arteres, qui naissant*

des

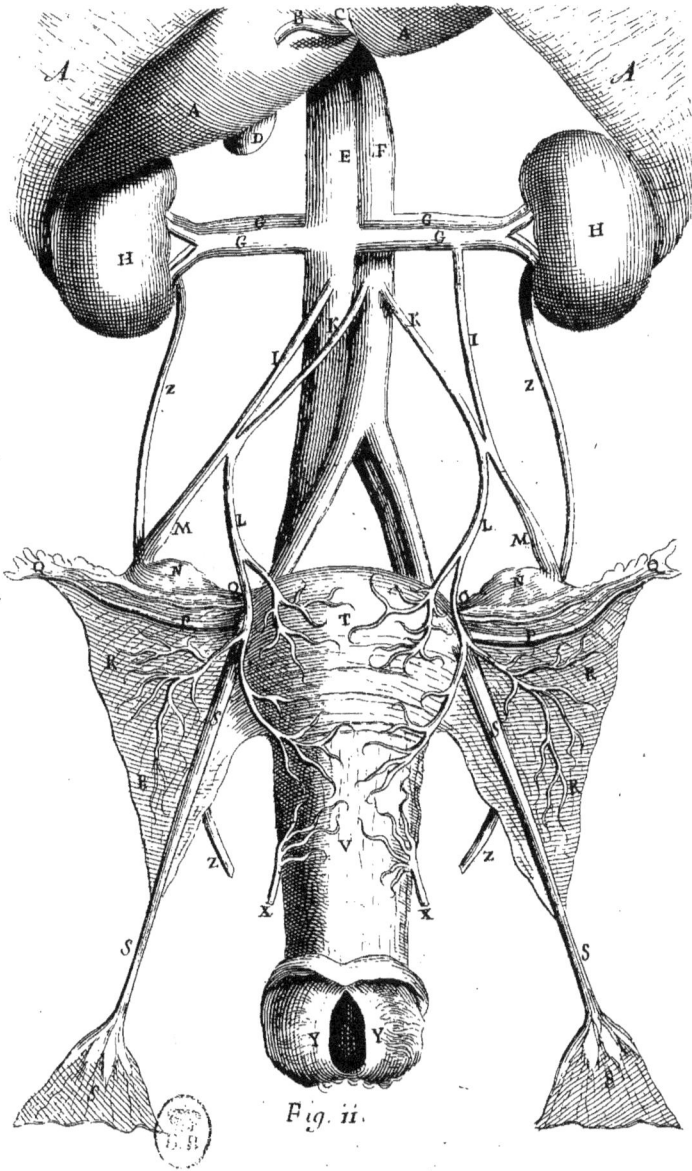

Fig. ii.

*des hypogaſtriques , ʋont montant de bas en haut ar-
rouſer tout le col de la matrice , & ſe terminer à la rencontre des rameaux des ſpermatiques qui deſcendent.*

ʏ.ʏ. *Les deux leʋres de la partie honteuſe , qui eſtant en-
trouʋertes font ʋoir l'entrée du vagina.*

ᴢ.ᴢ. ᴢ.ᴢ. *Les ureteres.*

CHAPITRE PREMIER.

Des Vaiſſeaux préparans.

LES Vaiſſeaux ſpermatiques , qui ſont appellez
préparans , parce qu'ils apportent & préparent
aux teſticules le ſang dont la ſemence eſt engendrée , ne
ſont point differens aux femmes en nombre , en origine ,
& en office d'avec ceux des hommes , mais bien en in-
ſertion , & en la maniere de leur diſtribution ; car elles
ont comme eux deux veines , & deux arteres qui naiſſent des meſmes endroits , & qui font les meſmes fonctions.

Ces Vaiſſeaux ſont deux de chaque coſté , ſçavoir une
veine , & une artere , la veine du coſté droit ſort du tronc
de la veine cave , & celle du coſté gauche vient toûjours de l'émulgente : quant aux arteres elles naiſſent
toutes deux de la groſſe artere , au deſſous des émulgentes. La veine & l'artere eſtant aſſez diſtantes l'une
de l'autre dans leur commencement , viennent ſe joindre vers le milieu de leur progrés , pour ſe porter enſemble au teſticule ; mais avant que d'y arriver , elles
produiſent un rameau aſſez conſiderable , qui deſcend
du coſté de la matrice , où eſtant il ſe ſepare en trois

bran-

branches, dont la premiere eſt conduite vers ſon fond,
pour l'évacuation des menſtruës lors que la femme n'eſt
pas groſſe, & pour la nourriture du *fœtus* pendant qu'il
eſt dans la matrice; la ſeconde ſe diſtribuë par toutes les
membranes du ligament large, donnant auſſi quelques
petits ſions au ligament rond, & la troiſiéme branche ſe
gliſſe le long du coſté de la matrice, & vient ſe terminer
vers ſon col, pour ſervir à la décharge des mois quand la
femme eſt groſſe. L'autre portion des vaiſſeaux ſpermatiques va toute entiere aux teſticules, & s'approchant
d'eux, la veine & l'artere ſont tellement jointes, qu'il ſemble que ce ne ſoit plus qu'un ſeul vaiſſeau, & elles ſont
pour lors ſi confuſes entre elles, qu'on ne peut preſque les
ſeparer l'une de l'autre ſans les rompre ; ce qui a eſté fait
(ſi nous en croyons l'opinion commune) afin que le ſang
receût plus facilement, dans ce paſſage labyrinthique ,
quelque diſpoſition à eſtre converti en ſemence par le
teſticule avant que d'y arriver.

CHAPITRE II.

Des Teſticules.

TOUTES les femmes ont auſſi bien que les hommes deux teſticules, qui ont pareillement le meſme
uſage, qui eſt de convertir en ſemence prolifique le ſang
qui leur eſt apporté par les vaiſſeaux préparans , dont
nous venons de parler, mais ils different d'avec ceux des
hommes, en ſituation, en figure, en groſſeur , en ſubſtance, en temperature, & en compoſition. Les Teſticules des
femmes ſont ſituez au dedans du ventre, vers chaque coſté

de la matrice, diſtans de ſes cornes de la largeur d'un
poulce, ou environ : Ils ont eû cette ſituation afin que leur
chaleur en fût augmentée, & ils y ſont tenus ſujets, par
le moyen des ligamens larges, aux membranes deſquels
ils ſont fortement attachez du coſté qu'ils reçoivent les
vaiſſeaux préparans. Leur figure nous montre qu'ils ne
ſont pas ſi ronds que ceux des hommes, ny ſi gros; car ils
ſont bien plus petits, & plats en quelque façon par devant
& par derriere. Leur ſubſtance ne paroît pas ſi molle,
mais elle eſt un peu plus ferme, à cauſe ſeulement de la
dureté de leur membrane : & comme le temperament des
femmes eſt bien plus froid, & plus humide que celuy des
hommes, auſſi la chaleur de leurs teſticules eſt plus débile. Quant à leur compoſition, elle eſt encore bien differente; car ils ne ſont revétus que d'une ſeule membrane,
ou tunique, & leur corps eſt compoſé de pluſieurs petites
glandes, & de petites veſſies jointes les unes aux autres,
leſquelles ſont pleines d'une ſemence qui eſt bien plus
aqueuſe que celle des hommes, & ils n'ont outre cela aucun epididyme. Or la ſemence des femmes ayant eſté éla-
borée, & perfectionnée dans leurs teſticules, & y ayant
reçû ſa vertu prolifique, elle eſt portée dans les vaiſſeaux
éjaculatoires, de la façon que nous allons décrire.

CHAPITRE III.

Des Vaiſſeaux déferens, autrement dits éjaculatoires.

CES Vaiſſeaux ſont deux, qui ſont attachez dans
toute leur étenduë par une appendice membra-

neufe au ligament large de la matrice: Ils ne naiffent pas
des tefticules comme font ceux des hommes, mais ils en
font éloignez de la largeur d'un bon travers de doigt,
ce qui fait qu'ils n'en fuccent, & n'en reçoivent la femence que par de petits conduits prefque imperceptibles, lefquels eftant difpofez, comme en maniere de veines me-
faraïques, fe traînent le long de cette diftance membraneufe, qui eft entre ces vaiffeaux deferens & les tefticules.
Leur fubftance eft comme nerveufe, & mediocrement
dure: Ils font ronds, caves, & affez gros & larges en leur
extremité qui aboutit à la corne de la matrice, ce qui fait
que Fallope leur a donné le nom de trompettes, parce
qu'ils reffemblent, en quelque façon, à une trompette
droite, avec laquelle on dépeint ordinairement la Re-
nommée; car d'une extremité étroite, ils vont peu à peu
en s'élargiffant jufques à ce qu'ils s'inferent au cofté de la
matrice, où eftant, du Laurens nous affeure avoir remarqué par plufieurs fois, qu'ils fe feparent en deux conduits,
l'un defquels plus gros & plus court, vient s'ouvrir dans
le cofté du fond de la matrice, & que l'autre plus étroit
& plus long, va fe terminer au commencement de fon col,
proche fon orifice interne, difant que les femmes déchargent leur femence par le premier, au fond de la matrice
lorfqu'elles ne font pas groffes, ce qu'elles ne peuvent faire que par le fecond quand elles font enceintes; dautant
qu'aprés la conception, l'orifice interne eft exactement
fermé; de là vient que, felon fon fentiment, les femmes
groffes reçoivent plus de plaifir dans l'action du coït que
les autres, à caufe que la femence fait pour lors un plus
long chemin pour eftre déchargée: chacun peut (fi bon
luy femble) les confulter fur ce fujet, pour en connoître

la verité par leur bouche. L'autre extremité de ces Vaiſſeaux déferens n'eſt pas viſiblement cave; & reſſemblant
preſque à l'appendice du *cœcum*, elle n'eſt attachée à aucune partie; mais elle eſt vague & flotante de coſté & d'autre: elle eſt auſſi beaucoup plus menuë, & plus ondoyan-
te & tortueuſe que l'autre, afin que par ces petits con-
tours la brieveté du chemin ſoit recompenſée. On voit en
ce lieu quatre ou cinq petites appendices membraneuſes,
flotantes pareillement deçà & delà, qui paroiſſent déchi-
quetées, comme ſi elles avoient eſté rongées de vers.

Voilà ce qu'on peut dire de ces Vaiſſeaux déferens, qui
ſervent (ſelon l'opinion commune) de réſervoirs à la ſemence, & qui ſont deſtinez pour la décharger dans la matrice: neantmoins leur origine me fait un peu douter de cet
uſage; dautant qu'ils ne la prennent point du teſticule, auquel ils ne touchent en aucune maniere. Mais je croy bien
plus volontiers que les femmes déchargent ordinairement par un autre vaiſſeau, qui vient directement du teſticule aboutir au coſté de la matrice proche ſa corne, lequel, à la verité, ne paroît pas manifeſtement cave, quoy
qu'il ſoit aſſez gros, auſſi n'eſt-il pas neceſſaire qu'il le ſoit,
car la ſemence qui eſt tres-ſpiritueuſe, peut fort facilement paſſer à travers ſa ſubſtance poreuſe. Venons maintenant à la deſcription de la matrice, & de toutes les parties qui en dépendent.

EXPLICATION DE LA TROISIE'ME FIGVRE,
qui repreſente la ſituation naturelle de la matrice.

*A. A. A. A. montrent les muſcles du ventre, & le peritoine
qui ſont renverſez en dehors.*

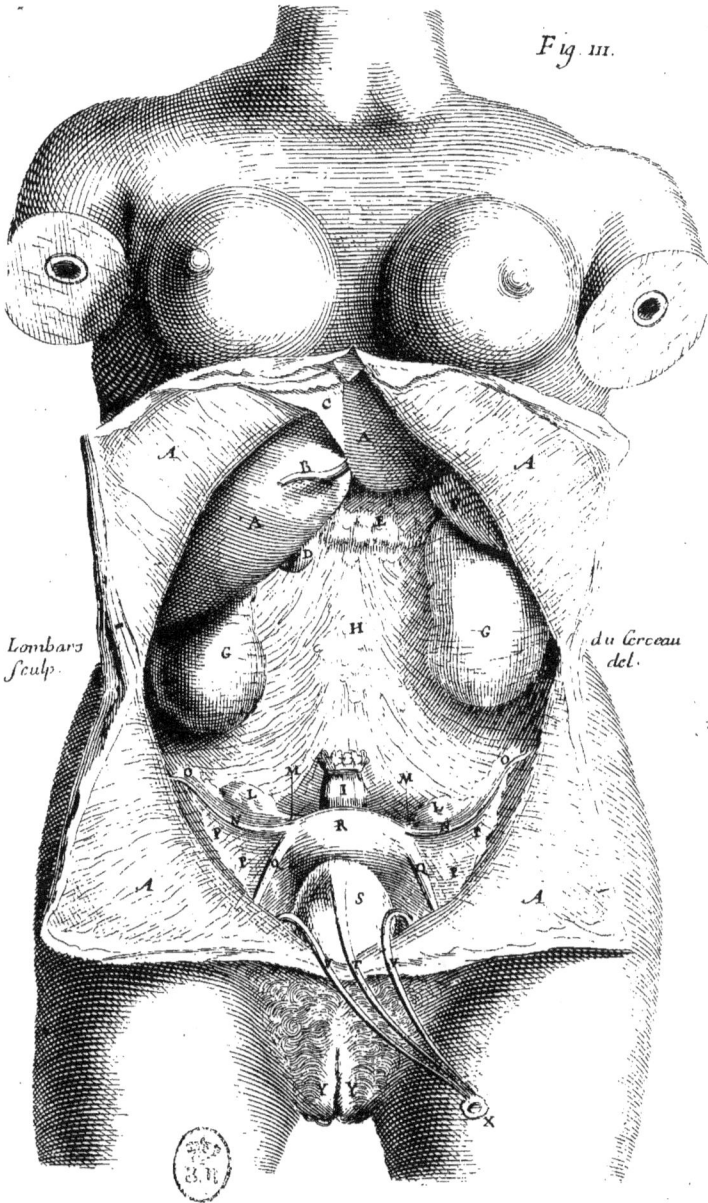

Fig. III.

Lombars
sculp.

du Cerceau
del.

A. A. *Le foye*

B.   *La veine umbilicale.*

C.   *Le ligament suspensoire du foye.*

D.   *La vessie du fiel.*

E.   *Le pancreas.*

F.   *Vne portion de la ratte.*

G. G. *Les reins.*

H.   *Le lieu où le mesentere estoit attaché.*

I.   *L'intestin rectum.*

L. L. *Les testicules.*

M. M. *Les vaisseaux éjaculatoires, qui vont tout droit des te-*
sticules à la matrice.

N. N. *Les vaisseaux qu'on croit ordinairement estre les vrays*
éjaculatoires.

O. O. *Vne production du ligament large, qui paroist déchi-*
quetée.

P.P. P.P. *Les ligamens larges.*

Q. Q. *Les ligamens ronds.*

R.   *La matrice.*

S.   *La vessie.*

T.   *L'ouraque.*

V. V. *Les arteres umbilicales.*

X.   *L'umbilic, où sont attachées les deux arteres umbilicales*
& l'ouraque, qui avec la veine umbilicale servent
seulement apres la naissance de suspensoires de la ves-
sie & du foye.

Y. Y. *Les deux grandes levres de la partie honteuse, entre les-*
quelles on voit la grande fente.

❧❧❧❧❧❧❧❧❧❧❧❧❧❧❧❧❧❧❧❧❧❧❧❧

EXPLICATION DE LA QVATRIE'ME.
figure, qui represente les mesmes parties, que la troi-

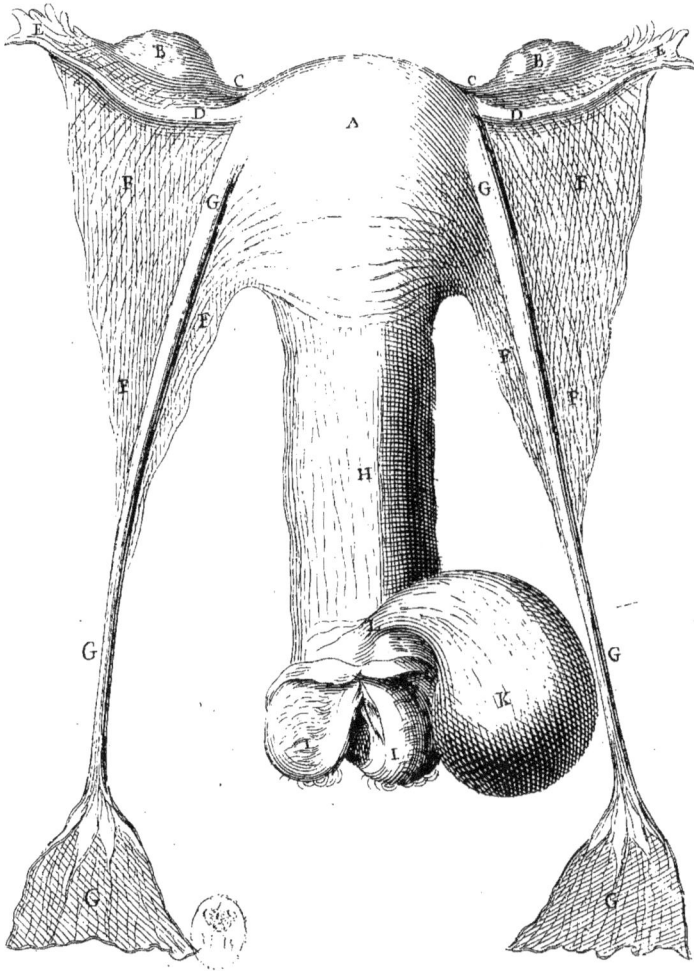

Fig. 1111.

fiéme, mais en cette quatriéme, la matrice eſt mon-
trée toute entiere, & ſeparée du corps, avec ſes quatre ligamens & la veſſie.

A. *montre le propre corps de la matrice.*

B. B. *Les teſticules.*

C. C. *Les vaiſſeaux éjaculatoires, qui vont des teſticules tout*
　　　droit à la matrice.

D. D. *Les vaiſſeaux que pluſieurs eſtiment eſtre les ſeuls &*
　　　veritables éjaculatoires, décrits par Fallope ſous le
　　　nom de trompettes.

E. E. *Le morceau déchiré, qui n'eſt autre choſe qu'une produ-*
　　　ction du ligament large, qui paroiſt déchiquetée en ſon
　　　extremité, comme ſi elle eſtoit rongée de vers.

F. F. F. F. F. F. *Les ligamens larges.*

G. G. G. G. G. G. *Les ligamens ronds, qui ſe continuënt depuis les*
　　　cornes de la matrice, juſques aux os pubis & à la par-
　　　tie ſuperieure des cuiſſes, où ils viennent s'attacher par
　　　une production membraneuſe.

H. *Le* Vagina, *ou col de la matrice.*

I. I. *Les deux levres de la partie honteuſe.*

K. *La veſſie, qui eſtant vuide paroiſt petite & ridée, com-*
　　　me elle eſt depeinte en cette figure.

L. *Le col de la veſſie, qui eſtant fort court aux femmes*
　　　vient s'attacher & aboutir au deſſus de l'entrée du col
　　　de la matrice.

CHAPI-

CHAPITRE IV.

De la Matrice en general.

LES vaiffeaux fpermatiques , & les tefticules des femmes, dont nous avons parlé, n'ont efté faits que pour la Matrice, qui eft le lieu propre, ou comme la terre deftinée à recevoir la femence qu'ils luy préparent, & perfectionnent , laquelle y eftant reccuë avec celle de l'homme fert à la generation du *fœtus*. Nous comparons avec jufte raifon la Matrice à une terre fertile ; car comme nous voyons que les femences des plantes ne produifent aucun fruit, ny mefme ne peuvent pas germer , fi elles ne font mifes en une terre propre à exciter & éveiller leur vertu vegetative, qui eft affoupie & comme enfevelie dans la matiere, auffi de mefme les femences de l'homme & de la femme , qui contiennent par puiffance en elles la forme , & l'idée de toutes les parties de l'enfant qui en doit eftre engendré , ne produiroient jamais un fi admirable effet , fi elles n'eftoient verfées dans ce champ fertile de la nature, c'eft à dire dans la Matrice, laquelle les ayant receuës toutes deux, les embraffe étroitement, & par fa chaleur & proprieté particuliere, fe fervant des efprits dont ces femences font remplies , elle en débroüille auffi-toft le chaös, enfuite dequoy elle en ébauche , & trace toutes les parties du corps de l'enfant, qu'elle perfectionne, nourrit, & conferve jufques au temps de l'accouchement.

C'eft pour ce fujet , que l'Auteur de la nature a fitué la Matrice dans le ventre de la femme , afin que fa chaleur fût continuellement entretenuë par celle de toutes les

C

parties dont elle eſt entourée. Elle a eſté placée au milieu de l'hypogaſtre , entre la veſſie , & le *rectum* , qui luy
ſervent comme de couſſinet , ſur leſquels elle eſt molle-
ment appuyée, de peur qu'elle ne fût bleſſée par la dureté
des os qui forment la cavité de l'hypogaſtre , leſquels os
outre cela , luy ſervent de fermes remparts pour la défendre des injures exterieures. Elle eſt ainſi ſituée dans la partie inferieure du ventre , pour la commodité du coït , &
afin que le *fœtus* pût plus facilement eſtre mis dehors au
temps de l'accouchement. Dans cette ſituation elle a
une liberté entiere de s'étendre durant toute la groſſeſſe,
& elle n'en eſt aucunement empeſchée par le ventre, parce qu'eſtant tout charnu , il preſte autant qu'il eſt neceſſaire à la diſtenſion de la Matrice.

Elle eſt d'une figure ronde , oblongue , ſemblable en
quelque façon à celle d'une groſſe poire ; car d'une baze
large, qui eſt ſon fond , elle vient peu à peu ſe terminer
en pointe à ſon orifice interne qui eſt étroit. Sa rondeur
eſt neantmoins un peu applatie par devant , & par derriere, ce qui a eſté fait , afin qu'elle ne vacillât pas ſi facilement de coſté & d'autre, & qu'elle fût plus ſtable dans
ſa ſituation. Quand nous diſons que la Matrice eſt d'une
telle figure, cela ſe doit entendre de ſa principale partie,
qui eſt ſon propre corps ſeul , ſans y comprendre ſon col,
autrement dit le *Vagina*. On remarque auſſi aux parties
laterales de ce fond deux petites éminences, appellées les
cornes de la Matrice , à cauſe qu'elles reſſemblent aucunement aux petites cornes qui commencent à pouſſer aux
veaux.

La longueur, la largeur, & l'épaiſſeur de la matrice ſont
differentes , ſelon l'âge, & ſelon la diſpoſition du corps;

car les filles qui n'ont pas atteint l'âge de maturité, l'ont fort petite en toutes ses dimensions, & les femmes qui ont leurs menstruës en abondance, & celles qui usent ordinairement du coït, l'ont bien plus grosse, que celles qui en ont peu, & que celles qui sont vierges; celles qui ont eu des enfans, l'ont encore plus grosse que les autres, & principalement lorsqu'elles sont nouvellement accouchées; car en ce temps elle est abreuvée de quantité d'humeurs: mais aux femmes de bonne taille, & qui sont bien conformées, sa longueur depuis l'entrée de la partie honteuse, jusques à son fond, est ordinairement de huit poulces ou environ (& non de onze comme tous les Anatomistes ont écrit) & celle de son propre corps, de trois poulces, lequel est, à peu prés, de pareille largeur vers son fond, & d'un petit travers de doigt d'épaisseur, quand la femme n'est pas grosse. Ce fond, pour lors, ne monte pas plus haut que l'os *sacrum*; mais quand la femme est enceinte, la Matrice s'étend, & devient d'une grandeur si prodigieuse, qu'elle remplit (dans les derniers mois de la grossesse) la plus grande partie du bas ventre.

Presque tous les plus fameux Anatomistes, tant les anciens, que les modernes, nous asseurent que la Matrice (par un miracle de la nature qui est admirable par dessus tous les autres) devient d'autant plus épaisse, qu'elle s'étend & se dilate, depuis le jour de la conception, jusques au temps de l'accouchement: Mais je m'étonne que du Laurens, Riolan, & Bartholin, ces précieux flambeaux de l'Anatomie, ayent esté si peu éclairez en cette occasion, que de n'avoir pas reconnu une si grande fausseté, qu'ils nous ont debitée à l'exemple des autres qui les ont precedé. Tous ceux qui prendront la peine d'e-

xaminer (comme j'ay fait, la chose quand l'occasion
s'en presentera, remarqueront aisément le contraire ; car
il est tres-certain, que d'autant plus que la Matrice se dilate dans la grossesse, d'autant plus aussi devient-elle mince & deliée, parceque (comme dit fort bien Galien en
termes exprés, au quatorziéme chapitre du quatorziéme livre de l'Vsage des Parties) son épaisseur en ce temps
est consumée par sa grande extension, pour raison dequoy elle est fort foible pour lors ; c'est ce qu'a aussi tres-
bien remarqué *Carolus Stephanus*, tres-expert Anatomi-
ste ; voicy ses paroles sur ce sujet, lesquelles se rapportent assez au sentiment de Galien. *Vteri substantia in prin-*
cipio conceptus crassa., cùm autem prope tempus pariendi acce-
dit, major quidem, sed tenuis evadit : crassitudo enim in lon-
gitudinem extensa absumitur, tempore autem intercedente pro
ratione magnitudinis crassitudinem habet. La Matrice, dit-il,
est épaisse dans le commencement de la conception, mais
lors que le temps de l'accouchement approche, elle est,
à la verité, plus grande, mais elle est bien plus mince ;
car son épaisseur est consumée par son extension, & entre ces deux temps cette épaisseur diminuë à proportion qu'elle s'étend, & qu'elle devient plus grande. Ve-
sale a aussi esté avec juste raison de cette opinion, puisqu'elle est veritable. Et comme nous voyons que la vessie de l'urine (qui nous paroît avoir l'épaisseur d'un demy travers de doigt lorsqu'elle est tout à fait vuide) devient moins épaisse à mesure qu'elle s'étend pour contenir l'urine qui y affluë, & qu'étant entierement pleine & étenduë, elle est tellement mince qu'elle en est presque transparante, puis en suite venant à se vuider, qu'el-
le redevient plus épaisse à proportion en se contractant,

& fe ramaffant en foy-mefme, auffi de mefme, la Matrice qui eft fort épaiffe étant vuide, pert peu à peu cette épaifseur à mefure qu'elle s'emplit, & qu'elle s'étend dans la groffeffe, & elle devient fi mince dans toute fa circonference, que vers les derniers mois, elle l'eft prefque autant que la veffie étenduë, excepté feulement le lieu où l'arriere-fais luy eft joint & attaché, auquel endroit elle eft à la verité un peu plus épaiffe, & plus fpongieufe; mais incontinent aprés l'accouchement, elle reprend fa premiere épaifseur, en contractant & ramaffant en elle fes membranes, qui eftoient grandement étenduës dans la groffeffe, & elle paroift mefme plus épaiffe en ce temps, qu'en d'autres; dautant que pour lors, elle eft abreuvée (comme j'ay dit) de quantité d'humiditez, qui s'écoulent peu à peu par les vuidanges, aprés quoy elle demeure dans fon épaiffeur ordinaire. Qu'on fe défabufe donc de cette vieille erreur, dont prefque tout le monde eft enfatüé, & qu'on ne croye pas que la Matrice foit épaiffe de deux grands travers de doigt, dans les derniers mois de la groffeffe, comme les Auteurs fe le font imaginé, puifqu'il eft tres-veritable, qu'elle n'eft jamais fi mince qu'en ce temps, où elle l'eft extrémement, ainfi que j'ay expliqué pour appuyer le fentiment de Galien, & de *Carolus Stephanus* qui en ont bien connu la verité.

Or la Matrice a efté faite d'une fubftance membraneufe, afin qu'elle fe pût plus facilement ouvrir pour la conception, s'étendre & fe dilater pour l'accroiffement du *fœtus*, & fe contracter & referrer pour le faire fortir, & l'arriere-fais, dans le temps de l'accouchement, & pour fe retirer, & fe remettre aprés cela en fon premier état, comme auffi pour expulfer les corps étranges, qui peuvent parfois eftre contenus en elle.

Sa compofition eft de plufieurs parties fimilaires, qui font fes membranes, fes veines, fes arteres, & fes nerfs. Pour fes membranes, elles font deux, qui compofent la principale partie de fon corps, l'exterieure defquelles eft la commune, qui naift du peritoine, elle eft tres-mince & fort polie par dehors, & inégale par dedans, pour mieux adherer à l'autre, qu'on appelle la membrane propre de la Matrice, qui eft comme charnuë, & la plus épaiffe de toutes celles qui fe rencontrent au refte du corps lors que la femme n'eft pas groffe, ainfi que j'ay dit cy-deffus; elle eft entretiffuë de toute forte de fibres, afin qu'elle puiffe (fans eftre en danger de fe crever) fouffrir l'extenfion que luy caufe l'enfant, & fes eaux pendant la groffeffe, & afin qu'elle puiffe auffi fe referrer plus facilement de tous coftez apres l'accouchement.

Ses veines, & fes arteres viennent, partie des vaiffeaux fpermatiques, & partie des hypogaftriques ; ces vaiffeaux vont tous s'inferer & aboutir dans la propre membrane de la Matrice; les arteres y portent le fang pour fa nourriture, lequel y eftant en trop grande abondance, tranfude au travers de fa fubftance, & diftile en maniere de rofée dans la vacuité de fon fond, d'où procedent les menftruës dans le temps que la femme n'eft pas groffe, & le fang qui fert de nourriture au *fœtus* durant toute la groffeffe. Ie dis que les arteres y portent ce fang, d'autant que le mouvement circulaire qu'il fait continuellement dans tous les animaux vivans, nous montre qu'elles feules font capables de le faire, ce que ne peuvent pas les veines, qui fervent feulement

à reconduire au cœur celuy qui n'a pas eſté évacué de
la ſorte par la Matrice, ny conſumé, tant pour ſa propre nourriture, que pour celle du *fœtus*, quand la femme eſt groſſe. Les rameaux qui naiſſent des ſpermatiques, s'inſerent de chaque coſté au fond de la Matrice,
& ſont bien plus petits, que ceux qui viennent des hypogaſtriques, leſquels ſont plus gros, & vont arrouſer
toute ſa ſubſtance. Il s'y rencontre encore de petits vaiſſeaux, qui naiſſans des uns & des autres, ſe conduiſent
juſques à l'orifice interne, par leſquels les femmes groſſes ſe purgent quelquefois de la ſuperfluité de leurs menſtruës, quand il arrive, qu'elles ont plus de ſang que
leur enfant n'en peut conſumer pour ſa nourriture ; ce
que la nature ſage & prudente a fait, afinque la Matrice ne fût pas obligée de s'ouvrir pendant la groſſeſſe,
pour laiſſer paſſer ces excretions, qui autrement cauſeroient fort ſouvent l'avortement.

Quant à ſes nerfs, ils viennent de la ſixiéme paire
du cerveau, laquelle en fournit à toutes les parties internes du bas ventre ; c'eſt d'où vient qu'elle a une ſi grande ſympathie avec l'eſtomach, qui en reçoit auſſi de
tres-conſiderables de cette meſme ſixiéme paire, qu'-
elle ne peut eſtre affligée d'aucune douleur, qu'il ne s'en
reſſente auſſi toſt, ce qu'il témoigne par les nauſées, &
par les frequens vomiſſemens qui luy arrivent. Elle en
a encore quelques autres qui naiſſent de la medulle ſpi-
nale, vers les lombes & l'os ſacré, ce qui fait que la Matrice eſt douée d'un ſentiment tres-exquis, qui incitant
la femme au deſir du coït, luy cauſe dans ſon action un
treſſaillement voluptueux de tout ſon corps.

Outre toutes ces parties, qui entrent en ſa compoſi-

tion , elle a encore quatre ligamens , qui ſervent à la
tenir en état dans ſa ſituation , & qui empeſchent qu'elle ne ſoit perpetuellement agitée par le mouvement continuel des inteſtins dont elle eſt entourée , deux deſquels
ſont ſuperieurs , & les deux autres ſont inferieurs. Les
ſuperieurs ſont appellez ligamens larges , à cauſe de leur
ſtructure large & membraneuſe : ce n'eſt autre choſe que
des productions du peritoine , qui naiſſant à coſté des
lombes vers les reins , vont s'inſerer aux parties laterales du fond de la Matrice , afin d'empeſcher que ſon
corps ne s'affaiſſe ſur ſon col , & qu'il ne s'en faſſe une
deſcente , ou une précipitation , comme il arrive lorſque
ces ligamens ſont trop relâchez , leſquels ſervent encore à contenir les teſticules , & à conduire ſeurement , tant
les vaiſſeaux ſpermatiques déferens , que les éjaculatoires qui ſe vont rendre à la Matrice. Les deux inferieurs ,
qu'on appelle ligamens ronds , prennent origine des
coſtez de la Matrice , proche ſes cornes , depuis lequel
lieu ils montent juſques aux eines , en paſſant avec la
production du peritoine , qui les accompagne au travers des anneaux , ou trous des muſcles obliques & tranſ-
verſes du ventre , où eſtant , ils ſe diviſent en pluſieurs
petites branches , en forme de patte d'oye , dont quelques unes s'inſerent aux os pubis , & les autres vont ſe
perdre , & ſe confondre avec les membranes , qui revê-
tent la partie ſuperieure & anterieure de la cuiſſe ; &
c'eſt delà que procedent parfois les ſtupeurs , & les douleurs que les femmes reſſentent aux cuiſſes durant la
groſſeſſe. Ces deux ligamens ſont longs , ronds , nerveux
& aſſez gros dans leur commencement proche de la Matrice. Riolan dit meſme avoir remarqué , qu'ils ſont ca-

                                                    ves

ves en leur fortie, & par tout le chemin qu'ils font
jufques aux os pubis, auquel endroit ils font un peu
plus petits, & s'applatiffent pour s'inferer comme nous
venons de dire : C'eft par leur moyen, que la Matrice
eft empefchée de monter trop haut. Or quoy qu'elle
foit tenuë en état dans fa fituation naturelle, par le
moyen de ces quatre ligamens, elle a neantmoins la
liberté de s'étendre fuffifamment dans la groffeffe, dautant qu'ils font tres-lâches, pour lequel fujet, ils pre-
ftent & obeïffent facilement à fa diftenfion.

Outre ces ligamens, qui tiennent la matrice ainfi bri-
dée en haut & en bas, elle eft encore attachée pour plus
grande feureté, par fon col à la veffie & au *rectum*, entre lefquels elle eft fituée; & c'eft d'où vient, que quand
il luy furvient inflammation, elle la communique auffi-
toft à ces parties voifines.

Son action propre confifte à recevoir & retenir les
femences de l'homme & de la femme, & à les reduire
de puiffance en acte par fa chaleur, pour la generation
de l'enfant : c'eft pourquoy elle eft abfolûment neceffaire pour la confervation de l'efpece. Elle fert encore outre cela par accident pour recevoir, & pour expulfer en
fuite les impuretez de tout le corps, comme il arrive
aux femmes qui vuident quantité de fleurs blanches,
& pour purger de temps en temps, la fuperfluité du
fang, ainfi qu'il fe fait ordinairement tous les mois, par
l'évacuation des menftruës quand la femme n'eft pas
groffe. Or comme par le nom de Matrice en general,
nous entendons tout ce qui eft compris depuis la partie honteufe, jufques à fon fond, qui eft le lieu où fe
fait la conception, ce n'eft pas affez que nous ayons fait

D

connoître toutes les parties similaires de la Matrice ,
& que nous l'ayons examinée au dehors ; car il est necessaire pour en donner une parfaite connoissance , de
faire la description de ses parties dissimilaires , qui sont
quatre , sçavoir , son fond , son orifice interne , son col,
& son orifice externe , vulgairement dit la partie honteuse. C'est ce qu'il faut à present examiner , commençant par cette partie honteuse , à cause que c'est l'entrée qui nous doit conduire au dedans de ces autres parties , afin d'en bien considerer l'admirable structure.

EXPLICATION DE LA CINQVIE'ME figure , qui represente la Partie honteuse.

Cette figure paroistra peut-estre aux yeux chastes en une postu-
re indecente, mais ils la souffriront s'il leur plaist, puisqu'el-
le est aussi necessaire qu'elle est commode, pour faire voir plu-
sieurs particules, qui sont cachées sous cette Partie honteuse.

A.   *montre le pubis , qui est tout garny de poils.*

B. B.   *Les deux grandes levres écartées l'une de l'autre , les-*
quelles sont pareillement revétues de poils en dehors ,
mais en leur partie interne elles sont sans aucun poil.

C.   *Le clitoris.*

D.   *La couverture du clitoris , qui ressemble à une espece*
de prépuce.

E. E. *Les deux nymphes.*   F. *Le conduit de l'urine.*

G.   *La fourchette.*   H. *La fosse naviculaire.*

I. I. I. I. I. *Les caruncules myrthiformes , entre lesquelles on*
void l'entrée du vagina , dans l'obscurité duquel on
peut remarquer quelques-unes de ses rides.

L.   *L'anus.*

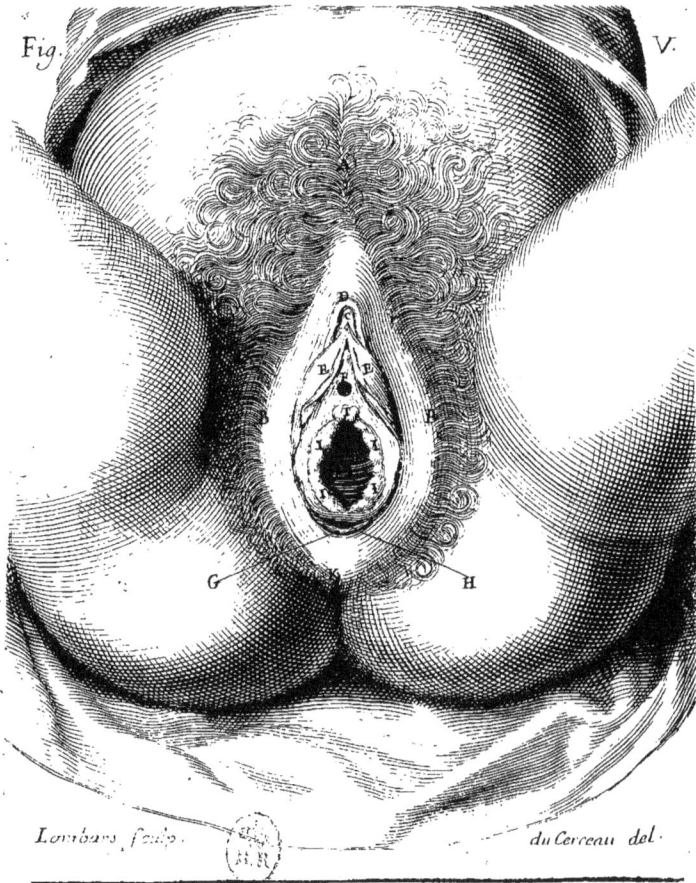

Fig. V.

Lombars sculp. *du Cerceau del.*

CHAPITRE V.

*De l'entrée exterieure de la Matrice, appellée
ordinairement la Partie honteuse.*

P O u R bien connoître cette Partie, il faut que
nous en considerions plusieurs autres qui s'y ren-

D ij

contrent, dont les unes paroiffent d'elles mefmes à l'exterieur, & les autres font cachées fous ces premieres, &
ne fe peuvent voir qu'en écartant les deux grandes levres l'une de l'autre, & en entrouvrant un peu l'entrée
de la Partie honteufe. Celles qui fe montrent d'elles
mefmes font le penil, la motte, les deux grandes levres
& la grande fente qui eft au milieu. Celles qui font cachées fous & entre celles-là font le clitoris, le conduit
de l'urine, les deux nymphes, & les quatre caruncules.

Le penil eft la partie fuperieure de la Partie honteufe, fitué en la partie anterieure des os pubis. Et la motte eft cette partie qui paroît élevée comme une petite
colline au deffus des grandes levres, qui pour cela eft
appellée le mont de Venus. Ce pubis & la motte font
tout revétus de poils frifez, qui commencent ordinairement à naiftre aux femmes, auffi bien qu'aux hommes dés l'âge de quatorze ans.

Les deux grandes levres ne font autre chofe, que deux
portions de la peau redoublée, qui de chaque cofté
s'approchant & fe joignant l'une contre l'autre forment
la grande fente. Ces levres font pareillement reveftuës
de poils, & garnies de beaucoup de graiffe, ce qui les
rend fort épaiffes & fpongieufes : elles font affez formes aux jeunes filles, & aux vierges; mais elles font mollaces, & pendantes comme babines, à celles qui ufent
tres-fouvent du coït, & encore plus à celles qui ont eû
des enfans; ce qui fe fait à caufe de la grande diftenfion
qu'elles reçoivent en l'accouchement. Elles fervent à
garantir des injures externes toutes les autres parties
du dedans.

La jonction de ces deux levres (comme on peut voir cy-

devant en la troifiéme figure) fait ce qu'on appelle la
grande fente, parce qu'elle eft beaucoup plus étenduë
que l'entrée du col de la matrice qui reçoit le membre
viril, qu'on nomme la petite fente la comparant à
celle-cy.

Or faifant un peu éloigner les cuiffes de la femme
l'une de l'autre, & écartant les deux levres de la vulve,
on voit les autres parties qui en eftoient cachées. On
remarque en fa partie la plus élevée, juftement au deffus du conduit de l'urine, une petite partie rondelette,
appellée de Fallope, le clitoris ; *Columbus* nomme ce
clitoris, dont il s'attribuë la premiere découverte, *amor*
vel dulcedo Veneris, c'eft à dire l'amour ou la douceur
de Venus, parce que c'eft là (comme il dit fort bien)
le principal fiege du plaifir & de l'appetit venerien aux
femmes ; & elles y fentent une fi grande volupté, que fi
on leur chatouïlle doucement cette petite partie, lors
qu'elles ont efté long-temps fans ufer du coït, elles en
font aisément excitées à décharger leur femence, ce
que plufieurs fe font fouvent elles mefmes, ou reciproque-
quement l'une à l'autre, pour fe foulager un peu de la
rage d'amour.

Ce clitoris ne paroît prefque point aux femmes mortes, parce qu'il eft fort petit ; mais il eft plus gros à
celles qui font vivantes, & il s'enfle & devient dur, à
mefure qu'elles entrent en appetit du coït, ce qui fe fait
par le moyen du fang & des efprits, dont il fe remplit
dans cette action, ne plus ne moins qu'il arrive à la
verge de l'homme dans l'érection : c'eft pour cela que
quelques uns l'ont appellé la verge feminine, voulans
qu'il luy reffemble en quelque façon, tant par fa figu-

D iij

re, que par fa compofition. Il y a des femmes qui ont
ce clitoris extremement long, & jufques là mefme qu'on
dit, qu'il s'en trouve qui en abufent avec d'autres femmes.

Au deffous du clitoris, on voit paroître le trou du
conduit de l'urine, qui eft beaucoup plus large aux femmes que celuy des hommes, ce qui fait qu'elles pif-
fent fort gros. On voit auffi en mefme temps, aux coftez de ce meat urinaire, deux petites appendices membraneufes, un peu plus larges en haut qu'en bas, & affez longuettes, qui naiffent de la partie interne des
grandes levres, immediatement au deffous du clitoris.
Elles fervent à couvrir le trou de l'urine, pour défendre
la veffie de l'air froid ; & lorfque la femme piffe elles
fe contractent de telle forte, en s'approchant l'une de
l'autre, qu'elles conduifent (en fe joignant par leur partie inferieure) l'urine fans qu'elle fe répande le long
de la Partie honteufe, & fouvent mefme fans qu'elle
en moüille feulement les levres : c'eft pour ce fujet qu'on
appelle ces petites ailes membraneufes, les nymphes,
à caufe qu'elles préfident aux eaux de la femme, c'eft
à dire, à l'urine. Il y a des femmes qui les ont fi grandes & allongées, qu'elles font obligées de s'en faire retrancher la partie qui excede hors des grandes levres.
Elles font fort rouges aux vierges, & elles fe foûtiennent affez aifément ; mais elles font livides & beaucoup plus mollaces & pendentes en celles qui ufent
fouvent du coït, & aux femmes qui ont eu des enfans.

Apres avoir confideré toutes ces parties, il faut regarder à la partie inferieure de la grande fente, où on
voit paroître (en écartant les grandes levres) une gran-

de fosse appellée la fosse naviculaire , qui est formée
par la jonction de ces levres , laquelle jonction fait
comme une espece de fourchette, surquoy s'appuye la
verge de l'homme , quand elle est introduite dans le
col de la Matrice lequel commence en ce lieu.

En suite de cela , on voit à l'entrée de ce col quatre
petites éminences charnuës , qu'on appelle ordinairement caruncules myrthiformes, dont deux paroissent de
châque costé , outre lesquelles on y en remarque une
autre petite en la partie superieure , justement au des-
fous du conduit de l'urine. Elles font rougeâtres & re-
levées aux vierges , & elles se joignent presque l'une à
l'autre en leurs parties laterales, par le moyen de quelques foibles membranettes, qui les tenant ainsi sujettes, les font ressembler en quelque façon, à un bouton
de rose à demy épanouï. Vne telle disposition de ces caruncules est la plus veritable marque de la virginité ;
car ce seroit inutilement qu'on la voudroit chercher
plus loin, ou s'en informer d'autre maniere ; & c'est
delà que venant à estre froissées , & ces petites membranes qui les joignent l'une à l'autre forcées ,& rompuës dans le premier coït , il se fait quelquefois ef-
fusion de sang (ce qui n'arrive pas aussi toûjours) a-
pres quoy elles restent separées, sans pouvoir plus jamais reprendre leur premiere figure, qui se pert ensuite, dautant plus que les femmes usent souvent du coït,
& s'applatit & s'efface presque tout-à-fait, en celles qui
ont eu des enfans , à cause de la grande distension que
ces parties reçoivent en l'accouchement. Elles servent
à rendre l'entrée du col de la Matrice plus étroite, pour
empescher que l'air froid ne la puisse incommoder ,

comme auſſi pour augmenter le plaiſir mutuel dans l'a-
ction du coït ; car ces caruncules eſtant dans ce temps fort
tumefiées, & remplies de ſang & d'eſprits, elles ſerrent
agreablement la verge de l'homme, dont la femme eſt
auſſi bien mieux chatoüillée. C'eſt à peu prés tout ce
qu'on peut dire touchant cette Partie honteuſe, & les autres qui s'y rencontrent; mais ſi on en deſire une plus particuliere connoiſſance, les plus curieux pourront (ſi bon
leur ſemble) conferer la copie que je leur en donne ſur
l'original vivant, puiſque ce ſont des parties qui ſe peuvent facilement voir ſans diſſection. Montrons maintenant ce que c'eſt que le col de la matrice, appellé ordinairement le *Vagina*.

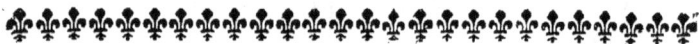

❀❀❀❀❀❀❀❀❀❀❀❀❀❀❀❀❀❀❀❀❀❀❀❀❀❀

EXPLICATION DE LA SIXIE'ME ET DE LA
ſeptiéme figure.

La ſixiéme figure repreſente le propre corps de la Matrice
en ſa partie exterieure, & le vagina, *ou col de la matrice*
ouvert en toute ſa longueur, juſques à l'orifice interne.

A.   *montre le propre corps de la Matrice.*

B. B. *Deux petites éminences qui ſont à chaque coſté du fond*
      de la Matrice, appellées les cornes ; c'eſt où vont
      aboutir les vaiſſeaux éjaculatoires, & s'attacher
      les ligamens ronds.

C.   *L'orifice interne.*

D. D. D. D. *Le vagina ouvert en toute ſa longueur, pour*
      voir les rides de ſa partie interne.

E. E. E. E. *Les quatre caruncules myrthiformes, qui ſont au com-*
      mencement du vagina.

                                                 F.

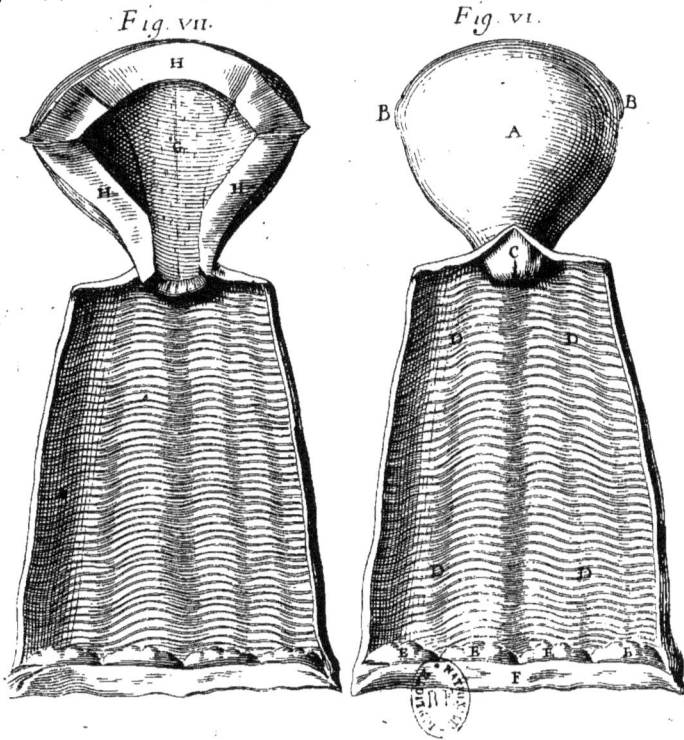

Fig. VII.   Fig. VI.

Vne épaiffeur de chair graiffeufe, coupée tout proche le vagina.

La feptiéme figure montre la mefme chofe pour ce qui eft du vagina, mais elle reprefente la Matrice entierement ouverte.

G.   *montre la cavité de la Matrice, au milieu de laquelle on voit une fimple petite ligne felon fa longueur & quelques petits pores, à travers lefquels tranfudent, & diftilent les menftrues dans le temps, comme auffi le fang qui afflue dans le Placenta pour la nourritu-*

E

re de l'enfant durant la groſſeſſe.

H.H.H. *La propre ſubſtance de la Matrice qui eſt fort épaiſſe.*

I.   *L'orifice interne ouvert.*

※ ❦ ❧ ❦ ❧ ❦ ❧ ❦ ❧ ❦ ❧ ❦ ❧ ❦ ❧ ❦ ❧ ❦ ※

Les quatre figures ſuivantes repreſentent differentes Matrices de pluſieurs animaux, pour faire voir comme leur ſtructure eſt bien differente de celle de la femme.

La premiere eſt celle d'une chienne.

A.A. montrent les deux coſtez de la Matrice, qui reſſemblent preſque à un inteſtin. Ces deux parties vont s'attacher par leur extremité au deſſous des reins.

B.   Vne portion du vagina fendu vers le bas.

La ſeconde eſt celle d'une lapine.

C.C. montrent les deux coſtez de la Matrice, qui vont pareillement s'attacher par leur extremité vers les reins. On voit à chacun de ces coſtez quelque trace des cellules où ſe logent les petits.

D.   Vne portion du vagina ouvert vers le bas.

La troiſiéme figure eſt celle d'une brebis.

E.E. Les deux coſtez qui repreſentent fort bien la figure des cornes d'un belier.

F.   Le corps de la Matrice.

G.   Vne petite portion du vagina ouvert où aboutit l'orifice interne qui paroiſt.

La quatriéme figure repreſente la Matrice d'une lapine pleine de huit petits, chacun deſquels a ſa cellule particuliere, dans laquelle il eſt logé. I'ay remarqué une choſe particuliere, dans la Matrice de ces lapines, qui eſt qu'elles y ont deux orifices internes, qui aboutiſſent tous deux l'un proche de l'autre dans le vagina.

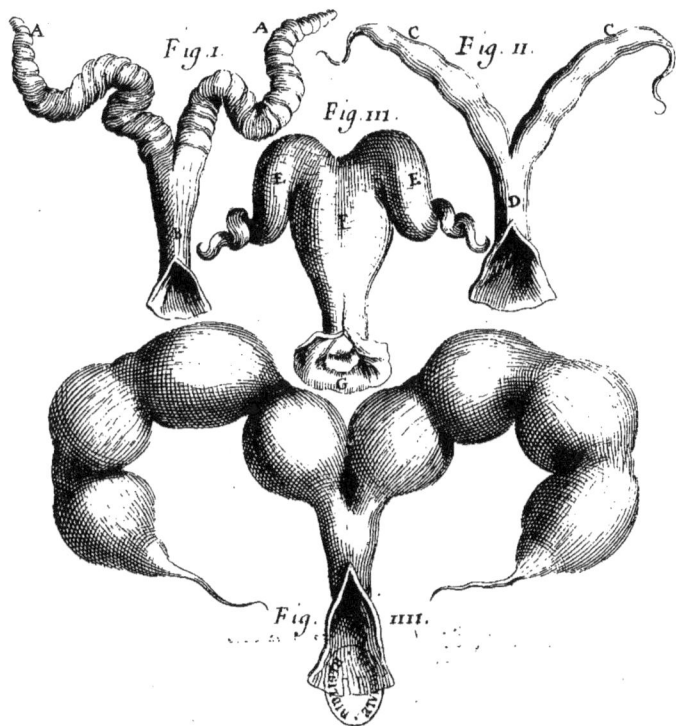

CHAPITRE VI.

Du Vagina *ou col de la Matrice.*

SOus le col de la Matrice, nous comprenons tout ce long & large eſpace membraneux, qui eſt couché au devant d'elle depuis les quatre caruncules, que nous avons décrites, juſques à l'orifice interne, & qui dans l'action du coït luy ſert d'antichambre, pour y loger la verge de l'homme, comme dans un fourreau, qui la conduit juſques à cet orifice interne, afin qu'el-

E ij

le y puiſſe éjaculer ſa ſemence ; c'eſt pourquoy on l'appelle communément du nom de *Vagina* , qui veut dire une guaine.

Ce col eſt d'une ſubſtance membraneuſe, afin qu'il puiſſe s'étendre ſuffiſamment pour donner paſſage à l'enfant dans l'accouchement. Il eſt compoſé de deux membranes , dont l'interne eſt blanche , nerveuſe & ridée circulairement comme un palais de bœuf, ce qui a eſté fait , afin qu'il ſe pût dilater, ou ſe reſerrer, s'allonger ou s'accourcir, ſelon qu'il eſt neceſſaire , pour ſe proportionner toûjours juſtement à la groſſeur , & à la longueur de la verge de l'homme , & afinque par la colliſion qui s'en fait dans l'action du coït , le plaiſir en fût mutuellement augmenté : mais ſa membrane exterieure eſt rouge, & charnuë comme un *ſphincter* , qui entoure la premiere , afinque la verge en ſoit encore mieux ſerrée : c'eſt par ſon moyen que ce col adhere fortement à la veſſie, & au *rectum.* La membrane interne eſt aſſez molle, & doüillette aux jeunes filles ; mais elle devient plus ferme aux femmes qui uſent ſouvent du coït, & elle ſe rend ſi dure (qu'à force de ſervir à ce métier) les vieilles l'ont preſque cartilagineuſe.

Aux femmes qui n'ont pas encore eû d'enfans, ce col n'a pas ordinairement plus de quatre bons poulces de longueur (puiſqu'on peut preſque toûjours toucher du doigt au travers de luy l'orifice interne de la Matrice , où il va finir) & un poulce & demy de largeur, ou environ ; mais en celles qui ont une fois accouché , il eſt beaucoup plus large comme auſſi plus court ; c'eſt ce qui fait qu'on leur touche bien plus aiſément avec le doigt l'orifice interne. Sa largeur eſt toûjours preſque égale depuis un bout jufques à l'autre, fans avoir aucun *hymen* en fon milieu, comme ont voulu plufieurs Autheurs, qui difent qu'il s'y rencontre une membrane fituée en travers, & percée feulement d'un petit trou, pour laiffer écouler les mois, & les autres fuperfluitez, laquelle refte ainfi tenduë, jufques à ce que par le coït, ou autrement, elle vienne à eftre forcée & déchirée, à quoy on peut reconnoître que la femme eft vierge, ou qu'elle ne l'eft pas : mais c'eft un pur abus, & fi (comme dit fort bien du Laurens) cette membrane fe trouve en quelques femmes, il eft tres-certain que c'eft contre le deffein de nature, puifqu'elle ne fe rencontre pas mefme aux *fœtus* feminins (ce que je puis bien affeurer pour en avoir diffequé un grand nombre) ny à toutes les filles ou femmes de quelque âge qu'elles foient, lefquelles n'ont aucune autre marque par laquelle on puiffe conjecturer de leur virginité, que la difpofition de ces caruncules myrthiformes, que nous avons fait connoître cy-devant, qui eftant fituées à l'entrée du col de la Matrice, rendent le paffage de ce col plus étroit. Voyons à prefent quelle eft la ftructure de l'orifice interne.

CHAPITRE VII.

De l'orifice interne de la Matrice.

L'ORIFICE interne n'eft autre chofe que l'aboutiffement du corps de la Matrice au fond du *vagina*, reffemblant au mufeau d'un petit chien nouveau né, au milieu dequoy on voit un conduit fort étroit, qui s'ou-

vrant fert à donner entrée à ce qui doit eftre receu dans
la Matrice, ou à laiffer fortir ce qui en doit eftre expulsé.
Il eft appellé orifice interne, pour le diftinguer de l'entrée exterieure du col de la Matrice, qu'on nomme l'orifice externe. Les Sages-femmes l'appellent le couronnement, parce qu'il ceint la tefte de l'enfant, & l'entoure comme une couronne, quand il fe prefente pour fortir naturellement.

Cét orifice qui eft prefque toûjours fermé, s'entre-
baille dans le temps du coït, pour donner paffage à la femence de l'homme, qui par ce moyen eft dardée jufques
au fond de la Matrice, & pour donner iffuë aux menftruës, dont elle fe purge tous les mois, comme auffi
pour l'expulfion des faux germes, & des corps étranges
qui peuvent s'y engendrer; & quoy qu'il foit exactement
fermé aprés la conception, & durant la groffeffe, il
s'ouvre fi extraordinairement au temps de l'accouchement, que l'enfant paffe à travers pour fortir de la Matrice: alors cét orifice difparoît, & la Matrice femble
n'avoir qu'une grande cavité (également large comme
celle d'un fac) depuis fon fond jufques à l'entrée de
fon col.

Quand la femme n'eft pas groffe, il eft un peu longuet, & d'une fubftance fort épaiffe & refferrée; mais
durant la groffeffe, il s'accourcit, & il diminuë en épaiffeur, à proportion de la diftenfion de la Matrice : C'eft
pourquoy il ne faut pas croire en cela du Laurens, qui
dit, que fa fubftance devient encore plus épaiffe un peu
devant l'enfantement; car il eft certain qu'elle eft pour
lors plus mince que jamais, & que cét orifice paroît en
ce temps tout plat, & non allongé comme il eftoit quand

la femme n'eftoit pas groffe.

Vers les derniers mois de la groffeffe, il eft enduit d'une humeur glaireufe & vifqueufe, femblable à de la morve, laquelle provient des eaux & des humiditez, qui tranfudant au travers des membranes de l'enfant, acquierent cette confiftance vifqueufe par la chaleur du lieu, & par le fejour qu'elles y font, & qui fuintent enfuite, & découlent de cét orifice, qui pour lors commence peu à peu à s'entrouvrir, & à s'amollir par ces glaires; ce qui eft un figne affeuré que l'enfantement arrivera bien-toft.

Pour ce qui eft de l'action par laquelle l'orifice interne s'ouvre, & fe ferme, fuivant les differentes neceffitez, elle eft entierement naturelle, & nullement volontaire; ce qui a efté fait fort à propos; car fi le mouvement de cét orifice dépendoit de la volonté des femmes, il y en a beaucoup qui par ce moyen s'empefcheroient de concevoir en ufant du coït, & plufieurs feroient affez mefchantes pour expulfer & rejetter quand elles voudroient la femence qu'elles auroient conceuë.

CHAPITRE VIII.

Du propre corps, & du fond de la Matrice.

APRES avoir cy-devant fait connoître la Matrice en general, il ne nous refte plus rien à confiderer particulierement que ce que nous appellons fon propre corps, qui eft cette partie principale la plus large & la plus élevée, dans laquelle fe fait la conception. Ce corps s'étend en s'élargiffant toûjours, depuis l'orifice interne jufques au fond de la Matrice; il eft couché

fous le fond de la veſſie, & appuyé fur le *rectum*, fans
eſtre attaché à l'un ny à l'autre ; mais il eſt libre parde-
vant & par derriere, afin de ſe pouvoir étendre & ſe reſ-
ferrer quand il eſt neceſſaire : il eſt neantmoins tenu ſujet
en quelque façon, par le moyen des ligamens de la Matrice, qui viennent s'y attacher de chaque coſté.

Le Corps de la Matrice reſſemble, comme nous avons
déja dit cy-devant, à une groſſe poire. Il eſt rond, mais
un peu applaty par devant & par derriere, afin qu'il ſoit
plus ſtable dans ſa ſituation. Toute la partie exterieure
de ſon fond eſt fort unie & polie, ſi ce n'eſt aux deux côtez, où on remarque des petites éminences, qu'on appelle les cornes de la Matrice, auquel lieu viennent
aboutir de châque côté les vaiſſeaux éjaculatoires, &
s'attacher les ligamens ronds. Il eſt d'une ſubſtance membraneuſe, épaiſſe d'un bon travers de doigt ; ce qui fait
que ſa capacité interieure eſt aſſez petite, afin qu'elle
puiſſe embraſſer étroitement, & toucher de toutes parts
la ſemence aprés la conception.

La plus-part des autres animaux, (comme on peut
voir dans les differentes figures que j'en ay fait repreſenter en la page 35.) ont leur Matrice partagée en
deux parties, l'une droite, & l'autre gauche, dans
chacune deſquelles ils ont encore autant de cellules
qu'ils peuvent porter de petits d'une méme ventrée ;
chacun deſquels y a auſſi ſes eaux & ſes vaiſſeaux ſeparé-
ment, & y eſt envelopé de ſes membranes particulieres ;
mais celle de la femme, bien qu'elle porte parfois pluſieurs enfans enſemble, n'eſt pas ainſi diſposée ; car il ne
s'y rencontre jamais qu'une ſeule & méme cavité, au
milieu de laquelle on voit une petite ligne tres legere,
ſemblable

ſemblable à celle qu'on remarque au deſſous du *ſcrotum*; ce qui fait qu'Hypocrate diviſe ordinairement cette cavité en partie droite, & en partie gauche, voulant outre cela, que les mâles ſoient plûtoſt engendrez en cette partie droite, & les femelles au contraire en la gauche; c'eſt ce qu'il nous veut faire croire en l'aphoriſme quarante-huitiéme du cinquiéme livre, où il dit préciſément *fœtus mares dextrâ uteri parte, fœminæ ſiniſtrâ magis geſtantur.* Mais à vray dire, la cavité eſt unique, dans le milieu de laquelle ſont toûjours naturellement ſituez tant les mâles que les femelles. On n'y voit pas auſſi ces petites éminences qu'il appelle cotyledons, leſquels ne ſe trouvent ordinairement que dans la Matrice des beſtes à corne; car celle de la femme eſt aſſez unie interieurement, ou au moins fort peu inégale, dans la cavité de laquelle on ne remarque autre choſe que cette petite ligne, que nous venons de dire, & quelques petits pores, qui paroiſſent eſtre les extremitez des orifices des vaiſſeaux qui viennent y aboutir, contre leſquels l'arrierefais eſt attaché dans la groſſeſſe, afin qu'il en puiſſe recevoir le ſang de la mere, lequel (par une admirable providence de la nature) y affluë continuellement, pour ſervir en ſuite à la nourriture & à l'accroiſſement de l'enfant, durant tout le temps qu'il ſejourne dans la Matrice.

Or ayant juſques icy ſuffiſamment fait remarquer tout ce qu'on peut conſiderer aux parties de la femme qui ſont deſtinées à la generation, pour en avoir une parfaite connoiſſance, laquelle nous doit ſervir de guide & de flambeau, pour nous conduire & pour nous éclairer aux difficultez qui ſe rencontrent dans la connoiſſance & dans

la curation des maladies des femmes grofles, & accouchées ; il eft temps que nous entrions en matiere, pour
examiner quelles font ces maladies, & que nous mon-
trions les moyens de fe bien comporter dans leur
curation.

FIN DV TRAITE

des Parties de la femme qui font deftinées
à la generation.

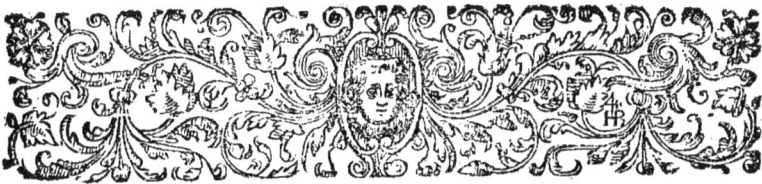

LIVRE I.

DES MALADIES, ET DES
differentes dispositions des femmes grosses,
depuis le moment de la conception,
jusqu'au terme de l'accouchement.

L peut arriver aux femmes beaucoup d'indispositions depuis l'heure de la conception jusqu'au terme de l'accouchement, à cause que pour lors elles sont sujettes, non seulement à celles qui sont causées par la grossesse, mais aussi à celles qui leur viennent en d'autres temps. Mon dessein n'étant pas de m'étendre assez amplement pour les examiner toutes, je ne m'arréteray qu'aux principales & aux plus ordinaires maladies qui accompagnent souvent la grossesse, & qui ont durant son cours quelques indications particulieres pour leur curation ; car quant à celles qui n'ont que les indications generales, & qui peuvent arriver à la femme indifferemment en tout temps, on peut facilement les connoître, & y remedier par les voyes communes ; pourveu qu'on ait cependant toûjours égard à la disposition de la grossesse.

F ij

Il ſeroit aſſez à propos, pour bien conſiderer, ſuivant
nôtre intention, toutes les circonſtances de la groſſeſſe,
de commencer par l'explication de la conception dont
elle doit eſtre précedée ; mais comme elle ne ſe peut faire
que par la femme feconde, je veux avant que d'en parler,
afin de connoître la choſe des ſon origine, faire quelques
obſervations des plus côſiderables ſur la fecondité, & ſur
la ſterilité des femmes ; car la ſterilité procede tres-ſouvent de leur part, plûtoſt que du coſté des hommes, parce qu'il ſe remarque en elles beaucoup de conditions,
dont n'ont pas beſoin les hommes, qui ne doivent fournir que quelque peu de leur ſemence, & une ſeule fois
pour la generation ; mais les femmes, outre la leur, doivent avoir un lieu propre pour les recevoir toutes deux,
tel qu'eſt la Matrice bien diſpoſée ; & de plus une matiere deſtinée à la nourriture de l'enfant, durant tout le
temps qu'il y ſejourne, comme eſt le ſang menſtruel :
c'eſt ce qui fait que pour un homme impuiſſant, il ſe rencontre ordinairement plus de trente femmes ſteriles.
Voyons donc avant toutes choſes quelles ſont les marques de la ſterilité, & de la fecondité des femmes.

CHAPITRE I.

Des ſignes de la fecondité, & de la ſterilité des Femmes.

PAR la fecondité de la femme, j'entends une diſpoſition naturelle de ſon corps, au moyen de laquelle
elle peut avec l'aide de l'homme engendrer ſon ſemblable : & par la ſterilité qui en eſt le contraire, j'en conçois

l'impuiſſance, qui provient des défauts & des vices qui ſe
rencontrent en tout ſon corps, ou en quelques unes de
ſes parties. Il nous faut faire quelque recherche des ſignes
les plus notables de l'une & de l'autre, & principalement de ceux qui nous paroiſſent à la veuë, & au tact,
par leſquels nous en jugerons beaucoup mieux, que par
quantité d'autres, qui ne ſont pas le plus ſouvent trop
certains; car ceux qui ſe tirent des differens temperamens, nous peuvent facilement tromper, dautant qu'il
ſe rencontre parfois des femmes tres-mal habituées &
cacochymes, qui ne laiſſent pas d'engendrer.

Nous dirons premierement que la Matrice eſt une partie abſolument neceſſaire pour la fecondité, & qu'elle eſt
le principal objet qu'on doit ſe repreſenter & examiner
pour en bien juger: mais comme nous voyons que toute ſorte de terre n'eſt pas propre à rapporter, & qu'il y en
a de tres-ingrates qui ne produiſent rien, auſſi n'eſt-ce
pas aſſez que la femme ait une Matrice pour eſtre capable de concevoir; car il s'en rencontre beaucoup
qui ſont ſteriles. Nous avons cy-devant montré fort
exactement quelle doit eſtre ſa compoſition, & ſa ſtructure naturelle, pour pouvoir ſervir à une ſi admirable
fin qu'eſt la generation: c'eſt pourquoy nous n'adjoûte-
rons rien à ce que nous en avons dit en ce lieu, auquel on
aura recours pour en avoir connoiſſance.

On doit donc ſçavoir en general, que les ſignes de la
fecondité de la femme ſont, qu'elle ait ſa Matrice bien
diſpoſée, qu'elle ſoit d'âge au moins de treize à quatorze
ans, & au plus de quarante-cinq à cinquante, pour l'ordinaire & la plûpart, quoy qu'aucunes (toutefois rarement) conçoivent plûtoſt, ou plus tard, ſelon leur diffe-

rente nature & difpofition; qu'elle foit de bon temperament & mediocrement fanguin , qu'elle ait pendant ce
temps fes purgations, d'un fang bon & loüable en couleur, quantité, qualité, & confiftance, & réglément de
mois en mois, à une feule fois fans interruption , depuis qu'elles commencent à couler jufques à ce que l'é-
vacuation foit parfaite.

Nous difons que fes purgations doivent eftre d'un
fang bon & loüable, parce que ce n'eft qu'un regorge-
ment & une évacuation naturelle de celuy qui eft feulement fuperflu aux femmes qui ne font pas groffes, &
qui font d'âge à le pouvoir devenir, lequel n'a en foy
aucune malignité, comme plufieurs s'imaginent fauffe-
ment; car aux femmes bien faines, il ne doit prefque pas
differer en couleur, en confiftance, & en qualité de celuy qui refte dans les vaiffeaux, finon par le peu d'alteration que luy caufe la chaleur des lieux d'où il fort, & par
le mélange de quelques humiditez dont la Matrice eft
toûjours abreuvée. Cette évacuation fe doit faire (pour
le mieux) tous les mois une feule fois, quoy qu'aucunes
l'ayent tous les quinze jours, ou au bout des trois femaines, felon plus ou moins qu'elles font fanguines, ou bi-
lieufes, & qu'elles ont le fang échauffé : elle fe doit faire
pendant deux ou trois jours confecutifs, au moins, ou fix
au plus, & ce peu à peu fans interruption, & encore plus
ou moins, felon la difference des temperamens par-
ticuliers. Si la femme en a moins, comme quand elle
vient fur l'âge avancé, elle devient fterile, dautant que
ce fang doit fervir de nourriture à l'enfant quand il eft
au ventre de la mere, & pareillement fi elle en a plus,
parce que la femme en refte trop debile, & fa Matrice

en eſt refroidie. Il y a neantmoins quelques femmes,
qui en vuident plus en deux jours, que d'autres ne font
en huit. Il doit couler peu à peu, ſans interruption, &
non tout à coup; car les grandes & ſubites évacuations
font grande diſſipation des eſprits, qui ſont neceſſaires en quantité pour la generation, & l'interruption
de ces évacuations, nous témoigne quelque empeſchement à la nature, ou quelque vice & mauvaiſe diſpoſition de la Matrice.

Si tous ces ſignes ſe rencontrent, nous pourrons
vray-ſemblablement dire que la femme eſt feconde;
je dis vray-ſemblablement, car il y en a beaucoup,
auſquelles ils ſe trouvent, qui n'engendrent pas, quoy
qu'elles faſſent leur poſſible, & qu'elles uſent du coït
avec des hommes tres feconds, & obſervent pour cela toutes les circonſtances requiſes & neceſſaires comme nous dirons cy-aprés: Il s'en void auſſi quelques-
unes, qui bien qu'elles n'ayent pas toutes ces conditions, ne laiſſent point pourtant d'eſtre fecondes.
Mais ſi toutes les ſuſdites choſes ſe remarquent en
une femme, ſans qu'elle puiſſe concevoir, & qu'on
deſire eſtre éclairci plus à fond, & reconnoître plus
certainement ſi elle en eſt capable, Hypocrate nous
enſeigne un moyen de le ſçavoir, auquel je n'adjoûte
pas grande foy, parce que les raiſons en ſont fort
obſcures. C'eſt dans l'aphoriſme cinquante-neuf du
cinquiéme Livre, où il dit: *Si mulier non concipiat, &*
ſcire placet an ſit conceptura, veſtibus undique obvolutam
ſubter ſuffito : ac ſi odor corpus pervadere videatur, ad
nares & os uſque, non ſua culpa ſterilem eſſe ſcito. Si la
femme ne conçoit, & que tu deſire ſçavoir ſi elle

doit concevoir ou non, il la faut envelopper de tous coſtez de linges ou couvertures, & mettre ſous elle un parfum; ſi ſon odeur ſemble aller partout le corps juſques au nez & à la bouche, ſois certain, (dit-il) qu'elle n'eſt pas ſterile de ſoy.

La fecondité eſtoit anciennement ſi eſtimée de nos premiers peres, qu'ils croyoient que la ſterilité eſtoit une marque de reprobation; pour raiſon dequoy la ſervante feconde mépriſoit ſa maîtreſſe ſterile, ainſi que nous liſons au chapitre 16. de la Geneſe, où il eſt fait mention de Sara femme d'Abraham, laquelle ne pouvant avoir d'enfans, & voyant qu'elle eſtoit hors d'âge d'en pouvoir eſperer, & que ſon mary en eſtoit tout déplaiſant, elle luy dit de prendre ſa chambriere Egyptienne, nommée Agar, pour coucher avec luy, afin que par ſon moyen elle luy pût donner lignée, ce que le bon pere Abraham fit auſſi-toſt, & eut d'elle enſuite un fils, qui fut nommé Iſmael: mais dés que cette ſervante eut conceu, elle commença à mépriſer ſa maîtreſſe Sara, qui eſtoit ſterile pour lors. Les femmes de noſtre temps ne font pas neantmoins tant de cas d'avoir lignée de cette façon, & il s'en voit tres-peu, qui vueillent ſouffrir que leur mary careſſe la chambriere, bien loin de l'y exciter charitablement à cét exemple, dont la coûtume eſt abolie parmi nous. J'admire auſſi à ce ſujet la forte paſſion qui ſe remarque en pluſieurs perſonnes, qui n'ont pas aucun plus grand regret que de ſe voir mourir ſans enfans, & ſans mâles principalement. Pour moy je croy que ceux qui ſont de la lignée des Ceſars, ou de celle des Bourbons, peuvent bien avec quelque

raiſon,

raison, se laisser aller à cette superstitieuse & commune inclination, pour la conservation de leur espece, & estre travaillez de ces sortes d'inquietudes, qui ne sont point convenables aux gens du commun ; mais qui sont excusables & permises aux grands Monarques & aux Hommes illustres.

Lorsque nous avons une parfaite connoissance des dispositions naturelles, il nous est aisé de discerner celles qui sont contre nature ; c'est pourquoy les signes de la fecondité que nous avons dits, nous font voir facilement ceux de la sterilité. Les signes, & les causes de la sterilité procedent ou de l'âge, ou de la mauvaise temperature, & de la vicieuse conformation de la Matrice, & des parties qui en sont dépendantes, ou de l'indisposition & de l'intemperie de toute l'habitude. La mauvaise conformation de la Matrice rend les femmes steriles, comme quand son col appellé *Vagina* est si étroit, qu'il ne peut pas donner entrée au membre viril, & lors qu'il est bouché du tout, ou en partie par quelque membrane externe ou interne (au cas qu'il s'y en trouve, ce qui est tres-rare) ou par quelque tumeur, callosité, ou cicatrice qui empesche que la femme ne puisse user librement du coït.

Mais ce n'est pas assez que la verge de l'homme soit logée dans le *Vagina*, qui est comme l'antichambre de de la Matrice ; car venant en l'action du coït, à frapper à sa porte, qui est l'orifice interne, si elle ne luy est ouverte c'est toute peine perduë, ou plaisir inutile. Cet orifice est pareillement empesché de s'ouvrir par quelque callosité, provenant de l'abondance des mauvaises humeurs, qui s'écoulent ordinairement de la

G

Matrice, ou par quelque tumeur qui luy survient, ou
bien par quelque partie qui le comprime de telle façon qu'il ne le peut dilater, pour recevoir la semence, comme fait l'épiploon, ce qui arriue aux femmes
grasses, au sentiment d'Hypocrate en l'Aphorisme qua-
rante-six du cinquième livre, où il dit *Quæ præter na-*
turam crassæ non concipiunt, iis os uteri ab omento compri-
mitur, & priusquàm extenuentur, non concipiunt. Les
femmes grasses outre nature qui ne conçoivent pas,
c'est que l'épiploon comprime l'orifice de leur Matrice, & elles ne conçoivent pas, avant qu'elles soient
devenuës maigres. Ie n'admets pas bien volontiers entre les causes de sterilité cette compression de l'orifice
interne par l'épiploon, dautant que ce fameux l'Are-
tin y pourroit bien remedier, par quelqu'une des postures du coït qu'il a inventées, en telle sorte que cét
orifice ne seroit pas ainsi comprimé dans l'action.

Le sujet le plus frequent, pour lequel cét orifice ne
s'ouvre pas en cette action, pour recevoir la semence
de l'homme, est l'insensibilité de quelques femmes,
qui ne prennent aucun plaisir au deduit venerien; mais
lors qu'elles y trouvent du goust, la matrice desireuse
& avide de cette semence s'entrouvre, & se rend comme beante pour la recevoir, & pour s'en délecter dans
cét instant. Quoyque la femme reçoive le membre viril dans le *Vagina*, ou col de la Matrice, & que son orifice interne s'ouvre pour donner passage à la semence, elle ne laisse pas assez souvent d'estre sterile,
à cause de la mauvaise situation de cét orifice, qui n'é-
tant pas quelquefois placé droitement, regarde en
dessous vers l'intestin *rectum,* ou vers les parties late-

rales, ce qui empefche l'homme d'y pouvoir bien dar-
der fa femence, & par confequent la femme de concevoir.

Hypocrate femble nous avoir marqué tous les fignes, & toutes les caufes de la fterilité, qui procede ordinairement de la mauvaife temperature de la Matrice. C'eft en l'Aphorifme foixante-deux du cinquiéme
Livre, où il-dit, *Quæ frigidos & denfos habent uteros,*
non concipiunt, & quæ præhumidos uteros habent, non
concipiunt : extinguitur enim in ipfis genitura. Et quæ plus
æquo ficcos & adurentes : nam alimenti defeƐtu femen cor-
rumpitur. Quæ verò ex utrifque moderatam naƐtæ funt
temperiem, eæ fæcundæ evadunt. Toutes femmes qui
ont la matrice froide & épaiffe, ne conçoivent pas;
& celles qui l'ont trop humide, ne conçoivent pas;
car la femence s'éteint en elles. Comme auffi celles qui
l'ont trop feiche & trop chaude ; car par deffaut d'a-
liment la femence fe corrompt. Mais celles qui font
de mediocre temperature font fecondes. De toutes ces
chofes que recite Hypocrate en cét Aphorifme, la
plus commune, à mon avis, qui rend les femmes fteri-
les, eft cette continuelle humidité de Matrice, entretenuë par vne quantité de fleurs blanches, dont plufieurs femmes font fort incommodées, provenant de
la décharge des humeurs de tout le corps, qui s'accoû-
tument à prendre leur cours par cette partie, lequel
on ne peut que tres-difficilement détourner quand il
eft inveteré, & la Matrice eftant abreuvée de ces vicieufes humiditez, fe trouve interieurement fi onƐtueu-
fe, & fi gliffante, que la femence (quoyque de confiftance vifqueufe & glutineufe) n'y peut adherer, &

y eftre retenuë , ce qui fait qu'elle s'écoule auſſi toſt, ou peu aprés qu'elle y a eſté réceuë.

La ſterilité vient auſſi de toute l'habitude du corps, comme quand la femme eſt trop vieille , ou trop jeune; car la ſemence des jeunes n'eſt pas encore prolifique, & elles n'ont point de ſang menſtruel , qui ſont deux choſes requiſes à la fecondité; & celle des vieilles eſt en petite quantité , & trop refroidie , auſquelles manque auſſi le ſang menſtruel. L'intemperature univerſelle (quoy que la femme ſoit d'vn âge convenable) la rend neantmoins ſterile , comme il arrive quand elle eſt étique , hydropique , febricitante , & valetudinaire , & principalement dautant plus que les parties nobles ſont décheuës de leur temperature , & conſtitution naturelle: on voit toutesfois pluſieurs femmes qui nous paroiſſent ſteriles , pendant vn long-temps pour quelqu'une des cauſes ſuſdites, & juſques en l'âge de trente cinq & quarante ans , meſme parfois plus tard, qui ne laiſſent pas à la fin d'engendrer , eſtant gueries des indiſpoſitions qui les en empéchoient, & ayant changé par l'âge de temperament , dont nous avons veu un exemple bien remarquable , en la perſonne de la Reine mere dernière decedée, laquelle a eſté plus de vingt deux ans aprés ſon mariage , ſans faire aucun enfant, en ſuite dequoy elle eut au grand deſir & contentement de toute la France, noſtre invincible Monarque, Loüis XIV. à preſent regnant , à qui Dieu vueille donner vne longue & heureuſe vie.

On peut parfois remedier à quelques-unes de ces ſterilitez , en oſtant leurs cauſes , & tâchant de procurer les diſpoſitions , que nous auons dit étre neceſſaires à

la fecondité, & mémes à celle qui provient de l'intemperature univerfelle, en reduifant par un regime convenable le corps à vn bon temperament, & ce fuivant
fes differentes indifpofitions. C'eft pourquoy fi la femme a naturellement le *Vagina* trop étroit, fans que ce
foit pour quelques-unes des caufes que nous avons dites, elle doit étre affociée auec un homme qui ait le
membre viril proportionné fi faire fe peut, & fi elle l'a fi
étroit, que les plus petits n'y puiffent entrer (ce qui fe
rencontre peu fouvent) elle doit tâcher de le relâcher,
& dilater avec axonges, & huîles émolientes ; fi le col de
fa Matrice eft comprimé par quelque tumeur, il la faudra refoudre, ou faire fuppurer, felon fa nature, & felon fa fituation, ayant toûjours égard à empefcher la
corruption de ces parties, lefquelles étant chaudes &
humides y font fort fujettes ; ce qui arrive affez facilement, parce que la Matrice fert comme d'égouft, par
lequel fe purgent toutes les mauvaifes humeurs du
corps, de forte qu'il faut bien prendre garde, que ces
efpeces de tumeurs ne fe convertiffent en *cancer*, qui eft
une maladie tres-fâcheufe, qui fait languir miferable-
blement les pauvres femmes, qui en font affligées, &
qui apres beaucoup d'infupportables douleurs, les
conduit prefque toûjours à une mort inévitable.

Lors que le *Vagina* n'eft pas libre en fa capacité, à
caufe de quelque cicatrice furvenuë apres quelque
déchireure, provenant de ce que la femme auroit efté
forcée & violée, ou d'un fâcheux accouchement, ou
bien enfuite de quelque ulcere, qui en auroit fait aglutiner les deux parois, foit interieurement, ou exterieurement, on les feparera le plus dextrement que faire

se pourra, auec le biſtory, ou autre inſtrument selon
que le cas le requiert, empéchant par linges interpoſez
qu'ils ne puiſſent se r'aglutiner.

S'il se trouve (ce qui eſt tres-rare) des femmes qui
n'ayent la vulve, ou entrée exterieure de la matrice percée, il leur faudra ouvrir d'une inciſion longitudinale. Fabrice recite avoir veu telle choſe, à une jeune
fille de treize ans, qui en penſa mourir, ſes menſtruës
ne pouvant fluër, à cauſe qu'elle n'eſtoit pas perforée,
pour lequel ſujet, il luy fit vne pareille operation, qui
luy reüſſit fort bien, & la rendit par ce moyen capable
de generation. Quant à l'orifice interne de la Matrice, s'il eſt ſitué & regarde en deſſous, ou à côté on y
pourra en quelque façon remedier, en faiſant obſerver à la femme dans l'action du coït, une ſituation par
laquelle la ſemence de l'homme puiſſe eſtre éjaculée
vers cét orifice, & ſi les fleurs blanches, & autres impuretez de la Matrice rendent la femme ſterile, comme
elles proviennent preſque toûjours d'une décharge de
toute l'habitude ſur cette partie, on y remediera par évacuations, par purgations, & par regime de vivre, ſelon
leurs differentes cauſes, & ſelon la qualité de ces mauvaiſes humeurs. Ayant fait connoître les plus certains
ſignes de la fecondité, & les marques de la ſterilité, il
faut maintenant (afin de ſuivre l'ordre que ie me ſuis
propoſé) parler de la conception.

CHAPITRE II.

De la Conception, & des conditions qui y font neceffaires.

IL eft tres-certain, felon la regle de nature, que la femme eft incapable de concevoir, fi elle n'a les conditions requifes à la fecondité: nous en avons fait mention au Chapitre precedent: examinons en celuy-cy ce que c'eft que la Conception, & comment elle fe fait. La Conception n'eft autre chofe, qu'une action de la Matrice, par laquelle les femences prolifiques de l'homme & de la femme y font receuës, & retenuës, pour en eftre engendré, & formé l'enfant. Il y a deux fortes de Conception, l'une vraye, qui eft felon nature, à laquelle fuccede la generation de l'enfant dans la Matrice, & l'autre fauffe, que nous pouvons dire eftre tout à fait contre nature, en fuite de quoy les femences fe convertiffent en eaux, faux germes, moles, ou autres matieres étranges.

Les conditions requifes à la femme, pour la Conception felon nature, font, qu'elle reçoive & retienne en fa Matrice la femence prolifique de l'homme, & la fienne, fans quoy elle ne fe peut faire; car il eft befoin que les deux femences y foient, & il n'eft pas vray ce que dit Ariftote, & quelques autres qui l'ont voulu fuiure, que les femmes n'ont, ny ne jettent aucune femence, & & c'eft vne grande abfurdité que de le croire ainfi: on reconnoîtra facilement le contraire, en voyant les vaiffeaux fpermatiques, & les tefticules des femmes fecon-

des , qui font deftinez à cét vfage , & qui font tout
remplis de cette femence, qu'elles rendent auffi-bien
que les hommes , dans l'action du coït. Ceux qui ne
veulent pas ouvrir les yeux pour reconnoître vne verité fi claire , faffent reflexion fur la reffemblance des
enfans à leur mere, laquelle ne vient, que de ce que fa
femence auoit dominé celle de leur pere , quand il les
fit ; ce qui arrive de méme maniere , lorfque celle du
pere a plus de force & de vertu. Or cela fait bien voir ,
que la femence de la femme contribuë auffi-bien que
celle de l'homme à la formation de l'enfant : s'ils ne veulent pas demeurer d'accord d'une chofe fi commune ,
qu'ils faffent autre reflexion fur la generation de certains animaux, qui participent de la nature du mâle ,
& de la femelle dont ils ont efté engendrez,) quoyque
de differente efpece) ainfi que nous voyons tous les jours
les ânes , & les cavales faire par leur accouplement des
mulets , qui font animaux tenans un milieu de nature ,
& de reffemblance à l'un & à l'autre, qui les ont pro-
duits. Nous connoiffons donc par là , que les deux femences font neceffaires pour la veritable conception ;
mais il faut encore qu'elles foient prolifiques , c'eft à
dire, qu'elles contiennent en elles l'idée , & la forme
de toutes les parties du corps , ce qu'eftant ainfi, la
Matrice qui en eft defireufe s'en delecte, & les retient
facilement quand elle les a receuës , finon elle les laiffe écoûler bien-tôt aprés.

Ce n'eft pas une neceffité abfoluë , que les deux
femences foient receuës , & retenües toutes entieres ,
fans qu'il s'en échappe aucune chofe ; car pourveu
qu'il y en ait moderement, cela eft fuffifant, & il ne
faut

faut pas s'imaginer, qu'une portion n'eſtant pas receuë dans la Matrice, ſoit cauſe que l'enfant qui en
ſera formé, ait manque de quelque partie, comme
d'un bras, d'une jambe, ou autre membre, pour n'avoir
pas eu aſſez de matiere, dautant que la faculté forma-
trice eſt toute en toutes les parties de la ſemence, dont
la plus petite goutte contient en ſoy, par puiſſance,
l'idée & la forme de toutes les parties, comme nous venons de dire : mais à la verité, ſi ces ſemences ne ſont retenuës qu'en petite quantité, l'enfant pourra bien eſtre
plus petit & plus foible, & ſi l'une ſeulement, ou toutes
les deux, n'ont pas les qualitez requiſes, ou quoy qu'aſſez
bien conditonnées, s'il arriue que la Matrice ſoit abreuvée, & farcie de mauvaiſes humeurs, côme de menſtruës,
fleurs blanches, & autres immondices, ou qu'il y ait
quelque vice en elle, pour lors, s'il ſe fait quelque Conception, elle ſera contre nature, & il s'engendrera des faux
germes, & des moles, ou des hydropiſies de Matrice,
meſlées de quelques autres corps étranges, qui incom-
moderont la femme, juſques à ce qu'elle les ait vuidez.

C'eſt auſſi bien à tort, qu'on blâme quantité de femmes, de ce que leurs enfans viennent au monde marquez de taches rouges, & livides, qui défigurent extrémement le viſage de quelques-uns : On dit ordinairement (mais ſans raiſon) que cela provient de l'envie
qu'ont euë leurs meres de boire du vin ; car quoyque
quelques-unes, par cas fortuit, aſſeurent avoir eſté en
effet travaillées de ces deſirs paſſionnez durant leur
groſſeſſe, neantmoins il ne faut pas croire ſuperſtitieu-
ſement, comme on fait, que ces taches viennent de là,
mais bien d'une autre cauſe, qu'il nous faut chercher

H

ailleurs : & ce qui fait bien voir qu'elles n'en peuvent
pas proceder, c'eſt que preſque par toute l'Italie, où
on ne boit que des vins blancs, comme auſſi dans l'An-
jou en France, j'y ay veu quantité de perſonnes marquées de ces taches rouges : or ſi cela venoit de l'envie
qu'auroient euë leurs meres de boire du vin, elles devroient eſtre blanches, ou de couleur d'ambre, qui ſont
les couleurs des vins de ces païs : mais il nous faut bien
pluſtôt croire, que cela ſe fait, par quelque peu de ſang
extravaſé de ſon lieu ordinaire, dans le temps que l'enfant eſt formé, lequel tache ainſi ſon cuir encore tendrelet, & le colore en quelque partie qu'il le touche, ne
plus ne moins que nous le voyons marquer par la poudre à canon, ou par quelques eaux qui produiſent un
ſemblable effet, lors qu'il en eſt imbu & abreuvé. Ie
ne veux pas pourtant nier que l'imagination n'ait quelque force d'imprimer au corps de l'enfant des marques
de cette nature ; mais cela ne peut arriver que dans les
commencemens de la groſſeſſe ſeulement, & principalement dans le moment de la Conception ; car lors que
l'enfant eſt tout-à-fait formé, l'imagination ne luy peut
aucunement changer ſa premiere figure, & les femmes
ſe doivent défaire de ces vaines apprehenſions, qu'elles témoignent avoir de telle choſe, à chaque moment,
qui ſervent à quelques-unes de pretexte pour couvrir
leur friandiſe.

    Puiſque mon diſcours eſt tombé ſur le ſujet des mar-
ques, dont le corps des enfans eſt parfois taché en naiſſant, & qui viennent, à ce qu'on croit le plus ſouvent, de
l'imagination de leur mere, il me ſemble qu'il ne ſera
pas tout-à-fait hors de propos, que je faſſe le recit d'u-

ne circonftance bien particuliere, qui fe rencontra en moy, lors que ie vins au monde, ainfi que mon pere, & ma mere me l'ont plufieurs fois raconté, qui eft qu'eftant groffe de moy, & fur le terme d'en accoucher bien-toft, comme elle fit, l'aîné de trois fils qu'elle avoit pour lors, qui eftoit fon premier enfant, âgé de fix ans, qu'elle aimoit avec une tendreffe, & une paf-fion toute extraordinaire, mourut en fept jours de la petite verole, pendant lefquels elle demeura conti-nuellement jour & nuit auprés de fon lit, à le foliciter en toutes fes neceffitez, ne le voulant pas permettre à aucun autre, pour quelque priere qu'on luy pût faire, de ne point tant fe fatiguer & affliger, comme elle fai-foit, de la maladie de fon enfant, luy remontrant que dans l'eftat prefent de fa groffeffe, elle devoit un peu fonger à elle, & prendre garde à ne pas caufer la mort à celuy qu'elle portoit en fon ventre; enfin fon fils dé-ceda au bout des fept jours de cette maladie, aprés quoy elle accoucha le lendemain de moy, qui appor-tay en naiffant cinq ou fix grains effectifs de petite vero-le. Or il eft certain, que ce feroit fort mal raifonner, fi on difoit, que j'euffe pour lors contracté au ventre de ma mere cette petite verole, par fa forte imagination: & fi on me demande d'où cela pouvoit provenir? je ré-pondray que l'air contagieux qu'elle avoit refpiré fans difcontinuation, pendant toute la maladie de fon fils décedé, avoit tellement infecté la maffe de fon fang, duquel j'eftois nourry en ce temps, que j'en receus fa-cilement, pour raifon de la tendreffe de mon corps, & bien plûtoft qu'elle, l'impreffion de cette contagion. Difons donc, que l'imagination ne peut produire aucun des ſuſdits effets, que dans les momens de la Conception, ou tres peu de jours aprés , & qu'il faut ſouvent (ſi on la veut veritablement connoître) rechercher autre part, la cauſe de pluſieurs taches, marques, & ſeins avec leſquels pluſieurs enfans naiſſent.

CHAPITRE III.

Des ſignes de la Conception.

COMME il eſt bien difficile, & qu'il n'appartient qu'aux Iardiniers experts, de connoître les plantes , lors qu'elles commencent à ſortir de terre , auſſi de meſme , il n'y a que les Chirurgiens experts , qui puiſſent donner des aſſeurances certaines de la Conception de la femme , dés ſon commencement : neantmoins aucuns de ces ſignes ayant reſſemblance avec ceux de la ſuppreſſion des menſtruës , & de quelques autres maladies des femmes, font que pluſieurs y ſont ſouvent trompez.

Ie ne m'arreſteray pas à faire recit d'un grand nombre de ſignes de la Conception , qui tendent plûtoſt vers la ſuperſtition , qu'à une verité effective; mais ſeulement aux plus eſſentiels , & aux plus ordinaires, par leſquels le Chirurgien la pourra connoître , dont les uns ſe montrent d'abord , & les autres ne paroiſſent qu'en ſuite. Il examinera premierement , & s'informera ſi la femme a tous, ou la plus grande partie des ſignes de fecondité , que nous avons dits , en parlant d'elle, ſinon il les faudroit rapporter à quelque autre cauſe; & ſuppoſant qu'elle fût feconde , on connoîtra qu'elle a conceu, si les deux semences ont esté receuës dans sa Matrice, & toutes deux déchargées ensemblement, ou à peu de tèmps prés l'une de l'autre, & si l'homme & la femme ont ressenti pour lors un plaisir plus grand qu'à l'ordinaire; Ce qui arrive à l'homme, parceque dans ce temps le *Vagina* comprime davantage sa verge, & la Matrice qui s'ouvre pour recevoir la semence, succe (pour ainsi dire) se reserrant en suite, l'extremité du membre viril, qui pour estre doüé d'un sentiment tres-exquis, en est fort agreablement chatoüillé, & venant elle-mesme à recevoir les deux semences dont elle est friande, & principalement de celle de l'homme, elle cause à la femme un tressaillement voluptueux & extraordinaire par tout son corps, la resolution mutüelle augmentant le plaisir de l'un & de l'autre; c'est ce qui a fait dire à Ovide, *Odi concubitus qui non utrinque resolvunt.* Ie hay (dit-il) le coït, (qui estoit tout son plus grand délice) où l'un & l'autre ne déchargent pas leur semence.

Ce n'est pas à la femme une entiere certitude d'avoir conceu, si elle a donné & receu sa semence dans sa Matrice, avec celle de l'homme; il faut encore qu'elle se ferme à l'instant, & qu'elle les retienne. Il y a dans la Coûtume de Paris un article par lequel il est dit, que donner & retenir ne vaut; mais il a bien lieu dans la Conception; car la femme donne & jette sa semence en sa Matrice, & l'y retient. Elle connoîtra avoir retenu les semences, si elle ne sent rien s'écouler de sa Matrice apres le coït, d'où la verge de l'homme est retirée moins baveuse, & plus seche qu'à l'ordinaire: la femme ressent aussi quelques momens apres une peti-

H iij

te douleur autour du nombril, & quelque broüillc-
ment du bas ventre, provenant de ce que la Matrice
se reserrant, pour retenir les semences, se contracte en
soy-mesme, afin de n'y laisser aucun vuide, & de les
mieux contenir & embrasser plus exactement. Cette
legere douleur du nombril, vient de ce que la vessie
de l'urine (du fond de laquelle naist l'ouraque, qui
va s'attacher au nombril) est un peu agitée par la contraction, & par cette espece de mouvement qui arrive à la Matrice, quand elle se referre, pour retenir
les semences, & de pareille agitation vient aussi ce
petit broüillement du ventre.

Ce sont là les signes de Conception qui se reconnoissent au moment qu'elle arrive, & on le sçait encore plus certainement, si mettant pour lors le doigt
dans le *Vagina*, on sent que l'orifice interne est exactement fermé. Outre ces signes, il y en a d'autres qui
ne se reconnoissent qu'avec le temps, comme si la femme en suite de cela devient dégoûtée, sans avoir autre
maladie, si elle perd l'appetit des viandes qu'elle aimoit, & s'il luy vient envie de manger des choses é-
tranges, & qu'elle n'avoit pas accoûtumées; ce qui arrive selon la qualité des humeurs qui dominent en elle, & dont son estomach est abreuvé: elle a aussi souvent des nausées & des vomissemens qui continuënt
long temps, ses mois s'arrestent sans qu'il en parois-
se autre cause, ayant esté toûjours bien reglée jusques
alors, ses mammelles s'enflent, se durcissent, & luy
font douleur, parceque le sang & les humeurs y affluënt, ne pouvant avoir leur évacuation ordinaire,
les bouts en deviennent plus fermes & relevez à cause

de leur repletion , fon nombril paroît élevé , fes pau-
pieres font fort obfcures , & il fe void tout autour comme un cercle d'un jaune livide , elle a les yeux battus ,
enfoncez , & leur blanc trouble , & le fang de la femme qui a conceu il y a déja quelque temps , eft toûjours mauvais , dautant que n'eftant pas pour lors re-
purgé de fes fuperfluitez , comme il avoit coûtume ,
il eft alteré & corrompu par leur mélange. De plus il
y a un figne que toutes les femmes eftiment & tiennent
dans ce doute pour veritable, qui eft qu'en ventre plat,
enfant y a (ce difent-elles.) A la verité il y a de la ri-
me en ce proverbe , & auffi quelque forte de raifon ,
non pas comme elles s'imaginent , que la Matrice fe
referrant en fuite de la conception , retire en quelque
façon le ventre , & l'applatit , ce qui ne fe peut faire,
parce que fon fond eft libre & vague , fans eftre attaché au devant du ventre pour le pouvoir ainfi retirer;
mais bien à caufe que les femmes par les indifpofitions
de la groffeffe amaigriffent , & deviennent plus grêles
& menuës non feulement du ventre, mais auffi de tout le
corps,comme il fe reconnoift pendant les deux premiers
mois de la groffeffe , auquel temps ce qui eft contenu
dans la Matrice eft encore fort petit ; mais quand le
fang de la femme commence d'y affluër en quantité,
alors le ventre luy groffit toûjours de là en fuite, jufques au terme de l'accouchement.

  Tous ces accidens fe rencontrans à la femme qui
aura ufé du coït , ou la pluf-part enfemble , & fucceffi-
vement felon les temps, nous feront préjuger qu'elle
aura conceu, quoy que beaucoup arrivent pour la fuppreffion des menftruës, qui en produit prefque de fem-

blables ; car chacun sçait , qu'elle cause pareillement
aux Vierges des dégoûts , des nausées , & des vomissemens , (mais non pas si frequens) des enflures , dure-
tez , & douleurs de mammelles , comme aussi des appetits de choses étranges , lividité des yeux , & autres , à
quoy il faut bien prendre garde. La Matrice peut encore estre exactement fermée , sans que la femme ait conceu: Il s'en rencontre même , à qui elle ne s'ouvre presque jamais , sinon tres-peu pour laisser coûler les menstruës , ce qui arrive à quelques-unes naturellement ,
& à d'autres par accident , comme par quelque callosité , qui aura esté précedée de quelque ulcere , ou autre
maladie.

Si tous ces signes de Conception (qui ne laissent pas
quelquefois de nous décevoir , quoyque rarement se
rencontrans tous ensemble) ne nous en donnent une certitude assez grande , & si nous la voulons avoir toute entiere, Hypocrate nous enseigne un moyen de la reconnoître, que je ne croy pas plus asseuré que les autres ; c'est en
l'Aphorisme quarante-un du cinquiéme Livre où il parle ainsi , *Si velis noscere an conceperit mulier , dormitu-*
ræ , aquam mulsam potui dato : & si ventris tormina pa-
tiatur , concepit: sin minus , non concepit. Quand tu vou-
dras connoître si une femme a conceu , ou non , lorsqu'elle ira dormir donne luy à boire de l'eau miellée;
& si de ce breuvage elle sent des douleurs de ventre ,
causées par ventositez , c'est signe qu'elle a conceu , sinon elle n'a , (dit-il) pas conceu. Il se fonde (à ce que
ie croy) sur ce que ce breuvage d'Hydromel engendre
des vents , qui ne peuvent pas facilement sortir par bas ,
dautant que la Matrice estant pleine , comprime par sa
grosseur

grosseur l'intestin *rectum*, sur lequel elle est située, ce qui fait bruire ces vents, qui sont contraints de retourner dans les autres intestins.

S'il y a occasion où les Medecins, & les Chirurgiens doivent estre plus prudens, & faire plus de réflexion à leur prognostic, pour une chose si importante que celle-là, c'est en ce qui concerne leur jugement touchant la Conception, & la grossesse des femmes, pour éviter les grands accidens, & les mal-heurs que causent ceux qui s'y précipitent, sans en avoir une connoissance asseurée. Les fautes que la crainte nous y fait pour lors commettre, sont en quelque façon excusables & pardonnables ; mais non point celles qui sont causées par la temerité, lesquelles sont incomparablement plus grandes. Il s'est que trop veu de pauvres femmes qu'on a fait avorter en les medecinant, & seignant, ne les ayant pas creües grosses, & ce sont autant d'homicides que font ceux qui en sont cause par leur ignorance, ou par leur temerité : outre la mort qu'ils donnent souvent à ces petites creatures innocentes, ils les privent de la felicité éternelle, en les faisant mourir au ventre de leur mere sans recevoir le Baptéme, qui leur auroit procuré un si grand bien, sans y compter encore le danger, où ils mettent les meres qui sont en cét état. Nous avons veu à Paris depuis peu, en l'année 1666. un miserable exemple de cette nature, en une femme qui fut penduë, & dissequée en suite publiquement, vers la cour des cuisines du Louvre, laquelle on trouva grosse d'un enfant de quatre mois, nonobstant le rapport des personnes qui l'avoient visitée, par l'ordonnance du Iuge, avant qu'elle fût executée à mort, qui asseurerent contre la verité,

I

qu'elle ne l'eſtoit pas. Ce qui les trompa fut que cette
femme avoit effectivement (quoyque groſſe) quelques
menſtruës. C'eſt à quoy on ne doit pas ſi fort s'arreſter,
dautant qu'il y en a pluſieurs, qui ne laiſſent pas d'avoir
leurs mois, encore qu'elles ſoient enceintes, & j'en
connois qui les ont eus de toutes leurs groſſeſſes, juſques au cinq ou ſixiéme mois, ce qui arrive ſelon qu'aucunes femmes ſont plus ou moins ſanguines, quoyque
la pluſ-part ne les ayent pas ordinairement; mais comme chacun ſçait. Il y a tres-peu de regles generales, où
on ne trouve parfois des exceptions. Cette affaire fit tant
de bruit dans Paris, qu'elle fut auſſi-tôt à la connoiſſance du Roy, & de toute ſa Cour, dequoy furent grandement blâmées les perſonnes, qui par leur ignorance
avoient eſté cauſe de l'execution précipitée de cette pauvre mal-heureuſe, avec laquelle avoit pery ſon enfant,
qui eſtoit innocent des crimes de ſa mere. Il ne faut pas
auſſi que le Chirurgien ſe fie tant à ce que luy en peuvent dire ces ſortes de femmes, qui ont peur d'eſtre con-
damnées pour quelque délit qu'elles ont commis, dautant que pour avoir delay de leur punition, elles diſent preſque toutes qu'elles ſont groſſes, c'eſt le ſujet
pourquoy, il ſeroit tres à propos, que ceux qu'on com-
met pour cette viſite, y fuſſent bien entendus. Il ſe trouve encore d'autres femmes, qui aprés avoir eſté mal-
traitées en leur perſonne, envoyent querir le Chirurgien à deſſein qu'il leur donne un rapport, & pour ſe
vanger mieux de leur partie adverſe, & pour obtenir
des proviſions dautant plus facilement, elles ſe diſent pareillement eſtre groſſes, & avoir receu des coups ſur le
ventre, feignant y ſentir de grandes douleurs, & ſi par

cas fortuit il arrive que ce soit au temps de leurs mois, elles tâchent de faire croire que c'est une perte de sang, en quoy il ne faut pas se laisser decevoir, mais pour ne pas se faire estimer ignorant, & de peur de tomber en pareilles disgraces, quand il y a quelque doute, il vaut mieux patienter un peu, que de précipiter son prognostic à la volée; car comme il y a des femmes qui veulent supposer estre grosses, quoy qu'elles ne le soient pas, aussi en voit-on qui nient le fait jusques à ce qu'elles soient accouchées, comme fit celle dont ie vais faire le recit. Environ l'an 1654. estant en la ville de Saumeur, il y eut proche du logis où je demeurois la fille d'un Bourgeois, jeune & tres-belle, qui fut traitée pendant cinq mois entiers, par un Medecin & un Apotiquaire, comme hydropique qu'elle se disoit estre, à la fin duquel temps, aprés avoir pris beaucoup de violens remedes, qu'ils luy ordonnerent, elle guerit tout d'un coup en accouchant d'un enfant à terme, nonobstant tout ce qu'ils luy avoient donné, ce qui étonna grandement le Medecin & l'Apotiquaire, qui s'estoient ainsi lourdement trompez, en se fiant au dire de cette fille qui contrefit si bien l'hydropique, qu'ils ne s'apperceurent jamais de la verité, que lors qu'elle fut accouchée. Quelques femmes aussi ne s'apperçoivent pas elles-mêmes de leur grossesse, comme il est arrivé depuis peu à la femme d'un Conseiller de la Cour, laquelle apres avoir encore esté traitée, & medecinée six ou sept mois entiers comme hydropique par un celebre Medecin, est enfin accouchée d'un enfant.

le connois une autre femme, qui est une Marchande de bois quarré à Paris, laquelle n'a jamais eu d'enfans,

quoy qu'elle en ait eû des paſſions étranges , juſques au
poin d'en eſperer à l'âge de cinquante cinq ans , ſous
ombre qu'elle avoit encore pour lors ſes menſtruës. On
perſuada une fois à cette femme (ſur le recit des ſignes
qu'elle diſoit avoir) durant l'eſpace de dix mois entiers,
qu'elle eſtoit groſſe , dequoy la Sage-femme , & pluſieurs autres l'aſſeuroient , auſſi le croyoit-elle elle-même (car il n'eſt pas difficile d'eſtre perſuadé de ce qu'une
forte paſſion nous fait eſperer) elle avoit effectivement
le ventre enflé , & diſoit même ſentir mouvoir ſon enfant , & le croyoit ſi bien, qu'un jour ſe trouvant plus
mal qu'à l'ordinaire, aprés avoir fait préparer une tres-
belle caſſette , pour l'enfant qu'elle s'imaginoit avoir ,
laquelle on trouvera encore à ſon inventaire, elle envoya querir ſa Sage-femme, qui eſtant venuë, luy dit ,
que c'eſtoit effectivement pour accoucher ; mais un
jour ou deux aprés , ayant toûjours eſperé un enfant juſques alors, elle vuida ſeulement des eaux , & quelques
vents qu'elle rendit par la Matrice , ſans autre choſe ,
aprés quoy il falut replier la belle toilette, qu'on avoit
appreſtée. Ces exemples nous font donc voir , qu'il ne
faut pas ſi facilement adjoûter foy aux choſes que la femme nous dit , s'il n'y a de la raiſon, ce que nous pourrons reconnoître , en examinant les ſignes que nous
avons déclarez. Or comme aprés la Conception dont
nous venons de parler , ſuit & ſe fait la generation , il
nous faut conſiderer , ce que c'eſt, & de quelle façon elle ſe fait.

CHAPITRE IV.

Ce que c'eſt que Generation, & des conditions qui y ſont requiſes.

C'EST une verité tres-grande, & reconnuë d'un cha-cun de nous, que tout ce qui eſt en ce bas monde, eſt ſujet à la corruption, & enfin contraint de ſouffrir la mort, c'eſt ce qui a obligé la nature providente & ſoigneuſe de ſa conſervation, de donner à toutes choſes un certain deſir de s'éternifer, ce que ne pouvant faire en l'individu, d'autant qu'il eſt mortel, par une neceſ-ſité indiſpenſable, elle le fait par la propagation des formes & des eſpeces. Elle vient à bout de ſon intention, à l'égard des animaux, par le moyen de la Generation ſucceſſivement reïterée; ainſi ils ſemblent tous ſe rendre aucunement éternels en engendrant leurs ſemblables, & les peres s'imaginent ne pas tout-à-fait mourir, lors qu'ils laiſſent des ſemblables d'eux aprés leur mort, c'eſt à dire des enfans.

Par Generation, nous entendons en general, un ache-minement de ce qui eſt à ce qui n'eſt pas. Mais cette dé-finition eſt un peu trop ample, pour venir à la connoiſ-ſance que nous deſirons avoir de la Generation des ani-maux parfaits, & principalement de celle de l'homme; C'eſt pourquoy, afin de faire plus facilement concevoir nôtre intention, il nous en faut rechercher quelqu'au-tre, ou pluſtôt une deſcription, qui nous figure plus preciſément la choſe: pour ce ſujet nous dirons, que par la Generation de l'homme, nous entendons une action propre & particuliere de la Matrice, par laquelle, agiffant fur les deux femences qui y font retenuës, elle en forme & figure un corps, compofé de quantité de parties, qu'elle difpofe avec ordre, pour eftre avec le temps l'organe de l'ame qui y doit eftre infufe. Il y a plufieurs conditions requifes afinque la Generation parfaite fe puiffe faire, fans lefquelles elle feroit entierement & abfolument impoffible : on les met pour l'ordinaire au nombre de trois principales, fçavoir, la diverfité des fexes, leur attouchement, & le mélange des deux femences : il nous faut un peu les examiner en particulier.

Bien qu'aucuns ayent définy la femme, un animal qui engendre en foy, & que cela foit vray, toutefois il eft tres-certain, qu'elle ne le peut faire qu'avec l'aide de l'homme, qui luy aura déchargé fa femence dans la Matrice ; & fi nous voyons journellement les poules, & autres volailles, faire des œufs fans avoir aucun mâle avec elles, neantmoins, de ces œufs ne feront jamais engendrez des poulets, dautant que le mâle ne leur a pas imprimé, & donné cette vertu prolifique, qui eft abfolument neceffaire pour ce fujet, ce qui nous prouve, que la diverfité des fexes eft neceffairement requife, auffi-bien en ces animaux qu'aux plus parfaits, tel qu'eft l'homme.

La diverfité des fexes feroit inutile, s'ils n'en venoient immediatement à l'attouchement, quoyque quelques rufées, pour couvrir leur impudicité, ayent voulu faire croire, qu'elles n'avoient jamais efté touchées par aucun homme, qui les eût pû engroffer, côme celle dont parle Averroës, qui conceut dans un bain, auquel s'e-

ſtoit auparavant lavé un homme, qui y avoit éjaculé ſa
ſemence, laquelle avoit eſté attirée (à ce qu'il dit) &
ſuccée par la Matrice de cette femme , mais c'eſt un
conte qu'il faut faire à des petits enfans pour les
amuſer.

Or afinque ces differens ſexes fuſſent obligez de venir
à cét attouchement, que nous appellons coït , outre le
deſir de faire ſon ſemblable, qui les y attire naturellement, les parties de l'homme & de la femme qui ſont
deſtinées à la Generation , ont eſté doüées d'vne cha-
toüilleuſe, delectable, & mutuelle demangeaiſon, pour
les exciter à cette action, ſans quoy il auroit eſté impoſſible à l'homme, cét animal diuin, né pour la contem-
plation des choſes celeſtes, de ſe joindre à la femme : car
en verité n'en auroit-il pas eſté détourné par la ſaleté ,
& par la mauvaiſe odeur de cette partie, qui eſt le rece-
ptacle de toutes les immondices de ſon corps ? Pourroit-
il s'y reſoudre, s'il conſideroit qu'il luy faut loger ce
membre qu'il cherit tant, à un doigt prés d'vn ſi puant
retrait qu'eſt *l'anus* ? pour ce qui eſt de l'homme, il
faut avoüer qu'il a l'avantage de n'avoir rien de dégou-
tant en toutes ſes parties : & de l'autre coſté, ſi la femme
ſongeoit bien auſſi à mille peines & incommoditez que
luy cauſe la groſſeſſe, aux douleurs qu'elle en reſſent, &
au danger de la vie où elle eſt en l'accouchement , à
quoy on peut adjoûter la perte de ſa beauté, qui eſt le
don le plus precieux qu'elle ait, & qui la fait toûjours
cherir d'un chacun, quand elle le poſſede, certainement
elle en ſeroit bien détournée ; mais & l'un & l'autre ne
font toutes ces reflexions qu'aprés l'action faite (c'eſt
d'où vient que *poſt coïtum omne animal triſte*) & ne

conſiderent rien devant, que le plaiſir mutuel qu'ils y reçoivent. C'eſt donc par ce chatoüillement voluptueux, & par le deſir d'engendrer leur ſemblable, que la nature a obligé les deux ſexes à cét attouchement.

Pour ce qui eſt du mélange des deux ſemences, il eſt certain que la diverſité des ſexes, & leur attouchement ne ſont requis que pour ce ſujet, ſans quoy la Generation ne ſe pourroit faire, encore bien que quelques-uns veulent que celle de la femme ne ſerve de rien, & même qu'elle n'en ait, & n'en jette, comme a dit Ariſtote ; mais nous avons montré la preuve du contraire, dans le Chapitre de la Conception, par l'exemple des experiences journalieres, auquel on peut recourir, pour éviter la repetition des choſes.

Toutes ces trois circonſtances, ſçavoir la diverſité des ſexes, leur attouchement, & le mélange de leurs matieres, qu'on appelle ſemences, doivent preceder la Conception, à laquelle ſuccede la Generation, qui ſe fait de cette façon. Tout auſſi-toſt que la femme a conceu, c'eſt à dire receu & retenu en ſa Matrice les deux ſemences prolifiques, elle ſe comprime de toutes parts, pour les embraſſer étroitement, & ſe ferme ſi exactement, que la pointe d'une éguille (comme dit Hypocrate) n'y pourroit pas entrer ſans violence, aprés quoy elle reduit de puiſſance en acte par ſa chaleur les diverſes facultez qui ſont dans les ſemences qu'elle contient, ſe ſervant des eſprits, dont ces ſemences écumeuſes & boüillantes ſont toutes remplies, qui ſont comme les inſtrumens, avec leſquels elle commence à tracer les premiers lineamens de toutes les parties, auſquelles en ſuite (ſe ſervant du ſang menſtruel qui y affluë) elle

donne

donne avec le temps l'accroiſſement & la derniere perfection.

La Generation ſe peut diviſer en trois differens temps,
qui ſont, ſon commencement, ſon milieu, & ſa fin ;
pour le commencement, c'eſt celuy auquel il n'y a aucune autre matiere dans la Matrice que les ſeules ſemences, qui dure juſques au ſixiéme jour, comme Hypocrate l'a remarqué : il appelle pour lors ces ſemences
du nom de geniture, c'eſt à dire dont ſe doit faire generation: Il en parle au Livre *de natura pueri:* & il dit
que par l'experience qu'il en apporte on peut juger des
autres temps. Il recite l'hiſtoire d'une femme, qui au
bout de ſix jours jetta tout d'un coup avec bruit, par
la Matrice les ſemences qu'elle avoit conceuës, qui reſ-
ſembloient à un œuf crud, auquel on auroit oſté la co-
quille, & laiſſé la petite pellicule qui eſt au deſſous,
ou à ces œufs avortifs qui n'en ont point, laquelle petite membrane eſtoit à l'exterieur quelque peu colorée
de rouge, & envelopoit cette femence, qui eſtoit de
figure ronde; On voyoit en la partie interne des fibres
blancs & rougeâtres, avec une humeur épaiſſe, dans
le milieu dequoy il y avoit quelque choſe qui paroiſſoit
ſemblable à l'umbilic. Hypocrate appelle ce premier
temps de la Generation, geniture, comme nous avons
dit, pendant lequel on ne peut rien remarquer de figuré ny de diſtinct, mais on y voît ſeulement quelque
commencement de diſpoſition à recevoir la forme des
parties, en ſuite dequoy vient le ſecond temps, qui
commence où finit le premier, c'eſt à dire au ſixiéme
jour, & dure juſques au trentiéme, qui eſt le temps auquel le même Hypocrate aſſeure, que les mâles ſont

tout-à-fait formez, & au quarante-deuxiéme les femelles. Aprés que ces fix premiers jours font paffez, & que
la Matrice a travaillé de la façon que nous avons expliquée, fur les femences qui y font pour lors fans aucun mélange de fang, les ayant difposées à le recevoir,
il y eft porté, aux unes plûtoft, & aux autres plus tard,
felon que les femmes eftoient plus ou moins éloignées
du terme qu'elles doivent avoir leurs menftruës, quand
elles ont conceu, ce qui produit des effets fuivant ces
differentes difpofitions ; car s'il y affluë trop toft , &
en trop grande abondance, comme il arrive à celles qui
conçoivent fur le point qu'elles doivent avoir leurs purgations , les femences en font noyées & corrompuës ,
ce qui en caufe quelquefois l'effluxion , ou bien la generation d'un faux germe ; mais fi elles en font éloignées , la Conception en eft dautant plus ftable. Or
donc , ce fang abordant peu à peu à la Matrice de la
femme qui a conceu il y a quelques jours, elle s'en
fert comme de matiere propre à former & figurer toutes les parties de l'enfant, qu'elle avoit feulement tra-
cées avec la femence, & elle fait, à mon avis, de même
qu'un peintre , lequel aprés avoir fait quelques fimples traits avec un crayon fur une toile d'attente, vient
en fuite y appliquant couleurs fur couleurs , à figurer
petit-à-petit toutes les parties de la perfonne qu'il veut
reprefenter. C'eft quelque peu apres le commencement de ce fecond temps qu'on vient à reconnoître ,
comme la figure de ces trois ampoulles dont parle Hypocrate , ou plûtoft de trois maffes de cette matiere ,
qui reprefente groffierement les trois parties qu'on
nomme principales , la premiere defquelles compofe

la tefte , celle du milieu le cœur , & l'autre le foye ;
on y voit auffi le *Placenta*, & les vaiffeaux umbilicaux
qui y font attachez, & les membranes qui envelopent
le tout , aprés quoy de jour à autre toutes les autres parties du corps font figurées, en telle forte, qu'au trentiéme jour les mâles font tout-à-fait formez, & les femelles au quarante deuxiéme , pour l'ordinaire, qui eft environ le temps auquel le *fœtus* commence à eftre animé, quoyque pour lors, il n'ait aucun mouvement fenfible.

Hypocrate veut par ce different terme, que le mâle
ait plûtoft vie que la femelle, à caufe (dit-il) de fa chaleur qui eft plus grande : mais pour moy, je ne penfe
pas que le mâle foit plûtoft formé que la femelle; ce qui
me le fait croire eft, que fi cela eftoit ainfi , il devroit
pareillement eftre à terme plûtoft qu'elle , par la mefme
proportion du temps que l'un & l'autre auroient efté
animez; & nous en voyons le contraire , en ce que les
femmes accouchent au terme ordinaire de neuf mois ,
de filles ou de garçons indifferemment. Difons donc que
vers la cinquiéme ou fixiéme femaine , tant aux mâles
qu'aux femelles, toutes les parties du corps de l'enfant
(quoy que petites, & tres-molles) font entierement formées & figurées, auquel temps il n'eft pas plus grand
que le doigt, & de là en fuite, qui eft noftre troifiéme
temps, le fang affluant toûjours de plus en plus à la Matrice (non par intervalles côme quand les mois coulent ,
mais continuellement) il acquiert accroiffement de
jour en jour, & fe fortifie, jufques à la fin du neufiéme
mois , qui eft le terme de l'accouchement le plus ordinaire. Ayant expliqué la Conception , & la Gene-

K ij

ration, parlons à prefent de la groffeffe, & de fes differences.

CHAPITRE V.

De la groffeffe, & de fes differences, avec
les fignes de la veritable, &
ceux de la fauffe.

LA groffeffe de la femme proprement prife, n'eft autre chofe, qu'une tumeur du ventre, caufée par
l'enfant fitué dans la Matrice. Il y a la groffeffe felon
nature, qui eft celle qui contient un enfant vivant, que
nous appellons veritable, & l'autre contre nature, en
laquelle au lieu de l'enfant, n'ont efté engendrées que des
matieres étranges, comme ventofitez mêlées de quelques eaux, qu'on nomme hydropifies de Matrice, ou
bien des faux germes, des moles, ou quelques membranes pleines de fang, & de femences corrompuës,
pour raifon dequoy elle eft appellée fauffe groffeffe.
Nous avons déja parlé en faifant mention de la Conception, & de la Generation, des caufes & des fignes de la
groffeffe dans fon commencement ; neanmoins nous
en repeterons encore les plus certains, & les plus ordinaires, qui font, naufées, vomiffemens, perte de l'appetit des chofes que la femme avoit coûtume de manger & de trouver bonnes, defir des étranges & mauvaifes,
fuppreffion des menftruës fans fiévre ny friffon, ou autre
caufe, douleur & enflure des mammelles ; toutes lefquelles chofes arrivent auffi aux Vierges, par la retention des mois: mais le plus affeuré eft, que fi on met le

doigt dans le *Vagina*, on fent l'orifice interne exactement fermé, comme aufii la diftenfion du corps de la
Matrice confiderable, felon plus ou moins que la femme eft groffe, & l'enfant remuant en la Matrice nous
en donne des preuves indubitables.

Il faut toutefois bien prendre garde à n'eftre pas
trompé, à ce qu'on fent remuër dans la Matrice, dautant que l'enfant a de foy un mouvement de totalité, &
de partialité; de totalité, quand il remuë tout fon
corps, & de partialité quand il ne remuë qu'une partie
à la fois, comme la tefte, vn bras, ou une jambe, le refte de fon corps demeurant comme ftable: mais la Matrice gonflée en la fuffocation, & même quelques moles, ont par accident quelque efpece de mouvement de
totalité, & non point celuy de partialité. Celuy de la
mole, eft plûtoft un mouvement de decidence, que
d'autre maniere, c'eft à dire, un mouvement par lequel
les chofes pefantes tombent en bas; car la femme qui a
une mole de groffeur confiderable dans la Matrice, de
quelque cofté qu'elle fe puiffe mettre ou tourner, fon
ventre fuit incontinent la même voye, & y tombe comme une boule pefante. Vers le temps (à peu prés) que
l'enfant fe meut, fi la femme eft effectivement groffe,
les humeurs qui fe font portées aux mammelles, par la
retention des mois, fe convertiffent en lait, ce qu'-
eftant, il nous eft ordinairement un affeuré témoignage
de groffeffe, quoyqu'il fe foit veu des femmes avoir du
lait (toutefois bien rarement) fans eftre groffes, ou fans
auoir jamais eu d'enfans; ce qui nous eft confirmé par
Hypocrate, en l'Aphorifme trente-neuf du cinquiéme
Livre qui dit, *Si mulier quæ nec prægnans, nec puerpera eft,*

lac habet , ei menſtrua defecerunt. Si une femme a du lait
aux mammelles ; ſans eſtre groſſe, ou ſans avoir enfanté,
cela vient de ce que ſes menſtruës ſont retenuës. Mais
ce ſont plûtoſt des ſeroſitez que du lait, lequel en ce cas
n'a pas de conſiſtance , comme celuy de celle qui eſt accouchée , & meſme celuy de la femme groſſe n'eſt encore que tout aqueux , & ne s'épaiſſit & blanchit , que lors
qu'aprés eſtre accouchée elle vient à nourrir ſon enfant.

L'enfant ſe remuë manifeſtement vers le quatriéme
mois , & plûtoſt ou plus-tard , ſelon qu'il eſt plus ou
moins fort : quelques femmes le ſentent dés le deuxiéme,
& d'autres vers le troiſiéme mois , aucunes même devant ce temps. Au commencement ces premiers mouvemens ſont fort petits , & aſſez ſemblables à ceux que
fait un petit moineau , lors qu'il vient d'éclorre, leſquels
deviennent plus grands , à proportion que l'enfant gran-
dit & ſe fortifie , & ils ſont à la fin ſi violens , qu'ils obligent la Matrice à ſe déchager de ſon fardeau , comme elle fait par l'accouchement. L'opinion commune
eſt , que les mâles ont plûtoſt mouvement que les femelles , à cauſe de leur chaleur qui eſt plus forte , mais
cela eſt à peu prés bien égal ; car il y a des femmes qui
ſentent plûtoſt leurs filles , & d'autres leurs garçons,
ce qui arrive indifferemment , tant aux mâles qu'aux femelles , ſelon qu'il y a eu plus ou moins de diſpoſition
vigoureuſe en leur Generation.

Aſſez ſouvent les femmes qui uſent journellement
du coït , ſont ſujetes à ſe tromper ; car elles croyent ordinairement eſtre groſſes , ſi leurs mois ſont retenus , &
qu'elles ayent avec cela quelque mal de cœur , ce qui

n'eſt pas toûjours vray, parceque la fauſſe groſſeſſe cauſe preſque les mêmes accidens que la veritable, ce qu'on ne reconnoît le plus ſouvent que par la ſuite. Cette fauſſe groſſeſſe eſt, comme nous avons dit, quelquefois cauſée par des vents, qui enflent & font diſtenſion de la Matrice, leſquels quelques femmes rendent avec auſſi grand bruit que ſi c'eſtoit du fondement, d'autres fois ce ne ſont que des eaux, qui s'y amaſſent en telle quantité, qu'il s'eſt veu des femmes en jetter un plein ſeau ſans aucun enfant; quoy qu'elles creuſſent en avoir effectivement, comme fit un jour cette Marchande de bois, dont j'ay cy-devant rapporté l'hiſtoire, à la fin du troiſiéme Chapitre, laquelle ne les vuida qu'au bout du dixiéme mois, juſques auquel temps elle avoit toûjours eu opinion d'eſtre groſſe. Il y en a d'autres qui n'engendrent que des faux germes, & des moles, ce qu'on connoît, en ce que l'enfant a ſes mouvemens differens, comme j'ay dit, & que la mole reſte ſouvent dans la Matrice aprés le terme ordinaire de l'accouchement, quelques femmes les portant parfois des années entieres, & même plus long-temps, ſelon qu'elles ſont plus ou moins adherentes à la Matrice, & qu'elles y ſont entretenuës & nourries par le ſang qui y vient.

Les moles procedent toûjours de quelques faux germes, leſquels reſtans en la Matrice, s'y accroiſſent à cauſe du ſang qui y affluë, par l'accumulation duquel ils ſont peu à peu augmentez: ſi la Matrice, s'en décharge avant le deuxiéme mois, on leur donne le nom de faux germe, & les uns ne ſont quaſi que les ſemences enveloppées d'une membrane, comme eſtoit cette geniture, que vuida au bout de ſix ou ſept jours cette fem-

me dont parle Hypocrate , au Livre *de natura pueri*; les
autres sont un peu plus solides , & comme charnus , ref-
semblans en quelque façon au juysier d'une volaille , &
sont gros plus ou moins , selon le temps qu'ils ont demeuré dans la Matrice, & aussi selon la quantité du
sang dont ils y ont esté abreuvez. Les femmes vuident
ces faux germes plûtost ou plus-tard, selon qu'ils sont
adherens à la Matrice, ce qu'elles sont presque toûjours
avec grande perte de sang.

Il est de tres-grande importance de bien distincte-
ment connoître la veritable grossesse d'entre la fausse;
car les fautes qui se commettent au mauvais jugement
qu'on en fait sont toûjours tres-considerables, dautant
qu'en la veritable grossesse l'enfant doit demeurer dans
la Matrice, jusques à ce que la nature l'en fasse sortir elle même par un accouchement naturel ; mais au contraire , la fausse grossesse nous indique de procurer le
plûtost que faire se peut l'expulsion de ce qu'elle contient. C'est à quoy il faut bien prendre garde.

CHAPITRE VI.

Le moyen de connoître les differens temps
de la grossesse.

S'IL faut bien de la prudence au Chirurgien & à la
Sage-femme, pour asseurer qu'une femme est grosse, ou qu'elle ne l'est pas, & d'une veritable, ou d'une
fausse grossesse, elle leur est aussi grandement requise,
pour juger de combien elle la peut estre, afin qu'ils
puissent estre asseurez si l'enfant a vie, ou s'il ne l'a pas
                                        encore,

encore, ce qui eſt de tres-grande conſideration : car ſelon
la Loy, ſi la femme groſſe avorte pour avoir eſté bleſſée, celuy qui l'a frappée merite la mort ſi ſon enfant
eſtoit vivant, ſinon il doit eſtre ſeulement condamné à
une amande pecuniaire : il faut auſſi qu'ils prennent bien
garde, à n'eſtre pas cauſe de la mort des enfans, & quelquefois auſſi de celle de leurs meres, en les mettant en
travail devant qu'il ſoit temps, s'imaginans toûjours
quand la femme groſſe ſe plaint de grandes douleurs de
ventre & de reins, que ce ſoient celles de l'enfantement,
& au lieu de tâcher à les faire ceſſer, au contraire les excitent, & la font ainſi accoucher tres-malheureuſement
avant terme. Ie connois une femme, nommée Marthe
Rolet, laquelle eſtant groſſe de ſix mois, ou environ, fut
ſurpriſe de grandes douleurs qu'elle reſſentoit, à peu prés
comme ſi elles euſſent eſté pour la faire accoucher, ce
qui l'obligea de mander ſa Sage-femme, qui eſtant venuë, & connoiſſant la choſe à ſa mode, fit tout ſon
poſſible pour la faire accoucher, en luy excitant un re-
doublement de ſes douleurs, par lavemens acres, & la
faiſant promener par la chambre, ainſi que ſi elle eût
eſté à terme ; mais voyant aprés deux jours que rien ne
venoit, nonobſtant ces continuelles douleurs, elle
m'envoya querir pour ſçavoir ce qu'il y avoit à faire en
cette rencontre ; je fus incontinent chez elle, où l'ayant
trouvée en cét eſtat, je ſentis, en la touchant par bas,
l'orifice interne de ſa Matrice dilaté à y mettre l'extrémité du petit doigt en ſa partie interne, & encore plus
beant vers l'exterieure : mais conſiderant qu'elle n'avoit
aucun autre accident que ces douleurs, je la fis auſſi-toſt
mettre au lit, où elle demeura huiĉt ou neuf jours,

L

pendant lefquels toutes fes douleurs cefferent, & fa Matrice fe referma exactement , ainfi que je le connus,
l'ayant touchée quelques jours enfuite , & elle ne laiffa
pas de porter encore fon enfant trois mois entiers , &
accoucha à terme d'une fille forte & robufte , qui eft vivante & âgée prefentement de cinq ans, ou environ. Or
fi j'euffe fait continuër , comme on avoit commencé,
cette femme feroit indubitablement accouchée à fix
mois , ce qui auroit caufé la mort à fon enfant en fon
ventre, ou peu de temps apres fon avortement. Il fe faut
gouverner de la maniere en pareille occafion, pourveu
que ces douleurs ne foient accompagnées d'accidens,
qui mettroient la mere en danger de la vie, fi on ne la
faifoit accoucher promptement, comme de frequentes
convulfions, ou de quelque perte de fang confiderable, ainfi que nous dirons en fon lieu.

Pour bien connoître les differens temps de la groffeffe, on fe peut fervir du propre recit de la femme, à quoy
neanmoins il ne faut pas toûjours fe fier; car il ne nous
doit fervir que de conjecture, dautant que plufieurs fe
trompent elles-mêmes , s'imaginant eftre groffes depuis le temps qu'elles ont retention de leurs mois, ou
elles fe réglent par celuy auquel elles ont fenty mouvoir leur enfant, ce qui n'eft pas toûjours une chofe
certaine. Nous en jugeons le plus ordinairement par la
groffeur du ventre; mais bien plus affeurement, en touchant l'orifice interne de la Matrice. Au commencement de la groffeffe, nous ne la reconnoiffons que par
les fignes de la Conception, dautant que ce qui eft pour
lors dans la Matrice n'eft pas de groffeur affez confiderable pour tumefier le ventre, & que bien au con-

traire il devient plus plat en ce temps, pour les raisons
que nous en avons dites en autre lieu cy-devant; mais
aprés le deuxiéme mois, le ventre vient à s'élever peu
à peu, & delà en suite jusques au neufiéme. Au commencement en touchant avec le doigt l'orifice interne,
on le sent exactement fermé, & allongé, ressemblant
au museau d'un petit chien nouveau né : il est aussi fort
épais en ce temps, mais petit à petit, par l'extension
de la Matrice il vient à diminuër tellement en toutes ses
proportions, que quand la femme approche de son terme, il est tout applati, & presque confus avec le globe
de la Matrice, & en telle sorte qu'il fait seulement comme un petit bourlet, ou cercle un peu épais à son entrée, dont est fait le couronnement au temps de l'accouchement.

Il ne faut pas aussi juger toûjours du temps de la grof-
sesse par la grosse tumeur du ventre, dautant qu'il y a des
femmes qui sont plus grosses à demy-terme, que d'autres quand elles sont prestes d'accoucher ; car cela dépend de la grosseur de leurs enfans, comme aussi de leur
nombre, & encore selon qu'elles ont plus ou moins
d'eaux enfermées avec eux dans la Matrice ; mais bien
pluſtôt par cét orifice interne, qui devient toûjours
moins épais, & plus applati, & ce d'autant plus que
les femmes sont proches de leur terme, ce qui arrive ne
plus ne moins, que comme nous voyons diminuër l'é-
paisseur d'un cuir mollasse à mesure que nous l'étendons
& dilatons, aussi de même cét orifice devient moins
épais, par l'extension qu'en fait la teste de l'enfant, qui
donne & pése ordinairement contre luy, dans les derniers mois. On se sert fort de cette remarque pour l'ad-

miffion des femmes groffes, qui viennent faire leurs couches à l'Hoftel Dieu de Paris, laquelle j'ay tres-fouvent obfervée, y pratiquant les accouchemens en l'année 1660. par la permiffion que m'en fit donner Monfeigneur le premier Prefident (car il n'y a point de lieu plus propre à fe perfectionner en peu de temps, dans la pratique d'une operation fi neceffaire, à caufe du grand nombre qu'on y en fait journellement & de toutes les fortes) la régle eft , que toutes les femmes groffes y font receuës charitablement, quinze jours, ou environ avant leur terme, & pour ce fujet on les vifite devant que de les y admettre, à caufe qu'il s'en voit quantité, qui eftant bien aifes d'eftre nourriës à rien faire, s'y prefentent deux ou trois mois, pluftôt qu'elles ne doivent, fe difant & affeurant eftre preftes d'accoucher; mais par les confiderations que i'ay dites cy-deffus, on peut facilement juger, & fçavoir à fort peu prés, celles qui y font recevables, & celles qui ne le font pas, c'eft à dire quand elles font fur le point de leur temps, & par ce moyen, connoître auffi quand il eft befoin de procurer l'accouchement, ou au contraire le retarder autant qu'il eft neceffaire, lors que la femme n'eft pas encore à terme.

Pour ce qui regarde les differens termes, jufques aufquels la femme peut porter fon enfant, il y a une grande controverfe parmy les Auteurs;mais tous demeurent d'accord, que les termes les plus ordinaires font le feptiéme, & le neufiéme mois, & particulierement le neufiéme, ce qui eft connu & approuvé auffi d'un chacun. Hypocrate veut que l'enfant qui vient à huict mois ne foit pas vital, dautant qu'il ne peut pas fupporter

deux fi puiſſans efforts, fi proches l'un de l'autre, ayant
déja tâché de ſortir au ſeptiéme mois, qui eſt (à ce
qu'il dit) le premier terme legitime de l'accouchement,
ce que n'ayant pas pû faire, & venant à reïterer les mêmes efforts au huict éme, s'il naiſt en temps, il en eſt
tellement debilité, qu'il ne vit pas ordinairement, ce
qu'il fait bien pluſtôt, s'il vient à la premiere tentative
qu'il fait au ſeptiéme, ſes forces n'ayant pas eſté épui-
ſées précedemment, par de vains efforts. Cela paroiſt
vray-ſemblable à beaucoup de gens ; mais ſi ceux qui
pratiquent les accouchemens y font une veritable réflexion, il connoîtront qu'il n'y a que la ſeule Matrice,
aidée de la compreſſion des muſcles du bas ventre & du
diaphragme, qui faſſe l'expulſion de l'enfant, lors qu'é-
tant irritée par ſa peſanteur, elle ne peut s'étendre davantage pour le contenir, ce qui ne ſe fait pas, comme
on croit ordinairement, que l'enfant n'y pouvant reſter
plus long-temps, faute de nourriture, & de rafraîchiſſe-
ment, fait ces pretendus efforts, afin d'en ſortir, & que
pour ce ſujet, venant à pietiner fortement, il rompt
de ſes pieds les membranes qui contiennent ſes eaux,
dautant que ſi l'enfant naiſt naturellement, ces membranes ſe rompent toûjours au devant de ſa teſte, laquelle preſſant & pouſſant à chaque douleur de l'accouchement les eaux au devant d'elle, les fait crever avec effort.
Le même Hypocrate admet auſſi le dixiéme mois,
comme encore le commencement du onziéme, auſquels
il dit que les enfans vivent, & il ne veut pas qu'ils
puiſſent vivre devant le ſeptiéme, dautant qu'ils ſont
pour lors encore trop foibles, & qu'ils ne ſont pas capables de ſupporter les injures externes, comme, à la ve-

rité, nous le voyons &le reconnoiſſons tous les jours.

l'avoüe bien, & auſſi eſt-il vray, que le terme de
la portée des enfans eſt de neuf mois entiers pour l'ordinaire, mais je ne puis demeurer d'accord, que ceux
qui naiſſent au ſeptiéme mois, vivent plûtoſt que ceux
qui viennent au huitiéme; car bien au contraire, je
croy qu'ils ſont dautant plus robuſtes, qu'ils approchent
du terme le plus naturel, qui eſt celuy de neuf mois, &
que pour ce ſujet les enfans de huit mois, vivent encore
bien plûtoſt que ceux qui ſont nez à ſept, ce qui eſt tout-
à-fait contraire à l'opinion de beaucoup de perſonnes,
qui ſuivent aveuglément en cela le ſentiment d'Hypocrate, & de tous les Auteurs, ſans faire aucune réflexion à
la choſe, pour ſe pouvoir deſabuſer de cette croyance
vulgaire, fondée ſur ces prétendus vains efforts, qu'on dit
eſtre faits par l'enfant au ſeptiéme mois: car comme
nous voyons, non ſeulement en meſme contrée, & en
meſme champ, mais auſſi en même ſep de vigne, des
raiſins meürs plus de ſix ſemaines parfois avant le temps
ordinaire, & d'autres ne l'eſtre que plus d'un mois aprés,
ce qui ſe fait ſelon les terroirs, ſelon les differens re-
gards du Soleil, & ſelon que la vigne eſt cultivée, auſſi
voyons-nous des femmes accoucher de leurs enfans,
dés ſix ſemaines & deux mois devant, & quelquefois
auſſi long temps aprés le terme ordinaire, ſi ce n'eſt
que la Matrice n'eſtant pas capable d'extenſion que
juſques à un certain degré, ne peut ſupporter ſon fardeau que peu de temps aprés que ce terme eſt paſſé,
quoyqu'il ſe voye des femmes, comme l'a reconnu Hypocrate, porter leurs enfans juſques à dix ou onze mois
entiers, ce qui eſt neanmoins dautant plus rare, qu'el-

le vient à exceder ces limites. Ces chofes arrivent auffi à la femme felon les differentes difpofitions de tout fon corps, ou de fa Matrice feule, ou bien de fon regime de vivre, & de l'exercice plus ou moins grand qu'elle fait, comme encore peuvent-elles venir de la part de l'enfant : car par exemple fi à fept mois il eft fi gros, que la Matrice ne puiffe plus le contenir, ny fe dilater davantage fans crever, pour lors elle fera excitée par la douleur que luy caufe cette violente extenfion, à s'en décharger, & au huitiéme mois pareillement, fi les mêmes difpofitions s'y rencontrent, & ainfi plûtoft ou plus-tard, felon plufieurs autres circonftances; ou bien par quelque caufe exterieure, comme par une violen-te fecouffe de tout le corps, par quelque coup, cheu-te, fault, ou autres chofes accelerant les douleurs de l'accouchement, ce qui fait que ces enfans vivent plus ou moins, felon qu'ils eftoient en ce temps forts & par-faits, & que la femme approchoit de fon terme ordi-naire, qui eft la fin du neufiéme mois.

Il y a beaucoup de femmes, qui croyent eftre accou-chées à fept & à huit mois, comme auffi d'autres avoir porté leurs enfans dix & onze mois entiers (ce qui peut bien arriver parfois) quoyque neanmoins elles foient effectivement accouchées à terme. Ce qui les trompe ordinairement eft, qu'elles croyent (ainfi que nous a-vons déja dit) eftre groffes depuis le temps de la reten-tion de leurs menftruës, les ayant euës durant les deux premiers mois de leur groffeffe, ou mefme quelque-fois plus long temps; & d'autres pareillement s'y mé-comptent, aufquelles elles eftoient fupprimées deux mois avant que de concevoir. Il eft aifé femblablement

de connoître que la femme , quoyque bien reglée , ne
peut pas meſme ſçavoir juſtement , par cette ſeule ſuppreſſion le temps préfix de ſa groſſeſſe; car par exemple , ſi elle habite avec ſon mary , ſur le point que ſes
mois ſont preſts de couler , & qu'elle devienne groſſe ,
pour lors , elle fera ſon compte de l'eſtre depuis le
temps de leur ſuppreſſion , ce qui ſera à peu prés
veritable ; mais ſi elle conçoit incontinent aprés avoir
eû ſes ordinaires (ce qui arrive le plus ſouvent) & qu'elle uſe pendant un mois entier tous les jours du coït , au
bout duquel temps ſes menſtruës ne luy venant pas, elle
s'eſtimera bien eſtre groſſe , toutefois elle ne ſçaura pas
par ce ſigne , quel coup aura porté , & à trois ſemaines ,
ou un mois plus ou moins , de quand elle la peut eſtre.

Comme nous avons dit que les enfans ſont plus ou
moins vitaux , ſelon qu'ils approchent davantage du
neufiéme mois , nous pouvons facilement connoître,
que ceux de ſix mois , & encore moins les autres qui
ſont au deſſous , ne peuvent pas reſter long-temps en
vie , à cauſe qu'ils ſont encore trop foibles , pour reſiſter aux injures externes. Il eſt ſouvent arrivé grande
conteſtation parmy les Medecins , pour ſçavoir ſi un
enfant qui vient au monde, onze ou douze mois aprés
la mort de ſon prétendu pere , peut eſtre legitimement
né , & par conſequent admis à ſon heredité , ou s'il en
doit eſtre fruſtré comme un enfant ſuppoſé ; la queſtion
en a eſté agitée bien des fois parmy les Romains , auſſi
bien qu'entre nous , & il y a eû des partiſans pour &
contre l'une & l'autre opinion; quant à moy , pour é-
viter prolixité , je la laiſſeray indéciſe , & n'adjoûteray
rien ſur ce fait à ce que j'ay dit cy-deſſus.

CHA-

CHAPITRE VII.

Sçavoir, si on peut reconnoître que la femme est grosse d'un mâle, ou d'une femelle; & les signes qu'elle doit avoir plusieurs enfans.

ON peut bien satisfaire à la curiosité, & à l'inquiétude des femmes, qui desirent souvent sçavoir si elles sont grosses ou non, mais il s'en trouve beaucoup, & presque toutes, qui veulent qu'on passe outre, & qu'on leur dise, si c'est d'un garçon ou d'une fille, ce qui est absolument impossible, quoyqu'il n'y ait presque point de Sage-femme, qui ne se vante de le deviner; (en effet c'est bien deviner que d'y rencontrer) car quand cela arrive, c'est asseurement plûtost par hazard, que par aucune science ou raison qu'elles ayent euë pour le pouvoir prédire. Mais on est parfois si fort pressé & importuné d'en dire son sentiment, principalement par les femmes qui n'ont jamais eû d'enfans, & même par leurs maris qui n'en sont pas moins curieux, qu'on est obligé de les satisfaire au mieux qu'il est possible sur ce sujet, par l'examen de quelques signes tres-incertains.

Il y a beaucoup de signes, sur lesquels est fondée cette connoissance (si connoissance y en peut avoir, ce que je ne croy pas) dont les deux principaux sont tirez d'Hypocrate, le premier est en l'Aphorisme quarante-deux du cinquiéme Livre, qui dit, *Mulier gravida si marem gerit, bené colorata est : si verò fœminam, malè colorata.*

La femme grosse d'enfant mâle a bonne couleur: mais
si c'est d'une fille elle a mauvaise couleur. Et l'autre est
en l'Aphorisme quarante-huit du même Livre , qui dit ,
Fœtus mares dextrâ vteri parte , fœminæ sinistrâ magis ge-
stantur. Le plus souvent les enfans mâles sont situez au
costé droit , & les femelles au costé gauche. De plus
on dit que la femme grosse d'un fils est plus gaillarde &
réjoüie , qu'elle se porte beaucoup mieux , qu'elle n'est
pas si dégoûtée , qu'elle le sent remuër plûtost , que sa
mammelle droite grossit devant la gauche , & est aussi
plus ferme, & que toutes les parties droites de son corps
sont plus robustes , & plus promptes à tous mouvemens , comme par exemple si elle est assise , ou à ge-
noux , ou debout , qu'elle commencera sa premiere dé-
marche avec le pied droit ; mais si c'est une fille, elle aura tous signes contraires à ceux cy-dessus.

Il y a des personnes qui prétendent le connoître par
les urines en les voyant , ce qui n'est pas plus asseuré ;
car il se rencontre tous les jours des femmes bien co-
lorées , & qui ont tous ces signes d'estre grosses d'enfant
mâle , qui accouchent d'une fille , contre toute l'esperance qu'on leur avoit donné du contraire , & d'autres,
qui quoy qu'elles ayent des signes tout-à-fait opposez ,
font des garçons.

Quelques-uns croyent s'y mieux connoître que tous
les autres , par la consideration du temps de la Conception ; car ils disent , que si la femme a conceu pendant
que la Lune estoit en son croissant , elle doit avoir un
garçon , & au contraire que ce doit-estre une fille , si
elle estoit en son declin : mais ils n'y rencontrent pas
mieux , comme il est aisé de le connoître , par la remar-

que que j'en ay faite à l'Hostel-Dieu de Paris, & qu'on y
peut faire tous les jours aussi bien que moy, qui est que
j'y accouchay une fois en un seul & même jour onze femmes, qui estoient toutes à terme, dont cinq eurent des
garçons, & les six autres firent des filles. Or il est à préjuger qu'elles avoient toutes conceu en même temps,
puisqu'elles accoucherent toutes à terme en vn même
jour; elles auroient donc deû, si cela y faisoit quelque
chose, avoir esté regies par la domination de cét astre,
& avoir fait toutes des garçons, ou toutes des filles, &
non les unes des garçons, & les autres des filles ainsi
qu'il arriva, & qu'il arrive encore tous les jours au même lieu, où on voit naître comme par tout ailleurs des
mâles, & des femelles indifferemment.

Il y en a d'autres, qui croyent que les mâles sont plûtost engendrez de la semence qui vient du testicule
droit, que par celle du gauche, l'estimant estre plus
chaude & moins sereuse, à cause que la veine spermati-
que droite vient du tronc de la veine cave, & que celle
du costé gauche prend origine de l'émulgente; mais
s'ils connoissoient de quelle maniere se fait la circulation du sang, ils sçauroient que le sang de l'émulgente n'est pas plus sereux que celuy qui est dans la veine
cave, dautant qu'il a esté purgé par le rein de sa serosité
superfluë, avant que d'entrer dans cette émulgente; ils
sçauroient aussi que la semence des deux testicules est
toute semblable, parce qu'elle est faite d'un même sang,
qui leur est apporté, non point par les veines, mais
seulement par les deux arteres, qui naissent du tronc de
l'aorte, autrement dite la grosse artere, pour lequel sujet le gauche est aussi disposé à produire des mâles

que des femelles; & partant ces pâtres s'abuſent en liant
l'un ou l'autre teſticule de leurs taureaux, ſelon qu'ils
ſouhaitent avoir des mâles ou des femelles. I'ay connu
à Rome un Italien, qui n'avoit que le teſticule gauche,
ayant perdu le droit en quelque bonne occaſion, lequel
depuis cét accident, ne laiſſa pas aprés s'eſtre marié, de
faire deux enfans, que j'ay veu vivans & fort ſains, l'un
deſquels eſtoit un garçon, & l'autre une fille, ſans tous
ceux qu'il peut avoir eûs depuis ce temps-là, auquel il
n'avoit aucun ſoupçon, que ſa femme eût eſté aidée en
ſa beſogne par quelqu'autre, comme il arrive aſſez ſouvent en ce païs.

Les perſonnes qui ſe mêlent de vouloir prédire quel
doit eſtre l'enfant qui n'eſt pas encore né, adherent
pour l'ordinaire, par complaiſance, au ſouhait que font
les femmes groſſes, & leurs maris touchant ce ſujet;
car ſi la Sage-femme ſçait qu'on deſire un garçon, elle
aſſeurera que ce doit eſtre un garçon, & qu'elle en jure-
roit; & ſi c'eſt une fille qu'on demande (comme cela arrive auſſi à des femmes qui les aiment mieux) elle dira
de même, & qu'elle gageroit que ce doit eſtre une fille.
Si cela reüſſit à la bonne-heure ſuivant ſon prognoſtic,
elle ne manquera pas de dire qu'elle le ſçavoit bien:
mais quand la chance tourne au contraire de la prédi-
ction, elle ſe fait reputer pour ignorante & préſom-
ptueuſe, & reſte toute ébaubie.

Pour moy je voudrois agir tout autrement, & reconnoître avant que d'en rien dire, la paſſion des gens,
& donner toûjours mon avis contraire au ſouhait qu'on
fait; car s'il échoit, que par cette voye la Sage-femme
rencontre bien (quoyque ce ſoit par hazard) on dira

que c'eſt une habile femme, & qu'elle l'avoit bien dit; & s'il vient d'autre façon (ce qui de deux fois arrive une) la femme & ſon mari, ayans ce qu'ils ont ſouhaitté, n'y prendront pas ſi prés garde, dautant qu'on reçoit toûjours de bon cœur le bien qui arrive, quoyqu'on ne l'ait pas eſperé.

Ayant montré qu'il n'eſt pas poſſible de ſçavoir de quel enfant la femme groſſe doit accoucher, à cauſe de l'incertitude des ſignes, ſur leſquels on ſe fonde pour en juger, nous dirons, qu'il n'en eſt pas de même de la connoiſſance qu'on peut auoir ſi la femme eſt groſſe de pluſieurs enfans. Il y a bien des Auteurs qui ont aſſeuré, que la femme ne doit porter que deux enfans à la fois, à cauſe qu'elle n'a que deux mammelles, comme auſſi parce qu'elle n'a que deux cavitez dans la Matrice, à la différence de beaucoup d'autres animaux, qui y ont pluſieurs cellules, & qui ont auſſi pluſieurs mammelles, ce qui fait qu'ils portent un plus grand nombre de petits, lequel correſpond ordinairement à celuy des cellules de leur Matrice: cela eſt bien vray à l'égard de ces autres animaux ; mais la Matrice de la femme n'a qu'une ſeule cavité (ſi ce n'eſt qu'on vueille prendre pour cavitez ſes deux coſtez) dans laquelle il y a ſeulement une ſimple petite ligne longitudinale, qui s'y trouve ſans autre ſéparation.

Nous voyons tous les jours des femmes accoucher de deux enfans d'une même portée, quelquefois de trois, & tres-rarement de quatre. J'ay connu neanmoins un nommé Monſieur Hebert, couvreur des bâtimens du Roy, qui eſtoit ſi bon couvreur, que ſa femme ac- coucha, il y a environ dix-ſept ans, de quatre enfans

M iij

tous vivans pour une feule fois, ce que fçachant Monfeigneur le Duc d'Orleans défunct, auprés duquel il eftoit
affez bien venu pour fon humeur joviale, il luy demanda
en prefence de quantité de perfonnes de qualité, s'il
eftoit vray qu'il fût fi bon compagnon, que d'avoir fait
à fa femme ces quatre enfans tout d'un coup, il répondit tout froidement qu'oüy, & qu'affeurement il luy
en eût fait une demy-douzaine, fi le pied ne luy eût gliffé, ce qui fit rire un chacun de la bonne façon. Mais
j'eftime pour miracle, ou pour fable, l'hiftoire, ou le
conte de cette Dame Marguerite, Comteffe d'Hollande,
qui en l'an 1313. accoucha de trois cent foixante & trois
enfans, en une feule & même fois, ce qui luy arriva (ce
dit-on) par l'imprécation que luy fit une pauvre femme,
qui luy demandoit l'aumône, en luy reprefentant la mi-
fere que fes enfans, qu'elle avoit avec elle, luy caufoient,
à quoy cette Dame luy répondit, que fi elle en fouffroit
de l'incommodité, elle avoit eu du plaifir en les faifant.

Comme le plus fouvent le nombre de deux eft celuy qu'ont les femmes qui font plufieurs enfans à la fois,
nous en dirons les fignes, lefquels ne paroiffent pas
dans les premiers mois, & même fort peu jufques à ce
qu'ils remuënt. Il y en aura quelque apparence fi la femme eft extraordinairement groffe, fans qu'il y ait foup-
çon d'hydropifie, & bien plus fi on voit une éminence
à chaque cofté de fon ventre, & comme une ligne un peu
déprimée, ou moins relevée vers le milieu, & prefque
certainement, fi en un même inftant, on fent plufieurs
& differens mouvemens aux deux coftez, & fi ces
mouvemens font beaucoup plus frequens qu'à l'or-

dinaire, ce qui se fait à cause que les enfans étant pressez, s'incommodent l'un l'autre, & s'excitent à se mouvoir de la façon. Si tout cela est ainsi, pour lors il y a tres-grande apparence que la femme a plusieurs enfans.

CHAPITRE VIII.

De la superfetation.

IL y a beaucoup de contestation, pour sçavoir si la femme qui accouche de deux, ou de plus grand nombre d'enfans, les a faits tout d'un mesme coït, ou de plusieurs. Nous voyons à la verité, tous les jours les chiennes, les truyes, & les lapines faire plusieurs petits, pour avoir esté couvertes une seule fois, ce qui peut bien faire préjuger, que la chose arrive à la femme de la mesme maniere. D'autres veulent que cela se fasse par superfetation; mais il y a des signes qui nous en font connoître la difference, par le moyen desquels on sçaura, si les deux enfans ont esté engendrez ensemble d'un seul coup, ou bien successivement l'un apres l'autre.

La superfetation selon Hypocrate, au livre qu'il en a fait, n'est autre chose qu'une conception reïterée qui se fait lors que la femme, qui est déja grosse, vient à concevoir pour une seconde fois. Ce qui fait croire à plusieurs, que cette superfetation ne peut arriver, est à cause que tout aussi-tost que la femme a conceu, sa Matrice se comprime, & se ferme tres-exactement, ce qu'estant, la semence de l'homme,

abſolument neceſſaire à la conception, n'y trouvant
pas de place ny d'entrée, ne peut (à ce qu'ils diſent)
y eſtre receuë, ny contenuë, & ainſi ſe faire cette ſeconde conception: joint à cela, que la femme groſſe
décharge ſa ſemence, qui n'y eſt pas moins neceſſaire
que celle de l'homme, par un vaiſſeau qui aboutit
au coſté de la partie exterieure de l'orifice interne,
laquelle ſemence ſe répand par ce moyen, dans le
vagina, & non dans le fond de la Matrice, ainſi qu'il
ſeroit neceſſaire pour ce ſujet. Neanmoins on répond
à ces objections qui ſont tres-fortes, & on dit, que bien
eſt vray, que la Matrice eſt pour l'ordinaire exactement fermée & reſerrée quand la femme a conceu ,
& outre cela, qu'elle jette pour lors ſa ſemence par un
autre conduit ; mais que cette regle generale a quelques exceptions, & que la Matrice ainſi fermée, s'entr'ouvre parfois , pour laiſſer paſſer quelques excre-
mens ſereux & glaireux , qui par leur ſejour l'incommodent , ou principalement , lors que la femme eſt
animée d'un extraordinaire deſir du coït , & que venant aux priſes amoureuſes , dans la chaleur de cette
action elle décharge quelquefois par le conduit, qui
aboutit au fond de ſa Matrice , lequel eſt dilaté &
r'ouvert par l'impetueux effort de ſa ſemence agitée ,
& échauffée plus que de coûtume, & cet orifice s'ouvrant ainſi, quelque peu dans ce temps , ſi la ſemence de l'homme y eſt dardée en ce moment, on croit
que la femme peut concevoir derechef, & pour une
deuxiéme fois , qu'on appelle ſuperfetation ; ce qui
eſt approuvé par l'Hiſtoire que Pline rapporte d'une
ſervante , laquelle ayant uſé du coït en un meſme

jour

jour avec deux differentes perſonnes, fit deux enfans, l'un reſſemblant à ſon maître, & l'autre à ſon procureur; comme auſſi de cette autre femme, qui en eut encore deux, l'un ſemblable à ſon mary, & l'autre à ſon ruffien: mais cette differente reſſemblance ne prouve pas tout-à-fait bien la ſuperfetation, dautant que les differentes imaginations peuvent quelquefois cauſer le meſme effet.

Cette ſeconde conception eſt effectivement une choſe auſſi rare que nous en voyons la déciſion incertaine; & il ne faut pas s'imaginer, que toutes les fois que les femmes ont pluſieurs enfans d'une meſme portée, il y ait eû ſuperfetation; car ils ſont preſque toûjours faits d'un meſme coït, par l'abondance des deux ſemences receuës en leur Matrice; ny croire auſſi qu'elle ſe puiſſe faire en tous les temps de la groſſeſſe; car ſi elle ſe fait, elle ne peut avoir lieu dans le premier ny dans le ſecond jour de la conception, dautant que d'autre ſemence venant à eſtre receuë dans la Matrice, il s'en feroit mélange & confuſion avec la premiere, qui n'eſt pas encore pour lors revétuë de cette pellicule qui l'en pourroit ſéparer, laquelle n'eſt entierement formée qu'au ſixiéme, ou au ſeptiéme jour, comme Hypocrate vit à une femme, qui jetta cette geniture vers ce temps-là; outre que la Matrice ſe r'ouvrant de nouveau, il ſe feroit écoulement de la premiere ſemence, qui ne ſeroit pas envelopée de cette petite membranette, qui la pourroit conſerver: C'eſt ce qui fait que je ne croy pas l'hiſtoire de cette femme dont parle Pline, eſtre arrivée, pour la raiſon qu'il en allegue, qui eſt qu'elle avoit uſé en un meſme

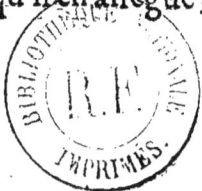

N

jour du coït avec ces deux differentes perſonnes, parce que le dernier auroit certainement cauſé cette confuſion de ſemence, comme j'ay dit, & ainſi détruit
l'ouvrage commencé : Mais bien croy-je, que cette
ſuperfetation ſe peut faire depuis le ſixiéme jour de
la conception, ou environ, juſques au trentiéme, ou
au quarantiéme au plus, parce qu'en ce temps, les
ſemences ſont revétuës de membranes, & que ce qui
eſt contenu dans la Matrice n'eſt pas encore d'une
groſſeur conſiderable ; mais paſſé ce temps, cela eſt
impoſſible, ou à tout le moins tres-difficile, à cauſe
que la Matrice s'empliſſant de plus en plus par l'accroiſſement de l'enfant, auroit dautant plus de peine
à recevoir une nouvelle ſemence, & ne pourroit pas
auſſi la retenir, & empêcher qu'elle ne regorgeât dehors, par ſa plenitude, l'ayant receuë en cét état.

    Quand la femme accouche de deux enfans, ou d'un
plus grand nombre, qui ont eſté faits par un même coït,
leſquels ſont appellez ordinairement jumeaux, (ce qui
eſt different de la ſuperfetation) on le connoîtra, en ce
qu'ils ſeront tous deux à peu prés d'égale groſſeur &
grandeur, & qu'ils n'auront qu'un ſeul & commun arriere-fais, & ne ſeront point ſeparez l'un de l'autre que
par leurs membranes, qui les envelopent chacun en
particulier avec leurs eaux, & non pas tous deux dans
une même membrane & en mêmes eaux, comme quelques-uns croyent contre la verité. Mais s'il y a pluſieurs
enfans, & qu'il y ait eû ſuperfetation, ils ſeront bien
pareillement ſeparez par leurs membranes, neanmoins
ils n'auront pas leur délivre commun ; mais chaque
enfant aura le ſien particulier, comme auſſi ne ſe-

ront-ils pas d'égale grandeur, dautant que celuy qui aura esté fait par superfetation, sera beaucoup plus petit & plus foible, que celuy qui aura esté engendré le premier, qui à cause de sa force & vigueur, aura attiré à luy la plus grande & la meilleure portion de la nourriture ; ainsi que nous le reconnoissons aux fruits fort gros & beaux, qui en ont quelquefois proche d'eux de tres-petits : ce qui vient de ce que celuy qui est premierement noüé & affermy à l'arbre, emporte toute la nourriture de son voisin, provenu de la fleur qui s'est épanoüie, lorsque le premier avoit déja acquis quelque grosseur. Il se voit aussi parfois, que les jumeaux ne sont pas toûjours de pareille grandeur ; ce qui arrive selon qu'ils ont plus ou moins de vigueur l'un que l'autre, pour attirer à eux en plus grande abondance, la meilleure partie de la nourriture commune.

Il y a environ six ans que j'accouchay une femme estant à terme, à laquelle je tiré par les pieds une fort grosse fille vivante, qui s'estoit presentée en cette mauvaise posture, aprés quoy, la voulant délivrer, j'amenay avec l'arriere-fais un autre enfant, qui estoit vn garçon mort, & deux fois plus petit que cette premiere fille, lequel ne paroissoit pas, eû égard à sa grandeur & à sa grosseur, avoir plus de quatre ou cinq mois, quoyque ces deux enfans eussent esté engendrez ensemble en un seul & même coït, comme il se reconnoissoit, en ce qu'ils n'avoient pour tous deux qu'un seul & même délivre, ce qui en est la veritable marque, ainsi que nous avons dit ; & ce deuxiéme enfant estoit si petit, qu'il vint tout d'un coup avec l'arriere-fais, & encore enveloppé de ses membranes, que j'ouvris au plûtost, pour voir

s'il estoit vivant; mais il estoit mort il y avoit bien long-
temps, ainsi qu'il me parut par sa corruption.

Ne voulant pas nier que la superfetation ne se fasse
quelquefois, je diray seulement qu'elle arrive fort rarement; car de cent femmes qui accouchent de deux enfans, il y en a plus de quatre-vingts quinze, qui n'ont
qu'un seul délivre commun à tous deux; ce qui est un
signe tres-certain, qu'il n'y aura pas eû de superfetation,
& qui est beaucoup plus seure, que les indices qui se
tirent de la grandeur, & de la force des enfans, qui ne
doivent servir que de conjecture.

CHAPITRE IX.

De la Mole, & de ses signes.

DE toutes les especes de grossesse de la femme, il
nous reste à examiner celle qui est causée par la
Mole, de laquelle il faut toûjours procurer l'expulsion,
si-tost qu'elle est reconnuë, comme estant tout-à-fait
contre nature. La Mole n'est autre chose qu'une masse
charnuë, sans os, sans articulations, & sans distinction
de membres, qui n'a aucune forme, ny figure reguliere
& déterminée, engendrée contre nature dans la Matrice en suite du coït, des semences corrompuës de l'homme & de la femme. Neanmoins il s'en trouve parfois aucunes qui ont quelque commencement de forme grossiere.

Il est tres-certain que les femmes n'engendrent pas
de ces Moles, si elles n'ont usé du coït, les deux semences y estant requises, aussi bien que pour la vraye Gene-

ration. Il s'en voit , à la verité , quelques - unes qui
n'ayant eû aucune habitation avec l'homme , jettent
par la nature , aprés des pertes de sang , quelques corps
étranges , qui semblent estre charnus en apparence; mais
si on y prend garde de bien prés , on trouvera que ce
ne sont que des grumeaux de sang caillé qui n'ont aucune consistance & tissure charnuë , ny membraneuse ,
comme ont les Moles , & les faux germes.

Les Moles s'engendrent ordinairement , lorsque l'u-
ne des semences , tant celle de l'homme que celle de la
femme , ou toutes les deux ensemble sont débiles , ou
corrompuës , la Matrice ne travaillant à la veritable
Generation , que par le moyen des esprits , dont les semences doivent estre toutes remplies ; mais dautant
plus facilement , que le peu qui s'y en trouve est éteint ,
& comme étouffé , ou noyé par la quantité de sang menstruël grossier & corrompu , qui y affluë quelquefois
peu de temps aprés la Conception , lequel ne donne pas
le loisir à la nature , d'achever ce qu'elle commençoit à
grande peine , & troublant ainsi son ouvrage , en y mettant la confusion & le desordre , il se fait des semences , &
de ce sang un vray chaos , que nous appellons Mole , laquelle ne s'engendre ordinairement que dans la Matrice de la femme , & ne se rencontre jamais , ou tres-rarement , dans celle de tous les autres animaux , parce
qu'ils n'ont pas le sang menstruël comme elle.

La Mole n'a pas d'arriere-fais , ny de cordon qui luy
soit attaché , comme a toûjours l'enfant , dautant qu'elle même est adherente à la Matrice , au moyen dequoy
elle reçoit nourriture de ses vaisseaux ; elle est aussi endui-
te ordinairement d'un espece de membrane , au de-

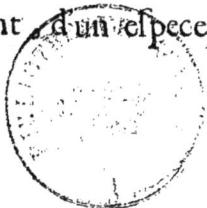

N iij

dans de laquelle il se trouve une chair confusément en-
tre-lassée de quantité de vaisseaux, elle est de grosseur,
& de consistance plus ou moins selon l'abondance du
sang qu'elle reçoit, & selon sa disposition, comme aussi
selon la temperature de la Matrice, & le temps qu'elle
y séjourne; car plus elle y demeure, plus elle durcit &
devient scirrheuse, & difficile à estre rejettée. Elle est
pour l'ordinaire seule, neanmoins quelquefois il s'en
rencontre plusieurs, dont les unes sont fort adherentes
à la Matrice, & d'autres le sont tres-peu. Quand les femmes les vuident avant le deuxiéme mois, on les nomme
faux germes, lors qu'elles les gardent plus long-temps,
& que ces corps étranges viennent à grossir, on les appelle Moles. Les faux germes sont plus membraneux, &
sont aussi parfois remplis de semences corrompuës;
mais les Moles sont tout-à-fait charnuës.

On remarque en la femme qui a une Mole presque
tous les signes de Conception, & de grossesse d'enfant;
mais elle en a aussi quelques-uns qui sont differens; par-
cè que son ventre est bien plus dur, & plus douloureux,
que si elle estoit grosse d'un enfant. La Mole estant contre nature incommode extrémement la femme: & comme elle n'a point de veritable vie, ny de mouvement
animal, elle a bien plus de peine à la porter; car de quelque costé qu'elle se tourne la Mole y tombe, quand elle
est un peu grosse, comme si c'estoit une boule pesante:
elle a grande lassitude aux cuisses & aux jambes, & des
suppressions d'urine de temps en temps, & elle ressent
une grande pesanteur au bas du ventre, dautant que cette masse de chair, par son poids, entraîne la Matrice
en bas, laquelle presse & comprime la vessie de l'urine:

la femme n'a pas les mammelles fi enflées , & n'y a point de lait, ou fort peu. On le connoît encore plus facile-ment, quand avec tous ces fignes, on ne fent rien mou-voir dans la Matrice , aprés les quatre ou cinq premiers mois de la groffeffe, & certainement, quand le terme de l'accouchement eft paffé, & que tous ces fignes fufdits reftent, & continuënt de la façon.

Ces Moles font nourries (comme il eft dit) dans la Matrice , à laquelle elles adherent prefque toûjours , & font entretenuës du fang dont elle eft abreuvée, tout ainfi que les plantes le font par l'humidité de la terre. Il fe rencontre quelquefois un enfant avec la Mole, duquel elle eft parfois féparée, & d'autres-fois auffi, elle fe trou-ve adherente à fon corps ; ce qui le met en grand dan-ger de venir contre-fait & monftrueux, à caufe de la compreffion, que fait ce corps étrange à celuy de l'en-fant encore tendrelet. En l'année 1665. eftant chez Mon-fieur Bourdelot, Docteur en Medecine de la Faculté de Paris, chez qui on fait publiquement tous les Lundis des Conferences Academiques ; comme on fut tombé fur le difcours de la circulation du fang, que j'expliquois pour lors felon mon fentiment, on y apporta l'enfant d'une femme nouvellement accouchée à terme , au-quel manquoit toute la partie fuperieure de la tefte, n'ayant aucun crane, ny cerveau, ny même aucun cuir chevelu ; mais il avoit feulement, au lieu de toutes ces parties, une Mole ou maffe charnuë plate & fort rou-ge, de l'épaiffeur & largeur d'un arriere-fais, recouver-te d'une fimple membrane affez forte : cét enfant avoit nonobftant cela, toutes les autres parties du corps bien faines, compofées, & figurées. Cette difpofition mon-

ſtrueuſe luy cauſa la mort, ſi-toſt qu'il fut né, & encore
eſtoit-il bien admirable, & étonnant tout enſemble, de
voir comment il avoit pû vivre ainſi ſans cerveau, comme auſſi bien difficile de connoître, comment cette maſſe charnuë en avoit pû faire la fonction, pendant qu'il
eſtoit au ventre de ſa mere. Elle eſtoit entre-tiſſuë de
quantité de vaiſſeaux comme une eſpece de *Placenta*,
toutefois de ſubſtance bien plus ferme. Monſieur le
Clerc, & Monſieur Iuillet, mes confreres & bons amis,
eſtoient audit lieu pour lors, où ils virent tous deux ce
prodige auſſi bien que moy.

La femme qui porte une Mole, a beaucoup plus
mauvaiſe couleur, & eſt bien plus incommodée en
toutes manieres, que celle qui eſt groſſe d'enfant, &
ſi elle la garde long-temps, elle ne vit pas cependant
ſans danger de la vie. Il y en a qui les portent des
deux ou trois années entieres, & parfois meſme tout
le reſte de leur vie, comme il arriva à la femme de
ce Potier d'étain, de laquelle Ambroiſe Paré fait
mention en ſon livre de la Generation, qui en porta une dix-ſept ans, dont à la fin elle mourut. Nous
declarerons les remedes qui y ſont convenables, en
parlant de ſon extraction en autre lieu.

CHAP. X.

CHAPITRE X.

De quelle façon se doit gouverner la femme pendant tout le cours de sa grossesse , lors qu'elle n'est accompagnée d'aucuns accidens considerables , pour tâcher de les prévenir.

LA femme grosse, eû égard à sa disposition presente, quoy qu'elle se porte bien , doit neanmoins estre réputée , presque comme malade , lors qu'elle est en cét état neutre (aussi appelle-t-on vulgairement la grossesse une maladie de neuf mois) à cause que pour lors , elle est tous les jours à la veille de plusieurs incommoditez , que cause ordinairement la grossesse , à celles qui ne se gouvernent pas bien. Elle doit pour ce sujet, ressembler au bon Pilote, qui estant embarqué sur une mer orageuse , & pleine d'écueils, en évite le peril , s'il s'y conduit avec prudence ; sinon , ce n'est que par hazard , s'il n'y fait pas naufrage ; aussi de mesme , la femme grosse se met souvent en danger de la vie, si elle ne fait son possible, pour éviter & prévenir quantité d'accidens ausquels elle est sujette en ce temps ; pendant quoy il faut toûjours avoir égard à deux , c'est-à-dire, à elle , & à l'enfant qu'elle porte en son ventre ; car d'une seule faute , il en resulte un double mal , dautant que la mere ne peut pas estre incommodée , sans que son enfant ne s'en ressente.

Or afin qu'elle se puisse maintenir en bonne santé,

O

autant que faire se peut en cét état, qui en tient toûjours un milieu neutre, il faut sur toutes choses, qu'elle observe un bon regime de vivre, qui soit convenable à son temperament, & à sa coûtume, condition,
& qualité; ce qu'elle fera par un bon usage de toutes les
six choses non naturelles.

L'air auquel elle fera sa residence ordinaire, fera bien
temperé en toutes ses qualitez; s'il n'est pas ainsi naturellement, on le corrigera autant que faire se pourra, en
le rectifiant pas differens moyens; elle évitera celuy
qui est trop chaud, dautant que faisant grande dissipation des humeurs & des esprits, il cause souvent des foiblesses aux femmes grosses, & particulierement aussi celuy qui est trop froid, & plein de broüillards, parce que
causant de grands rhumes, & des distilations sur la poitrine, il excite la toux, qui par son subit & impetueux
mouvement, faisant de puissans efforts, qui poussent en
en bas, peut causer l'avortement à la femme. Elle doit
aussi éviter de faire sa demeure dans ces ruës étroites,
pleines d'immondices, comme encore de se tenir proche des lieux, où on cure des retraits; car il y a des femme si delicates, que la senteur d'une chandelle mal
éteinte, est capable de les faire accoucher avant terme,
ainsi que Liebaut asseure avoir luy-même veû, ce que
peut bien pareillement, & encore plûtost causer la vapeur du charbon, comme j'ay aussi une fois veû moy-
même, en une blanchisseuse, qui avorta au quatriéme
mois, pour en avoir esté entestée, laquelle par trop
grande hâte, qu'elle avoit un Samedy au soir de rendre
du linge dont on la pressoit, n'ayant pas la patience de
faire allumer son charbon dans la cheminée, le mit

tout noir fous fa platine, la vapeur duquel fe portant à
fon cerveau, luy caufa cét avortement la nuit du même
jour, dont elle penfa mourir. La femme groffe tâchera
donc de refider en un air exempt de toutes ces chofes,
autant que fa commodité le pourra permettre.

La plus grande partie des femmes font tellement dé-
goûtées, & ont tant de differentes envies, & de fi fortes
paffions pour plufieurs chofes étranges, quand elles font
groffes, qu'il eft bien difficile de leur prefcrire précifément les alimens dont elles doivent ufer : mais je leur
confeille de fuivre en cette occafion, le fentiment d'Hypocrate ; c'eft en l'Aphorifme trente-huitiéme du deuxiéme Livre, où il dit, *Paulo deterior & potus & cibus, fua-*
vior tamen, melioribus quidem, fed infuavioribus, præferēdus.
Le boire & le manger eft préferable & plus convenable,
fi on le trouve bon, & agreable au goût, & à l'appetit, encore qu'il foit un peu plus mauvais, que celuy qui
(quoyque meilleur) n'eft pas fi agreable. C'eft à mon
avis, la régle & la mefure qu'elles y doivent garder,
pourveuque les chofes, dont elles ont envie, foient
viandes de commun ufage à la nourriture, & non tout
à fait étranges & extraordinaires, évitant toutefois
leur excez. Si la femme groffe n'eft pas travaillée de ces
dégoûts ordinaires, elle ufera de viandes qui engendrent un bon fuc, en telle quantité qu'elle fuffife pour
la nourriture d'elle, & de fon enfant ; fon appetit luy
fervira de régle pour la quantité. Elle doit en ce temps
fe difpenfer d'abftinences & de jeûnes, parceque échauf-
fans le fang de la mere, ils l'empefchent d'eftre propre
pour la nourriture de l'enfant, laquelle doit eftre douce & gracieufe, & le rendent par ce moyen fort flouët

O ij

& débile, ou le contraignent de sortir avant le temps,
pour en chercher autre-part; elle ne s'emplira aussi de
trop de viandes à la fois, & principalement le soir,
dautant que la Matrice, occupant par son étenduë une
grande partie du ventre, empesche que l'estomach n'en
puisse contenir beaucoup, ce qui luy cause une grande
difficulté de respirer, à cause de la compression qu'en reçoit le diaphragme, qui n'a pas pour lors, une entiere
liberté de se mouvoir. C'est pourquoy, elle mangera
plûtost peu & souvent, son pain sera de pur froment,
bien cuit & blanc, comme est à Paris celuy de Gonesse,
ou autre semblable, & non de ces gros pains bis, ou de
ces pains chalans, qui se gonflent en l'estomach, ou
d'autres de pareille nature, qui sont fort étouffans : elle mangera aussi de bonnes viandes bien nourrissantes,
comme sont celles des plus tendres endroits de bœuf,
& celles de mouton, veau, volailles, telles que sont
bonnes poules grasses, chapons, pigeons, & perdrix,
& cela rôty, ou boüilly selon qu'elle desirera; les œufs
frais luy sont encore fort bons : & comme les femmes
grosses n'ont jamais de bon sang, elle usera dans ses po-
tages d'herbes qui le purifient, telles que sont l'ozeille,
la laictuë, la chicorée & la bourroche; elle ne doit manger de toutes ces pâtisseries de haut goût, & principalement de leur croûte, dautant qu'estant fort indigeste,
elle charge beaucoup l'estomach ; si elle desire manger
du poisson, qu'il soit frais, & non salé, & de celuy qui se
nourrit aux rivieres, & aux eaux courantes, dautant que
celuy des étangs sent la bourbe, & engendre mauvais
suc. Mais si les femmes grosses ne peuvent absolument
refrener leurs envies étranges, ils vaut mieux, comme

nous avons dit, leur permettre de biaiſer un peu dans leur regime de vivre (pourveu que ce ſoit moderément) que de s'obſtiner à tant contrarier leurs appetits. Elles pourront boire à leurs repas un peu de bon vin vieux, bien temperé d'eau, plûtoſt clairet que blanc, lequel leur ſervira à faire bonne digeſtion, & à conforter leur eſtomach, qui eſt toûjours débile pendant la groſſeſſe, & ſi elles n'en buvoient auparavant, elles tâcheront de s'y accoûtumer petit à petit, & tant au boire qu'au manger, elles doivent éviter toutes choſes échauffantes, & dieüretiques, dautant qu'elles provoquent les menſtruës, ce qui ſeroit fort préjudiciable à leur enfant.

C'eſt par le moyen du dormir moderé, que toutes les fonctions naturelles de la femme ſeront fortifiées, & particulierement la coction des alimens dans le ventricule qui eſt pour lors tres-ſujet aux dégouſts, & aux vomiſſemens. Nous diſons qu'il doit eſtre moderé ; car comme les veilles exceſſives diſſipent les eſprits, le trop dormir les étouffe. La régle ſera aux femmes groſſes, que de vingt-quatre heures elles en dorment neuf ou dix au moins, & douze au plus, & que ce ſoit pendant la nuit, comme plus propre au repos, plûtoſt que durant le jour, ainſi qu'ont accoûtumé les perſonnes de qualité, qui frequentent la Cour, où du jour on fait ordinairement la nuit. Neanmoins celles qui auront pris cette mauvaiſe habitude, la continüeront plûtoſt que de la changer tout d'un coup, dautant que cette coûtume leur eſt comme naturelle.

Pour ce qui eſt de l'exercice & du repos, il faut garder des meſures ſelon les differens temps de la groſſeſſe, car dans les premiers jours de la conception, ſi la femme

s'en appercevoit, elle devroit (fi faire le pouvoit) fe tenir au lit, au moins jufques au cinq ou au fixiéme jour, &
même fans ufer du coït, dautant que les femences n'eftant
pas encore revêtuës de cette membrane qui s'y forme
en ce temps, comme nous avons dit autre-part, font du
commencement, par l'agitation du corps, tres-faciles
à s'écouler en quelques perfonnes. Elle ne doit aller en
charette, en coche, ou en caroffe, ny à cheval pendant
toute fa groffeffe, & d'autant moins qu'elle eft plus
avancée, & qu'elle approche de fon terme, parceque
ces fortes d'exercices, redoublent la pefanteur de ce qui
eft contenu dans la Matrice par les fecouffes qu'elle
en reçoit, & caufent fouvent des avortemens; mais elle
peut bien aller doucement à pied, en chaife, ou en litie-
re; Elle ne doit pas porter, ny lever de pefants fardeaux,
ny même trop hauffer les bras; pour ce fujet, la femme
ne fe coïffera point elle-même, comme de coûtume, dautant que pour ce faire, elle eft obligée de les étendre fort
par deffus la tefte, ce qui en a fait accoucher plufieurs
avant terme, à caufe que les ligamens de la Matrice fe relâchent tout d'un coup par ces violentes extenfions; elle
doit s'exercer en fe promenant doucement à pied, &
eftre chauffée de fouliers à talons bas, dautant que les
femmes ne voyant pas bien leurs pieds, à caufe de l'é-
minence de leur ventre, font fort fujettes à tomber: Bref
elle fe doit gouverner, en fes exercices, en telle forte
qu'elle peche plûtoft au trop de repos, qu'au trop d'agitation; car le danger eft bien plus grand dans le mouvement immoderé, que non pas dans le repos. Il m'eft impoffible fur ce fujet, d'eftre du fentiment de tous les Auteurs, quoyque tout le monde fuive en cela, leur mauvais

& dangereux conseil, qui est qu'ils veulent que la femme grosse s'exerce beaucoup plus qu'à l'ordinaire, sur les derniers mois de sa grossesse, afin, disent-ils, de faire descendre l'enfant en bas : mais s'ils consideroient bien la chose, ils reconnoîtroient que c'est-là sans doute, la seule cause de plus de la moitié des mauvais travaux, & que tout au contraire le repos luy seroit plus propre en ce temps, comme je le vais prouver par l'explication suivante.

Premierement on doit sçavoir, & poser en fait, que la sortie de l'enfant doit estre laissée à l'œuvre de nature bien reglée, & non pas l'exciter en le secoüant par cét exercice, à déloger avant qu'il en soit tout-à-fait temps ; ce qui arrivant (quoyque ce ne soit trop tost que de sept ou huit jours) ne laisse pas d'estre parfois aussi préjudiciable à l'enfant, que nous le voyons estre au raisin, qui quelque-fois à quatre ou cinq jours prés du temps qu'il luy faudroit pour son entiere maturité, est encore presque demy-verjus. Mais pour faire voir plus clairement, que par cette comparaison, que ces sortes d'exercices causent souvent des mauvais travaux, ainsi que nous avons dit, il faut considerer que l'enfant est naturellement situé dans la Matrice, la teste en haut, & les pieds en bas, regardant le ventre de sa mere, jusques à ce qu'il ait atteint environ le huitiéme mois : pour lors, & quelque-fois plûtost, parfois aussi plus tard, sa teste estant fort grosse & pesante, il vient à faire la culbute, en la portant en bas, & les pieds en haut, qui est la seule & veritable situation, en laquelle il doit venir au monde, toute autre estant contre nature. Or justement dans le temps que l'enfant a coûtume de ſe tourner ainſi à chef, au lieu de ſe tenir de repos, on ſe met à ſauter, marcher, monter, décendre, & s'exercer plus qu'à l'ordinaire, ce qui aſſez ſouvent, eſt cauſe qu'il ſe tourne de travers, & non pas directement, comme il devroit faire, & d'autresfois la Matrice s'affaiſſe ſi bas, & s'engage tellement vers ces derniers mois, dans la cavité de l'hypogaſtre, par ces ſecoüemens, qu'elle ne laiſſe plus la liberté à l'enfant, de faire cette culbute naturelle, pour raiſon dequoy il eſt contraint de venir en la premiere ſituation, ſçavoir eſt, par les pieds, ou en autre poſture encore plus mauvaiſe. Il ſeroit outre cela fort à propos que la femme s'abſtint du coït pour ce ſujet, pendant les deux derniers mois de ſa groſſeſſe, dautant que par ſon moyen le corps eſt ex-extrémement agité, & même le ventre comprimé dans l'action, ce qui fait encore que l'enfant prend une mauvaiſe ſituation. Ie croy que ceux qui feront bien réflexion à ces choſes, n'auront pas de peine à quitter cette vieille erreur, qui certainement a cauſé la mort à quantité de femmes & d'enfans, & beaucoup de peines à pluſieurs autres, pour les raiſons que j'ay dites.

Il s'eſt veû des femmes avorter par le ſeul bruit des fortes artilleries, comme auſſi par celuy des groſſes cloches; mais principalement par grands éclats de tonnerre, quand ils viennent tout d'un coup à fraper leurs oreilles, ſans qu'elles s'y attendent, à quoy contribuë beaucoup la frayeur ſubite qu'elles en ont.

Les femmes groſſes ſont quelque-fois ſujettes à eſtre conſtipées, dautant que la Matrice par ſa peſanteur, preſſant le *rectum*, empeſche le ventre de ſe décharger facilement de ſes excrémens. Celle qui ſera travaillée de cette

incom-

incommodité , ufera de pruneaux de Damas cuits , de boüillons de veau, & de potage aux herbes , avec quoy on luy pourra doucement humecter, & lâcher le ventre. Si ces chofes ne font fuffifantes , on luy donnera quelque clyftere doux , compofé de mauves , guimauves, parietaire , & anis , dans lequel on diffoudra deux onces de fucre rouge , y ajoûtant un peu d'huile violat, ou bien fait avec le boüillon d'une poignée de fon , deux onces de miel violat , & un morceau de beurre frais ; ou on luy en fera d'autres , felon l'exigence des cas ; mais il faut bien prendre garde à ne luy pas donner pour ce fujet aucuns lavemens acres , ny drogues qui puiffent luy exciter le flux de ventre , & faire une trop grande évacuation ; car cela la mettroit en danger d'avorter ; ainfi que nous enfeigne fort bien Hypocrate en l'Aphorifme trente-quatre du cinquiéme Livre , où il dit, *Mulieri in utero gerenti fi alvus plurimùm profluat, periculum eft ne abortiat.* Si la femme groffe a grand flux de ventre, il y a danger qu'elle n'avorte.

Si elle fe doit bien conduire dans l'obfervation des chofes que nous avons dites cy-deffus , elle ne doit pas moins prendre garde à bien dompter , & moderer fes paffions ; comme de ne pas fe laiffer aller à la colere par excez ; & on doit éviter fur tout , de faire peur à la femme groffe , comme auffi de luy dire fubitement quelques nouvelles qui la puiffent attrifter ; car ces paffions quand elles font violentes , font capables de la faire accoucher fur l'heure , à quelque terme qu'elle puiffe eftre, ainfi qu'il arriva à la mere d'un mien coufin , nommé Monfieur Dionis , Marchand demeurant en la ruë Quinquampois, le pere duquel ayant efté tué

P

ſubitement par un ſien domeſtique d'un coup d'épée
qu'il luy donna en trahiſon au travers du corps , le
rencontrant par la Ville, pour le dépit & la rage qu'il
avoit , que ſon Maître , quelques jours avant l'avoit
chaſſé & mis hors de ſon logis : On en vint auſſi-toſt
dire la mauvaiſe nouvelle à cette femme , qui eſtoit
pour lors groſſe de huit mois, à laquelle on apporta
incontinent aprés, ſon mari mort; elle fut auſſi-toſt ſurpriſe d'un ſi grand tremblement pour ce ſubit effroy,
qu'elle en accoucha tout ſur l'heure, dudit Dionis , au-
quel(ce qui eſt bien remarquable) il eſt demeuré un per-
petuel tremblement des deux mains , comme avoit ſa
mere quand elle le mit au monde , n'ayant toutefois
aucune autre incommodité , quoy qu'il ſoit venu à huit
mois , par un accident ſi extraordinaire , & même ne
paroît pas avoir plus de quarante ans, quoiqu'il en ait
bien cinquante. Quand il ſigna ſon contract de Mariage, ceux qui ne ſçavoient pas la choſe, creürent luy
voyant ainſi trembler les mains, que c'eſtoit de la peur
qu'il avoit de faire un mauvais marché , dont ils furent déſabuſez, lors qu'ils eurent appris la cataſtrophe
qui avoit avancé ſa naiſſance. C'eſt pourquoy, ſi on a
des nouvelles à dire à la femme groſſe, que ce ſoit plûtoſt de celles qui luy peuvent donner une joye moderée (car l'exceſſive peut auſſi luy porter préjudice en cét
état) & ſi c'eſtoit une neceſſité abſoluë qu'elle en ſçût
quelque mauvaiſe , pour lors on doit chercher des
moyens les plus doux pour luy faire connoître peu à
peu, & non tout d'un coup.

D'abord que les femmes ſe ſentent groſſes, ou qu'elles s'en doutent, elles ne doivent ſe ſerrer, comme elles

font ordinairement, avec ces corps-de-robes garnis de
fortes branches de baleine, dont elles se servent pour
paroître de belle taille, ce qui leur blesse assez souvent le
sein, & enfermant ainsi leur ventre en un moûle si étroit,
elles empéchent que leurs enfans ne puissent prendre
leur libre accroissement, & assez souvent les font venir
avant terme, & contrefaits. Telles femmes sont si fol-
les qu'elles ne prennent pas garde que voulant ainsi paroître de belle taille, nonobstant leur grossesse, elles se
gâtent tout le ventre, qui pour ce sujet leur reste ensuite
de leur couche ridé, & pendant comme une besace, & encore aprés disent-elles, que c'est la pauvre Sage-femme,
ou la garde qui leur a gâté de la sorte, pour ne l'avoir
pas bien pensé & bandé, comme il falloit, & ne consi-
derent pas que c'est d'avoir esté trop serrées, durant leur
grossesse par le haut, ce qui fait que tout le ventre ne trouvant pas lieu de s'étendre également de tous costez, est
obligé de se dilater seulement vers le bas, où tout le fardeau est ainsi poussé & porté; pour éviter quoy, elles se
serviront d'habits, dans lesquels elles soient fort au large,
& ne porteront pareillement de ces busques, dont elles
pressent leur ventre pour le redresser. Les femmes obser-
veront aussi de ne point se baigner, en quelque façon que
ce soit, depuis qu'elles se reconnoissent grosses, de peur
que la Matrice ne soit excitée à s'ouvrir avant le temps.

Presque toutes les femmes grosses sont encore si enfatuées de la coûtume de se faire saigner à demi-terme, &
à sept mois, que si elles y avoient manqué (quoy qu'elles se portassent bien d'ailleurs) elles ne croiroient jamais pouvoir bien accoucher. Ie ne veux pas cependant
asseurer, & faire croire par là, ce que dit Hypocrate,

P ij

en l'Aphoriſme trente-uniéme du cinquiéme livre. *Mu-* *lier in utero ferens , ſeƐa vena abortit , eoque magis ſi ſit* *fœtus grandior.* Si (dit-il) on ſaigne de la veine la femme groſſe, elle avorte, & dautant plûtoſt ſi l'enfant eſt grand. Cét Aphoriſme ne nous doit pas prohiber l'uſage de la ſaignée, quand le cas la requiert ; mais il nous fait ſeule-ment connoître, qu'il s'en faut ſervir avec grande pru-dence, dautant qu'il y a telle femme qui a beſoin d'eſtre ſaignée trois & quatre fois, & même quelquefois da-vantage durant ſa groſſeſſe, & à telle autre deux ſeule-ment ſuffiſent ; car comme il s'en trouve qui dans les ma-ladies qui leur ſurviennent pendant qu'elles ſont groſ-ſes, ſont ſaignées des neuf & dix fois en peu de temps, & ne laiſſent apres de porter leur enfant à terme, auſſi s'en voit-il qu'une ſeule ſaignée un peu copieuſe feroit avorter, comme l'a dit Hypocrate en cét Aphoriſme. Or comme toutes les natures ſont differentes, on ne ſe doit pas gouverner en toutes de la même maniere, ny croire qu'il ſoit neceſſaire de ſaigner toutes les femmes groſſes; on en connoîtra la neceſſité, ſelon qu'elles ſeront plus ou moins ſanguines. Il en eſt de même de la purgation, laquelle doit eſtre adminiſtrée prudemment auſſi bien que la ſaignée, ſelon l'exigence des cas, ſe ſervant toû-jours de remedes doux & benins, quand elle eſt neceſ-ſaire, comme ſont la caſſe, la rheubarbe, & la manne, avec le poids d'une dragme, ou de deux tout au plus, de bon ſené : Ces purgatifs pouvant ſervir à la femme groſſe, on ne doit mettre en uſage tous les autres plus violens ; & ſi elle obſerve bien toutes les choſes que nous avons dites cy-deſſus, elle aura pour lors tout ſu-jet d'eſperer une bonne iſſuë de ſa groſſeſſe. Ayant de-

claré assez amplement de quelle maniere la femme grosse se doit gouverner, quand elle n'est accompagnée
d'aucuns accidens, & fait mention du regime qu'elle
doit tenir, pour les prévenir, il nous faut maintenant
examiner plusieurs indispositions, ausquelles elle est
particulierement sujette pendant sa grossesse.

CHAPITRE XI.

Le moyen de subvenir à plusieurs accidens, qui arrivent à la femme durant le cours de sa grossesse; & premierement du vomissement.

LE vomissement est le plus souvent, avec la suppression de menstruës, le premier accident qui survient
aux femmes, par le moyen dequoy, elles s'apperçoivent elles mêmes de leur grossesse. Il n'est pas toûjours
causé, ainsi qu'on croit, des mauvaises humeurs amassées dans l'estomach à cause de cette supression des mois:
ces humeurs corrompuës sont bien cause ordinairement de l'appetit dépravé des femmes grosses, quand elles y affluënt, ou s'y engendrent, mais non pas de ce
vomissement qui leur arrive dans les premiers jours de
la grossesse; ce n'est pas que par succession, il ne puisse
estre entretenu par celles qui s'y corrompent en suite;
mais ces premiers vomissemens viennent par la sympathie qui est entre l'estomach & la Matrice, à raison de
la similitude de leur substance, au moyen de ce que les
nerfs qui viennent s'inserer à l'orifice superieur de l'esto-

mach, ont communication par continuité, avec ceux
qui vont à la Matrice, lefquels font portions de la fixiéme paire de ceux du cerveau. Or la Matrice qui a un fentiment tres-exquis, à caufe de fa compofition membraneufe, venant à fe dilater en la groffeffe, en reçoit quelque douleur, qui fe communiquant en même temps,
par cette continuité de nerfs à cét orifice fuperieur de
l'eftomach, luy caufe ces naufées, & ces vomiffemens
qui luy arrivent ordinairement. Et pour faire voir que
cela fe fait ainfi dans les commencemens, & non pas
pour lors par ces pretenduës mauvaifes humeurs, c'eft
que beaucoup de femmes vomiffent dés les premiers
jours de leur groffeffe, lefquelles eftoient en parfaite fanté avant leur Conception fi recente, auquel temps auffi,
la fuppreffion des menftruës ne peut pas encore caufer
cét accident, qui arrive par cette fympathie, ne plus
ne moins que nous voyons ceux qui font bleffez à la tefte, ou aux inteftins, & ceux qui ont des coliques ne-
phretiques, avoir des naufées, & des vomiffemens, fans
pour cela, qu'ils ayent aucune humeur corrompuë
dans leur eftomach. Les naufées & les vomiffemens qui
font des mouvemens contre nature du ventricule, viennent donc aux femmes groffes dans les premiers jours,
pour le fujet que nous venons de reciter.

La naufée n'eft autre chofe qu'une vaine envie de vomir, & un mouvement par lequel le ventricule fe foû-
leve, vers fon orifice fuperieur fans rien rejetter. Et le
vomiffement eft un autre plus violent effort, par lequel il rejette dehors par la bouche, ce qui eftoit contenu en fa capacité. Dans ces premiers temps, le vomiffement n'eft qu'un fimple fymptome qui n'eft pas bien

à craindre; mais continuant long-temps, il débilite extrémement l'eftomach, & empefchant la digeftion, il corrompt les alimens au lieu de les cuire, dont s'engendrent aprés ces mauvaifes humeurs, qui ont befoin de purgation. Ces vomiffemens continuënt ordinairement jufques au troifiéme ou quatriéme mois de la groffeffe, qui eft le temps auquel l'enfant fe remuë manifeftement, aprés quoy ils commencent à ceffer, & les femmes à récouvrer l'appetit qu'elles avoient perdu pendant les premiers mois, dautant que l'enfant qui vient à eftre fort & grand, ayant befoin de beaucoup de nourriture, confume quantité d'humeurs, ce qui empefche qu'il ne refluë tant de fuperfluitez dans l'eftomach; outre qu'en ce temps la Matrice s'eft accoûtumée peu à peu à recevoir extention: ils continuënt en d'autres jufques à ce qu'elles foient accouchées, ce qui les met fouvent en danger d'avorter, & dautant plus facilement que la femme eft avancée fur fon terme; aucunes en font auffi parfois plus tourmentées vers les derniers mois de leur groffeffe, que dans fon commencement; car pour lors l'eftomach ne peut pas s'étendre affez pour contenir à fon aife les alimens, à caufe qu'il eft comprimé par la grande extenfion & groffeur de la Matrice. Tel vomiffement venant ainfi fur la fin de la groffeffe aux femmes qui portent leur enfant fort haut, ne ceffe point pour l'ordinaire, devant qu'elles foient accouchées.

On ne fe doit pas beaucoup étonner, ny mettre en peine de ces vomiffemens dans le commencement, pourveu qu'ils fe faffent doucement, & fans trop grands efforts; car bien au contraire les femmes en font foûlagées; mais s'ils continuënt aprés le troifiéme ou quatriéme mois de la grossesse, on y doit remédier, dautant que les alimens estant journellement rejettez, la mere & l'enfant lequel a besoin de beaucoup de sang dont il est nourry pour lors, en seroient tous deux extrémement affoiblis, joint à cela que ces subversions continuëlles de l'estomach, causant grande agitation, & compression du ventre de la mere, obligeroient l'enfant à sortir avant terme, ainsi qu'il a esté dit.

Pour empescher que le vomissement ne travaille pas si fort, ny si longuement la femme grosse (car de l'empescher tout-à-fait il est bien difficile) elle usera de bons alimens, tels que nous avons specifié en parlant de son regime de vivre; elle n'en prendra que peu à la fois, afin que son estomach les puisse contenir sans peine, & qu'ils ne soient contraints de regorger, comme ils feroient si elle en prenoit quantité, dautant que la grossesse luy empesche sa libre étenduë; & pour le réjoüir, & le fortifier (parce qu'elle l'a toûjours débile) elle assaisonnera ses viandes avec jus d'orange, de citron, de grenade, ou avec un peu de verjus, ou de vinaigre rosat selon son appetit; elle pourra manger de la boüillie faite de farine d'orge mondé ou de bon froment, ayant avant fait cuire un peu la farine au four, mélant aussi à cette boüillie quelque jaune d'œuf, estant ainsi faite, elle est bien nourrissante & de facile digestion; elle pourra manger en suite de ses repas un peu de bon cotignac, ou de la gelée de groiseilles confites; son breuvage sera de bon vin vieux, & plûtost clairet que blanc, lequel doit estre bien trempé de bonne eau de fontaine courante, & non de celle qui croupit long-temps dans ces reservoirs de plomb, comme fait celle de la plus grande
partie

partie de nos fontaines de Paris, qui acquiert par ce féjour une tres-mauvaife qualité. En cas qu'elle ne puiffe
pas avoir de cette eau vive, elle ufera plûtoft de celle
de la riviere, puifée en un lieu exempt de toute forte
d'immondices, laquelle on luy fera auffi parfois ferrer,
y faifant éteindre un fer rouge : fur tout, elle doit éviter
les viandes & les fauces trop graffes ; car elles humectent
& amolliffent extrémement les membranes du ventricule, qui eft déja affez débilité & relâché par les vomiffemens, comme auffi toutes ces fauces douces & fucrées,
qui ne luy font pas pareillement propres ; mais bien
toutes celles qui font un peu aigrettes, defquelles il eft
réjoüy & conforté.

Mais fi nonobftant toutes ces précautions, & un pareil regime (ce qui arrive quelquefois) les vomiffemens
continuënt toûjours, quoyque la femme foit plus qu'à
demy terme, cela nous fignifie qu'il y a des humeurs corrompuës attachées aux parois interieures de l'eftomach,
lefquelles n'ayant pû eftre vuidées par tant de vomiffemens précedens, pour y eftre trop adherentes, doivent
eftre évacuées par bas ; & pour ce faire elles ont befoin
d'un diffolvent ; ce qui fe fera par le moyen de quelque
legere purgation, faite par l'infufion d'une demie dragme de rheubarbe, d'une dragme, ou deux tout au plus
de bon fené, & d'une once de fyrop de chicorée, laquelle purgation diffoudra ces humeurs, & les évacuant con-
fortera les parties ; ou bien on le fera avec maüve, caffe,
tamarins, ou avec autres doux purgatifs, felon que le
cas le requiert, y mettant toûjours un peu de rheubarbe,
ou du fyrop de chicorée compofé, obfervant auffi quelles font les humeurs qu'on doit purger ; car comme dit

Q

Hypocrate en l'Aphorisme deuxiéme de la premiere section, *In perturbationibus ventris, & vomitibus sponte evenientibus, si quidem qualia oportet purgari purgentur, confert, & facile ferunt: sin minus contra, &c.* aux perturbations & déjections du ventre, & aux vomissemens qui viennent d'eux-mesmes, si les choses qu'il est necessaire de purger sont purgées, cela est profitable, & les malades s'en trouvent soulagez: sinon au contraire. C'est pour ce sujet que nous devons considerer que ce n'est pas tout que de purger; mais que le principal est d'évacuer les humeurs; car autrement la purgation débiliteroit encore davátage l'estomach, ce qu'elle ne fera pas si elle est prise à propos, & si elle est convenable à l'évacuation de l'humeur vicieuse. Si une seule fois ne suffit, on la reïterera, ayant laissé reposer la femme quelques jours entre-deux; quand le vomissement continuë toûjours, sans presque de relâche, quoyque la femme use d'un bon regime, tel que nous avons dit: aprés qu'elle aura esté purgée raisonnablement, il en faut demeurer là de peur qu'il n'arrive pis, dont nous pourrions encourir le blâme; car pour lors elle est en grand danger d'avorter, & quand le hoquet luy vient d'inanition, provenant de la trop grande évacuation qui se fait par ces continuels vomissemens, cela est tres mauvais, comme nous apprend l'Aphorisme troisiéme du septiéme Livre, qui dit, *à vomitu singultus malum.*

Quelques-uns veulent qu'aprés avoir essayé toutes ces choses en vain, on applique à la femme aprés son repas, une grande ventouse sur la region de son estomach, afin de le tenir sujet en son lieu; mais je croy que c'est de l'onguent à miton-mitaine, qui ne fait ny bien

ny mal, dautant que l'eſtomach eſt vague & non adherent à cette partie ſuperieure du ventre; mais comme
ces vomiſſemens le refroidiſſent, & le débilitent toûjours, je conſeillerois aux femmes groſſes de porter en
hyver ſur ſa region, une bonne piece de ratine bien
chaude, ou une peau d'agneau fort douce qui leur ré-
chauffât un peu cette partie, afin d'aider à ſa digeſtion,
qui eſt toûjours affoiblie. Les Italiens ont cette coûtume qui n'eſt pas mauvaiſe; Ils portent tous à ce deſſein
une belle piece d'étoffe, par deſſous leur pourpoint ſur
la region de l'eſtomach, dequoy ils ſont ſi ſoigneux,
que s'ils avoient paſſé deux jours ſans la mettre durant
l'Hyver, & même en Eſté, ils croiroient eſtre malades;
& ils en ſont ſi amateurs & ſi curieux, que ce poitrail
fait ſouvent leur plus grande braverie, l'enrichiſſans de
broderie d'or & d'argent, & de rubans de belles couleurs.
Nous avons aſſez parlé du vomiſſement cauſé par la
groſſeſſe, c'eſt pourquoy ſans nous y arreſter davantage
paſſons à quelques autres accidens.

CHAPITRE XII.

Des douleurs du Dos, des Reins, & des Hanches.

TOus ces accidens ne ſont que des effets de la dilatation de la Matrice, & de la compreſſion qu'elle
fait par ſa groſſeur & peſanteur aux parties qui luy ſont
voiſines, leſquels ſont beaucoup plus grands dans les
premieres groſſeſſes, que dans celles qui ſuivent, où la
Matrice ne fait que reprendre les mêmes dimenſions

qu'elle avoit déja euës : mais lors qu'elle n'a pas encore
eſté dilatée, cette extenſion luy eſt bien plus ſenſible, &
les ligamens qui la tenoient en ſa ſituation naturelle, ſouf-
frent un bien plus grand effort par la premiere groſſeſſe,
n'ayant pas encore eſté obligez de s'allonger pour ſuivre
l'étenduë de la Matrice, que non point par les ſuivantes, auſquelles ils preſtent une ſeconde fois plus facilement.

Ces ligamens, tant les ronds que les larges cauſent ces
douleurs, lors qu'ils ſont fortement bandez, & tiraillez par la groſſeur & peſanteur de la Matrice en laquelle eſt contenu un enfant ; ſçavoir, les larges celles du
dos, & des lombes, leſquelles répondent aux reins, dautant que ces deux ligamens ſont fortement attachez vers
ces lieux, & les ronds font celles des eines, du pubis, &
des cuiſſes où ils vont aboutir. Ils ſont quelquefois ſi
violemment étendus par cette extréme groſſeur, & par
le grand poids de la Matrice ; mais principalement à la
premiere groſſeſſe, comme j'ay déja dit, qu'ils ſe détachent, & ſe rompent ne pouvant pas preſter ny s'allonger davantage, & particulierement, ſi la femme en cét
état vient à faire quelque faux pas, ce qui luy cauſe des
douleurs preſque inſupportables, & d'autres plus fâcheux accidens, comme il arriva il y a deux ans à la
femme d'un mien proche parent, laquelle eſtant groſſe de ſix mois, ou environ, de ſon premier enfant, ſen-
tit aprés avoir fait un faux pas de la ſorte, & entendit
dans le même moment quelque choſe craquer dans ſon
ventre, vers la region des reins & des lombes, qui eſtoit
un de ces ligamens larges qui s'eſtoit ainſi détaché, avec
quelque eſpece de bruit, par cette ſecouſſe ſubite qu'el-

le s'estoit donnée. Tout au mesme instant elle ressentit
des douleurs extrémes dans les reins, aux lombes, & par
tout un costé du ventre, qui la firent incontinent vomir par plusieurs fois avec de tres-grands efforts ; & le
lendemain elle fut surprise d'une grosse fiévre continuë,
qui luy dura sept ou huit jours, sans pouvoir dormir ny
reposer une seule heure, pendant lesquels elle continua
toûjours à vomir tout ce qu'elle prenoit, avec un hoquet fort frequent, ayant aussi de grandes douleurs, qui
paroissoient la devoir faire promptement accoucher,
dont j'eûs grande apprehension pour elle, & même qu'elle n'en perdît la vie : mais avec l'aide de Dieu (aprés l'a-
voir fait mettre incontinent au lit, où elle demeura douze jours entiers, durant lesquels je la saignay trois fois
des bras, en differens jours, & luy fis prendre par deux diverses fois un petit grain de *Laudanum* dans un jaune
d'œuf, pour luy appaiser un peu ces violentes douleurs
en la faisant dormir, luy donnant toûjours cependant de
temps en temps de bons confortatifs) tous ces symptomes, qui sembloient d'abord funestes cesserent peu à
peu, & elle ne laissa pas outre cela de porter son enfant
à terme, dont elle accoucha assez heureusement, qui fut
un garçon qui a vêcu quinze mois, nonobstant tous les
fâcheux accidens qu'elle avoit eûs, qui auroient esté suf-
fisans pour en faire mourir une demie douzaine d'autres ; mais Dieu veut bien, qu'il se fasse quelquefois des
miracles par la nature aydée des remedes faits à propos, aussi bien que par la grace.

Cette histoire nous fait (ce me semble) assez bien
connoître comment se font ces douleurs des lombes,
du dos, & des reins : & la Matrice qui est pleine d'en-

Q iij

fant cauſe auſſi celles des hanches par ſa groſſeur & peſanteur, en les comprimant, & en s'affaiſſant trop ſur
elles. Il n'y a rien meilleur pour appaiſer toutes ces ſortes de douleurs, que le repos au lit, & la ſaignée du bras,
s'il y avoit eû quelque forte extenſion, ou ruption de quelque ligament de la Matrice, pareille à celle de l'exemple que nous venons de reciter ; & quand la Matrice s'affaiſſe & péſe trop ſur les hanches, ſi la femme ne peut
pas garder le lit, il faudra qu'elle ſupporte & ſoulage
ſon ventre, avec une large bande bien ajuſtée à ce ſujet, & qu'elle patiente ainſi le mieux qu'elle pourra juſques à l'accouchement, qui la delivrera de tous ces accidens.

CHAPITRE XIII.

De la douleur des Mammelles.

AVSSI-TOST que la femme a conceû, les menſtruës ne pouvant s'évacuer à l'ordinaire, dautant
que les voyes en ſont bouchées, & la femme faiſant tous
les jours encore du ſang, il eſt de neceſſité que ne s'en
conſumant preſque point pendant les premiers mois de
la groſſeſſe, à cauſe que le fruit eſt pour lors fort petit,
les vaiſſeaux qui ſont trop pleins en regorgent, comme ils
font ſur les parties plus diſpoſées à le recevoir, telles que
ſont les glandes, & les corps glanduleux, & principalement ſur les mammelles, qui s'en abreuvent, & en reçoivent une grande abondance qui les rempliſſant &
gonflant extrémement leur cauſe cette douleur, que les
femmes y reſſentent quand elles ſont groſſes, laquelle

arrive auſſi à celles qui ont feulement ſuppreſſion de leurs mois.

Il faut dans ces commencemens laiſſer tout à l'œuvre de nature, & la femme doit feulement prendre garde à ne ſe point heurter en ces parties, qui font fort ſenſibles en ce temps, comme auſſi à ne pas ſe ſerrer trop avec ces corps-de-robes & autres veſtemens durs, qui luy pour-roient faire des contuſions & meurtriſſeures, auſquelles furviendroit des inflammations, & des abſcez en ſuite ; mais lors qu'aprés le troiſiéme ou quatriéme mois de la groſſeſſe le ſang s'y porte encore avec trop d'abondan-ce, on le doit plûtoſt évacuer par la ſaignée du bras, que de le détourner ou repouſſer en d'autres endroits du corps par remedes repercuſſifs, ou aſtringens, dautant qu'il ne ſçauroit refluër en lieu où il puiſſe faire moins de mal, qu'en ces parties. C'eſt le ſujet pour lequel je préfererois plûtoſt, quand la femme eſt fort plethori-que, l'évacuation faite par la ſaignée du bras, que d'en uſer d'autre maniere, afin d'éviter par ſon moyen l'ac-cident, dont parle Hypocrate en l'Aphoriſme quaran-tiéme du cinquiéme Livre. *Quibus mulieribus in mam-mas ſanguis colligitur, furorem ſignificat.* Si le ſang ſe por-te & s'amaſſe en abondance aux mammelles, cela ſigni-fie que telles femmes ſont en danger de tomber en fre-neſie, à cauſe du tranſport qui s'en pourra faire au cer-veau, lequel accident on évitera par la ſaignée du bras moderément faite, comme auſſi par le regime de vivre rafraîchiſſant, & mediocrement nourriſſant, afin de di-minuer la quantité, & de temperer la chaleur des hu-meurs de toute l'habitude.

CHAPITRE XIV.

De l'incontinence, & de la difficulté d'uriner.

LA fituation de la vefsie qui eft pofée juftement fur la Matrice, nous fait affez connoître pourquoy les femmes groffes ont parfois difficulté d'uriner, & le fujet pour lequel elles ne peuvent le plus fouvent s'en empécher, ny prefque retenir leur eau; ce qui arrive d'une façon & d'autre, à caufe de la compreffion que fait la Matrice pleine d'enfant par fa groffeur & pefanteur à la veffie, ce qui empéche qu'elle ne puiffe avoir fon extenfion ordinaire, pour eftre capable de contenir une raifonnable quantité d'urine : C'eft ce qui fait que plus les femmes font groffes, & qu'elles approchent de leur terme, d'autant plus fouvent auffi font-elles obligées de lâcher leur eau, qu'elles ne peuvent retenir long-temps pour ce fujet.

Si le pefant fardeau de la Matrice vient à comprimer fort le fond de la veffie, il oblige la femme de piffer prefque à chaque moment; mais fi au contraire fon col eft preffé, elle fe remplit entierement d'urine, laquelle y demeure avec grande douleur, n'en pouvant pas eftre expulfée, dautant que le *fphincter* à caufe de cette compreffion ne peut pas s'ouvrir pour la laiffer écouler. Quelque-fois auffi l'urine par fon acrimonie excite la veffie en la piquotant à s'en décharger tres-fouvent, & d'autrefois elle caufe par fa chaleur inflammation à fon col, ce qui en fait la fuppreffion. Il peut arriver encore, que cét accident foit caufé par quelque
pierre

pierre contenuë en la veſſie ; alors les douleurs en font preſque inſupportables , & bien plus dangereuſes à la femme groſſe , qu'à celle qui ne l'eſt point ; parceque la Matrice comprime perpetuellement par ſon enfleûre la pierre contre la veſſie, & dautant plus ces douleurs font-elles extrémes , que cette pierre eſt groſſe , & de figure inégale & raboteuſe.

Il eſt de tres-grande conſequence d'empécher ces violens & frequens efforts que fait la femme groſſe pour uriner , & de remedier ſi on peut à l'une & à l'autre de ces indiſpoſitions , dautant que continüant long-temps , à s'efforcer de pouſſer toûjours en bas , pour pouvoir vuider ſon urine, la Matrice ſe relâche, & s'affaiſſe tout-à-fait , & quelquefois eſt obligée (l'incommodité ne ceſſant pas) de ſe décharger de ſon fardeau avant le temps ordinaire. C'eſt ce qu'on tâchera d'éviter ; ayant égard aux differentes cauſes de la maladie ; comme ſi c'eſt par la groſſeur & peſanteur de la Matrice qui preſſe la veſſie , ainſi qu'il arrive le plus ſouvent, la femme y remediera, & ſe ſoulagera elle-meſme, ſi lorſqu'elle veut rendre ſon urine elle ſoûleve avec ſes deux mains le bas de ſon ventre , elle portera une bande fort large accommodée à cét uſage, qui luy ſoûtiendra s'il eſt beſoin , & qui empêchera qu'il ne péſe tant ſur la veſſie , ou pour mieux faire elle ſe tiendra au lit ; ſi c'eſt l'acrimonie de l'urine qui cauſe inflammation à ſon col , on l'appaiſera par regime de vivre rafraîchiſſant , ne buvant que de la ptiſanne , & s'abſtenant de l'uſage du vin, & de toutes ſortes de purgations, d'autant qu'elles meneroient à la partie affligée des immondices de toute l'habitude , & par leur chaleur aug-

R

menteroient encore l'acrimonie & l'inflammation : mais elle pourra bien uſer, au ſoir & au matin, d'émulſions faites avec les ſemences froides, ou du petit lait dans quoy on mettra quelque cuillerée de ſyrop violat : Ce remede eſt propre pour nettoyer doucement en rafraî-chiſſant les voyes de l'urine, ſans faire aucun préjudice à la mere ny à l'enfant. Si l'inflammation, & l'acrimo-nie de l'urine ne ceſſent par ce regime, on luy tirera quelque peu de ſang du bras, afin d'éviter quelque pi-re accident qui en pourroit arriver, on luy pourra auſſi baſſiner l'entrée exterieure du col de la veſſie, avec une décoction d'herbes émollientes & rafraîchiſſantes, com-me ſont les feüilles de mauves, guimauves, parietaire, & violiers, avec un peu de graine de lin, laquelle eſtant viſqueuſe aidera à rendre le conduit de l'urine plus fa-cile à ſe dilater ; on fera auſſi faire quelque injection au dedans, avec cette décoction, à laquelle on ajoûtera un peu de miel violat, ou même avec du lait tiede.

Mais ſi la femme ſe gouvernant de la maniere ne peut encore uriner, pour lors on aura recours au der-nier remede, qui eſt de faire ſortir l'urine avec l'algarie, ou ſonde percée, telle qu'elle eſt repreſentée, & marquée par M. dans la table des inſtrumens, qui eſt miſe à la fin du deuxiéme Livre, laquelle eſtant ointe d'huile d'olive, ou d'amande douce, apres avoir un peu ſoûlevé & re-pouſſé ſon ventre en haut, ſera doucement introduite par le conduit de l'urine, juſques dans le vuide de la veſſie, où eſtant l'urine en ſortira tout auſſi-toſt, ce qu'ayant eſté fait on retirera la ſonde, & ſi la ſuppreſſion revient encore, on fera derechef uriner la femme de la même façon, juſques à ce que les accidens ſoient appaiſez, aprés quoy on la laissera uriner naturellement, si elle le peut faire. On pourroit aussi à toute extrémité luy faire user d'un demi-bain tiede, prenant bien garde à ne la pas trop émouvoir par ce remede, s'abstenant aussi de toutes choses diuretiques; car elles sont tres-pernicieuses à la femme grosse, dautant qu'elles provoquent l'avortement. Si d'un autre costé le mal procede de quelque pierre, qui se presentant au col de la vessie bouche le passage de l'urine, si elle est grosse, on se contentera de la repousser en dedans avec la sonde; mais si elle est petite on tâchera de la tirer dehors, avec une petite curette propre à cét usage, mettant le doigt indice dans le *vagina* pour la tenir sujette, & empêcher qu'elle ne recule vers la vessie, ce qu'on fera à la petite seulement; car pour tirer la grosse, il faut attendre que la femme soit accouchée, parce qu'il vaut mieux la laisser en cét estat, que de se mettre en danger de luy faire perdre la vie, & à son enfant, en luy faisant l'operation de la taille.

CHAPITRE XV.

De la toux, & de la difficulté de respirer.

LEs femmes qui portent leurs enfans fort bas, ont plus souvent les difficultez d'uriner dont nous avons parlé au chapitre precedent, que celles qui les portent plus haut, lesquelles sont à la verité plus exemptes de ces sortes d'incommoditez, mais aussi sont-elles plus sujettes à la toux, & à la difficulté de respirer que les autres. La toux si elle est violente, comme elle est quelque-

R ij

fois juſques à faire vomir, eſt un des plus dangereux accidens qui contribuënt à l'avortement, dautant que c'eſt
un effort par lequel les poulmons tâchent à rejetter
hors de la poitrine ce qui leur nuit, qui ſe fait par la
compreſsion de tous ſes muſcles, leſquels preſſans par
cette action l'air enfermé au dedans, dont les poulmons ſont tout gonflez, pouſſent auſsi par même
moyen, avec violence ſubite le diaphragme en bas, &
par conſequent toutes les parties du bas ventre, mais
particulierement la Matrice de la femme groſſe, lequel
accident continuant long-temps & fortement, la fait ſouvent accoucher avant terme.

Cette toux arrive quelquefois par des ſeroſitez
acres & mordicantes, qui diſtilent du cerveau ſur la tra-
chée artere, & ſur les poulmons, d'autrefois elle eſt cauſée par un ſang de pareille nature, qui vient à refluër
de toute l'habitude vers la poitrine en ſuite de la ſup-
preſsion des mois, comme auſsi pour avoir reſpiré un
air par trop froid, qui irrite ces parties, & les excite à
ſe mouvoir ainſi; mais aidée de ces choſes, elle eſt encore ſouvent augmentée par la compreſsion que cauſe
la Matrice de la femme groſſe au diaphragme, qui ne
peut pas avoir ſon mouvement libre en celles qui portent leurs enfans bien haut, dautant que par ſa grande
extenſion elle fait remonter preſque toutes les parties
du bas ventre vers la poitrine, & principalement l'e-
ſtomach & le foye qu'elle repouſſe vers le diaphragme,
qui en eſt comprimé comme nous diſons.

On remediera à cét accident en faiſant obſerver à la
femme un bon regime de vivre tendant à rafraîchiſſe-
ment, ſi ce ſont des humeurs acres qui en ſont cauſe,

évitant toutes choses salées, épicées, & de haut goût; elle n'usera pareillement de choses aigres, comme oranges, citrons, grenades, vinaigre, & autres de cette nature, dautant que par leurs piquotemens elles excitent encore la toux de plus en plus; mais elle pourra bien se servir de celles qui lénissent, & adoucissent les passages, comme jus de reguelisse, sucre-candi, & syrop violat, ou de meures, dont on pourra mesler quelque cuillerée parmy sa ptisane faite avec les jujubes, sebestes, raisins de damas, & orge mondé, y ajoûtant toûjours un peu de reguelisse: Il ne sera pas mauvais aussi de détourner l'abondance des humeurs, & de les attirer en bas par quelques petits clysteres. Si par ce regime la toux ne cesse point, & qu'il y ait au corps des signes de plenitude, en quelque temps de la grossesse que ce soit, il sera necessaire de luy tirer du sang du bras, & quoy qu'on ne pratique pas ordinairement ce remede dans son commencement, il faut neanmoins s'en servir pour lors; car la continuelle toux est bien plus dangereuse que la saignée moderée. Si la toux est excitée par le froid, elle se tiendra dans une chambre bien close, & mettra sur son col une bonne serviette pliée en deux ou trois doubles, ou quelque peau d'agneau qui la puisse tenir chaudement, elle pourra user en s'allant coucher d'une cüillerée ou deux de syrop de vin brûlé, lequel est fort pectoral, & propre à faire bonne digestion, s'il est fait de cette façon.

Prenez demi-septier de bon vin, le poids de deux dragmes de bonne canelle rompuë en petits morceaux, demi-douzaine de cloux de giroffle, avec quatre onces de sucre, mettez le tout ensemble dans une écuelle d'ar-

gent, & le faites boüillir à grand feu sur un réchaud , y
faisant prendre le feu, & cuisant le tout jusques à consistance de syrop duquel la femme usera les soirs, une
heure & demie apres avoir legerement soupé. On observera toûjours en la toux de quelque cause qu'elle procede , que la femme soit bien au large dans ses habits,
parce qu'estant serrée la Matrice seroit encore plus fortement poussée en bas , par les efforts que cette toux
luy fait souvent faire ; & comme le dormir est fort propre pour arrester les défluxions , on luy procurera par
quelque petit julep si besoin est, sans user aucunement
de forts stupefactifs qui sont tres-dangereux à la femme grosse , si ce n'est en extréme necessité, comme je
fis à la femme de ce mien parent , laquelle avoit de furieux accidens pour s'estre blessée en faisant un faux
pas , j'en ay rapporté l'histoire au Chapitre douziéme
de ce present Livre.

Il y a des femmes qui portent leur enfant si haut
(& principalement dans la premiere grossesse , parce
que les ligamens larges qui soûtiennent la Matrice
n'ont pas encore esté relâchées) qu'elles croyent presque l'avoir dans la poitrine , pour raison dequoy elles
ont une si grande oppression, & difficulté de respirer ,
qu'il leur semble qu'elles aillent étouffer, si-tost qu'elles
ont un peu mangé, cheminé, ou monté seulement à un
premier étage , ce qui provient de ce que leur Matrice
extrémement étenduë , presse grandement l'estomach
& le foye, qui repoussent le diaphragme en haut, comme j'ay dit , & ne luy laissent pas une entiere liberté de se mouvoir, dont est causée cette difficulté de respirer ; souvent aussi leurs poulmons sont tellemét abreu-

vez, & pleins de fang, qui y regorge de tout le corps
dans la groffeffe, qu'ils ne donnent que difficilement
paffage à l'air : fi cela eft ainfi elles refpireront bien plus
à leur aife, lors qu'on leur aura tiré vn peu de fang du
bras, par le moyen dequoy les poulmons eftant défem-
plis, auront plus de facilité à fe mouvoir : mais fi cette
difficulté de refpirer procede de la compreffion que fait
la Matrice au diaphragme en repouffant les parties du
bas ventre contre luy, en ce cas, le meilleur remede eft
que la femme ne foit ferrée dans fes habits, & qu'elle
mange plûtoft peu & fouvent, que de remplir fon eftomach beaucoup à la fois, parce qu'il feroit encore pour
ce fujet dautant plus preffé contre le diaphragme, & ainfi augmenteroit l'accident, & qu'elle n'ufe d'aucune viande vifqueufe & venteufe, comme font les legumes, mais
feulement de celles qui font de facile digeftion ; elle doit
auffi pour lors éviter furtout la peur, & la trifteffe, dautant que ces deux paffions faifant retourner le fang au
cœur & aux poulmons en trop grande quantité, la femme qui a dé-ja difficulté de refpirer, & la poitrine engagée, coureroit rifque d'en eftre fuffoquée ; car l'abondance de ce fang rempliffant tout à coup, & outre mefure les deux ventricules du cœur, empefche fon mouvement, fans lequel on ne peut viure.

CHAPITRE XVI.

De l'enflure & de la douleur des Cuiſſes, & des Iambes.

IL eſt tres-aiſé à ceux qui ont connoiſſance du mou-vement circulaire que fait le ſang, de concevoir la raiſon pourquoy pluſieurs femmes groſſes ont les Cuiſ-ſe & les Iambes enflées & douloureuſes, & quelquefois auſſi, pleines de varices tout le long de leur partie inter-ne, ce qui les incommode grandement à marcher. Plu-ſieurs croyent (ce qui eſt en quelque façon vray-ſembla-ble) que la femme ayant plus de ſang que l'enfant n'en a beſoin, pour ſa nourriture, dont l'abondance n'eſt re-purgée comme elle avoit coûtume, la nature, par la ver-tu expultrice des parties ſuperieures, qui ſont toûjours plus fortes, en chaſſe le ſuperflu ſur les inferieures, qui ſont les Iambes, comme ſur les plus foibles, & plus diſ-poſées à le recevoir, à cauſe de leur ſituation baſſe : c'eſt bien à peu prés dire quelque choſe que de l'expliquer ainſi ; mais il me ſemble que la circulation du ſang nous fait bien plus facilement connoître comment cela ſe fait, ſans eſtre obligez de recourir à cette faculté ex-pultrice.

La choſe arrive ainſi à mon avis, qui eſt que ſuivant le mouvement ordinaire du ſang, les veines crurales, & les Saphenes reçoivent en elles celuy qui avoit eſté apporté aux extrémitez inferieures par les arteres, & le conduiſent apres le long de la Iambe, & de la Cuiſſe, en montant toûjours vers le cœur dans les Iliaques, qui ſe

dégor-

dégorgent dans la cave, pour remonter par elle derechef au cœur, & ainſi toûjours ſucceſſivement. Cela poſé en fait (comme on n'en doit pas douter, puiſque c'eſt
une verité fondée ſur l'experience) quand la femme eſt
groſſe, & principalement vers les derniers mois, auquel
temps la Matrice eſt ſi étenduë, qu'elle occupe une
grande partie du bas ventre, pour lors elle vient à preſſer les veines Iliaques par ſa groſſeur & peſanteur, & empêche par ce moyen, que le ſang ne puiſſe avoir ſon
cours & ſon mouvement ſi libre qu'il eſtoit avant la groſſeſſe, ce qu'eſtant, les parties inferieures, qui ſont les
crurales & les ſaphenes, en ſont gonflées, ne plus ne
moins que nous voyons les veines du bras s'enfler vers
la partie inferieure par la ligature de la ſaignée, ou par
quelque forte compreſſion faite vers ſa partie ſuperieure, ce qui arrive à cauſe que ces veines eſtant comprimées, le ſang s'y arreſte ne trouvant pas ſon paſſage tout-
à-fait ſi facile. Les veines Iliaques eſtant donc ainſi
preſſées par la groſſeur & peſanteur de la Matrice, toutes celles des Cuiſſes & des Iambes s'enflent de telle maniere, qu'elles regorgent dans la ſubſtance des parties,
& par tous les cinq tégumens qui en deviennent tout
bouffis, & même ces veines, & entr'autres les ſaphenes ſe dilatent, & en ſont faites variqueuſes, parfois depuis la partie interne & ſuperieure de la Cuiſſe, juſques
à l'extrémité du pied, dans leſquelles le ſang ſejour-
nant ſans avoir ſon mouvement circulaire libre, s'altere, & ſe corrompt, ce qui cauſe de grandes douleurs, &
des enflures par toutes ces parties. Cela arrive encore
plus volontiers aux femmes extrémement ſanguines,
& qui marchent beaucoup, & font un grand exercice,

S

lequel aidé de la répletion de la veine fait ruption des valvules, qui servoient à faciliter le mouvement du sang, comme font les soûpapes d'une pompe, qui retiennent l'eau qu'on y fait monter, lequel sang venant à retomber n'estant pas ainsi soûtenu, cause par son abondance, & par son sejour, ces dilatations de veines que nous appellons varices.

Pour remedier à cela, si la femme a ses veines dilatées, on se servira seulement lors qu'elle est grosse, de la cure palliative, en luy bandant la partie variqueuse, d'une bande large de trois ou quatre doigts, selon la grosseur du membre commençant le bandage à sa partie inferieure, & le conduisant en montant jusques où commencent les varices, afin que serrant médiocrement par son moyen ces veines variqueuses, qui sont toûjours exterieures, elles soient empeschées par cette compression de se dilater davantage, & qu'aussi le sang n'y puisse estre corrompu par le sejour qu'il y feroit, ce qu'estant ainsi fait il ne laisse pas d'avoir son mouvement circulaire, parce que sa plus grande partie passe pour lors, par les vaisseaux qui sont situez plus profondement. La femme en cét état gardera aussi le lit, si faire le peut, dautant que par cette situation, son corps estant également couché, cette circulation s'en fait beaucoup plus facilement, & le sang n'a pas tant de peine à retourner par ces veines au cœur, que quand il faut qu'il y remonte, lors que la femme est debout: c'est ce qui fait qu'elle a toûjours les Iambes bien plus enflées le soir que le matin; & si on voit au reste du corps des signes de plenitude & d'abondance de sang, on la pourra saigner sans danger.

Il y a d'autres femmes, à qui les Iambes enflent feulement à caufe de leur débilité, & non pour le fujet que nous venons de dire, & qui les ont fi œdemateufes, qu'y pofant le doigt, & l'ayant relevé, le veftige y demeure enfoncé, ce qui fe fait parce qu'elles font deftituées de chaleur naturelle affez forte, pour cuire & digerer toute la nourriture qui leur eft envoyée, & pour en expulfer les fuperfluitez, qui par ce moyen reftant en grande quantité, les rendent ainfi œdemateufes. A ces fortes d'enflures, on fe fervira pour les refoudre, d'une lexive faite de cendres de farmant, avec la decoction de camomile, melilot, & lavande, aprés quoy on les étuvera de vin aromatique, dans quoy on trempera des compreffes, qu'on mettra deffus, les renouvellant deux ou trois fois par jour pour les fortifier, lequel fera fait avec romarin, laurier, tin, marjoleine, fauge, & lavande, de chacun une poignée, rofes de Provins demi-poignée, balauftes, & alun de chacun un once, faifant boüillir le tout, dans trois pintes de gros vin aftringent, jufques à l'ébulition du tiers, aprés quoy on le paffera dans un torchon blanc, pour s'en fervir au befoin, ainfi qu'il eft dit. Or comme la groffeffe caufe le plus fouvent ces enflures, auffi ceffent-elles ordinairement lors que la femme eft accouchée dautant qu'en ce temps, elle fe purge des fuperfluitez de toute l'habitude, par le moyen de fes vuidanges.

CHAPITRE XVII.
Des Hemorrhoïdes.

LE sang menstruël qui avoit coûtume d'estre re-purgé tous les mois, s'amassant en grande abondance vers la Matrice, qui ne luy peut pas permettre le passage ordinaire à l'évacuation, parce qu'elle est exactement fermée durant la grossesse, est obligé de refluër par toute l'habitude, & principalement sur les parties voisines de la Matrice, ce qui cause à beaucoup de femmes des Hemorrhoïdes tant internes qu'externes. Il leur en peut arriver en ce temps, aussi bien qu'en d'autres, de toutes les differentes especes dont nous ne parlerons pas icy; mais seulement de celles qui sont causées par la grossesse, dautant que nostre intention n'est que de faire connoître quelques particularitez des maladies des femmes lors qu'elles sont en cét état.

Les Hemorrhoïdes sont enflures, & inflammations douloureuses, engendrées de flux d'humeurs, aux extrémitez des veines & des arteres Hemorrhoïdales, lesquelles sont causées en la femme grosse, de l'abondance du sang qui se jette sur ces parties, provenant de ce que le corps en temps n'est pas purgé de ses superfluitez côme il avoit coûtume auparavant: elles viennent aussi tres-souvent, par de grands efforts que font les femmes grosses pour aller à la selle, quand elles sont constipées du ventre, comme cela leur arrive parfois, à cause que la Matrice estant située sur le *rectum*, vient en le pressant à empescher que les excrémens qui y sont contenus ne sortent si facilement, & par ces efforts le sang qui eſt dans les vaiſſeaux prochains, eſtant auſſi comme exprimé en fait enfler & bourſouffler leurs extrémitez, auſquelles par ſon ſejour, ſurviennent ces inflammations douloureuſes que nous appellons hemorrhoïdes, deſquelles les unes ſont internes, & les autres ſont externes, les unes petites, & ſans douleur ou fort peu, & les autres ſont extrémement groſſes & douloureuſes. C'eſt ce qu'il ſuffit de ſçavoir pour leurs differences generales, ſans nous arreſter aux autres plus particulieres, qui demanderoient une explication plus ample.

Si elles ſont petites, & ſans douleur, tant les internes que les externes, il ſuffira ſans plus grand myſtere, d'éviter qu'elles n'augmentent davantage, ce qui ſe fera par les remedes qui empêchent & détournent la fluxion de ces parties : Mais on remediera au plûtoſt à celles qui ſont groſſes & douloureuſes, en appaiſant avant toutes choſes la plus grande douleur, dautant que pendant qu'elle dure, la fluxion eſt toûjours augmentée. Pour ce ſujet, ſi la femme groſſe a en tout le corps les autres ſignes de repletion, on luy tirera ſeurement une fois du ſang du bras, & même juſques à deux, en cas de neceſſité, pour détourner les humeurs, & en évacuer la plenitude, au moyen dequoy la douleur ſera pareillement appaiſée ; ſi les gros excrémens retenus dans l'inteſtin *rectum* en eſtoient cauſe, & qu'elle eût le ventre reſerré, on luy donnera un clyſtere émolient, compoſé de la décoction de mauves, guimauves, parietaire, & violiers, avec miel violat, dans lequel on meſlera un peu d'huile d'amande douce, ou du beurre frais, obſervant de n'y rien mettre qui puiſſe piquoter, dautant que le mal en ſeroit augmenté, principalement quand

S iij

les hemorrhoïdes font internes ; & pour lors afin que la
femme puisse recevoir plus facilement le clystere , on
doit mettre à l'extrémité du canon de la feringue un
petit bout de boyau de poulet , qui le revête par dehors,
afin de l'introduire avec moins de douleur dans le fiege , aprés quoy elle usera d'un regime de vivre mediocre & rafraîchissant , en observant le repos dans le
lit , jusques à ce que le fort de la fluxion soit passé , &
on bassinera pendant ce temps les hemorrhoïdes avec du
lait gras tout chaud tiré de la vache , ou avec fomentations faites de la decoction de guimauves , bouillon
blanc, & graine de lin : Les huiles d'amandes douces , de
pavot , & de nenuphar , battuës long-temps ensemble,
avec un jaune d'œuf crû dans le mortier de plomb sont
fort anodines , & propres à en appaiser la douleur , &
si l'inflammation est grande , on les frotera d'un peu
de cerat de galien & de populeon meslez par égales
portions.

Aprés ce regime de vivre, la saignée, & l'application
de ces remedes rafraîchissans & anodins seulement (dautant qu'on ne doit pour lors user d'aucuns repercussifs,
de peur de repousser au dedans ce sang impur , ou de faire
endurcir les hemorrhoïdes) si elles ne se défenflent pas,
il y faudra appliquer quelques sangsuës , qui pourront
par leur succement vuider le sang qui s'y est arresté, ou
bien on les ouvrira avec la lancette, observant de préferer l'ouverture par la lancette en celles où on sent
quelque molesse , & une espece d'inondation : Mais les
sangsuës sont plus propres à celles qui sont dures , &
comme charnuës , dautant qu'elle ne causent pas tant
de douleur que la lancette.

Quoy qu'en quelques hommes il se fasse par le moyen
des hemorrhoïdes une évacuation, qui approche des
conditions de la naturelle, dautant qu'ils en sont soûla-
gez, quand elles fluënt mediocrement, la nature s'y
estant accoûtumée, neanmoins aux femmes il n'en est pas
de même; elle leur est toûjours contre nature, dautant
que l'évacuation qui se fait quelquefois par les hemorrhoïdes aux hommes, doit estre faite par la Matrice aux
femmes, lors qu'elles ne sont pas grosses : mais dans le
temps de la grossesse elle peut, en quelque façon, si la
femme est plethorique, suppléer aussi au defaut de la
naturelle; car pourveu que les hemorrhoïdes fluënt moderément & sans douleur, elle en pourra pareillement
estre soulagée; mais si elles couloient en trop grande
abondance, il y auroit danger que la mere & l'enfant
n'en fussent bien affoiblis, & pour éviter cét accident
on seroit obligé de faire des fomentations astringentes, avec decoction de balaustes, écorce de grenade, &
roses de Provins, faite en eau de forge, y mettant un
peu d'alun, ou bien on y appliquera un cataplâme fait
avec bol d'Armenie, sang de dragon, & terre sigilée,
avec blanc d'œuf, comme aussi faudroit-il détourner
le sang de ces parties, par la saignée du bras, & par
ventouses séches, appliquées sur la region des reins, &
faire autres remedes convenables à la chose, & tels
que les accidens les requiereroient.

CHAPITRE XVIII.

Des differens flux qui peuvent arriver à la femme groſſe, & premierement du flux de ventre.

TRois differens flux peuvent arriver à la femme groſſe; ſçavoir, le flux de ventre, le flux menſtruël, & le flux ou la perte de ſang. Parlons premierement du flux de ventre, en ſuite dequoy nous examinerons les deux autres, aux deux Chapitres ſuivans.

On fait ordinairement trois ſortes de flux de ventre, lequel en general eſt une frequente déjection par *l'anus* de ce qui eſt contenu dans les inteſtins; le premier, qu'on nomme lientherique, par lequel l'eſtomach & les inteſtins n'ayant pas digeré les viandes qu'ils avoient receuës, les laiſſent écouler preſque toutes cruës ; le deuxiéme, qu'on appelle diarrheïque, par lequel ils ſe déchargent ſimplement des humeurs, & des excrémens qu'ils contiennent, & le troiſiéme, qui eſt le plus fâcheux, eſt le dyſenterique, par lequel avec les humeurs & les excrémens la perſonne malade vuide du ſang, avec de grandes douleurs cauſées par l'ulceration des inteſtins.

De quelque nature que ſoit le flux de ventre, s'il eſt grand, & qu'il continuë long-temps, il met la femme groſſe en grand danger d'avorter ; c'eſt ce que nous dit Hypocrate, en l'Aphoriſme trente-quatre du cinquiéme Livre. *Mulieri in utero gerenti ſi alvus plurimum profluat, periculum eſt ne abortiat.* Car ſi le flux eſt lientherique,

l'eſtomach

l'eſtomach ne cuiſant pas les alimens qu'il a receus, & les laiſſant incontinent écouler ſans les tourner en chyle, dont il ſe devroit faire du ſang pour nourrir la mere & ſon enfant, il eſt impoſſible qu'ils n'en ſoient tous deux extrémement affoiblis, faute de nourriture : s'il eſt diarrheïque, & qu'il continuë long-temps, il cauſera le meſme accident, parce qu'il ſe fait une grande diſſipation d'eſprits avec l'évacuation des humeurs : mais le danger eſt bien plus grand, quand le flux eſt dyſenterique, dautant que pour lors la femme a de grandes douleurs & tranchées des inteſtins cauſées de leur ulceration, leſquelles les excitent à tous momens, par de continuelles épreintes, à ſe décharger des humeurs acres, & bilieuſes dont ils ſont extrémement farcis, ce qui cauſe un grand ébranlement, & une violente commotion à la Matrice qui eſt ſituée ſur l'inteſtin *rectum*, & à l'enfant qu'elle contient, & par la compreſſion que les muſcles du ventre font de tous côtez, & celle qu'en fait auſſi le diaphragme, qui ſe pouſſe en bas dans les efforts que la femme fait ſi ſouvent pour aller à la ſelle avec peine, il eſt contraint à cauſe de cette violence de ſortir avant terme, ce qui arrive dautant plûtoſt, que ces épreintes & teneſmes ſont grands, comme remarque le meſme Hypocrate, dans un autre Aphoriſme qui eſt le vingt-ſept du ſeptiéme Livre. *Mulieri utero gerenti, ſi tenſio ſupervenerit, facit abortum.* S'il ſurvient, dit-il, teneſme à la femme groſſe, cela la fait avorter. Ce teneſme eſt une grande paſſion de l'inteſtin droit, qui luy fait faire de violens efforts pour ſe décharger, ſans pouvoir rien vuider, que quelques humeurs bilieuſes mélées de ſang, deſquelles il eſt continuëllement irrité. Quand ces ſortes de flux de ventre arrivent aux femmes groſſes,

c'eft ordinairement à caufe qu'elles ont toûjours la digeftion de l'eftomach affoiblie à raifon des alimens de
mauvais fuc, que ces appetits étranges qu'elles ont, leur
font fouvent manger, par l'ufage continuel defquels
eftant à la fin débilité, il les laiffe écouler auffi-toft fans
les avoir digerez; ou bien y demeurans plus long-
temps, ils fe convertiffent en un chyle corrompu, lequel eftant defcendu dans les inteftins, les irrite par
fon acrimonie à fe décharger ainfi tres-fouvent.

Pour proceder feurement à la guerifon de ces differens flux de ventre (à quoy il eft neceffaire de prendre
garde de bonne heure, de peur que la femme n'en
avorte, comme nous avons dit) on examinera quelle
en eft la nature, afin de remedier à la caufe qui l'entretient. Si c'eft vn flux lienterique, furvenu comme
il arrive d'ordinaire, aprés les continuels vomiffemens, qui ont tant débilité l'eftomach & relâché fes
membranes, que n'ayant plus la force de rejetter les
alimens par haut, il les laiffe écouler fans coction par
bas, la femme en ce cas, s'abftiendra de tous ces appetits étranges, & ufera de bons alimens de facile digeftion, & en petite quantité à la fois, afin que fon eftomach les puiffe plus facilement cuire & digerer, elle
boira un peu de bon vin vermeil, trempé d'eau ferrée,
au lieu de ptifanne qui ne luy eft pas propre en cette
rencontre, fi n'eftoit qu'elle eût la fiévre bien fort, car
fi elle ne l'avoit que legerement, l'ufage du vin trempé
de la maniere doit eftre preferable, dautant que cette
fiévre lente qu'elle peut avoir pour lors, n'eft que fym-
ptomatique, eftant entretenuë par cette débilité d'eftomach, laquelle ceffera fi-toft qu'il aura efté fortifié, à

quoy aidera encore beaucoup, fi la femme, avant &
apres fes repas ufe de quelques confortatifs, comme fi elle
prend une cuillerée ou deux de fyrop de vin brûlé, dont
nous avons fait mention en parlant de la toux, au Chapitre quinziéme de ce Livre, ou un peu de bon hypocras, ou vin d'Efpagne naturel, & de l'un ou de l'autre
felon fon appetit, il ne fera pas auffi mauvais qu'elle
mange un peu de bon cotignac avant fon repas; elle
portera outre cela, une peau d'agneau fur la region de
fon eftomach, pour luy conferver, & augmenter fa chaleur naturelle, qui eft tres-neceffaire à la digeftion des
alimens, obfervant fur tout de ne luy donner aucun
medicament purgatif, quand le flux de ventre ne vient
que par cette débilité, dautant qu'elle en feroit encore
augmentée.

Lors que le flux de ventre eft diarrheïque, & qu'il n'y
a feulement & fimplement que les excrémens qui font
contenus aux inteftins qui fe vuident, avec quelques humeurs fuperflues que la nature y aura enuoyées pour en
faire expulfion, s'il ne continuë long-temps, & qu'il
aille doucement, la femme n'en fera pas incommodée,
ny en danger que quand il aura paffé ces bornes, & on
doit laiffer faire à la nature cette operation, fans l'en
empefcher du commencement: mais fi cette évacuation
dure plus de quatre ou cinq jours, alors c'eft un témoignage qu'il y a des mauvaifes humeurs collées &
attachées aux parois interieures des inteftins, qui les
obligent en les piquotant à fe décharger fouvent, lefquelles il faut diffoudre auec quelque médicament purgatif, qui les puiffe détacher & évacuër, aprés quoy
le flux de ventre ne manquera pas de ceffer, ce qu'on fe-

T ij

ra par quelque legere infusion de sené, & de rheubarbe,
auec syrop de chicorée, ou en prenant dans du pain à
chanter un *bolus* d'une once de catholicon double de
rheubarbe. Or si nonobstant la purgation donnée à
propos, & jointe au bon regime de vivre, le flux de ventre continuë, & se convertit en dysenterie, la malade
faisant à chaque moment des selles sanglantes, avec
grandes douleurs & tenesmes, c'est pour lors qu'elle est
en tres-grand danger d'avorter, ce qu'on tâchera d'éviter, si faire se peut, apres avoir purgé avec les remedes
que nous venons de dire les mauvaises humeurs, qui
estoient dans les intestins en empeschant par le bon regime qu'il ne s'en r'engendre d'autres, pour lequel sujet
elle usera de bons bouillons de veau & de vollaille,
dans quoy on fera cuire des herbes rafraîchissantes, afin
de temperer l'acrimonie de ces humeurs échauffées, elle
mangera de la bouillie dans laquelle on delayera quelques jaunes d'œufs frais, observant toûjours de la faire
bien cuire : tels alimens léniffent & adouciffent les intestins par dedans. Son breuvage sera d'eau ferrée, avec
un peu de vin s'il n'y a point de fiévre, auquel cas elle
mettroit plûtost une demi-cuillerée de syrop de coins,
ou de grenades, dans un verre plein de cette eau ; elle
pourra aussi manger quelque peu de cotignac, ou d'autres choses astringentes, & confortatives, pourveu que
le corps ait esté purgé auparavant, & parce que dans ce
flux il y a toûjours de grandes douleurs & tranchées par
tout le ventre & aux intestins, & principalement au *rectum*, dautant que toutes les humeurs se déchargent sur
luy, lesquels l'irritant extrémement luy causent des
épreintes continuelles, il faudra tâcher de les appaiser,

afin d'empefcher que l'avortement n'arrive, ce qu'on fera par clyfteres faits avec le boüillon d'une tefte de veau, ou de mouton bien cuite, y mélât deux onces d'huile violat, ou bien avec lait gras, dans lequel on aura délayé deux jaunes d'œufs frais. Aprés qu'on aura ufé de ces lavemens anodins & nutritifs, felon qu'on jugera eftre neceffaire, lefquels la malade gardera le plus longtemps qu'elle pourra, afin de mieux appaifer ces douleurs, on paffera à l'ufage des deterfifs, faits de la décoction de mauves, guimauves, & miel rofat, en fuite dequoy on fe fervira de ceux qui font aftringens, parmy lefquels on ne doit méler aucune huîle ny miel, dautant que ces chofes relâchent au lieu de referrer, & on commencera par les plus foibles, faits d'eau rofe mélée avec celle de laituë & de plantin, aprés quoy on viendra aux plus forts, compofez de la décoction de feuilles & racines de plantin, boüillon blanc, & queuë de cheval, avec rofes de Provins, & l'écorce de grenade, qu'on fera boüillir en eau de forge, à laquelle on adjoûtera terre figilée, & fang de dragon, de chacun deux dragmes: on en pourra même auffi fomenter le fiege; mais il faut bien prendre garde à ne pas venir à ces forts aftringens, devant que d'avoir premierement purgé la femme, avec les remedes déclarez cy-deffus, depeur que (comme on dit) le loup ne foit enfermé dans la bergerie, & que voulant empefcher l'avortement, on ne caufât par un plus grand mal-heur la mort à la mere, & à fon enfant par confequent, en retenant au dedans quantité de mauvaifes humeurs, dont la nature fe vouloit décharger. C'eft ce qu'on évitera fi on obferve bien les chofes que nous avons dites.

T iij

CHAPITRE XIX.
Du Flux menſtruël.

HYPOCRATE, en l'Aphoriſme ſoixante du cinquié-me Livre dit, *Si mulieri utero gerenti purgationes eant, impoſſibile eſt fœtum eſſe ſanum.* Si les menſtruës fluënt à la femme groſſe, il eſt impoſſible que ſon enfant ſoit ſain. Cét Aphoriſme ne ſe doit pas prendre au pied de la lettre, mais il ſe doit entendre de celles à qui elles fluënt en grande abondance ; car quoyque ſelon la regle la plus generale, & la plus naturelle, les menſtruës ne doi-vent fluër quand la femme eſt groſſe, dautant que leur paſſage ordinaire eſt bouché, & auſſi parce que ce ſang doit pour lors eſtre employé à la nourriture de l'enfant, de laquelle il ſeroit fruſtré s'il venoit à s'écoûler dehors, & pour ce ſujet extrémement débilité; neanmoins il ſe voit des femmes, qui encore qu'elles ſoient groſſes, ne laiſſent pas d'avoir leurs ordinaires iuſques au quatrié-me & cinquiéme mois, qui eſt le temps auquel l'enfant venant à eſtre déja grand attire à luy quantité de ſang pour ſa nourriture, au moyen dequoy il n'y en peut re-ſter de ſuperflu ſi facilement, que dans les commence-mens de la groſſeſſe. Ie connois une femme qui a quatre ou cinq enfans vivans, laquelle en toutes ſes groſſeſſes a eu ſes menſtruës reglément de mois en mois comme elle avoit coûtume; ſinon quelque peu moins, & cela juſques au ſixiéme mois, auquel temps elles luy ceſ-ſoient ſeulement, nonobſtant quoy elle eſt toûjours ac-couchée à terme de tous ſes enfans; j'en ay veu une au-

tre qui ne croyant pas eſtre groſſe, à cauſe qu'elle avoit
ſes ordinaires, & reſſentant quelque incommodité de la
groſſeſſe, s'imaginant que ce fût vne autre maladie
obligea ſon Medecin de la faire ſaigner, & purger par
pluſieurs fois, ce qu'il fit tant faire qu'elle en guerit à la
verité, mais ce fut apres avoir avorté d'un enfant de
trois mois. Cette évacuation arrive pour l'ordinaire, aux
femmes qui ſont fort ſanguines, & aux pituiteuſes, leſquelles faiſant beaucoup plus de ſang que l'enfant n'en
a beſoin pour ſa nourriture dans les commencemens de
la groſſeſſe, ſe déchargent encore en ce temps de ſa quantité ſuperfluë, ce qu'elles font plus ou moins, ſelon
leurs diſpoſitions, non point par le fond de la Matrice,
comme elles avoient coûtume quand elles n'eſtoient pas
groſſes, dautant que ce paſſage eſt effectivement bouché par l'arrierefais qui y eſt adherent, & que la Matrice eſt pour lors exactement fermée, mais bien par deux
rameaux que la nature providente & ſoigneuſe de la
conſervation de l'individu, auſſi bien que de l'eſpece, a
deſtinez à cét uſage, leſquels viennent des vaiſſeaux ſpermatiques, qui outre ceux qu'ils donnent aux teſticules,
& aux autres parties, avant que d'arriver à la Matrice, ſe
diviſent de chaque coſté en deux rameaux aſſez conſi-
derables, dont l'un aboutit à ſon fond, par où coulent
les mois quand la femme n'eſt pas groſſe, & l'autre n'**y**
entrant pas, vient couché le long de ſon corps ſe terminer au coſté du col de la Matrice, par le moyen duquel les mois ſe déchargent pendant la groſſeſſe, s'il arrive que la femme ſoit plethorique.

Lors que la femme groſſe vuide du ſang par bas, il
faut bien prendre garde de quel lieu il ſort, & de quelle

maniere, si ce sont des menstruës ordinaires, ou si c'est
un veritable flux & perte de sang : si ce sont des menstruës ordinaires, le sang viendra periodiquement au
temps accoûtumé, & fluëra peu à peu du col interne de
la Matrice en ce temps, & non pas de son fond, ce qui se
connoîtra, si en touchant avec le doigt on trouve son
orifice interne exactement clos, lequel ne le seroit pas
si le sang venoit du fond, comme aussi s'il fluë sans douleur, toutes lesquelles circonstances ne se rencontrent
pas à la perte de sang, mais bien d'autres contraires,
ainsi que nous ferons voir au Chapitre suivant. Il faut
encore examiner, si ce flux estant menstruël vient par la
seule superfluité, ou si ce n'est point par l'acrimonie du
sang, ou par la débilité des vaisseaux qui le contiennent,
afin d'y pouvoir apporter les remedes necessaires. S'il
provient de la seule abondance dont la femme se purge
parfois nonobstant sa grossesse, à cause qu'elle en fait
plus que son fruit n'en peut consumer pour sa nourriture, bien loin que ce flux nuise pour lors à la mere & à
l'enfant ; il leur est profitable quand il est moderé, dautant que si la Matrice n'estoit déchargée de ce sang superflu, le fruit qui est encore petit en seroit noyé, &
comme suffoqué, si venant à estre induëment arresté ou
retenu on n'usoit de la saignée, pour suppléer au defaut
de l'évacuation naturelle qui s'en devroit faire ; mais
s'il n'y a aucun signe d'abondance, & de plenitude au
corps de la femme, laquelle aussi avant sa grossesse avoit
ses menstruës en petite quantité, qui ne laissent pas de
couler aprés qu'elle est grosse, c'est un témoignage que
ce flux vient de la chaleur & de l'acrimonie du sang, ou
de la débilité des vaisseaux destinez pour le contenir.

C'est

C'eft de ces fortes de femmes dont Hypocrate a prétendu parler dans ce foixantiéme Aphorifme que j'ay rapporté cy-deffus, defquelles l'enfant ne peut pas eftre fain fi leurs menftruës fluënt durant leur groffeffe ; dautant qu'il ne leur refte affez de fang pour elles, & pour la nourriture de leur fruit, ce qui les met en tres-grand danger d'avorter ; car comme on dit en commun prover-be, que la faim fait fortir le loup hors du bois, auffi de même le defaut de nourriture contraint ce petit pri-fonnier de fortir hors de fon cachot avant qu'il en foit temps.

Pour empécher que ce flux ne produife un fi fâ-cheux & finiftre accident, la femme fe tiendra en tres-grand repos couchée dans fon lit, s'abftenant de toutes chofes qui luy peuvent échauffer le fang, évitant la cole-re entre toutes les paffions de l'ame, ufant d'un regime de vivre confortatif & rafraichiffant, mangeant des vian-des qui engendrent bon fang en l'épaiffiffant, à quoy font propres les bons confommez, faits avec vollaille, bout-faigneux de mouton, manche d'éclanche, & jarret de veau, dans quoy on fera cuire des herbes potageres qui foient rafraîchiffantes ; les œufs frais, la gelée, & les po-tages de ris & d'orge mondé faits avec ces confommez luy font propres ; & pour fon boire elle ufera d'eau ferrée, dans laquelle on mélera un peu de fyrop de coins ; elle ne doit pas auffi ufer du coït, parce qu'échauffant le fang il l'excite encore à couler davantage. Si nonobftant tout ce-la ce flux ne laiffoit de continuër, quelques-uns veulent qu'on applique une grâde ventoufe fous les mammelles, pour faire révulfion, & détourner ce fang ; c'eft ce qu'a dit Hypocrate en l'Aphorifme cinquante du cinquiéme

V

Livre, *Mulieri si velis menstrua sistere, cucurbitulam quam maximam ad mammas appone.* Mais cela n'a pas grand effet ; on le fera neanmoins pour contenter la malade, & luy témoigner qu'on n'oublie aucune chose pour sa guerison. J'aimerois encore mieux faire cette révulsion par la saignée du bras, si ses forces le permettoient : & comme en cette rencontre l'enfant est extrémement débilité par cette évacuation, on le fortifiera en mettant sur le ventre de la femme, au droit de la Matrice, des compresses trempées en gros vin, dans lequel on aura fait boüillir une grenade avec son écorce, des roses de Provins, & un peu de çanelle : mais le meilleur moyen de luy faire reprendre vigueur, est de rectifier le sang de sa mere, & d'en empescher l'évacuation.

CHAPITRE XX.

Du Flux ou de la perte de Sang.

IL y a bien de la difference entre le Flux menstruël, dont j'ay parlé au précedent Chapitre, qui arrive parfois à la femme quoy qu'elle soit grosse, & cette perte de sang de laquelle il est maintenant question : car comme j'ay dit, le Flux menstruël vient periodiquement au temps accoûtumé, sans douleur, coulant peu à peu du col de la Matrice durant la grossesse, aprés quoy il cesse entierement ; mais tout au contraire, cette perte de sang vient du fond de la Matrice avec douleur, & arrive presque subitement, & le sang sort en grande abondance, & continuë toûjours à couler sans interruption, si ce n'est que quelques grumeaux & caillots qui s'en forment, sem-

▸lent parfois diminuër l'accident, en bouchant pour
▸n peu de temps le lieu d'où il fluë : mais bien-toſt-aprés
▸l recommence encore plus fort, en ſuite dequoy la
▸nort arrive tres-certainement à la mere & à l'enfant,
▸i on n'y remedie au plûtoſt, en accouchant la femme
▸e la maniere que je diray cy-apres.

Quand cette perte de ſang vient vers les premiers
▸nois de la groſſeſſe, elle eſt ordinairement cauſée par
▸quelque faux germe ou par quelque mole dont la Ma-
▸rice tâche de ſe décharger, parce que dans l'effort
▸qu'elle en fait, il s'ouvre quelques vaiſſeaux de ſon fond,
▸leſquels le ſang ne ceſſe de couler, juſques à ce qu'elle
▸it jetté les corps étranges qui ſont contenus en ſa ca-
▸pacité, & d'autant plus que ce ſang ſe trouve ſubtil &
▸échauffé pour lors, d'autant plus auſſi fluë-t-il abondam-
▸nent. Mais quand cette perte de ſang arrive en la veri-
▸able groſſeſſe d'enfant, en quelque temps que ce ſoit,
▸ela vient pareillement de l'ouverture des vaiſſeaux du
▸ond de la Matrice cauſée de quelque coup, chûte, ou
▸utre bleſſeure, & principalement de ce que l'arriere-fais
▸n ces occaſions, parfois en d'autres, venant à ſe ſeparer
▸n partie, & quelque-fois tout-à-fait, des parois inter-
▸nes du fond de la Matrice, auquel il doit eſtre adherent,
▸pour recevoir le ſang de la mere deſtiné à la nourriture
▸e l'enfant, par un tel détachement, laiſſe ouverts tous
▸es orifices des vaiſſeaux contre leſquels il eſtoit joint,
▸pour raiſon dequoy il ſe fait incontinent un grand flux
▸e ſang, lequel ne ceſſe point (s'il eſt ainſi cauſé) que la
▸femme ne ſoit accouchée, parce que l'arriere-fais eſtant
▸une fois détaché quand ce ne ſeroit méme qu'en partie,
▸ne ſe rejoint jamais avec la Matrice, pour pouvoir bou-

cher ces vaisseaux qui ne se referment pas aussi, que la
Matrice n'ait esté vuidée de tout ce qu'elle contient : car
pour lors, venant à se comprimer & se resserrer, & comme r'entrer en soy-même (ce qui arrive incontinent
aprés l'accouchement) les ouvertures de ces vaisseaux
sont bouchées, & comme étoupées par cette contraction, moyennant quoy aussi, cesse cette perte de sang,
qui continuë toûjours tant que la Matrice est dans la distension qu'en font l'enfant & les autres choses qu'elle
contient, à cause que ces vaisseaux demeurent toûjours
beans & ouverts, jusques à ce qu'ayant esté déchargée
de son fardeau elle vienne à s'affaisser comme nous venons de dire ; ce qui arrive tout ainsi que nous le voyons
en une éponge, de laquelle les pores, ou trous, qui sont
fort larges quand elle est enflée, viennent à disparoître, & à estre bouchez de sa propre substance si nous la
resserrons & comprimons, aussi de même par cette contraction qui se fait en la Matrice (laquelle estoit devenuë comme spongieuse dans la grossesse, au lieu où luy
estoit attaché l'arriere-fais les orifices des vaisseaux sont
fermez, si-tost qu'elle est vuidée de tout ce qui estoit
contenu en sa capacité.

Quoyque j'aye dit, qu'il faut par necessité, pour les
raisons alleguées, accoucher la femme en cette occasion, afin de faire cesser la perte de sang, je ne pretends
pas qu'aussi-tost qu'on s'en apperçoit on y procede de
la maniere ; car il se voit des pertes de sang, quand elles sont petites, s'arrester quelquefois en se tenant seulement de repos au lit, & par la saignée du bras, avec l'usage des remedes specifiez au Chapitre précedent : ce pour-
roit-estre aussi un flux menstruël & ordinaire. Si le

fang ne fluë donc qu'en petite quantité, & que l'évacuation foit de peu de durée, il faut pour lors, laiffer l'accouchement à l'œuvre de nature, pourveu que la femme ait
des forces fuffifantes, & qu'elle ne foit accompagnée d'aucun autre accident fâcheux: mais quand il coule en fi grande abondance qu'elle en tombe en convulfion & en fyncope, c'eft en ce cas qu'il ne faut plus differer l'operation,
& qu'il eft abfolument neceffaire d'accoucher la femme,
qu'elle foit à terme ou non, qu'elle ait les douleurs de
l'accouchement ou qu'elle n'en ait aucunes, dautant qu'il
n'y a que ce feul moyen pour luy fauver la vie & à fon enfant: & fi on ne le fait promptement. *Extremam fundet
cum fanguine vocem.* Elle jettera avec le fang les derniers
foûpirs. Hypocrate en a bien reconnu le danger dans l'A-
phorifme cinquante-fix du cinquiéme Livre, où il dit,
*In fluxu muliebri fi convulfio, & animi defectus advene-
rit, malum.* Si au flux de fang de la femme il furvient
convulfion, & défaillance de cœur, c'eft un mauvais
figne.

Il ne faut pas en cette mal-heureufe occafion, attendre
toûjours pour accoucher les femmes, qu'elles ayent des
douleurs qui répondent & pouffent en bas; car quoy qu'il
leur en foit venu au commencement, elles n'en ont plus
pour l'ordinaire, d'abord que la perte de fang a efté jufques à la fyncope & à la convulfion, ny auffi ne doit-on
pas differer, jufques à ce que la Matrice foit beaucoup
ouverte dautant que cette effufion de fang l'humectant
grandement, & les foibleffes la relâchant, font qu'elle fe
peut pour lors auffi facilement dilater que fi elles avoient
eu quantité de fortes douleurs, ce qu'on fera ayant fait
mettre la femme en la fituation que nous dirons en par-

lant de l'accouchement, aprés quoy le Chirurgien ayant
sa main ointe d'hûile ou de beurre frais, introduira peu à
peu ses doigts joints ensemble dans la Matrice, & les écartera les uns des autres lors qu'ils seront à son entrée, pour
la dilater suffisamment, petit-à-petit, & sans aucune violence, si faire se peut, ce qu'estant fait, & ayant la main
tout-à-fait dedans, s'il reconnoît que les membranes des
eaux ne soient pas percées, il ne fera aucune difficulté de
les rompre, en suite dequoy quelque partie que l'enfant
puisse presenter la premiere, quand mesme ce seroit la
teste (à moins qu'elle ne fût trop avancée) il doit toûjours en cette occasion aller chercher ses pieds, pour le tirer en observant toutes les circonstances que nous dirons
au Chapitre quatorziéme du second Livre, en parlant
de l'accouchement auquel l'enfant vient les pieds devant,
dautant qu'il y a bien plus de prise & de facilité par eux,
que par la teste, ou par les autres parties. C'est pourquoy s'ils ne se presentent d'abord, le Chirurgien les ira
chercher, ce qu'il fera plus facilement en ce temps, qu'en
d'autres, parce que le sang qui s'est écoulé en grande abondance dans la Matrice, la rend si lubrique & glissante par
son humidité, qu'il ne luy sera pas difficile de retourner
l'enfant pour le tirer par les pieds, comme nous venons
de dire, aprés quoy il délivrera la femme de son arriere-
fais qui est toûjours fort peu adherent en ces rencontres, observant de ne laisser aucuns grumeaux de sang dans
la Matrice ; car ils feroient encore continuër le flux, ce
qu'estant fait on le verra cesser peu aprés avec tous les accidens, si on n'a pas attendu trop tard à faire l'operation.

Beaucoup de femmes ont pery avec leurs enfans, faute d'en avoir usé de la maniere en ce fâcheux accident, &

quantité d'autres ont évité la mort, qui leur eût esté autrement certaine pour avoir esté secouriies assez à temps, comme aussi plusieurs enfans ont receu le Sacrement de Baptesme, dont ils auroient esté frustrez sans cela. Guillemeau dans le treiziéme Chapitre du deuxiéme Livre de son heureux accouchement, fait mention de six ou sept histoires qui font foy de cette verité, dans partie desquelles on voit que les femmes avec leurs enfans en furent les sanglantes victimes, pour n'avoir esté accouchées en pareille rencontre, ce que les autres éviterent l'ayant esté d'assez bonne heure ; & pour confirmer d'autant plus la chose, par mes propres experiences, j'en feray recit d'une entr'autres, qui est tres-remarquable, & dont le ressouvenir m'est si sensible, que l'ancre avec laquelle je l'écris maintenant, pour la faire connoître au public, afin qu'il en puisse profiter, me semble estre du sang, d'autant qu'en cette pitoyable & fatale occasion, j'en vis à mon grand regret, épancher devant moy une partie du mien.

Ce fut il y a trois ans, qu'une mienne sœur qui n'avoit pas encore vingt & un an, estant grosse de huit mois & demy (ou environ) de son cinquiéme enfant, se portant extrémement bien pour lors, fut si mal-heureuse que de se blesser (quoyque legérement en apparence dans ce moment) estant tombée sur les genoiiils, son ventre ayant aussi porté un peu à terre par la chûte, aprés quoy elle demeura un jour ou deux sans s'en trouver beaucoup incommodée, pour raison dequoy elle négligea de garder le repos qui luy estoit bien necessaire ; mais le troisiéme jour, ou environ, de sa blesseure, sur les onze heures du matin, elle fut subitement surprise de fortes & fre-

quentes douleurs dans le ventre, leſquelles furent auſſi-
toſt accompagnées d'une grande perte de ſang, ce qui l'o-
bligea d'envoyer querir incontinent ſa Sage-femme, qui
n'entendoit pas des mieux ſon métier, laquelle eſtant arrivée, luy dit qu'il falloit pour l'accoucher, ſe donner
patience que ſa Matrice ſe dilatât d'elle-même par les
douleurs, l'aſſeurant au reſte qu'il n'y avoit rien à craindre, & qu'elle ſeroit bien-toſt délivrée de cét accident,
dautant que ſon enfant venoit bien. Elle la fit ainſi vaine-
ment eſperer durant trois ou quatre heures, juſques à
ce que le flux de ſang continüant toûjours fortement,
les douleurs commencerent à ceſſer, & que la pauvre
femme fût tombée par pluſieurs fois en foibleſſe; aprés
quoy cette Sage-femme demanda un Chirurgien pour la
ſecourir en cette occaſion. On vint incontinent chez moy
pour m'en avertir; mais mal-heureuſement ne m'y eſtant
pas trouvé pour lors, on fut querir celuy qu'on croyoit
eſtre le plus habile homme de tous les Chirurgiens, qui
pratiquent à Paris les accouchemens, lequel fut tout auſſi-toſt conduit au logis de ma ſœur, où il arriva environ ſur les quatre heures aprés midy; mais l'ayant veüe
en cét état, il ſe contenta ſeulement de dire que c'eſtoit
une femme morte, à laquelle il n'y avoit rien à faire que
de luy faire recevoir tous ſes Sacremens, & qu'on ne
pouvoit pas abſolument l'accoucher, à quoy conclüoit
pareillement & conjointement la Sage-femme, qui
croyoit, que le ſentiment d'un homme ſi authentique-
ment eſtimé d'un chacun eſtoit indubitable. Lors qu'il
eut fait un tel prognoſtic, il s'en retourna auſſi-toſt chez
luy, ſans vouloir reſter là davantage, & laiſſa en ce déplorable état, & ſans aucun ſecours cette jeune femme,
à qui

à qui il eût indubitablement fauvé la vie, & à fon enfant,
s'il l'eût accouchée en ce temps, ce qui eftoit affez facile, comme on le peut aisément concevoir par la fuitte
de cette hiftoire. Aprés l'avis d'un homme de fi grande
reputation, joint à celuy de cette Sage-femme, tout le
monde qui eftoit là prefent, crût que puifque Monfieur
un tel * n'y pouvoit rien faire, il n'y avoit point d'autre remede à un fi grand mal, que d'efperer en Dieu feul qui
peut tout. On tàcha pour lors, de confoler le mieux qu'il
fut poffible ma pauvre fœur, laquelle afpiroit avec grande paffion de me voir, pour fçavoir fi je luy prononcerois
le même Arreft, & fi fon mal, qui augmentoit toûjours
de plus en plus, eftoit fans aucun remede (car fon fang
couloit continuellement en grande abondance :) Enfin je
revins chez moy, où on m'eftoit venu chercher pour me
dire cette mauvaife nouvelle, il y avoit fort long-temps,
& où par mal-heur je ne m'eftois pas rencontré, comme
j'ay dit, ce que fçachant, je courus incontinent chez elle,
& au plus vîte qu'il me fut poffible, où eftant arrivé je
vis un fi pitoyable fpectacle, que toutes les paffions de
mon ame furent agitées dans cét abord, de plufieurs &
differens mouvemens ; aprés quoy ayant un peu repris
mes fens, j'approchay du lit de ma fœur, à laquelle on
venoit de donner les derniers Sacremens, où eftant elle me conjura par plufieurs fois de luy donner le fecours, qu'elle me dit n'efperer plus que de moy. Aprés
que j'eus appris de la Sage-femme tout ce qui s'eftoit
paffé, & qu'elle m'eût dit le fentiment du Chirurgien
qui l'avoit veuë, il y avoit plus de deux heures (car pour
lors il en eftoit bien fix) j'apperceus que le fang couloit toûjours abondamment, & fans difcontinuation, du-

X

quel elle avoit déja perdu plus des trois quarts , & ce qui
eſt de remarquable , plus de douze pallettes depuis les
deux heures qu'il y avoit que ce Chirurgien s'en eſtoit retourné, comme il me parut par la quantité de ſerviettes,&
d'autres linges qui en eſtoient tout trempez , lequel ſang
reſtant en ſon corps , ſi elle eût eſté accouchée en ce
temps , luy auroit ſans doute ſauvé la vie : Ie vis auſſi
qu'il luy prenoit preſque de moment en moment des
foibleſſes , qui s'augmentoient de plus en plus , ce qui
me fit bien connoître qu'elle eſtoit encore en bien plus
grand peril qu'elle n'auroit eſté , ſi on n'eût pas laiſſé
paſſer l'occaſion de l'accoucher , deux ou trois heures
devant , comme il eſtoit poſſible & facile, dautant que
pour lors elle avoit encore preſque toutes ſes forces ,
qu'elle perdit en ſuitte avec le reſte de ſon ſang , qui
avoit toûjours continué de couler ; & voulant connoître
s'il eſtoit vray qu'on ne la pût accoucher , je ſentis en
la touchant par bas , l'orifice interne de ſa Matrice dilaté , en telle ſorte que j'y pouvois facilement introduire deux ou trois doigts ; ce qu'ayant remarqué ; je la fis
retoucher à la Sage-femme , pour ſçavoir ſi cét orifice
eſtoit ainſi diſpoſé lors que ce Chirurgien avoit dit
qu'on ne la pouvoit accoucher , & ſi elle eſtoit de ſon
opinion ; elle me dit qu'ouy , & qu'il avoit toûjours eſté
en ce même état , depuis qu'il eſtoit ſorti. Tout auſſi-
toſt qu'elle m'eût fait cette déclaration , je connûs fort
bien ſon ignorance , & où eſtoit l'encloüeure du Chirurgien , touchant quoy , je luy dis que je m'étonnois
fort de ce qu'ils avoient eſté tous deux de ce ſentiment,
veû que la choſe me paroiſſoit dans la verité tout au
contraire , pour lequel ſujet il luy étoit aſſeurément fa-

cile de l'accoucher en ce temps s'il eût voulu, auſſi bien
qu'il étoit encore pour lors, ce que j'euſſe à la verité
fait en ce moment, s'il m'eût eſté poſſible d'avoir aſſez de force ſur mon eſprit, qui vacilla long-temps, ſur
la reſolution que je fus contraint d'en prendre, aprés
avoir perdu l'eſperance de toute autre aſſiſtance. Ce qui
m'en empêchoit, ne fut pas tant le prognoſtic qu'avoit
fait ce Chirurgien ſi fameux, qui avoit perſuadé à tous
les aſſiſtans qu'on ne la pouvoit accoucher (car c'eſt paroître temeraire, que de reſiſter au dire de ceux qu'on
eſtime pour des Oracles) comme auſſi le peu de force
qu'avoit pour lors la malade ; mais ce fut principalement la qualité de la perſonne, qui eſtoit ma ſœur que
j'aymois tres-tendrement, qui agita mon eſprit de ſi
differentes paſſions, dont il fut préoccupé en la voyant
preſte d'expirer devant moy, pour la prodigieuſe perte de ce ſang, qui eſtoit ſorti de la même ſource que
le mien, qu'il ne me fut pas poſſible de m'y reſoudre
ſur l'heure, ce qui m'obligea de renvoyer incontinent
chez ce Chirurgien qui s'en eſtoit retourné, il y avoit
fort long-temps, pour le prier de vouloir revenir au
logis, afin que luy témoignant moy-même la facilité
que je trouvois à l'operation, & que luy faiſant entendre & avoüer qu'il n'y a jamais d'eſperance en ces occaſions, ſi on ne l'entreprend au plûtoſt, je pûſſe le reſoudre à l'accoucher, au lieu d'abandonner ainſi la mere au déſeſpoir de la vie, comme il avoit fait, & de
laiſſer perir ſon enfant avec elle, auquel il eût pû procurer le Baptême, s'il eût fait ce que l'art requiert, qui
eſt que ne les pouvant ſauver tous deux, on tâche à tout
le moins de ſauver l'enfant, s'il eſt poſſible ſans préju-

dicier à la mere, ce qui eſtoit tres-facile comme vous
l'allez connoître : mais il ne voulut jamais revenir, pour
quelque priere, & ſolicitation qu'on luy en pût faire,
s'excuſant toûjours ſur ce qu'il n'eſtoit pas poſſible de
rien faire en cette rencontre. Quand on me l'eut dit,
je renvoyé encore chez un autre Chirurgien de mes
confreres, qui eſt un peu plus obligeant, & plus ſerviable,
avec lequel (s'il fût venu aſſez à temps) j'aurois con-
clu à la neceſſité de l'operation, comme auſſi l'aurois-
je fait demeurer d'accord de ſa facilité : mais le mal-
heur voulut qu'on ne le trouva pas chez luy. Pendant
toutes ces allées & venuës, il ſe paſſa bien encore une
heure & demie, durant lequel temps le ſang couloit
toûjours ſans diſcontinuation, comme auſſi les foibleſſes s'augmentoient de plus en plus : ce fut pour lors,
que me voyant hors d'eſperance d'avoir les perſonnes
que j'avois envoyé querir, je pris reſolution de l'accoucher ſur l'heure, n'ayant pas eſté en mon pouvoir
de m'y reſoudre que dans cette extrémité, pour les
raiſons que j'ay dites, ce qui fut à la verité un peu trop
tard pour la mere ; car ſi j'euſſe eu aſſez de force ſur
mon eſprit, pour le pouvoir faire dans l'abord que j'ar-
rivay, il y avoit encore en ce temps grande eſperance
de la ſauver, auſſi bien que je fis ſon enfant, aprés m'y
eſtre comporté de cette maniere : qui eſt qu'ayant mis
deux de mes doigts dans l'orifice interne de la Matrice, lequel eſtoit aſſez ouvert pour leur donner entrée, j'en introduiſis un peu en ſuite un troiſiéme, &
petit-à-petit l'extrémité de tous les cinq de la main
droite, avec leſquels je dilatay cét orifice ſuffiſamment
pour luy donner entier paſſage, ce qui ſe fait fort fa-

cilement en femblables occafions, à caufe que l'a-
bondance du fang humecte & relâche extrémement,
comme il a efté dit, toute la Matrice, dans laquelle ayant ainfi fait entrer doucement ma main, je re-
connus que l'enfant prefentoit la tefte, & que fes eaux
n'eftoient pas encore écoulées, ce qui m'obligea d'en
rompre auffi-toft les membranes avec le bout de mes
doigts, m'aidant un peu pour ce faire de l'extremité des
ongles. Ce qu'eftant fait je retournay incontinent aprés
l'enfant pour le prendre par les pieds, par lefquels je le
tiray tres-facilement de la maniere que j'enfeigneray
au fufdit Chapitre quatorziéme du fecond Livre, ce
que je fis en moins de temps qu'il n'en faudroit pour
nombrer depuis un jufques à cent; & je protefte en ma
confcience, n'avoir jamais en ma vie fait aucun accouchement (quant à ce qui eft de ceux qui font contre nature) plus promptement, plus facilement, & avec
moins de violence pour la mere, qui pendant l'operation ne fe plaignit pas le moins du monde, quoy qu'elle
eût pour lors fort bon jugement, & une entiere connoiffance de ce que je luy faifois, laquelle fe fentit même
tout-à-fait foûlagée, fi-toft que je l'eûs ainfi accouchée
& délivrée, incontinent aprés quoy la perte de fang
commença de ceffer : pour ce qui eft de l'enfant je le
tiray vivant, & il fut à l'inftant baptifé par un Preftre
qui eftoit dans la chambre. La malade & toutes les perfonnes qui fe trouverent là prefentes (dont le nombre
eftoit affez grand) connurent bien, & tres-manifeftement pour lors, que le Chirurgien & la Sage-femme
qui avoient dit qu'on ne la pouvoit accoucher, n'a-
voient pas eû aucune raifon d'affeurer telle chofe.

L'operation fut faite encore affez à temps pour procurer le Baptême à l'enfant, qui le receut graces à Dieu,
comme je viens de dire, mais trop tard pour fauver la
vie à fa mere, qui pour avoir auparavant perdu tout fon
fang, mourut une heure aprés avoir efté ainfi accouchée,
par une foibleffe telle que celles qui luy venoient fouvent devant qu'elle l'eût efté. Ce flux de fang ceffa bien à
la verité, mais il ne luy en eftoit pas refté affez pour pouvoir refifter à ces fyncopes fi frequentes, ce qu'elle auroit certainement fait, comme on le peut tres-vray-fem-
blablement conjecturer, fi ce Chirurgien qui l'avoit
veuë premierement, l'eût accouchée trois grandes heures auparavant, le pouvant fans doute auffi facilement
que je le fis; depuis lequel temps elle avoit perdu, fans
exagerer, plus de vingt pallettes de fang, dont quatre ou
cinq auroient peut-eftre efté fuffifantes, pour la faire
échapper, dautant que c'eftoit une jeune femme de tres-
bonne conftitution, qui n'avoit aucune incommodité
ny maladie, lors qu'elle fut furprife de ce fatal accident,
qui luy arriva, comme j'ay dit, fur les onze heures du matin, elle fut accouchée à fept du foir, & parce qu'elle
avoit perdu tout fon fang avant l'operation, elle luy fut
infructueufe, & mourut une heure apres, en parlant
toûjours avec fort bon jugement, jufques au moment
qu'elle expira, qui fut fur les huit heures du même
jour.

Ie veux au fujet de cette lamentable hiftoire (afin
qu'on s'en donne de garde en pareille rencontre) examiner par maniere de difgreffion, quel pouvoit eftre le
motif du procedé de ce Chirurgien, qui eft auffi celuy de
quelques autres de telle nature. Il faut de neceffité,

qu'on demeure d'accord avec moy, que ce fut pour une, ou pour plusieurs de ces trois causes, qu'il ne voulut, ou ne pût pas accoucher cette femme, lors qu'il la vit plus de deux heures avant moy; ce qui se pouvoit aisément ainsi que j'ay fait remarquer. On peut dire que ce fut par ignorance, ou par malice, ou par Politique; de soûtenir que ce fut par ignorance, je ne le pourrois pas persuader, dautant qu'il a trop grande reputation pour cela, quoyque plusieurs personnes qui se connoissent bien en l'Art, tomberoient d'accord avec moy, qu'il est du nombre de ceux dont on peut dire avec juste raison, *minuit præsentia famam.* Que ce fut par malice, qui est celuy qui se voudroit imaginer, qu'il se pût trouver un homme de si détestable volonté? Mais si ce ne fut ny par ignorance, ny par malice, il est tres-facile à reconnoître que ce fut par une damnable Politique, que quelques gens qualifient de prudence; de cette fausse prudence ont coûtume d'user ceux qui sont en grande reputation, lesquels font toûjours leur possible pour éviter les dangereuses cures, de peur que ceux qui ne se connoissent pas en l'Art, ne viennent à perdre la bonne opinion qu'ils avoient conceuë d'eux, quand il arrive que les malades meurent entre leurs mains, quoy qu'ils les ayent bien & deuëment traitez. Ce fut là justement nostre mal-heur; car ce Chirurgien qui a grand renom parmy beaucoup de femmes de qualité qu'il accouche, fuït tant qu'il peut les accouchemens perilleux & sujets à mauvaise suite, comme estoit celuy-là; ce qu'il fit pour lors d'autant plus volontiers, qu'il se rencontra dans la chambre de ma sœur une Dame de consideration, femme d'vn des premiers Capitai-

nes aux gardes , qui demeuroit dans le même logis ,
laquelle il accouchoit ordinairement , ce qui fut cause que préjugeant que l'issuë de l'operation seroit tres-
douteuse , il aima mieux se conserver l'estime de son
ancienne pratique, qui ne se connoissoit pas à la chose ,
pour pouvoir juger de son procedé, que de faire chre-
stiennement son devoir en cette occasion, auquel neanmoins on doit toûjours avoir plus d'égard , qu'à tous
ces interests de vaine reputation , qui corrompent
pour l'ordinaire la conscience. Ceux qui usent de cette
Politique , sont souvent cause de la mort des pauvres
femmes qui les envoyent querir pour leur donner soû-
lagement , & de celle de leurs enfans , qu'ils empeschent
outre cela , en les privant du Baptême , de joüir pour
jamais de la felicité éternelle , dont ils seront un jour res-
ponsables devant Dieu.

J'ay bien voulu faire recit de toutes les circonstances de cette tragedie, afin qu'on connoisse plus facilement la necessité de faire promptement l'operation en
pareille occasion. Ie me suis trouvé depuis ce temps-
là , en plusieurs autres de semblable nature , ausquelles avec l'aide de Dieu , j'ay garenty les femmes de
la mort, & fait recevoir le Baptême à leurs enfans ,
dequoy j'ay eû plus de satisfaction en moy même , que
je n'en recevrois de tout l'honneur du monde , que me
pourroit procurer une si pernicieuse Politique , dont
ne se serviront jamais tous Chirurgiens , & Sages-femmes qui auront leur conscience bien reglée.

Or comme dans ces grandes pertes de sang, il arrive toûjours de grandes foiblesses , on fera son possible pour conserver ce qui reste de force à la malade ,

de, & les luy augmenter, fi faire fe peut, afin qu'elle en ait affez pour endurer l'operation, & en réchapper en fuite : pour lequel fujet on luy donnera de
temps en temps quelque bon confommé, & de la gelée, avec un peu de bon vin ; on luy fera auffi flairer du vinaigre rofat, luy mettant encore fur la region du cœur, une rôtie chaude trempée en vin avec
canelle ; ce qui fe fera plûtoft par telles chofes que
par des alimens folides ; car comme dit Hypocrate,
en l'Aphorifme onziéme du fecond Livre, *Facilius eſt*
potu refici, quàm cibo. On fe refait & nourrit bien plus
promptement par le boire que par le manger, dautant
que les alimens liquides font bien plus promptement
diftribuez que les folides : & pour empefcher que le
fang ne coule en fi grande abondance, jufques à ce
qu'il y ait lieu de faire l'operation, on la faignera du
bras, afin de le détourner un peu, & on luy mettra
des ferviettes trempées en oxicrat tout le long des reins.
Mais quand ce flux de fang vient par le détachement
de l'arriere-fais d'avec la Matrice, ainfi que celuy de
ma fœur eftoit caufé, toutes ces chofes fervent de
peu, & le plus expedient eft d'accoucher la femme,
le plûtoft que faire fe pourra, quand même elle ne
feroit groffe que de trois à quatre mois ou encore de
moins, dautant qu'il faudroit auffi-bien que tout vint:
& il eft neceffaire pour lors de tirer tout ce qui eft
contenu dans la Matrice, foit faux germe, mole, ou
enfant, fans y rien laiffer, laquelle aprés avoir efté
entierement vuidée, venant à s'affaiffer & fe contra-
ۣcter, fera ceffer pour les raifons que j'ay alleguées cy-
deffus, la perte de fang, & tous les accidens qui en

Y

eſtoient cauſez , en ſuite dequoy la femme en pourra
facilement réchapper, s'il luy reſte encore aprés l'operation des forces ſuffiſantes ; ce qui arrivera ſi on n'attend point trop tard à la ſecourir.

CHAPITRE XXI.

De la peſanteur , & de la deſcente , ou rela-
xation de Matrice , qui empeſche la fem-
me groſſe de marcher , comme auſſi d'uſer
librement du coït.

BEAUCOUP de femmes groſſes reſſentent au bas
du ventre une peſanteur extraordinaire , qui leur
arrive à cauſe que la Matrice , par le poids de ce qui eſt
contenu en ſa capacité , s'affaiſſe , & deſcend ſur ſon col,
& quelque-fois ſi bas qu'elles ne peuvent marcher qu'a-
vec peine , & en écartant les jambes , auquel temps
il ne leur eſt pareillement pas poſſible d'uſer du coït,
ſinon avec grande incommodité , dautant que la Matrice occupant pour lors , par ſa deſcente , une partie
de ſon col ſur lequel elle eſt affaiſſée , ne laiſſe pas lieu
d'y pouvoir loger le membre viril , qui venant à la rencontrer à ſon entrée luy cauſe douleur.

Nous appellons deſcente de Matrice quand elle tombe ſeulement dans le *vagina* , ſans toutefois ſortir tout-
à-fait hors la partie honteuſe , car en ce cas , ce ſeroit
une chûte ou précipitation , qui eſt une maladie bien
plus incommode & dangereuſe , laquelle n'arrive pas
ordinairement aux femmes groſſes , à cauſe que l'éten-

duë & groffeur de la Matrice empefche qu'elle ne puiffe ainfi fe précipiter; mais elle peut bien feulement def-
cendre & fe relâcher pour lors. La précipitation fe con-
noîtà la veuë, & la defcente fe fent facilement au doigt,
en le mettant dans le *vagina*; car on y rencontre auffi-
toft la Matrice, & fon orifice interne qui eft fort proche
de la partie honteufe, principalement lors que la femme
eft debout.

Cette defcente eft fouvent caufée de la relaxation des
ligamens de la Matrice, & particulierement de celle des
larges, qui la doivent tenir attachée de chaque cofté vers
les lombes, pour empefcher qu'elle ne tombe en bas, laquelle relaxation vient, ou de la pefanteur du fardeau
qu'elle porte, & contient en elle, qui oblige ces ligamens de s'étendre plus que de coûtume, ou de quelques
chûtes, qui luy donnant de grandes fecouffes produifent
le même effet, & d'autant plus facilement que le fardeau
eft pefant, comme auffi de quelque rude travail, ou d'une
mauvaife couche qui aura précedé la prefente groffeffe:
mais bien des fois elle eft caufée, ou à tout le moins faci-
litée, par une abondance d'humiditez, lefquelles abreu-
vant ces ligamens les relâchent ainfi; à quoy font tres-
fujettes les femmes pituiteufes, qui vuident ordinairement beaucoup de fleurs blanches.

Outre que la defcente de Matrice empefche, comme
nous avons dit, la femme groffe de marcher, & d'ufer librement du coït, elle luy caufe encore par fa pefanteur,
principalement vers les derniers mois de la groffeffe, une
ftupeur aux hanches, & des engourdiffemens aux cuiffes,
comme auffi des difficultez d'uriner & de décharger fon
ventre des gros excrémens, dautant que venant ainfi à

Y ij

s'affaisser elle comprime la veffie & le *rectum*, entre lefquels elle eft située. La femme pourra bien plus facilement guerir de la defcente de Matrice, quand elle fera accouchée, que pendant fa groffeffe, dautant qu'ayant efté
vuidée de fon fardeau, fes ligamens feront bien plus aifément fortifiez. Ioint qu'en ce temps on fe peut fervir
de peffaires pour la tenir en état, ce qui ne feroit pas facile pendant la groffeffe.

De quelque maniere que foit caufée la defcente de
Matrice à la femme groffe, le meilleur remede dont elle
fe puiffe fervir, eft de fe tenir au lit couchée, parce
que fa pefanteur feroit toûjours relâcher de plus en
plus fes ligamens quand elle feroit debout ; & fi elle n'a pas le moyen, ny la commodité de garder ainfi
le repos, tout au moins, fi fon ventre eft affez élevé
pour le pouvoir faire, comme il eft vers les derniers
mois, elle le fupportera avec une bande fort large
bien adaptée à ce fujet, afin que par ce moyen le fardeau eftant un peu foûlagé, ces ligamens ne foient
tant tiraillez & allongez ; & fi elle a difficulté d'uriner,
quand elle voudra lâcher fon eau, elle relevera elle-même fon ventre par devant avec fes deux mains, pour le
pouvoir faire plus aifément, empefchant de cette façon
que le col de la veffie ne foit tant comprimé : mais fi ce
font des humiditez qui ont relâché les ligamens de la
Matrice, elle ufera d'un regime de vivre propre pour les
deffecher, & fon manger fera plûtoft de viandes rôties
que boüillies ; elle s'abftiendra auffi en ce cas du coït,
dautant que dans fon action, la verge de l'homme venant
à frapper fouvent à la porte, & à toucher avec effort
contre l'orifice interne de la Matrice, qui eft fort bas

pour lors, il y auroit danger, que par cét attouchement douloureux, il ne vint à s'ouvrir avant le terme nece ssaire. La femme ne doit aussi estre serrée dans ses habits; car cela pousse encore, & fait descendre la Matrice, & sur tout lors qu'elle sera en travail, il faut bien prendre garde, que par le moyen des douleurs de l'accouchement, qui poussent encore fortement la Matrice en bas, & par la sortie de l'enfant, ou par l'extraction violente de l'arriere-fais, il ne se fasse de la descente, une précipitation, ce qui arriveroit facilement, comme il s'est veû bien des fois, si on n'observoit pas la methode que j'enseigneray au Chapitre seiziéme du second Livre, en parlant de cét accouchement.

CHAPITRE XXII.

De l'hydropisie de Matrice, & de l'enflure œdemateuse des levres de la partie honteuse.

NOus voyons certaines femmes pituiteuses, qui s'imaginant estre effectivement grosses d'enfant, ne vuident que des eaux qui s'estoient amassées dans leur Matrice; c'est ce que nous appellons hydropisie uterine. Il est arrivé plusieurs fois, que telle maladie a trompé les Sages-femmes, aussi bien que les malades, lesquelles ayant long-temps esperé & fait esperer un enfant, n'ont fait enfin au lieu de cela que de l'eau toute claire, comme il arriva un jour à cette marchande de bois, dont j'ay parlé au Chapitre troisiéme de ce premier Li-

vre, laquelle au bout de neuf ou dix mois d'une fausse
grossesse pareille, ne vuida que quantité de ces eaux, qui
avoient esté contenuës & enfermées durant tout ce temps
dans sa Matrice. Guillemeau dans le premier Chapitre de
son premier Livre de l'accouchement, fait mention
d'une histoire de la sorte, qui arriva en la personne d'une
nommée Madame du Pescher, laquelle en vuida un plein
seau, croyant certainement estre grosse d'enfant : & Fernel, au Chapitre quinziéme du sixiéme Livre de sa Pa-
thologie, nous recite une chose encore bien plus admirable, touchant ces hydropisies. Il dit avoir veû une certaine femme, qui au temps de ses purgations, jettoit par
le col de sa Matrice une si grande quantité d'eau citrine
tres-chaude, qu'elle en remplissoit six ou sept bassins, &
en vuidoit tant, que son ventre devenoit tout plat, aprés
quoy ses menstruës venoient aussi-tôt à couler selon l'ordre de nature, & que les mois suivans il s'en amassoit
derechef une pareille quantité, qui s'écouloit en suite
de la mesme façon, & que cette femme (ce qui est de
plus notable) ayant esté guerie de cette indisposition,
devint grosse, & accoucha d'un enfant plein de vie.

Ces eaux sont engendrées en la Matrice, ou bien elles y sont portées d'ailleurs ; comme quand dans l'hydropisie du ventre, elles viennent à passer par transuda-
tion, à travers la substance poreuse des membranes de
la Matrice. Elles sont engendrées dans la Matrice, quand
elle est trop refroidie, ou débilitée par quelque fâcheux,
& violent accouchement qui aura précedé, ou parce que
les immondices comme fleurs blanches, ou autres superfluitez dont elle avoit coûtume de se décharger, ont
esté long-temps supprimées. Quand les eaux qui sont

contenuës en la capacité de la Matrice luy ont esté en-
voyées d'ailleurs, pour lors elles ne sont jamais envelo-
pées de membranes particulieres, & ne sont seulement
retenuës que par la clôture de son orifice exactement
fermé, lesquelles s'écoulent aussi-tost qu'il vient à s'entrouvrir; mais quand elles sont engendrées dans la Matrice (ce qui se fait principalement aprés le coït, si les
semences sont trop froides & aqueuses, ou corrompuës)
alors elles sont quelquefois contenuës en des membranes, ce qu'estant la femme ne s'en décharge pas si-tost,
& les porte presque aussi long-temps que si c'estoit un
enfant, & c'est cette hydropisie qui fait qu'elle croit
quelquefois estre veritablement grosse.

On pourra facilement éviter d'estre trompé, en
prenant l'hydropisie de Matrice pour la grossesse d'enfant, si on fait bien réflexion sur tous les signes, dont
nous avons fait mention, en parlant de la veritable
grossesse, lesquels ne se rencontrent pas en cette maladie. La femme aura bien à la verité, le ventre enflé,
& suppression de ses mois en ce temps, aussi bien qu'en
la grossesse, mais il y aura beaucoup de choses qui nous
en feront connoître la difference; car en l'hydropisie,
elle aura les mammelles flasques, mollasses, & abba-
tuës, elle n'y aura point de lait, elle ne sentira aucun
mouvement d'enfant au terme ordinaire, mais seulement comme un gargoüillement d'eau agitée, elle aura une plus grande douleur, & pesanteur au ventre,
qui sera aussi rendu plus également en rondeur que
s'il y avoit un enfant; elle aura mesme les levres de la
Matrice, les cuisses, & les jambes enflées, & œdema-
teuses, & une bien plus mauvaise couleur de la face,

que si c'estoit une bonne grossesse. Or comme cette hydropisie peut venir seule, aussi survient-elle quelquefois à la femme qui est veritablement grosse, ces eaux
estant contenuës hors des membranes de l'enfant dans
la capacité de la Matrice; car quoy qu'il y en ait beaucoup dans ces membranes, ce n'est pas proprement une
hydropisie de Matrice, dautant qu'il y en doit toûjours avoir naturellement, au milieu desquelles est contenu le *fœtus* : neanmoins elles y sont parfois en telle
abondance, & enflent si prodigieusement le ventre de
la femme, qu'on la croiroit grosse de deux ou trois enfans, quoy qu'elle ne la soit que d'un seulement, lequel
en est extrémement affoibli, dautant que la plus grande
portion de sa nourriture se resout en ces eaux, qui étei-
gnent presque, & suffoquent le peu de chaleur naturelle qu'il peut avoir. On a veu quelquefois des femmes qui en ont jetté des trois & quatre pintes plus de
deux mois avant que d'accoucher ; quand cela arrive
ainsi, elles sont pour lors dans la Matrice hors des membranes; car autrement il faudroit de necessité que l'enfant sortît peu de temps apres ces vuidanges, si les eaux
qui doivent estre naturellement contenuës dans ces
membranes venoient à s'écouler.

Le meilleur remede pour ces sortes d'hydropisies, s'il
y a grossesse d'enfant, est d'attendre avec patience l'heure de l'accouchement, observant cependant un regime
de vivre dessicatif ; mais s'il n'y a que des eaux contenuës en la Matrice, on fera prendre à la femme des
choses dieüretiques, qui puissent faire ouvrir la Matrice pour les évacuer, & on tâchera de luy provoquer
ses mois, ayant toûjours égard à détruire par purgations

‥ons convenables, la caufe de la generation de telles fuperfluitez.

La Matrice eft parfois fi pleine de ces humiditez,
qu'elle en regorge jufques fur les parties exterieures, &
principalement fur celles qui luy font voifines, comme
fur les levres de la partie honteufe, qui fouvent en font
tellement gonflées, qu'elles en deviennent toutes bour-
foufflées, & quelquefois en font fi groffes & tumefiées
à certaines femmes, qu'elles ne peuvent pour ce fujet,
approcher leurs cuiffes l'une de l'autre, ce qui les empêche de pouvoir marcher, fi ce n'eft avec peine, & tres-
grande incommodité. Cette enflure eft pour lors lu-
cide, & prefque tranfparante, ainfi que feroit une hydrocelle, à caufe de la quantité d'eau claire dont elle eft
pleine: & comme elle pourroit eftre bien douloureufe,
& incommode à la femme pendant fon accouchement,
dautant que par ce gonflement, les paffages en font rendus plus étroits, il fera befoin d'y remedier auparavant;
ce qu'on fera pour le plus feur par l'operation de la main,
en faifant plufieurs fcarifications avec la lancette, tout le
long de ces levres, par le moyen defquelles les humiditez fuinteront & diftileront peu-à-peu, aprés quoy on
mettra deffus des compreffes trempées en vin aromatique & aftringent, pour empêcher la récidive, en forti-
fiant ces parties, faifant toûjours cependant obferver à
la femme un regime de vivre convenable à l'hydropifie. Quelques-uns veulent y appliquer des fangfuës,
afin d'éviter la douleur de la lancette; mais elles n'y font
pas fi propres, dautant que la petite ouverture qu'elles
font fe referme incontinent qu'elles en font détachées,
ce qui n'arrive pas fi-toft aux fcarifications qu'on fait

Z

tant & si peu profondes qu'on veut, lesquelles on peut aussi tenir ouvertes par medicamens onctueux appliquez dessus, autant de temps qu'on le juge à propos & necessaire.

CHAPITRE XXIII.

De la maladie venerienne des femmes grosses.

LA Foy nous oblige de croire , que l'ame de l'enfant qui est au ventre de sa mere, est tachée du peché de nôtre premier Pere, si-tost qu'elle luy est infuse, mais l'experience journaliere nous montre que son petit corps, porte aussi dés ce temps, la peine des fautes dont il n'est pas coupable, quand sa mere est affligée de la maladie venerienne ; car nous voyons tous les jours les enfans dont les peres & meres en sont infectez, naître pleins de pustules, & de vilains ulceres , & assez souvent mourir avant que de venir au jour, ou fort peu de temps aprés estre nez, ausquels il vaudroit bien mieux n'avoir jamais esté engendrez , que de perir ainsi miserablement, en patissant comme nous venons de dire , pour les pechez qu'ils n'ont pas commis. Cette verité est assez connuë d'un chacun pour n'en faire aucun doute , nous avons veû depuis quelques années en ça, des personnes tres-considerables, qui nous en ont donné des preuves par leur propre exemple.

Il n'est pas bien difficile de concevoir comment la femme grosse qui a la verole, la communique à l'enfant qui est en son ventre, dautant que cette contagieuse maladie, corrompant toute la masse du sang de la mere, il est de necessité, que l'enfant qui n'a pas d'autre nourriture pour lors, soit infecté en convertissant ce vilain sang en sa propre substance, lequel par son acrimonie, à cause de

la tendreffe de fon corps, y fait facilement ces ulceres
malins, que tous ceux dont les meres font ainfi gâtées,
apportent ordinairement en naiffant.

La verole qui n'eft que d'une mefme efpece dans fon
effence, & qui eft feulement diftinguée par degrez felon
le plus ou le moins, fe communiquant par le moyen du
fang de la mere, fera d'autant plus ou moins d'impreffion au corps de l'enfant, que fon degré fera plus fort
ou plus foible : & fi la femme groffe a des ulceres fort
proches de fa Matrice, comme dans fon col, & aux parties voifines, par cette proximité, le venin luy fera porté encore bien plus facilement.

Ie n'ay pas deffein de traitter à fond en ce lieu de la
maladie venerienne, comme auffi d'en écrire particulierement la curation ; mais je prétends feulement faire connoître, fi les femmes en peuvent parfois eftre traitées pendant qu'elles font groffes, ou fi pour ce faire, on doit
toûjours differer jufques aprés leur accouchement. Afin
d'en pouvoir juger il faut faire quelque diftinction ; car
quand la femme eft fur les derniers mois de fa groffeffe,
on doit attendre qu'elle foit accouchée pour l'en traiter
aprés, & fon enfant s'il en eft pareillement infecté ; parce
que l'accouchement arrivant, pendant que la femme feroit dans les remedes, elle y coureroit rifque de fa vie, outre que fi l'enfant venoit mort en ce temps, on auroit
opinion qu'il auroit efté tué par leur violence, & on en
accuferoit la temerité du Chirurgien. Lors que la verole n'eft encore qu'au premier degré, & qu'elle ne caufe pas
grands accidens, on doit pareillement remettre la cure
éradicative aprés l'accouchement, & fe contenter feulement de la palliative, par un regime de vivre conve-

Z ij

nable, & quelque legere purgation de temps en temps
pour empêcher que le mal n'augmente : mais fi la femme,
qui n'eft encore que fur les premiers mois de fa groffeffe, a la verole au dern'er degré, accompagnée de tres-
grands & continuels accidens, qui nous témoignent
qu'il feroit bien mal-aisé qu'elle pût attendre jufques
aprés fon accouchement pour en eftre penfée, dautant
qu'eftant encore bien éloignée de fon temps, ces accidens s'augmentans de plus en plus, il feroit impoffible
que fon fruit n'en fût corrompu, ou bien difficile qu'elle n'en avortât, en ces cas, afin d'éviter le plus grand de
deux maux, fi elle a des forces fuffifantes, on la pourra traiter ; car au pis aller, quand les remedes la feroient avorter, il ne luy arriveroit que ce que la grandeur de la maladie auroit certainement fait. On la traitera donc pour lors, fans laiffer augmenter davantage
les accidens, qui par fuccefsion fe rendroient encore
beaucoup plus dangereux, tant pour elle que pour fon
enfant, obfervant de luy donner les remedes plus doucement, & avec bien plus de préparation, & de circon-
fpection, faifant en forte que l'évacuation qu'on luy
procurera par le flux de bouche, foit plûtoft petite à la
fois, en durant plus long-temps, que d'eftre grande &
fubite, & fur tout que ce foit avec les frictions d'onguent
de mercure, faites aux parties fupérieures feulement, &
non pas avec les parfums, qui la mettroient en bien plus
grand rifque d'avorter, en faifant ouvrir la Matrice ; outre qu'ils feroient auffi bien plûtoft perir fon fruit s'il
avoit vie. Il ne faut pas pareillement donner pour le même fujet, aucune drogue à prendre par la bouche, dans
la compofition de laquelle entre le mercure, pour raifon

dequoy on doit préferer les frictions des parties supe-
rieures comme nous difons, tâchant toûjours de fe rendre maiftre de l'évacuation le plus que faire fe pourra,
& d'empefcher qu'elle ne fe fafle par le flux de ventre;
car la femme feroit en bien plus grand danger d'en
avorter, que par le flux de bouche, à caufe des épreintes
continuëlles qu'elle feroit obligée de faire en allant
fouvent à la felle, par lefquelles la Matrice recevroit
grande commotion, & feroit extrémement agitée.

Ie fçay bien que plufieurs perfonnes auront de la
peine à fe perfuader, non feulement qu'il foit poffible
de guerir une femme de la verole pendant qu'elle eft
groffe, mais auffi qu'elle & fon enfant en puiffent fupporter les remedes, fans les mettre l'un & l'autre au
danger prefque inévitable de la mort : neanmoins l'experience que j'en ay veuë moy même, fait que je ne fuis
pas de leur fentiment, laquelle je veux bien rapporter
pour fervir d'exemple en pareil cas. En l'an mil fix cent
foixante comme j'eftois à l'Hoftel Dieu de Paris y pratiquant les accouchemens, une jeune femme, ou fille en
maniere de courtifanne, âgée au plus de vingt ans, y
vint pour accoucher comme elle fit de fon deuxiéme enfant, laquelle ayant eû la maladie venerienne dés avant
fa premiere groffeffe, en avoit accouché avant terme
d'un enfant mort, & tout pourri de verole; mais quand
elle fut groffe pour cette deuxiéme fois, voyant que les
accidens de fa maladie augmentoient de plus en plus,
elle préjugea qu'il n'y avoit pas lieu d'efperer que cette
feconde groffeffe luy pût mieux reüffir que la premiere,
parce qu'elle avoit partout le corps, & principalement
aux deux mammelles quantité d'ulceres tres-malins, qui

s'augmentoient de jour en jour; & apprehendant qu'ils
ne se convertiffent en *cancer*, avant qu'elle eût atteint
le temps de l'accouchement, dont elle eftoit éloignée,
dautant qu'elle n'eftoit encore groffe que de trois mois,
elle prit refolution pour lors, de fe faire traiter tout-à-
fait, & de rifquer fa vie en cét état pour tâcher de porter fon enfant à bien, n'efperant pas le pouvoir faire par
autre moyen, ny de pouvoir auffi elle-même refifter à
fon mal qui s'empiroit tous les jours de plus en plus. Elle
fut communiquer fa maladie & fon deffein à trois ou
quatre Chirurgiens, ne leur celant pas qu'elle eftoit
groffe, lefquels ne voulurent jamais la traiter pour ce
fujet, nonobftant qu'elle y fût bien refoluë, & qu'elle
leur promît de les bien payer, chacun d'eux luy difant
que fa confcience y feroit engagée s'il le faifoit en l'état
qu'elle eftoit, & qu'il feroit bien plus à propos qu'elle
patientât au mieux qu'elle pourroit, jufques à ce qu'elle
fût accouchée, après quoy il l'entreprendroit volontiers : mais comme elle vit qu'elle n'en trouveroit pas
aucun qui le voulût faire, fi elle ne celoit fa groffeffe,
qui pour n'eftre que de trois mois ne paroiffoit prefque
pas pour lors, croyant qu'il n'y avoit pas de meilleur
expedient, elle en fut trouver un autre à qui elle ne fe
déclara en aucune façon eftre groffe, lequel la traita en
la maniere ordinaire comme fi rien n'eût efté, & outre
les autres remedes qu'on a coûtume de faire en cette
maladie, il luy donna par cinq ou fix frictions rëite-
rées un flux de bouche, qu'elle eût tres-copieux pendant cinq femaines entieres, au moyen dequoy elle fut
fort bien & parfaitement guerie, fans qu'il luy reftât enfuite aucun accident de fa maladie. Lors qu'elle fut fur

la fin des remedes, voyant qu'elle en avoit bonne iſſuë,
elle dit à ſon Chirurgien qu'elle eſtoit groſſe de quatre
mois & demy (car elle l'eſtoit de trois mois comme il eſt
dit, quand elle entra chez luy, où elle demeura ſix ſemaines entieres ſans qu'il s'en apperceût) ce qu'il ne
pouvoit preſque croire dans l'abord qu'elle luy déclara ; mais ayant fait réflexion ſur ſon ventre qui avoit
toûjours groſſi au lieu de diminuër, pendant l'évacuation que les remedes avoient faite, il en connut auſſi-toſt
la verité : elle luy témoigna, que le ſujet pourquoy elle
luy avoit celé ſa groſſeſſe, eſtoit le refus que quatre autres Chirurgiens auſquels elle avoit dit la choſe, luy
avoient fait de la traiter. Depuis qu'elle fut ainſi ſortie
de ces remedes, elle ne fut en aucune façon incommodée durant tout le reſte du temps de ſa groſſeſſe, ſinon
qu'elle fut un peu accueillie de neceſſité, dautant qu'elle avoit donné le peu d'argent qu'elle pouvoit avoir à
ſon Chirurgien pour la penſer, ce qui fut cauſe qu'elle
vint audit Hôtel-Dieu pour y faire ſes couches, où
pour lors je l'accouchay moy-même d'un enfant à terme,
auſſi gros, & gras, & auſſi ſain, que ſi ſa mere n'eût jamais eû en tout ſon corps aucune tache de cette maladie;
& ce qui eſt bien remarquable, l'arriere-fais, qui eſt une
partie qui reçoit facilement l'impreſſion de la moindre
corruption des humeurs de la femme, en eſtoit auſſi
net, & auſſi beau & vermeil qu'on ſe puiſſe imaginer.

Cét exemple qui eſt tres-veritable, nous fait connoître qu'on peut bien traiter de la verole la femme groſſe;
ce qui ſe fera dautant plus ſeurement que celle-cy ne la
fut pas, ſi on obſerve les précautions que j'ay notées cy-
deſſus : car c'eſt ſans contredit, que ſi cette femme n'en

eût esté pensée, elle eût accouché cette seconde fois
d'un enfant corrompu comme elle avoit fait la premiere. Recitant un jour cette Histoire à vn Chirurgien de
mes amis, il me dit avoir aussi veû luy-même la chose
reüssir à deux differentes personnes, qui en avoient esté
fort bien gueries, desquelles les enfans estoient pareillement bien venus à terme, sans avoir en tout leur corps
aucune impression de ce venin. *Varandeus* nous en fait
encore foy, au second Chapitre de son deuxiéme Livre
des maladies des femmes, où il dit précisément, qu'il
a veû des femmes grosses ausquelles cette maladie estoit
enracinée qui ont bien souffert les onctions de mercure
avec bavement, ordonnées par des Empiriques, ce qui
fait bien connoître que la cure doit encore avoir plus facilement un meilleur succez, quand les remedes sont
conduits & gouvernez par une personne sçavante & methodique. En vn mot il est aisé de se persuader qu'elles y
peuvent bien resister, quoyque grosses, puisque nous
en voyons tres-souvent avoir des fiévres continuës pendant des douze & quinze jours, & d'autres maladies aiguës, pour raison dequoy elles sont saignées des neuf &
dix fois si la necessité le requiert, lesquelles nonobstant
tout cela, ne laissent parfois de porter leur enfant jusques à terme, & d'en accoucher aussi heureusement que
si elles n'avoient eû aucun accident.

CHAPITRE XXIV.
De l'avortement, & de ses causes.

L ORS que la femme jette & vuide ce qui avoit esté
retenu en sa Matrice par la Conception, si c'est

pendant les premiers jours, nous appellons telle chose effluxion, c'est à dire écoulement des semences, dautant qu'en ce temps elles n'ont encore acquis aucune consistance solide; si c'est un faux germe qu'elle mette dehors, ce qu'elle fait ordinairement entre la fin du premier, & celle du deuxiéme mois, nous nommons cela expulsion : mais lors que l'enfant est déja formé, & qu'il commence d'avoir vie, s'il vient à sortir avant le temps ordonné & prescript de Nature, c'est en ce cas un avortement, lequel peut arriver depuis le second mois jusques au commencement du septiéme seulement ; car apres c'est toûjours un accouchement, dautant que l'enfant estant assez robuste, & ayant toute sa perfection peut vivre pour lors, ce qu'il ne fait pas s'il vient auparavant. Ces choses estant ainsi entenduës, nous dirons que l'avortement est une issuë côtre naturede l'enfant imparfait hors de la Matrice, avât le terme limité, ce qui est cause qu'il vient le plus souvent mort, ou que si quelquefois il a vie, il tarde peu à la perdre apres estre né.

Nous pouvons dire en general que toute maladie aiguë fait facilement avorter la femme grosse, dautant qu'elle tuë son fruit, lequel estant mort ne peut pas rester long-temps dans la Matrice, ce qui met aussi la femme en grand danger de la vie, comme dit Hypocrate, en l'Aphorisme trentiéme du cinquiéme Livre. *Mulierem gravidam morbo quopiam acuto corripi, lethale.* Les causes d'avortement en particulier, sont tous les accidens dont nous avons fait mention dans les précedens Chapitres, comme grand, violent, & frequent vomissement, dautant qu'outre qu'il n'y peut pas avoir assez de nourriture pour la mere & pour l'enfant, quâd les alimens sont ainsi continuëllement rejettez, & qu'en ce soûlevement d'e-

Aa

stomach, il se fait de grands efforts, par lesquels la Matrice estant souvent comprimée , & comme secoüée, est enfin contrainte à se décharger avant le temps. Les douleurs de reins , & les grandes coliques & tranchées peuvent aussi causer le même accident , & la strangurie pareillement , à cause que pour lors, il se fait à tous momens de fortes cópressions du ventre pour pouvoir mettre l'urine dehors; la grande toux par son agitation frequente poussant le diaphragme subitement , & avec effort en bas dóne aussi de violentes secousses à la Matrice; le grand flux de ventre met la femme grosse en danger d'avorter, selon l'Aphorisme trente-quatriéme du cinquiéme Livre, & encore bien plûtost, si ensuite il survient tenesme , c'est à dire , de grandes épreintes par lesquelles l'intestin droit tâche de se décharger des humeurs acres qui l'irritent & le piquotent perpetuellement. C'est ce que nous fait remarquer le vingt-sept du septiéme Livre. *Mulieri utero gerenti , si tensio supervenerit , facit abortum.* Car en cette occasion la Matrice qui est située sur le *rectum,* reçoit une grande cómotion par ces épreintes continuëlles. Si les menstruës fluënt beaucoup à la femme grosse il est impossible que son fruit soit sain , comme il est dit en l'Aphorisme soixante du cinquiéme Livre ; car outre que le fruit n'a pas pour lors une nourriture suffisante, c'est aussi que la Matrice estant trop humectée par ces menstruës , se relâche & s'ouvre facilement. La saignée immoderée fait encore même chose pour pareil sujet , & dautát plûtost si l'enfant est grand , suivant le trente & uniéme du même Livre: mais un des plus fâcheux accidens qui causent l'avortement, c'est la perte de sang qui vient par le détachement de l'arriere-fais d'avec la Matrice, dont nous avons parlé au Chapitre vingtiéme de ce premier Livre. L'hydropifie de Matrice empefche que l'enfant ne puiffe acquerir fa perfection; car la trop grâde abondance des eaux éteint fa chaleur naturelle, qui eft déja débile en ce temps; & la maladie venerienne de la mere l'infecte, & le fait mourir fouvent en fon ventre, ainfi que nous avons fait cónoître au précedent Chapitre; Tout ce qui agite & fecoüe grâdement le corps de la femme groffe, eft capable de luy exciter l'avortement, comme grand travail, & forte contorfion, ou violent mouvement, de quelque maniere que ce foit, en tombant, fautant, danfant, & courant à pied, ou à cheual, allant en coche ou en charrette, criant, & riant à gorge déployée, ou par quelque coup donné fur le ventre; dautant que par telles agitations & cómotions, les ligamens de la Matrice fe relâchent, & mefme fe rompent quelquefois, cóme auffi l'arriere-fais, & les membranes du *fœtus* s'en détachent: le grand bruit entendu fubitement, & inopinément peut encore faire avorter quelques femmes; celuy des groffes artilleries produit cét effet, & principalement les grands éclats du tonnerre; mais bien plus facilement, quand à ce bruit eft jointe la peur qu'elles ont de telles chofes; ce qui arrive plûtoft aux jeunes qu'aux vieilles, dautant que le corps des jeunes eftant plus tendre & plus tráfpirable, l'air qui eft fortement pouffé par la caufe de ces grands bruits, s'introduifant dans tous fes pores, fait bien plus de violence par fon impulfion à la Matrice, & au *fœtus* qui eft dedans, qu'aux vieilles qui l'ont plus robufte, & plus denfe & ferré : les longues veilles faifant diffipation des forces de la femme, & les grands jeûnes faute de nourriture, empefchent que l'enfant ne puiffe acquerir fa perfection ; les odeurs fetides & puantes peuvent beaucoup cótribuer à l'avortement, & entre autres

la vapeur du charbon, cóme j'ay fait remarquer par l'hiftoire de cette blanchiffeufe que j'ay recitée, au Chapitre
dixiéme du prefent Livre. Il y a auffi des indifpofitiöns de
la Matrice qui produifent le même accident, comme
quád elle eft calleufe, ou fi petite, ou tellement cóprimée
par *l'epiploon*, qu'elle ne peut pas s'étendre autant qu'il
feroit neceffaire, pour loger librement l'enfant avec l'arriere-fais & les eaux qu'elle contient; ce qui peut encore
arriver, fi la femme fe ferre trop le corps, & preffe fon
ventre auec des bufques forts & roides pour fe rendre la
taille plus dégagée, ou pour celer par cette rufe fa groffeffe, comme quelques-unes font; le frequent ufage du
coït, principalement vers les derniers mois peut faire
pareille chofe, dautant que pour lors, la Matrice eftant
extrémement pleine s'affaiffe fort vers le bas, & fon orifice interne eftant tres-proche, eft pouffé avec violence
dans l'action par la verge tenduë, qui l'excite quelquefois par ce moyen, à s'ouvrir plûtoft qu'il ne feroit à
propos & neceffaire.

Si la femme groffe avorte, fans avoir fouffert aucuns de
tous ces accidens, & qu'on fouhaitte en fçavoir la caufe,
Hypocrate nous en éclaircit par l'Aphorifme quarante-
cinquiéme du cinquiéme Livre où il dit, *Quæ verò me-*
diocriter corpulentæ abortum faciunt fecundo menfe, aut ter-
tio, fine occafione manifefta, iis acetabula uteri mucoris
funt plena, nec præ pondere fœtum continere poffunt, fed
abrumpuntur. Toutes femmes de moyenne corpulence,
(c'eft à dire bien faite de corps) qui avortent au fecond
ou au troifiéme mois, fans caufe manifefte & apparente,
c'eft que les cotyledons de la Matrice (qui font les em-
boucheures internes de fes vaiffeaux) font pleins de glai-
rès morveufes, pour raifon dequoy ils ne peuvent rete-

nir la pefanteur du *fœtus*, mais il en eft détaché. A cét accident font fort fujettes les femmes pituiteufes, & celles
qui ont quantité de fleurs blanches, lefquelles par leur af-
fluence continüelle, humectent & lubrifient tant la Matrice interieurement, qu'elles la rendent fi glifante, que
le *placenta* n'y peut affez adherer, ce qui auffi la relâche
tellement & fon orifice interne, que l'avortement en eft
caufé à la moindre occafion.

Mais fi les paffions du corps font tant de dégât en la
femme groffe, celles de l'ame ne luy produifent pas moins
de ravage, & principalement la colere, laquelle agite, enflamme, difperfe, & trouble tous les efprits, & la maffe
du fang, dont l'enfant pâtit & fouffre extrémement, à
caufe de la delicateffe de fon corps ; mais fur tout la peur
fubite, & le recit d'une mauvaife nouvelle font capables
de faire avorter les femmes fur l'heure, comme il arriva
à la mere de ce mien Coufin, dont j'ay parlé au Chapitre
dixiéme de ce premier Livre ; ce que peuvent auffi caufer
les autres paffions, felon qu'elles feront plus ou moins
fortes, mais non pas fi facilement. Il y a encore des caufes
d'avortement, qu'on peut dire venir de la part des enfans,
comme quand ils font monftrueux, car pour lors ils ne fuivent pas la régle de nature, comme auffi quand ils ont une
fituation contraire à la naturelle, qui les fait tant fe tourmenter pour l'incommodité qu'ils en reçoivent, qu'ils
obligent la Matrice à les mettre dehors, ne pouvant pas
endurer les douleurs qu'ils luy caufent, ce qu'elle fait encore quand ils font fi gros qu'elle ne les peut pas contenir jufques à terme, ny la mere leur fournir fuffifamment
de la nourriture.

Si nous voyons quelqu'un ou plufieurs des accidens fpécifiez cy-deffus, & qu'avec cela la femme ait grande pe-

ſanteur dans le ventre, qu'il tombe comme une boule du coſté qu'elle ſe couche, & qu'il luy ſorte de la Matrice des humiditez puantes & cadavereuſes, c'eſt ſigne qu'elle doit bien-toſt avorter, & d'un enfant mort : de plus ſes mammelles le témoigneront encore, ſi ayant eſté dures & pleines au commencement, elles viennent en ſuite à ſe vuider, & à devenir tout d'un coup flêtries, ainſi qu'il eſt ſpécifié en l'Aphoriſme trente-ſept du cinquiéme Livre, & par le trente-huitiéme du même Livre, il eſt dit, que ſi une des mammelles de la femme qui a deux enfans vient à ſe flêtrir, c'eſt ſigne qu'elle doit avorter de celuy qui eſt du même coſté, & de tous deux ſi l'une & l'autre ſont ſemblables à cela.

Il eſt certain que la femme qui avorte, eſt en bien plus grand hazard de ſa vie que celle qui accouche à terme, dautant que comme nous avons dit, l'avortement eſt tout-à-fait contre nature, & qu'il eſt fort ſouvent accompagné d'une grande perte de ſang : de plus les premiers avortemens mettent la femme en danger de récidive pareille, & même il y en a beaucoup qui apprehendent ne pouvoir avoir d'enfans, quand elles ont avorté la premiere fois, à quoy ſont aſſez ſujettes les nouvelles mariées, ce qui leur vient pour l'ordinaire en ce temps, à cauſe de la violente émotion & perturbation de tout le corps, excitée par les ardens & frequens coïts; mais neanmoins elles ne laiſſent pas de conſerver leur fruit, quand leurs plus grands coups ſont ruez, & leurs amours un peu temperées.

Nous avons montré en chacun des Chapitres cy-deſſus, le moyen de ſurvenir à tous les accidens dont nous avons parlé, leſquels peuvent tous chacun en particulier cauſer l'avortement, & d'autant plus facilement s'ils ſont pluſieurs joints enſemble; c'eſt pourquoy afin d'éviter une

épetition qui feroit ennuieufe & inutile, on aura recours
aux remedes que nous y avons enfeignez, par lefquels la
femme eftant garantie, évitera le grand rifque de mourir
qu'elle y court toûjours, & on procurera la vie éternelle à
fon enfant, par le moyen de la grace du Baptême qu'il re-
cevra venant à terme & naturellement, dont il pourroit
eftre privé à jamais par l'avortement, qui le fait prefque
toûjours perir avant que de venir au jour. La femme qui y
fera fujette obfervera fur tout un grand repos,& que ce foit
au lit fi faire le peut, ufant d'un bon regime de vivre,& même pour plus grande feureté elle s'abftiendra du coït tout
auffi-toft qu'elle fe connoîtra eftre groffe, évitant auffi l'u-
fage de toutes chofes aperitives & diuretiques, qui luy
font tres-pernicieufes pour lors, comme pareillement toutes fortes paffions de l'ame; car elles font grandement pré-
judiciables. Il faut encore que la femme foit fort au large
dans fes habits, afin de pouvoir plus librement refpirer, &
non pas ferrée & gehennée comme beaucoup font ordinairement, avec ces bufques qu'elles fourrent fous leurs
veftemens pour fe rendre le corps droit, & entre autres
chofes, elles doivent bien prendre garde en cheminant de
ne point faire quelque faux pas, ou même de tóber, à quoy
toutes les femmes groffes font fort fujettes, dautant que
l'éminence de leur ventre les empêche de voir où elles pofent leurs pieds; c'eft pourquoy elles doivent porter des
fouliers à talons bas, & larges d'affiette, afin d'éviter de fe
bleffer, ainfi qu'il arrive à plufieurs journellement. J'admire à ce fujet la fuperftition de toutes les Sages-femmes, &
même de quelques Auteurs, qui ordonnent à une femme
groffe, fi-toft qu'elle s'eft bleffée au ventre par ces fortes
de chûtes, de prendre de la foye rouge-cramoify, décou-
pée menu pour l'avaler dans un œuf, ou bien de la graine

d'écarlate,& des germes d'autres œufs mis dedans le jaune
d'un,côme fi cela, entrant dans l'eftomach pouvoit avoir
la vertu de fortifier la Matrice , & l'enfant qui eft dedans,
& de l'y retenir,à quoy il n'y a aucune raifon, verité,ny apparence;mais bien y fert affeurément, le repos qu'on leur
fait ordinairement garder au lit pour ce fujet, durant neuf
jours ; neanmoins telle en a befoin de quinze, & mefme
davantage pour fa bleffure ou commotion,& à telle autre
cinq ou fix fuffifent pendant quoy on peut appliquer chaudement fur le ventre,des compreffes trempées en vin aromatique & aftringent:mais comme il y a bien des femmes
qui font fi enfatuées de cette fuperftitieufe coûtume,qu'elles ne croiroient pas eftre hors de danger , fi elles ne pre-
noient de cette foye cramoifie, ou de ces germes d'œufs
(ce qui eft une pure niaiferie)on en donnera à celles qui le
fouhaittent afin de les contenter,dautant que ces remedes
quoiqu'inutiles , ne peuvent pas faire grand mal.Il eft téps
maintenant de mettre fin à ce premier Livre , dans lequel
je n'ay fait mention que des maladies les plus ordinaires,
qui ont quelques indications particulieres en leur curation,pendant que la femme eft groffe,dont je n'ay pas auffi traité tout-à-fait exactement , dautant qu'il eft à fuppo-
fer , qu'on en doit avoir d'ailleurs une plus ample connoiffance ,avec toutes leurs circonftances : paffons à prefent au fecond Livre,pour parler de l'accouchement , non
feulement de celuy qui eft naturel,mais auffi de tous ceux
qui font contre nature;car c'eft là le principal fujet qui m'a
obligé d'écrire, pour faire connoître au mieux qu'il m'eft
poffible, la veritable & methodique maniere de s'y bien
comporter.

Fin du premier Livre.

LIVRE II.

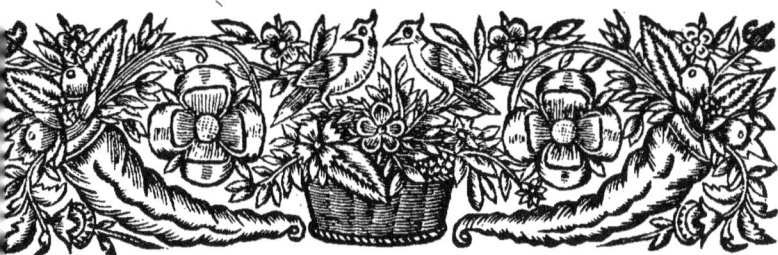

LIVRE II.

DE L'ACCOVCHEMENT NATVREL
& de ceux qui sont contre nature, avec la ma-
niere d'aider les femmes au premier, & les
veritables moyens de remedier aux autres.

OMME il est bien inutile à ceux qui s'em-
barquent sur la mer pour faire un grand voyage, tel qu'est par exemple celuy des Indes,
ou quelqu'autre semblable, si apres avoir évité par leur
prudence tous les dangers qu'ils peuvent rencontrer
pendant une longue navigation, ils font naufrage en
arrivant au port, aussi de même ce n'est pas assez que
la femme grosse ait esté garantie durant neuf mois entiers, de toutes les maladies dont nous avons parlé au
Livre précedent, si à la fin de ce temps, elle n'est entierement delivrée par un heureux accouchement. C'est ce qui
fera tout le sujet de ce second Livre, où nous traiterons
tant du naturel, que de ceux qui sont contre nature ; &
enseignerons la maniere d'aider & soulager la femme au
premier, & les moyens de bien remedier à tous les autres.

B b

CHAPITRE PREMIER.

Ce que c'est qu'accouchement, & ses differen-
ces, ensemble de ses differens termes.

PAR accouchement nous entendons une émission
ou une extraction de l'enfant à terme hors de la
Matrice. Cette définition peut comprendre tant le naturel qui se fait par émission, quand l'enfant venant en
figure commode & naturelle, la Matrice le met dehors
sans violence extraordinaire, que celuy qui est contre
nature, qu'on est obligé de faire souvent par extraction,
au moyen de l'operation de la main.

Toutes les fois que la Matrice laisse sortir ou met
dehors, ce qui avoit esté retenu & formé en suite de la
Conception, on ne doit pas dire que ce soit un accouchement; car suivant ce que j'ay déja fait connoître cy-
devant, & que je répeteray en ce lieu, pour une plus
claire intelligence, si la femme vuide par la Matrice ce
qu'elle contenoit dans les premiers jours aprés avoir conceu, cela s'appelle proprement effluxion, ou écoulement,
dautant qu'en ce temps, il n'y a rien de formé ny figuré,
& que les semences n'ont encore aucune consistance ferme, ce qui fait qu'elles s'écoulent facilement, pour le
peu que l'orifice interne vienne à s'entrouvrir, comme
il arrive assez souvent depuis le premier jour de la conception, jusques au septiéme, ou au huitiéme seulement,
aprés quoy jusques à la fin du second mois, les femmes
jettent quelquefois de faux germes, qui se convertissent
en moles, s'ils demeurent plus long-temps dans la Ma-

rice; alors on doit nommer cela expulſion: Et ſi depuis
e troiſiéme mois, ou environ, qui eſt le temps auquel
e *fœtus* eſt tout formé & animé, il eſt mis dehors avant
e ſeptiéme, en ce cas, c'eſt un avortement, qui eſt toû-
ours cauſe, ou que l'enfant vient mort, ou qu'il perd
a vie peu de temps aprés eſtre né de la façon. Mais nous
ppellons proprement accouchement toute iſſuë de l'en-
ant, qui arrive depuis la fin du ſeptiéme mois, juſques au reſte du temps aprés, parce qu'il a pour lors
ne ſuffiſante perfection, comme auſſi aſſez de force
our venir au monde & pour y pouvoir vivre.

Quant aux differences generales de l'accouchement,
n doit ſçavoir que l'un eſt légitime, c'eſt à dire natu-
el, & l'autre illégitime ou contre nature. Pour venir
la connoiſſance de l'un & de l'autre, nous dirons que
quatre conditions ſe doivent abſolument rencontrer en
accouchement, pour pouvoir eſtre veritablement dit
aturel & légitime; la premiere, qu'il arrive à terme;
a ſeconde, qu'il ſoit prompt & ſans aucuns accidens
onſiderables; la troiſiéme, que l'enfant ſoit vivant,
& la quatriéme qu'il vienne en bonne figure & ſitua-
on; car ſi quelqu'une de ces quatre choſes manque,
accouchement ſera contre nature, & d'autant plus que
luſieurs de ces circonſtances ne s'y remarqueront pas.

Pour ce qui eſt du terme de l'accouchement, la plû-
art des Auteurs aſſeurent, que Nature a donné à tous
es autres animaux un certain temps limité pour porter
eurs petits, & pour les mettre au jour; mais que la
emme ſeule, par une faveur particuliere de la même
Nature, n'en a aucun qui ſoit préfix, tant pour conce-
oir, que pour porter & enfanter. A l'égard de la con-

ception , il eſt bien veritable que la femme peut concevoir en tout temps , ſoit le jour ou la nuit , en hyver
ou en eſté , ou en toute autre ſaiſon telle qu'elle ſoit ,
parce qu'elle peut uſer du coït à toute heure qu'il luy
plaiſt , ce qui n'eſt pas de meſme à beaucoup d'autres
animaux , qui ne s'accouplent qu'en certaines ſaiſons ,
où ils deviennent en chaleur : mais quant à ce qui eſt
du temps auquel ils ont coûtume de faire leurs petits ,
il ne leur eſt pas plus préciſément déterminé qu'à la
femme ; car comme elle met au jour ſon fruit au ſeptiéme , au huitiéme , au neufiéme , au dixiéme , & même parfois au onziéme mois (ce qui eſt tres rare) mais
le plus ſouvent au neufiéme ; auſſi de même quoyque
par exemple , l'ordinaire des chiennes ſoit de porter
leurs petits au ventre , durant l'eſpace de quatre mois
ou environ , neanmoins aucunes les font plûtoſt , &
les autres plus tard : & les brebis qui ne rendent leurs
agneaux qu'au bout de cinq mois , avancent ou recu-
lent de ce terme ordinaire , ſelon la nature du terroir
où elles paiſſent , & ſelon la qualité de leurs paſtura-
ges , à quoy contribuënt beaucoup les diſpoſitions particulieres de chacun de ces animaux , ce qui arrive de
même à tous les autres , auſſi bien qu'à la femme. Nous
pouvons encore reconnoître la ſemblable choſe aux
fruits ; car les ſaiſons , & les differens climats aident
toûjours plus ou moins à leur prompte maturité , qui
dépend auſſi beaucoup de l'agriculture.

Le premier terme auquel l'enfant peut vivre aprés
y eſtre né , eſt celuy de ſept mois accomplis , & d'autant
mieux encore aprés ce temps , juſqu'à la fin du neufiéme :
mais ſi-toſt que ce terme eſt paſſé , le ſejour qu'il peut faire

enfuite dans la Matrice ne luy fert plus de rien, parce qu'a-
lors il a toute la perfection qui luy eft necelfaire, & des
forces fuffifantes pour refifter aux injures externes. L'enfant qui vient devant le feptiéme mois ne peut pas vivre
long-temps, ainfi que nous avons dit, à caufe qu'il eft
trop débile ; mais fi fait bien celuy qui naift au huitiéme, & même beaucoup plus facilement (ce qui eft toutefois tres-contraire à l'opinion de tout le monde) que
celuy qui vient au feptiéme, dautant qu'il eft encore plus parfait, comme je le feray connoître cy-aprés
au Chapitre cinquiéme de ce fecond Livre, où j'expli-
queray fort particulierement la caufe de cette fauffe
croyance.

Or comme on voit parfois des enfans venir deux
mois avant le terme ordinaire, qui eft celuy de neuf
mois, lefquels ne laiffent pas de vivre, auffi fe rencon-
tre-t-il des femmes qui n'accouchent que vers le dixiéme
mois, & quelquefois au commencement du onziéme :
neanmoins quoyque cela fe reconoiffe en quelques-unes,
il y en a bien qui fe trompent au compte qu'elles font
du temps de leur groffeffe, & qui croyant n'eftre enceintes que de fept & de huict mois, ou l'eftre de dix, ou de
plus ou de moins, le font juftement de neuf, ce qui les
fait abufer de la maniere, eft qu'elles s'imaginent l'eftre
précifément depuis la fuppreffion de leurs menftruës
bien que cela ne foit pas toûjours vray, dautant qu'aucunes n'avoient eû ces purgations il y avoit plus de deux
mois, lors qu'elles font devenuës groffes, & d'autres au
contraire n'avoient pas laiffé de s'en purger encore à
l'ordinaire, deux ou trois mois aprés ; ce qui arrive journellement felon les conftitutions differentes, & les tem-

peramens plus ou moins fanguins.

Si comme nous avons dit le terme entier & parfait eſt
neceſſaire, afin que l'accouchement puiſſe eſtre eſtimé
légitime & naturel, la bonne figure & ſituation de l'enfant n'eſt pas moins requiſe en cette occaſion, lequel
doit venir au monde la teſte la premiere, & en droite ligne ayant la face tournée vers le bas, c'eſt à dire vers le
cul de ſa mere, les bras couchez le long de ſes coſtez,
& les jambes étenduës vers le haut. Cette figure eſt bien
la meilleure & la plus convenable, dautant qu'aprés
que la teſte, (qui eſt la partie de l'enfant la plus groſſe)
eſt paſſée, toutes les autres ſortent facilement, & qu'ainſi faiſant, toutes les jointures de ſon corps ne ſe pouvant
recourber, ne donnent aucun empeſchement à ſon iſſuë:
mais toute autre partie qui ſe preſente la premiere dans
l'accouchement, le rend fâcheux, & contre nature, auquel cas il y a ſouvent grand danger pour la mere, ou
pour l'enfant, & parfois pour tous deux, s'ils n'y ſont
bien promptement & adroitement ſecourus.

Ceux qui n'ont pas une parfaite connoiſſance des parties du corps de la femme, qui s'acquiert par l'Anatomie, ſe contentent d'admirer, & ne ſçauroient (à ce
qu'ils diſent) concevoir comment il eſt poſſible, que
l'enfant qui eſt ſi gros, paſſe au temps de l'accouchement par l'ouverture de la Matrice qui eſt ſi petite, dequoy Galien, & beaucoup d'autres Auteurs ſe ſont auſſi
fort étonnez, deſquels pluſieurs veulent que les os *pubis*
de la femme, ſe ſéparent dans ce temps l'un de l'autre
pour faire cette voye plus large, ſás quoy il ſeroit impoſſible que l'enfant eût aſſez d'eſpace pour pouvoir ſortir,
& que pour ce ſujet les femmes qui ſont déja fort avan-

cées en âge, fouffrent beaucoup plus que les autres dans leur premier accouchement, dautant que leurs os *pubis* ne peuvent pas fi facilement fe féparer, ce qui fait fou-vent mourir leurs enfans au paffage. D'autres veulent que ce foient les os des Iles qui fe difioignent d'avec l'os *facrum* pour le même fujet; & difent les uns & les au-tres, que ces os qui fe féparent ainfi à l'heure de l'accou-chement, y ont efté difpofez peu à peu auparavant par des humiditez glaireufes, qui s'écoulent des environs de la Matrice, lefquelles amolliffent pour lors le cartilage qui les joint fermement en autre temps: mais ces deux opinions font auffi éloignées de la verité que de la rai-fon; car l'Anatomie nous fait voir tres-manifeftement, que la Matrice ne touche aucunement à ces lieux pour les pouvoir amollir par fes humiditez, comme auffi que ces os font tellement joints par le cartilage au moyen duquel fe fait leur articulation, qu'il eft même bien dif-ficile de les feparer l'un de l'autre avec le fcalpelle, prin-cipalement ceux des Iles d'avec l'os *facrum*, & prefque impoffible en quelques femmes un peu vieilles, fans grande violence, quoyque Ambroife Paré (citant plu-fieurs témoins qui furent pour lors préfens à la chofe) nous rapporte l'hiftoire d'une femme, à laquelle (ayant efté penduë quinze jours aprés eftre accouchée) il trouva (fuivant ce qu'il dit) l'os *pubis* feparé en fon milieu, de la largeur d'un demi-doigt, & même les os des Iles dif-joints d'avec l'os *facrum*. Ie ne veux pas l'accufer d'impo-fture en cette rencontre; car j'ay trop de deference pour luy, & l'eftime trop fincere pour cela; mais fi croy-je bien, qu'il peut s'eftre trompé en la caufe de cette fépa-ration d'os, parce qu'il n'y auroit pas d'apparence, que

s'eſtant ainſi faite dans le temps de l'accouchement, elle eût encore reſ'ée quinze jours aprés, de la largeur
d'un demi-doigt, pour lequel ſujet on auroit auſſi eſté
obligé de porter cette femme au ſupplice ; car elle n'auroit pas pû ſe ſoûtenir pour monter elle même à l'é-
chelle de la potence, & s'y tenir debout ſuivant la coûtume de tous les autres patiens, dautant que le corps
n'eſt appuyé que ſur la ſtabilité de ces os; ce qui nous
doit faire croire qu'il eſt bien plus vray-ſemblable,
qu'une t'elle diſionction & ſeparation avoit eſ'é cauſée,
ou pour avoir laiſſé tomber le cadavre de cette femme,
du haut du gibet à terre aprés ſon execution, ou bien
pour l'avoir fait heurter en cét endroit avec impetuoſité, contre quelque choſe dure & ſolide.

Si nous examinons de prés la differente figure, & la
ſtructure de ces os, entre le ſrelet d'une femme & celuy
d'un homme, nous trouverons, qu'il y a un plus grand
eſpace vuide, & une diſtance de l'un à l'autre de ces os,
bien plus conſiderable aux femmes qu'aux hommes,
& que pour ce ſujet la plus petite femme a les os de l'iſ-
chion plus éloignez l'un de l'autre, que le plus grand
homme; elle ont toutes auſſi l'os *ſacrum* plus en dehors,
& le *pubis* plus applati, ce qui rend la ſortie de cette capacité bien plus large, & ſuffiſante pour donner iſſuë à
l'enfant dans le temps de l'accouchement: elles ont encore outre cela les os des Iles beaucoup plus renverſez
en dehors, afin que dans la groſſeſſe la Matrice ait plus
de lieu pour s'étendre vers les coſtez, & qu'elle ſoit ſup-
portée plus à ſon aiſe, par une telle diſpoſition qu'on
peut voir icy repreſentée.

Ces

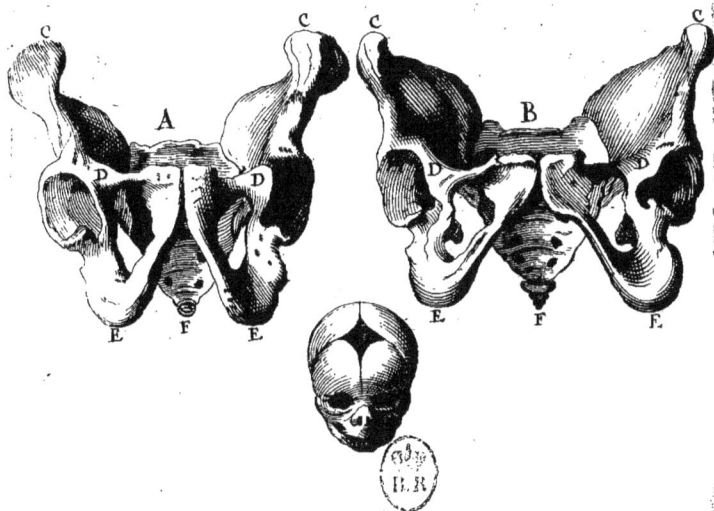

*Ces deux figures d'os affemblez repréfentent les os qui for-
ment toute la capacité hypogaftrique.*

La figure marquée A. montre ceux d'un homme , & celle qui eft marquée B. fait voir ceux de la femme , pour en
faire connoître la difference , qui eft que cette capacité eft
bien plus fpatieufe aux femmes qu'aux hommes , ainfi qu'on
peut facilement voir : Car C. & C. D. & D. E. & E. font
bien plus diftans en largeur l'un de l'autre aux femmes ;
qu'ils ne font pas aux hommes ; & outre cela les femmes
ont le COCCYX marqué F. bien plus courbé en dehors, que celuy
des hommes ; ce qui fait que la tefte de l'enfant , peut fans
grande difficulté , fortir par le large paffage qu'elles ont entre les deux os Ifchions marquez E. & E. fans qu'il foit neceffaire que les os pubis fe féparent , comme aucuns fe font
imaginez contre la vérité.

Cc

La veſſie & le *rectum* ayant eſté vuidez des excrémens qu'ils contenoient, n'empeſchent auſſi aucunement, que la Matrice qui a eſté faite membraneuſe tout exprés, ne ſe puiſſe aſſez dilater, comme elle fait, pour laiſſer ſortir l'enfant dans l'accouchement, par ce grand eſpace vuide, qui eſt ſuffiſant pour ce faire, ſans qu'il ſoit beſoin que ces os ſe diſioignent & ſéparent; car ſi cela arrivoit, les femmes ne pourroient pas ſe tenir debout ainſi que pluſieurs font, incontinent aprés avoir enfanté, dautant qu'ils ſervent d'appuy comme il eſt dit, & de jonction métoyenne à tous les autres, tant à ceux de la partie ſuperieure du corps, qu'à ceux de l'inferieure : j'ay bien remarqué cela dans l'Hôtel-Dieu de Paris en un grand nombre d'accouchemens que j'y ay faits. Quand les femmes qui y ſont pour faire leur couche, commencent d'eſtre en travail, elles vont en une petite chambre qu'elles appellent le chauffoy, auquel lieu on les accouche toutes, ſur un petit lit fort bas & fait exprés, où on les met devant le feu, puis ſi-toſt que leur beſogne eſt faite, on les meine coucher dans leur lit, qui eſt parfois aſſez éloigné de cette chambrette, auquel elles vont toutes fort bien à pied, ce qu'elles ne pourroient jamais faire, ſi leurs os *pubis*, ou ceux des Iles, avoient eſté ſéparez l'un de l'autre : bien plus nous voyons ſouvent ces filles qui accouchent en cachette, ſe remettre incontinent aprés (pour celer mieux leur faute) à leur occupation ordinaire, comme ſi rien n'eſtoit, & dans tous les accouchemens que j'ay faits, je ne me ſuis jamais apperceu de cette pretenduë diſionction, en mettant la main ſur le *pubis* lors que les enfans eſtoient au paſſage; mais bien ay-je ſeulement ſenti le *coccyx* ou cropion, qui eſt joint par

ine articulation un peu laxe, avec l'extrémité inferieure de l'os *facrum*, fe recourber en dehors pendant ce
temps, auquel lieu les femmes reffentent parfois beaucoup de douleur, parce que la fortie de l'enfant y fait
une grande violence, & à caufe que fa tefte preffe fort
pour lors le *rectum* contre cette partie : de plus ayant veû
faire, & fait auffi moy-même l'ouverture de plufieurs
femmes qui eftoient mortes peu de jours aprés eftre accouchées, j'ay trouvé qu'il eftoit même bien difficile de
féparer ces os avec un fort fcalpelle, & bien trenchant,
où je n'ay auffi jamais remarqué la moindre apparence
qu'il y eût euë aucune féparation précedente, & fi les
vieilles accouchent de leur premier enfant, avec plus
de peine que ne font pas les jeunes, cela ne procede point
de ce que ces os font plus difficiles à fe féparer (ce qu'ils
ne font jamais pour les raifons fufdites) mais à caufé
qu'elles ont les membranes de leur Matrice bien plus feches, dures, & calleufes, & particulierement fon orifice interne, qui pour ce fujet ne peut pas fe dilater fi facilement qu'il fait aux jeunes, qui l'ont plus humide.
Ayant fuffifamment fait connoître ce que c'eft que l'accouchement, & toutes fes differences, il nous faut examiner quels fignes ont coûtume de préceder, & quels
accompagnent l'accouchement naturel, & celuy qui eft
contre nature : c'eft ce que nous allons montrer au
Chapitre fuivant.

CHAPITRE II.

Les signes qui précedent, & ceux qui accompagnent, tant l'accouchement naturel, que celuy qui est contre nature.

LORS que les femmes grosses, principalement celles qui le font pour la premiere fois, ressentent quelques douleurs extraordinaires dans le ventre, elles envoyent au plus viste querir la Sage-femme croyant que ce soit pour accoucher, laquelle estant venuë doit bien reconnoître la chose, & prendre garde à ne pas les mettre en travail sans qu'il y ait de la disposition; car il y va parfois de la vie de la mere, ou de l'enfant, & souvent même de celle de tous deux, si elle l'excite devant qu'il en soit temps. Les douleurs qu'on peut appeller fausses, sont causées pour l'ordinaire, par quelque colique faite de vents, qui vont & viennent en bruïssant par tout le ventre, sans neanmoins répondre aucunement en bas, & dans la Matrice, comme font celles qui précedent & qui accompagnent l'accouchement, & cette colique est dissipée par linges chauds appliquez sur le ventre, & en prenant un ou plusieurs lavemens, par lesquelles choses les douleurs du vray accouchement s'augmentent au lieu de diminuer. La femme peut encore sentir quelqu'autre forte de douleurs dans le ventre, provenant de l'émotion que luy cause le flux de ventre, qui se dispose à venir, ce qu'on connoîtra facilement par les frequentes déjections qui surviendront en suite.

Les signes qui précedent l'accouchement naturel, &

qui arrivent peu de jours auparavant, font que la tumeur
du ventre, qui eftoit élevée vers le haut, eft tout à fait af-
faiffée fur le bas, ce qui fait qu'en ce temps les femmes ne
peuvent marcher fi facilement, qu'elles avoient coûtume, & il s'écoule de la Matrice des humiditez glaireufes,
que la nature a deftinées pour humecter & lubrifier le
paffage, afin que fon orifice interne fe puiffe plus facilement dilater, quand il en eft befoin, lequel commençant
à s'entrouvrir un peu en ce temps, laiffe écouler ces glaires, qui proviennent des humiditez qui tranfudent à
travers la foible fubftance des membranes de l'enfant,
lefquelles acquierent quelque confiftance vifqueufe par
la chaleur des lieux.

Les fignes qui accompagnent l'accouchement préfent,
c'eft à dire qui montrent que la femme eft effectivement
en travail, font qu'elle reffent de grandes douleurs vers la
region des reins, & des lombes, lefquelles venant & fe redoublant par intervalles, luy répondent au bas du ventre avec des épreintes reïterées. Elle a le vifage rouge, &
enflammé, à caufe que fon fang eft beaucoup échauffé,
par les continuëls efforts qu'elle fait pour mettre fon enfant au monde, comme auffi à caufe que pendát ces fortes
épreintes, la refpiratió eft toûjours interceptée, pour raifon dequoy le fang fe porte à la face en gráde abondance:
toutes fes parties honteufes fe tumefient, ce qui arrive à
caufe que la tefte de l'enfant (quád elle eft proche du paffage) vient à pouffer, & faire écarter en dehors les parties
voifines, qui en paroiffent ainfi tumefiées; il luy furvient
auffi tres-fouvent un vomiffement, lequel fait croire à
plufieurs qui n'en connoiffent pas la caufe, que les femmes aufquelles il arrive font en danger : mais au con-

traire, c'est ordinairement un signe qu'elles enfanteront bien-tôt, d'autant que les bonnes douleurs en sont pour lors excitées, & se redoublent coup-sur-coup, jusques à ce que la besogne soit faite. Ce vomissement vient par la sympathie qui est entre la Matrice & l'estomach, au moyen des ramifications des nerfs de la sixiéme paire du cerveau, qui se distribüent à l'un & à l'autre, par lesquelles elle luy communique la douleur qu'elle ressent en ce temps, provenant de l'agitation & commotion, que luy causent les violens & frequens remuëmens de l'enfant, & de la forte compression, que luy font les muscles du bas ventre, pendant les épreintes, pour aider à le mettre dehors : De plus, quand l'accouchement est fort proche, il arrive aux femmes un tremblement universel, & principalement des cuisses & des jambes, non pas avec froid, tel que celuy qui vient au commencement de l'accez des fiévres ; mais il se fait avec chaleur de tout le corps, & souvent les humiditez qui coulent en ce temps de la Matrice, sont teintes de sang, ce qui joint aux signes cy-dessus déclarez, est une marque infaillible de l'accouchement prochain, c'est ce que les Sages-femmes appellent vulgairement marquer ; & alors si on met le doigt dans le col de la Matrice, on sent son orifice interne dilaté, à l'embouchure duquel se presentent les membranes de l'enfant qui contiennent les eaux, lesquelles sont fortement poussées en bas, à chaque douleur qui vient à la femme, pendant quoy on les sent resister, & paroître au doigt d'autant plus ou moins dures & tenduës, que les douleurs sont plus ou moins fortes. Ces membranes avec les eaux qu'elles contiennent, quand elles sont formées (c'est à dire quand elles ont gagné le devant de la

efte de l'enfant, qui eft ce qui fait dire aux Sages femmes
que les eaux fe forment) fe prefentant à cét orifice interne, reffemblent pour lors, affez bien par l'attouchement
du doigt, à ces œufs avortifs qui n'ont point de coquil-
le, & qui font feulement couverts d'une fimple membrane : En fuitte de cela les douleurs fe redoublant continüellement, les membranes fe rompent par la forte impulfion
des eaux, lefquelles incontinent s'écoulent, aprés quoy
on peut facilement fentir à nud la tefte de l'enfant, qui
fe prefente à l'ouverture de l'orifice interne de la Matrice : Or quand toutes ces chofes, ou la plus grande partie,
fe rencontrent enfemble, de quelque temps que la femme puiffe eftre groffe, qu'elle foit à terme ou qu'elle n'y
foit pas, on peut s'affeurer qu'elle accouchera bien-tôt :
mais on fe doit bien garder de la mettre en travail, devant
que d'en reconnoître la neceffité par ces fignes ; car ce feroit tourmenter en vain la mere & l'enfant, & les mettre tous deux au hazard de leur vie, ainfi que je trouvay
que cette Sage-femme faifoit, en voulant faire accoucher à fix mois, cette nommée Marthe Rolet, à caufe
de quelques douleurs de ventre & de reins, fans aucun autre accident, qui luy répondoient en bas, de laquelle j'ay
rapporté l'hiftoire, au fixiéme Chapitre du premier Livre, pour montrer qu'il ne faut pas quelquefois aller fi vi-
te en befogne.

On peut dire que l'accouchement eft contre nature,
quand l'enfant vient en mauvaife figure & fituation,
c'eft à dire quand il fe prefente d'autre maniere que la
tefte la premiere, comme auffi quand les eaux s'écoulent
long-temps avant fa fortie, d'autant qu'il demeure à fec
dans la Matrice, & qu'elles font abfolument neceffaires

pour en humecter le paſſage, & le rendre plus lubrique &
gliſſant. Lors que l'arriere-fais ſort devant l'enfant, c'eſt
un accident qui rend toûjours l'accouchement tres-dangereux, tant à raiſon du grand flux de ſang qui ſurvient
ordinairement en cette rencontre, dont la mere peut
mourir en peu de temps, que parceque l'enfant ne recevant plus de nourriture, eſt incontinent ſuffoqué dans la
Matrice, faute de reſpiration, dont il a beſoin pour lors,
s'il y demeure tant ſoit peu aprés. L'accouchement eſt
encore fâcheux quand il eſt accompagné de fiévre, ou
d'autre maladie conſiderable, qui peut avoir fait mourir
l'enfant dans la Matrice, comme auſſi quand les douleurs ſont lentes, & quand elles viennent de loin à loin,
ſans preſque rien avancer, pour raiſon dequoy les femmes ſont extrémement fatiguées; mais la difficulté la plus
frequente & ordinaire, provient de ce que les enfans ſe
preſentent en mauvaiſes poſtures. Nous parlerons plus
préciſément des ſignes de tous ces differens accouchemens, en traitant d'un chacun d'eux cy-aprés: Venons
maintenant à la recherche de quelques particularitez,
dont il eſt tres-neceſſaire d'avoir connoiſſance, ſans quoy
il ſeroit impoſſible de pouvoir ſeurement aider les femmes dans l'accouchement naturel, & de remedier à ceux
qui ſont contre nature: Examinons donc à ce ſujet, toutes les choſes qui ſe rencontrent avec l'enfant dans la
Matrice au temps de la groſſeſſe, & faiſons premierement la deſcription de celles qui ſe preſentent les premieres à ſon orifice pour ſortir, lors que la femme eſt
preſte d'accoucher, qui ſont les membranes de l'enfant,
& les eaux qui y ſont contenuës.

Cette

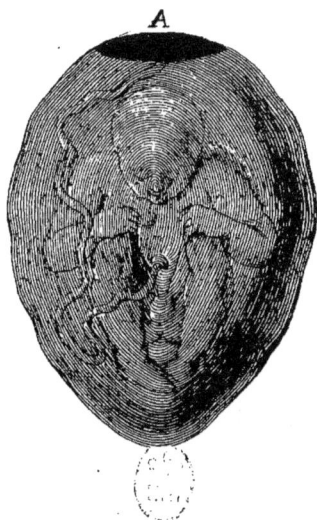

Cette figure represente les membranes de l'enfant tout-à-
fait separées de la Matrice, dans lesquelles il est contenu avec
es eaux. Ces membranes ressemblent en quelque façon à une
rosse vessie, au travers dequoy on entre-voit un peu la
figure de l'enfant : On y voit aussi à la partie superieure
l'arriere-fais marqué A. par le costé qu'il est attaché au fond
de la Matrice.

CHAPITRE III.

Des membranes de l'enfant, & de ses eaux.

TOUT aussi-tost que les deux semences ont esté
mêlées confusément, & qu'elles ont esté retenuës par la conception, la Matrice incontinent aprés,

D d

par le moyen de sa chaleur en débroüille le chaos, pour
en faire la délineation, & la formation de toutes les parties ; & commence d'agir sur ces semences, qui, quoy
qu'elles semblent estre similaires & uniformes à la veuë,
contiennent neanmoins en elles plusieurs parties dissem-
blables en effet, qu'elle sépare & distingue toutes les unes
des autres, renfermant au dedans les plus nobles, & les
enduisant par dehors des plus gluantes & visqueuses, desquelles sont formées premierement les membranes, qui
empêchent que les esprits, dont la semence écumeuse est
toute remplie, ne viennent pour lors à se dissiper, & qui
servent aprés cela, pour contenir l'enfant, & les eaux au
milieu desquelles il nage, afin qu'elles ne s'écoulent.

Comme les membranes du *fœtus* sont les parties les
premieres engendrées, aussi sont-elles avec les eaux, celles qui dans le temps de l'accouchement, se presentent
les premieres au passage, au devant de la teste de l'enfant. La plûpart des Auteurs sont si obscurs, dans la
description qu'ils font de ces membranes, qu'il est tres-
difficile de concevoir la chose comme elle est, par l'explication qu'ils en donnent : Ils ne sont pas même d'accord touchant leur nombre, aucuns en mettent trois pour
l'enfant, aussi bien que pour les bestes, sçavoir, le *chorion,*
l'amnios, & l'allantoïde: d'autres n'en content que deux,
dautant que *l'allantoïde* ne se rencontre pas au *fœtus* humain ; mais à proprement parler, si on examine de prés
ce qui en est, comme j'ay fait plusieurs fois, il ne s'y en
trouve jamais que deux, lesquelles sont tellement jointes
& contiguës l'une à l'autre, qu'on pourroit dire que ce
n'en est qu'une double, laquelle se peut veritablement séparer & diviser en deux. J'explique la chose de la manie-

e , afin de la faire mieux concevoir à ceux qui ne la fçavent pas , parce que bien des gens croyent comme Galien, que ces membranes font féparées , & diftantes l'une
de l'autre, & que l'une entoure feulement l'enfant, &
l'autre reçoit fes eaux , dont partie font engendrées de
fa fueur , & partie de fon urine (à ce qu'ils s'imaginent)
& ils veulent même que ces eaux foient féparées l'une
de l'autre par ces membranes, ce qui eft tout au contraire ; car elles font toutes deux jointes l'une à l'autre de telle forte, qu'elles ne compofent que comme un même
corps & envelope, qui fert ainfi que nous avons dit, à contenir tout enfemble l'enfant & fes eaux qui font toutes
d'une même nature, & enfermées en même membrane,
ce que je feray connoître cy-apres en parlant de leur origine. Il n'importe pas à la verité, de quelle façon la chofe foit expliquée , pourveu qu'elle foit entenduë comme
elle eft.

La partie exterieure de cette membrane , ou envelope
double, ou bien fi on en veut conter deux, la premiere membrane qui fe prefente au dehors , eft appellée
Chorion, du mot Grec χωϛὶν , qui fignifie contenir , parce qu'elle contient,& environne immediatement l'autre,
qu'on nomme *amnios* ; c'eft à dire agnelette , à caufe
qu'elle eft fort mince & déliée. Galien au quinziéme Livre de l'ufage des parties, appelle l'arriere-fais le *chorion:*
mais afin de rendre la chofe plus intelligible, nous pre-
nons pour *chorion* cette premiere membrane , laquelle
peut même encore fe feparer, & divifer en deux, quoy
qu'effectivement ce n'en foit qu'une feule. Le *chorion* eft
un peu rude & inégal partoute fa partie extérieure , en laquelle on peut remarquer quantité de petits vaiffeaux ca-

pillaires, qui courent tout autour, comme auſſi beaucoup de petits filamens, avec leſquels il eſt attaché de tous
coſtez à la Matrice; mais il eſt un peu plus poli en dedans, où il ſe joint de toutes parts, & s'unit avec *l'amnios*, de telle ſorte qu'il ſemble que ce ne ſoit qu'une même membrane, ainſi que nous avons dit. Ce *chorion* recouvre le *placenta*, & y eſt fort adherent par toute ſa face, qui regarde l'enfant, ce qui ſe fait au moyen de l'en-
trelaſſement d'une infinité de vaiſſeaux : il vient auſſi vers
toute la circonference de ce *placenta* faire ſa principale
attache avec la Matrice, auquel endroit cette membrane
eſt un peu plus épaiſſe.

L'*Amnios*, qui eſt cette ſeconde membrane, eſt trois
fois plus mince que le *chorion* : elle eſt fort polie par ſa
partie interne, mais elle ne l'eſt pas juſtement tant, du coſté qu'elle s'unit & ſe joint au *chorion*. Cette membrane
eſt ſi mince qu'elle en eſt tout-à-fait tranſparente; il ne s'y
voit aucun vaiſſeau, ce qui cauſe qu'elle eſt ſi déliée qu'on
ne peut pas preſque ſe l'imaginer qu'en la voyant. Cette *amnios* ne touche en aucune façon au *placenta*, quoy
qu'elle le recouvre, mais elle tapiſſe ſeulement toute la
partie interne du *chorion* qui luy eſt interpoſé, duquel
on la peut ſéparer entierement, ſi on y va bien doucement.

Pour faire encore mieux concevoir la choſe comme
elle eſt, il ſera tres-facile de connoître de quelle maniere ſont ces membranes dans la Matrice, ſi on conſidere la compoſition d'un balon, s'imaginant que le
cuir qui le recouvre, ſoit la Matrice de la femme groſſe,
& que la veſſie remplie de vent qui eſt au dedans du balon, ſoit cette membrane double du *chorion* & de *l'amnios*,

dans quoy font contenuës enfemble l'enfant & fes eaux,
& comme l'exterieur de cette veffie, touche de toutes
parts interieurement par fon enflure le cuir du balon,
auffi de même les membranes du *fœtus* font jointes de
tous coftez à la Matrice, finon à l'endroit où l'arriere-
fais y eft adherent, auquel lieu elles paffent par deffus.

A l'égard de cette troifiéme, ou plûtoft prétenduë
membrane, que les Auteurs ont nommée *allantoïde*, &
qu'ils difent eftre comme une andoüille ou ceinture, qui
entoure & reveft l'enfant depuis le cartilage xiphoïde,
jufques au deffous des flancs feulement, il eft certain
qu'elle ne fe remarque jamais, à tous les animaux dont
les meres ne font ordinaire qu'un petit auffi bien que
la femme, comme aux brebis, aux vaches, aux cavales,
aux âneffes, & aux autres ainfi que j'ay réconnu la cho-
e, apres l'avoir plufieurs fois curieufement recherchée
en des brebis.

Quelquefois les enfans apportent en naiffant ces
membranes fur leur tefte, ce qui fait dire qu'ils feront
heureux; mais c'eft une pure fuperftition, dautant que
cela vient de ce qu'elles eftoient d'une fubftance fi forte,
qu'elles n'ont pas pû eftre crevées par l'impulfion des
eaux, & par les efforts que la femme fait en accouchant,
ou de ce que fes paffages eftans bien larges, & l'enfant
fort petit, la fortie en a efté tres-facile, & fans aucune
violence; c'eft dans la verité pour ce fujet, qu'on doit
dire qu'ils font heureux d'eftre venus fi à leur aife, comme auffi la mere l'eft-elle bien d'eftre ainfi delivrée; car
dans les accouchemens difficiles, les enfans ne naiffent
jamais coiffez de la façon, à caufe qu'eftant tourmen-

tez & fort preſſez au paſſage, ces membranes s'y rompent & y demeurent toûjours.

Au dedans des membranes de l'enfant, diſpoſées comme je l'ay expliqué, ſont contenuës les eaux, au milieu deſquelles il nage & eſt ſitué, dont l'origine paroîtra fort incertaine, ſi on conſidere auſſi ſur ce ſujet, les differens ſentimens des Auteurs. Aucuns veulent qu'elles viennent de l'urine, qui eſt vuidée de la veſſie par l'ouraque, & ſe fondent ſur ce qu'il ne ſe rencontre pas d'autre voye plus droite, & plus facile pour ce faire, & qu'il eſt aiſé de connoître que c'eſt de l'urine, par la couleur, & par la ſaueur que ces eaux ont toute ſemblable à celle qui eſt contenuë dans la veſſie: il eſt neanmoins bien certain, que cela ne peut pas eſtre ainſi qu'ils le diſent, dautant que l'ouraque n'eſt pas percé au *fœtus*, & qu'il ne ſort pas hors de ſon nombril; car par l'endroit qu'il y eſt attaché, il ſe trouve toûjours tendineux, & aſſez ſemblable à une petite corde de lut, au travers dequoy il ne peut tres-aſſeurement rien paſſer, tant ſubtil puiſſe-t-il eſtre, comme je l'ay obſervé, & veû auſſi remarquer par pluſieurs fois à Monſieur Gayant, qui eſt avec l'approbation univerſelle, l'anatomiſte le plus exact, & le plus expert qui ait eſté depuis long temps à Paris, pour le merite duquel, ſa Majeſté luy a fait l'honneur de le choiſir par préference à tous autres, pour faire les curieuſes recherches, & pluſieurs belles experiences, à quoy s'occupent continuëllement quantité de gens d'élite, & tres-ſçavans, dont l'Academie Royale eſt compoſée. Or cette conformation naturelle nous fait bien voir que Dulaurens s'eſt abuſé, quand il a dit qu'il avoit veû un homme, auquel l'ouraque ne

eftoit pas refermé, vuider quantité d'eau par l'umbi-
c, inferant de là qu'elle venoit de la veſſie par cét ou-
ique, & que celle qui eſtoit contenuë dans les mem-
ranes de l'enfant, y eſtoit ainſi amaſſée. Ie ne doute
as qu'il n'ait veû cét homme jetter beaucoup d'eau par
: nombril, comme il dit; mais elle venoit aſſeurément
e la capacité du bas ventre, où il y avoit hydropiſie,
: non pas de la veſſie, parce qu'il ne ſe rencontre point
e cavité dans l'ouraque ainſi que nous venons de dire à
ioins qu'elle ne ſoit contre l'ordre de nature, ſurquoy
1 ce cas, il ne faut pas faire ſon fondemét, pour affirmer
ue la choſe doit eſtre de même à tous les autres ſujets.

Il y en a d'autres qui ont bien auſſi l'opinion que ces
iux viennent des urines; mais ils veulent qu'elles ſor-
ent par la verge, de laquelle le chemin ſe trouve toû-
iurs ouvert, & non par l'ouraque, qui n'eſt jamais percé.

Pour moy je croy (ce me ſemble) avec bien plus de
iiſon (comme il eſt effectivement) que ces eaux ſont
ngendrées ſeulement des humiditez vaporeuſes, qui
ranſudent & s'exalent perpetuellement du corps de l'en-
int, leſquelles venant à rencontrer ſes membranes, au
ravers dequoy ne pouvant paſſer, à cauſe qu'elles ſont
res denſes & ferrées, ſe convertiſſent en eau qui s'amaſſe
inſi petit à petit, auſſi bien pendát les premiers mois de
i groſſeſſe, lors que l'enfant n'a pas encore de vie, que
urant les autres temps auſquels ils eſt vivát: car il ſort &
'erale continuëllement des vapeurs de tous les corps po-
eux qui ſont chauds & humides, cómc eſt celuy de l'em-
iryon; & la raiſon eſt aſſez foible, par laquelle on ſoû-
ient que ces eaux doivent provenir d'urine, à cauſe qu'el-
es ont vne ſaveur ſalée qui luy eſt toute ſemblable; car
es ſueurs, les larmes, & autres humiditez qui diſtilent

& tranſudent du corps, ſont pareillement ſalées, auſſi bien que l'urine, dont l'enfant durant qu'il eſt au ventre de ſa mere, ne peut pas avoir beaucoup, non plus que de matiere dans les inteſtins, dautant qu'il ne prend en ce temps aucuns alimens par la bouche, & que toutes ſes humiditez ſuperfluës paſſent facilement par tranſpiration, au travers de la ſubſtance de toutes les parties de ſon corps qui eſt fort tendrelet, pour lequel ſujet, je ne conçois pas la neceſſité qui le pourroit obliger, à vuider plûtoſt l'urine qui eſt dans ſa veſſie en petite quantité, que les excrémens qui ſont dans ſes inteſtins; ce qu'il ne fait auſſi pour lors, ny d'une façon ny d'autre; mais ſeulement aprés qu'il eſt né. Bartholin, & quelques autres veulent neanmoins que l'enfant urine par la verge, & que ſes eaux en proviennent; mais il y a bien plus d'apparence, que ce ſoit par la ſeule tranſpiration comme j'ay dit; car lors qu'il n'eſt pas tout-à-fait formé, & qu'il n'a pas encore vie, on ne laiſſe pas de trouver ces eaux en quantité proportionnée à la groſſeur de ſon corps, ce qui fait bien voir pour lors, que ce n'eſt de l'urine renduë par l'ouraque, ou par la verge ainſi que tout le monde s'imagine: & ce qui le prouve encore tres-manifeſtement, c'eſt l'exemple de quelques enfans qu'on voit naître ſans avoir la verge percée, leſquels ne laiſſoient pas d'avoir ces mêmes eaux, lors qu'ils eſtoient au ventre de leur mere.

Il faut obſerver quand il y a pluſieurs enfans, qu'ils ne ſont jamais en une même enveloppe, à moins qu'ils n'ayent leurs corps joints & adherens l'un à l'autre (ce qui eſt tres-rare, & monſtrueux lors qu'il arrive) mais chacun deux a toûjours ſes membranes & ſes eaux diſtinctes & ſeparées, dans leſquelles il eſt enveloppé en particulier.　　　　　　　　　　　　　　　Ces

Ces eaux ainfi amaffées dans ces membranes ont plufieurs vfages tres-confiderables. Elles fervent à l'enfant
pour fe mouvoir cóme en nageant plus facilement d'un
cofté & d'autre, & afin que par fes mouvemens frequens
il ne vienne à bleffer la Matrice, en heurtant à fec contre
elle, ce qui luy cauferoit de grandes douleurs, & pourroit fort fouvent exciter l'avortement : elles fervent
grandement auffi à faciliter fa fortie dans le temps de
l'accouchement, dautant qu'elles rendent le paffage fort
lubrique & gliffant, & par ce moyen l'orifice de la Matrice en eftant humecté s'étend & prefte bien mieux,
quand elles viennent à s'écouler lors que l'enfant eft
tout preft à fortir, ou peu devant; car autrement demeurant à fec, il auroit bien plus de peine à venir au monde,
& la mere en feroit auffi beaucoup plus tourmentée.

Iean Claude de la Corvée, Medecin de la Reine de Po-
logne derniere décedée, en fon Livre intitulé *de nutri-*
tione fœtus, veut que ces eaux fervent principalement à
nourrir l'enfant, & qu'il les fucce avec la bouche, & les
avalle (a ce qu'il s'eft imaginé) durant tout le temps
qu'il eft dans la Matrice: mais la verité du contraire
eftant connuë des moindres apprentifs, ce feroit fe fatiguer en vain, que de s'arrefter à refuter toutes les raifons
qu'il apporte pour prouver & foûtenir fon dire; car elles
fe détruifent affez d'elles mêmes, & correfpondent toutes à la fauffeté de leur principe.

Ayant fait fuffifamment l'explication des membranes
& des eaux du *fœtus*, il nous faut en fuite de cela, rechercher la connoiffance des parties, par le moyen defquelles
il reçoit fa nourriture, lors qu'il eft dans la Matrice,
c'eft dequoy nous allons prefentement difcourir.

E e

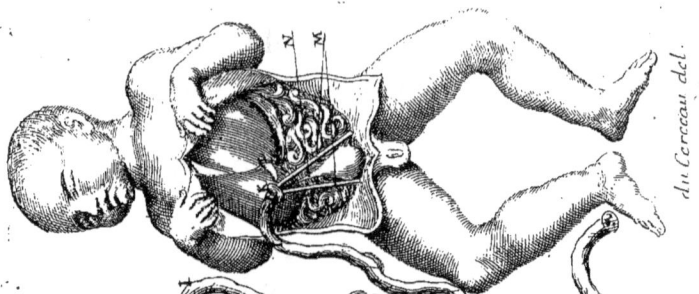

du Cerceau del.

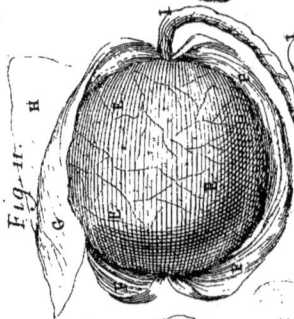

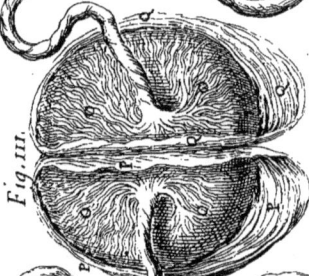

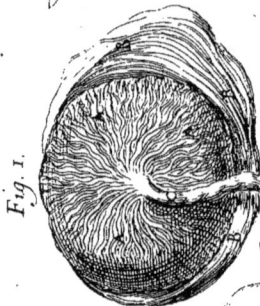

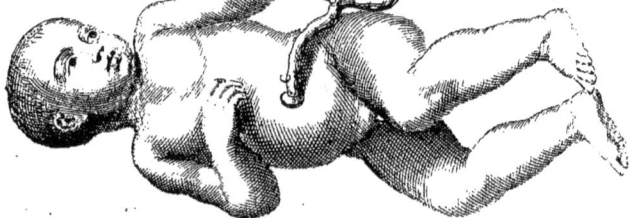

Fig. II.

Fig. III.

Fig. I.

Lombur sculp.

Ces trois figures repreſentent le placenta ou l'arriere-fais,
& les vaiſſeaux umbilicaux de l'enfant.

La premiere montre la figure de l'arriere-fais, au milieu duquel eſt attaché le cordon de l'umbilic, on voit auſſi autour de cét arriere-fais les membranes de l'enfant, qui
reſtent ainſi ridées quand il en eſt dehors.

A. A. A. Montrent le corps de l'arriere-fais.

B. B. B. Les membranes qui y ſont attachées tout autour.

C. C. C. Le cordon de l'enfant, qui contient ſes vaiſſeaux umbilicaux, leſquels ſortans de ſon nombril, vont s'inferer au milieu de l'arriere-fais, où ils produiſent une
infinité de rameaux.

D. D. Certaines éminences appellées neuds, qui ſe rencontrent au cordon, provenant de la dilatation des vaiſ-
ſaux umbilicaux plus grande en un lieu qu'en l'autre.

La Seconde figure repreſente l'arriere-fais retourné de l'autre
coſté, & le ventre de l'enfant ouvert, pour y conſiderer la diſtribution des vaiſſeaux umbilicaux.

E. E. E. Montrent l'arriere-fais du coſté par lequel il eſt attaché contre la Matrice; on ne voit pas en cette face aucune
apparence de vaiſſeaux comme en l'autre; mais ſeulement quelques ſimples interlignes, & de petites embouchures, par où le ſang qui tranſude de la Matrice diſtile dans cette maſſe parenchymateuſe.

F. F. F. Les membranes.

G. Vne partie du Chorion, qui a eſté ſeparée de l'Amnios
qui eſt marquée par H.

H. Vne portion de l'Amnios ſeparée du Chorion marqué par. G.

I. I. I. Le cordon de l'umbilic, où on voit auſſi pluſieurs
neuds.

K. *L'umbilic, dans lequel entrent les vaiſſeaux.*

L. *La veine umbilicale, qui entre dans la fiſſure du foye.*

M. *Les deux arteres umbilicales, qui ſe conduiſant le long des coſtez de la veſſie, vont s'inſerer dans les arteres Iliaques, & quelquefois dans les Hypogaſtriques.*

N. *L'ouraque, qui du fond de la veſſie, va couché entre les deux arteres umbilicales s'attacher à l'umbilic, ſans paſ- ſer outre, auquel endroit il n'eſt aucunement percé, & eſt extrémement délié.*

La troiſiéme figure fait voir celle d'un arriere-fais de deux enfans, auquel il ſe rencontre pour lors autant de cordons, & chaque enfant y a auſſi ſes membranes ſé- parées.

o. o. o. o. *Le corps de l'arriere-fais, qui eſt commun à tous les deux enfans.*

p. p. p. *Les membranes qui ſervent à envelopper particalie- rement l'enfant qui eſt de ce coſté-la.*

q q q. *Les autres membranes qui ſervent à contenir ſépare- ment l'autre enfant.*

Quant aux cordons qui tiennent à cét arriere-fais dou- ble, celuy du coſté droit eſt diſſequé en ſon extremité, pour faire voir qu'il ne s'y rencontre que trois vaiſ- ſeaux ſeulement.

R.R. *Montrent vne forte membrane dont ſont revétus ces trois vaiſſeaux umbilicaux.*

S. *La veine qui eſt fort groſſe.*

T.T. *Les deux arteres qui ſont beaucoup plus petites que la veine.*

L'autre cordon eſt coupé en l'autre extremité, où on voit ſeulement les orifices des vaiſſeaux.

CHAPITRE IV.

Du placenta , & des vaiſſeaux umbilicaux
de l'enfant.

COMME l'enfant devoit eſtre nourri du ſeul ſang de
ſa mere , durant le temps qu'il eſt dans la Matrice ,
& que toutes les femmes groſſes ne l'ont jamais ny beau,
ny bon, la nature providente a formé le *placenta* pour luy
en ſervir de réſervoir, afin qu'il en eût toûjours ſuffiſamment, & qu'il y fût derechef élaboré & perfectionné, pour
eſtre rendu convenable à ſa nourriture, par ce qu'il n'eût
pas pû ſans doute, convertir en ſa ſubſtance delicate un
ſang ſi groſſier qu'eſt celuy de la mere, s'il n'avoit eſté auparavant purifié dans ce *placenta*, qui enſuitte luy eſt envoyé par le moyen de la veine umbilicale , & rapporté
comme nous dirons cy-aprés, par les arteres, qui ſont les
conduits dont eſt compoſé le cordon de l'umbilic. Diſons
donc que le *placenta* n'eſt autre choſe qu'une maſſe ſpongieuſe, & charnuë , ſemblable en quelque façon à la ſubſtance de la rate , tiſſuë & entrelaſſée d'une infinité de
veines & d'arteres , qui compoſent la plus grande partie de ſon corps, faite pour recevoir le ſang de la mere
deſtiné à la nourriture de l'enfant qui eſt dans la Matrice. Cette maſſe de chair ſpongieuſe eſt ainſi appellée, parce qu'elle reſſemble en figure à un gâteau ; aucuns la nom-
ment le délivre , à cauſe qu'eſtant ſortie aprés l'iſſuë de
l'enfant, la femme eſt tout-à-fait délivrée du fardeau de la
groſſeſſe : On l'appelle auſſi vulgairement l'arriere-fais ,
parce que c'eſt comme un ſecond fais dont la femme ne ſe

décharge qu'apres que l'enfant eſt hors de la Matrice : Il y
en a qui luy donnent le nom de foye uterin, dautant diſent-ils qu'elle ſert comme un foye, pour préparer le
ſang deſtiné à la nourriture de l'enfant ; & Dulaurens aime mieux l'appeller le *pancreas* de la Matrice, & luy donne le meſme uſage qu'au *pancreas* du bas ventre, ſçavoir
eſt, d'appuyer & ſoûtenir les vaiſſeaux du nombril, qui
viennent répandre un nombre infini de rameaux par toute ſa ſubſtance.

Ce *placenta* eſt fait du ſang menſtruel de la mere qui
affluë dans la Matrice, par l'accumulation duquel eſt formé ſa maſſe, parenchymateuſe, ſa figure eſt plate & ronde, de la largeur d'une aſſiette, & d'épaiſſeur de deux travers de doigts vers ſon milieu, auquel endroit ſont attachez les vaiſſeaux umbilicaux ; mais il eſt un peu moins
épais vers les extrémitez de toute ſa circonference. Il
eſt couvert du *chorion* & de *l'amnios* du coſté ſeulement
qui regarde l'enfant, & de l'autre il eſt joint & attaché
au fond de la partie interne de la Matrice : Sa plus forte
attache avec elle (qui eſt en ſa circonference) eſt faite par
le moyen de ce *chorion*, comme nous avons dit au Chapitre précedent, lequel y adhere ſi fortement, par l'en-
trelaſſement d'une infinité de vaiſſeaux qui paroiſſent fort
gros en ſa ſurface, qu'il n'en peut pas eſtre ſeparé ſans laceration de ſa ſubſtance.

Si on conſidere de bien prés comme j'ay fait, le *placenta* du coſté qu'il ſe joint avec la Matrice, on remarque-
ra qu'il y eſt auſſi enduit d'une eſpece de legere membrane, qui eſt ſi fragile & ſi déliée, qu'il ne ſemble preſque
pas qu'il y en ait : On la verra toutefois manifeſtement,
en eſſuyant bien le ſang dont cette partie eſt toûjours tein-

e, on obſervera encore, que toute la face de ce coſté eſt comme entrecoupée de pluſieurs interlignes, ſemblables n quelque façon à celles qui ſe remarquent en la ſurface les reins de bœuf: Il y paroît auſſi pluſieurs petites embouchures, par où le ſang qui tranſude à travers la ſubſtance poreuſe de la Matrice, diſtile dans cette maſſe harnuë.

Quoy qu'il y ait deux enfans dans la Matrice, & même quand il y en a trois, s'ils ſont jumeaux, c'eſt à dire engendrez d'un même coït, ils n'ont pour l'ordinaire qu'un arriere-fais commun, lequel a ſeulement autant e cordons qui s'y terminent, qu'il y a d'enfans, leſquels neanmoins ſont entierement ſeparez l'un de l'autre par eurs membranes particulieres, dans leſquelles chaque nfant eſt contenu avec ſes eaux à part, à moins qu'ils n'ayent comme j'ay dit au précedent Chapitre, leurs corps oints & adherens l'un à l'autre, auquel cas les jumeaux de etté nature ont auſſi leurs eaux communes, & ſont enveloppez en mêmes membranes: Mais s'il s'eſt fait ſuperfetation, il y aura autant d'arriere-fais que d'enfans, & comme la ſuperfetation (ſi tant eſt qu'elle ſe puiſſe faire) arrive tres-rarement, auſſi voit-on fort peu de femnes avoir pluſieurs délivres ſeparez, quand elles accouchent de pluſieurs enfans.

Nous ne voyons quaſi que la femme ſeule qui ait un arriere-fais de la ſorte que je viens de décrire, & qui s'en décharge comme de choſe inutile, lors que l'enfant eſt orti; car la pluſpart des autres animaux ne jettent rien aprés avoir fait leurs petits, ſinon les ſeules eaux avec quelques glaires, & les membranes qui les entouroient & au lieu de cette maſſe charnuë, ceux qui ne ſont or-

dinairement qu'un petit comme la femme , ont feulement des cotyledons, qui font plufieurs glandules fpongieufes, jointes interieurement à la propre fubftance de
leur Matrice , où vont aboutir tous les rameaux des vaiffeaux umbilicaux de leurs petits , lefquelles glandules,
comme j'ay remarqué plufieurs fois par l'ouverture des
brebis , ne font pas plus groffes que des grains de che-
nevy , lors qu'elles n'ont point de petit dans le ventre;
mais quand elles font pleines , elle fe tumefient extrémement , & deviennent de la groffeur du poulce, les unes
plus & les autres moins; elles reffemblent pour lors affez bien en figure , à un champignon rond, qui ne feroit
pas encore épanoüi, le regardant par l'envers , aprés luy
avoir coupé toute la queuë , & à chacun de ces cotyledons ou glandules , font attachées les ramifications
des vaiffeaux umbilicaux : neanmoins il eft certain que
les animaux qui font ordinairement plufieurs petits d'u-
ne portée,comme les chiennes, les lapines, & autres,n'ont
point ces cotyledons, au lieu dequoy, chaque petit a dans
fa cellule une efpece de *placenta* particulier , que la mere
mange fi-toft qu'elle l'a vuidé, aprés avoir rongé,& coupé avec les dents les vaiffeaux umbilicaux qui y tiennent.

Lors que la femme groffe a quelque indifpofition de toute l'habitude, quelque legere qu'elle foit, il y en a prefque
toûjours quelque marque & impreffion,foit en la couleur,
foit en la fubftance de l'arriere-fais qu'elle vuide en fon accouchement , d'autant que cette partie eftant d'une fubftance fort molle, s'abbreve facilement des mauvaifes humeurs du corps, qui avoient coûtume de fe décharger par
la Matrice. Sa couleur naturelle doit eftre d'un rouge dautant

tant plus beau & vermeil, que la femme fe porte bien,
& fa fubftance doit eftrefaine, & également molle, fans
aucune dureté fcirrheufe.

Du milieu de l'arriere-fais fort un cordon, compofé de
plufieurs vaiffeaux joints enfemble, qui fervent à conduire le fang deftiné à la nourriture de l'enfant, le nombre
defquels eft en controverfe parmy les Auteurs: Aucuns en
mettent quatre, fçavoir deux veines, & deux arteres,
d'autres en comptent cinq, y adjoûtant l'ouraque, mais
il eft tres-certain qu'il ne s'en rencontre que trois feulement au *fœtus* humain, comme je l'ay reconnu par la dif-
fection que j'ay faite de plufieurs, fçavoir une veine &
deux arteres : La veine ayant jetté dans le *placenta* une
infinité de rameaux femblables aux racines d'un arbre,
fe conduit par un feul canal tout le long du cordon jufques au nombril de l'enfant, qu'elle traverfe pour fe terminer enfin au milieu de la fiffure qui eft en la partie inferieure du foye ; & les deux arteres naiffant du même
placenta , par un grand nombre de femblables racines,
vont par deux conduits le long de ce même cordon, en
perçant pareillement le nombril de l'enfant, aboutir dans
fes arteres iliaques , & parfois dans les hypogaftriques.
La veine eft beaucoup plus groffe que ne font pas les
arteres , fa cavité eft bien large pour y mettre une plume à écrire, & celle des arteres, comme pour y fourrer
un fer de mediocre aiguillette , c'eft à dire plus petite
de la moitié que celle de la veine.

Ces trois vaiffeaux qui compofent le cordon , font enveloppez d'une membrane affez forte & épaiffe, provenant du *chorion* , laquelle eft auffi revêtuë d'une production de *l'amnios*, qui s'en peut facilement détacher: mais

F f

outre que cette premiere leur fert comme d'une guaîne, dans quoy ils font tous trois logez, elle les fépare encore l'un de l'autre par fes redoublemens. Quand les vaiffeaux de ce cordon font pleins de fang, il eft environ de la groffeur du doigt, & de longueur d'une grande demi-aune ordinairement , & parfois de deux tiers , ou de trois quartiers. Il eft neceffaire qu'il ait cette longueur , afin que l'enfant puiffe avoir la liberté de fe mouvoir dans la Matrice , & d'en fortir dans le temps de l'accouchement fans tirailler l'arriere-fais auquel il eft attaché. On y voit beaucoup d'inégalitez affez éminentes , qui femblent eftre comme des neuds, lefquelles ne procedent que de la dilatation des vaiffeaux , qui eftant variqueux , & plus pleins de fang en un endroit qu'en l'autre , font ces éminences. Il y a des Sages-femmes qui croyent fuperftitieufement , ou veulent faire croire, que le nombre de ces prétendus neuds , eft proportionné à celuy des enfans que la femme doit porter en fuite; ce qui eft fans raifon , dautant que celle qui accouche à quarante ans, & pour la derniere fois, ainfi qu'on voit journellement , a tout autant de neuds au cordon de fon enfant , que celle de vingt ans qui en doit encore avoir plus d'une douzaine; elles difent outre cela , que fi le premier neud eft rouge , le premier enfant que la femme fera en fuite , doit eftre un garçon , & que s'il eft blanc , ce fera une fille ; mais cette propofition n'a pas un fondement plus folide & plus raifonnable que l'autre ; car ces neuds paroiffent feulement rouges , ou pour mieux dire d'un bleu obfcur, felon plus ou moins que les vaiffeaux font pleins de fang , & principalement là veine qui luy donne une telle couleur, ce qui paroît auſſi d'autant plus qu'elle eſt ſuperficielle en cét endroit

Il y a bien des Auteurs qui admettent, comme nous avons dit, l'ouraque au nombre des vaiſſeaux umbilicaux, & diſent, qu'il ſert à vuider l'urine de l'enfant dans ſes membranes ; neanmoins l'experience nous montre que ce n'eſt pas un vaiſſeau, & qu'il ne ſort pas du nombril; mais que c'eſt ſeulement un ligament au *fœtus* auſſi bien qu'à l'homme, qui du fond de la veſſie vient ſe terminer à l'umbilic, ſans le traverſer comme ils ont crû avec abus. J'ay ouvert & diſſequé plus de trente *fœtus* auſquels je ne l'ay jamais trouvé percé, mais bien toûjours ſolide & tendineux vers l'endroit où il s'attache au nombril, & fort ſemblable, comme j'ay déja dit, à une petite corde de lut : Toutefois, je l'ay toûjours veû manifeſtement cave aux brebis, lequel ſe terminoit avec les autres vaiſſeaux umbilicaux à leurs cotyledons, auſquels animaux ſe voyent auſſi deux veines umbilicales qui vont au foye toutes deux l'une proche de l'autre, ce qui fait que leur cordon eſt compoſé de cinq vaiſſeaux, mais il n'en eſt pas de même au *fœtus* humain, car il n'a qu'une ſeule veine & deux arteres umbilicales.

Pour bien ſçavoir comment la nourriture eſt portée à l'enfant par les vaiſſeaux umbilicaux, il eſt fort neceſſaire de concevoir & connoître de quelle maniere la circulation du ſang ſe fait; ce qui arrive ainſi à ſon égard. Le ſang ayant eſté apporté par les arteres de la mere, qui aboutiſſent au fond de la Matrice dans le *placenta* qui y eſt attaché, il s'en fait une transfuſion naturelle par la veine umbilicale dans le foye de l'enfant, en ſuite dequoy il eſt porté dans la veine cave, & delà au cœur, où eſtant il eſt envoyé à toutes les parties par le

Ff ij

moyen des arteres, & une portion pareille à peu prés en
quantité, eſtant dans les arteres iliaques, eſt conduite dans
les umbilicales qui viennent y aboutir, pour eſtre repor-
tée dans le *placenta*, où ce ſang eſtant encore elaboré,
retourne faire le même chemin par la veine umbilicale, allant derechef au foye de l'enfant, & delà au cœur,
& ainſi toûjours ſucceſſivement ſans aucune diſcontinuation. Mais pour concevoir bien facilement comme le
ſang circule dans le *placenta*, & comme par le moyen de
cette partie, il s'en fait une mutuelle transfuſion de l'un à
l'autre, tant à l'égard de la mere, qu'à celuy de l'enfant,
il ne faut que s'imaginer que ce ſoit une partie commune, & dépendente du corps de l'un & de l'autre; car
quant à la mere, la circulation s'y fait comme dans ſon
bras, ou dans une autre partie telle qu'elle ſoit, pour ce
qui eſt de l'enfant, il en eſt auſſi de même.

On ne remarque aucunes valvules dans la veine umbilicale, ainſi que je l'ay curieuſement examiné, auſſi n'y
ſont-elles pas neceſſaires, ces valvules ſont fort frequentes dans les veines des bras, & dans celles des jambes,
à cauſe que ces parties ſont obligées de faire quantité
de differens mouvemens, qui en comprimant les vaiſſeaux troubleroient celuy du ſang, s'il n'eſtoit ainſi ſoû-
tenu & empêché de reculer; mais la veine umbilicale n'en
a eû aucun beſoin, parce que le cordon de l'enfant eſt
vague & flotant au milieu de ſes eaux, où ne pouvant
pas eſtre comprimée, le mouvement du ſang n'y peut
pas auſſi eſtre intercepté, comme il eſt parfois dans les
bras, & dans les jambes, ou dans les autres parties qui
font quelque forte contraction.

Tout auſſi-toſt que l'enfant eſt né, ces vaiſſeaux qui

ont plus gros au *fœtus* à caufe de leur cavité, qu'ils ne
ont en l'homme, fe défeichent, & leur partie qui eft
hors du ventre tombe, & fe fepare tout proche du nombril cinq ou fix jours aprés, pour raifon dequoy ils perdent leur premier ufage,& commencent en fuite à dége-
nérer en ligamens fufpenfoires, fçavoir la veine en celuy du foye, & les deux arteres fervent à étendre & foûtenir la veffie par les coftez en s'y joignant, le fond de
laquelle eft encore fufpendu par l'ouraque, qui ne fort
point du nombril, comme il a efté dit, ce qui demeure ainfi pendant tout le refte de la vie. Nous avons jufques icy fait mention de toutes les chofes qui fe trouvent avec l'enfant dans la Matrice, faifons maintenant
connoître quelles font les differentes fituations qu'il y
tient, felon les differens temps de la groffeffe; c'eft une
chofe qui eft d'affez grande confequence pour y faire
quelque réflexion.

 Les trois figures fuivantes reprefentent les differentes fi-
tuations naturelles de l'enfant dans la Matrice.

 Celle qui eft marquée B. *montre comme il eft fitué durant*
les fept premiers mois de la groffeffe.

 Celle qui eft marquée A. *fait voir la même fituation par*
la partie pofterieure.

 Et la troifiéme marquée C. *reprefente de quelle façon il*
eft fitué vers le dernier mois de la groffeffe, & dans le temps
qu'il fe difpofe à fortir.

EXPLICATION DE TOVTES LES MATRICES,
dans lefquelles font contenus tous les enfans qui font re-
prefentez en differentes poftures, tant en ce lieu qu'en tous
les autres cy-après.

A. A. A. A. *montrent la fubftance de la Matrice.*

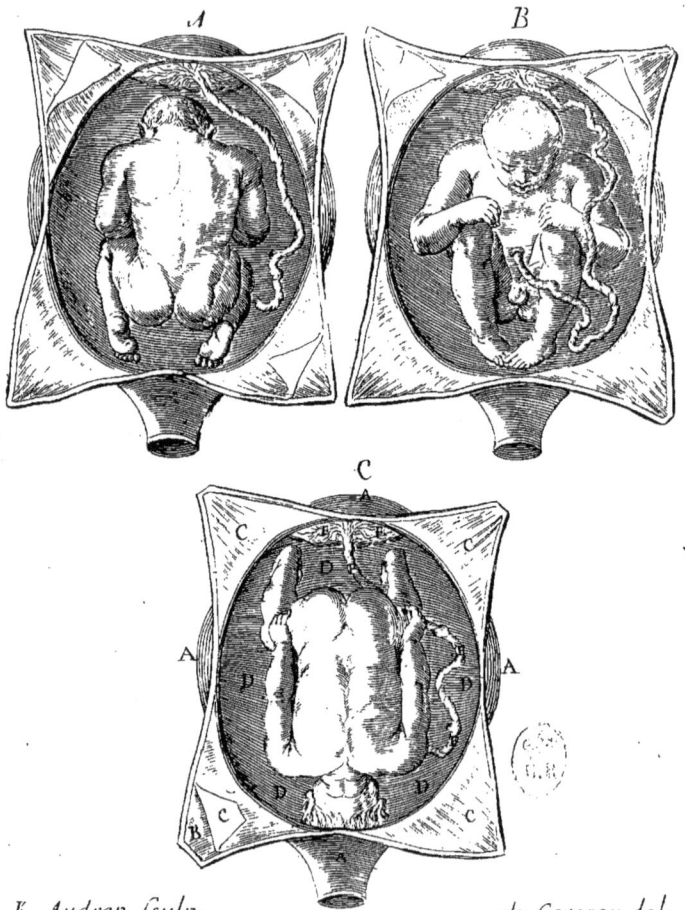

K. Andran sculp.   du Cerceau del.

B,   *La membrane appellée* chorion, *qui tapiſſe interieurement toute la Matrice.*

C. C. C. C. *La membrane* amnios, *qui eſt tellement jointe &
unie au* chorion *qu'il ſemble que toutes les
deux ne ſoient qu'une ſeule membrane.*

.D.D.D.D. *Montrent tout le vuide qui est remply d'eau, au*
       milieu dequoy nage & est situé l'enfant.

E.   *L'arriere-fais situé au fond de la Matrice.*

F. F.   *Le cordon de l'umbilic, qui est ondoyant deçà &*
      delà dans les eaux.

CHAPITRE V.

Des differentes situations naturelles de l'enfant au ventre de sa mere, selon les differens temps de la grossesse.

LORS que nous aurons expliqué quelles sont les differentes situations naturelles de l'enfant, on aura facilement la connoissance de celles qui estant contre nature causent la plûpart des mauvais accouchemens.

On peut considerer en general que les enfans, tant es mâles que les femelles, sont pour l'ordinaire toûjours situez au milieu de la Matrice; car quoy qu'on remarque parfois le ventre de la femme grosse plus élevé d'un côté que d'autre, cela ne vient que de ce que le globe de la Matrice y incline davantage, & cette situation de costé se doit entendre seulement eû égard au ventre de la mere, & non au respect de la Matrice, dans le milieu de laquelle il est toûjours placé; à cause qu'il ne se rencontre en celle de la femme, qu'une seule & unique cavité, qui est simplement marquée d'une petite ligne en sa longueur, sans avoir deux ou plusieurs separations, comme on voit en celle des autres animaux.

Il y en a qui veulent que ces deux cavitez imaginaires
soient le sujet pour lequel la femme porte quelquefois
deux enfans , & parfois même davantage, & que les
mâles s'engendrent plûtost au costé droit, & les femelles
au gauche, ce qui est le sentiment d'Hypocrate en l'A-
phorisme quarante-huitiéme du cinquiéme Livre , où
il dit , *fœtus mares dextrâ uteri parte , fœminæ sinistrâ magis
gestantur* ; mais sans qu'il y ait aucune régle certaine
pour cela , quelques femmes portent les mâles au costé gauche, d'autres les femelles vers le droit , & quand
il se rencontre deux enfans, parfois tous deux sont d'un
même sexe, autre-fois non , & indifferemment situez à
droit ou à gauche. Voilà ce qu'on peut dire de la situation generale des enfans dans la Matrice.

Mais quant à la particuliere, que nous considerons
par les diverses figures qu'il y tient, elle est differente
selon les differens temps de la grossesse; car dans les premiers mois , le petit *fœtus* qu'on appelle *embryon*, est
toûjours trouvé de figure ronde & vn peu oblongue,
ayant l'épine mediocrement courbée en dedans, les
cuisses pliées & un peu élevées, ausquelles les jambes
sont jointes en sorte que les talons touchent aux fesses,
ses bras sont fléchis , & ses mains posées sur les genoüils,
vers lesquels vient s'incliner sa teste panchée en devant ,
de telle façon que son menton touche à sa poitrine. Il
ressemble assez bien en cette posture , à vn chieur ac-
croupi , qui baisse la teste pour régarder ce qu'il fait. Il a
pour lors l'épine du dos tournée vers celle de la mere,
la teste en haut, la face en devant, & les pieds en bas ,
& à mesure qu'il vient à croître & grandir, il étend peu-
à-peu ses membres qu'il avoit exactement fléchis pendant

dant les premiers mois. Il garde ordinairement cette fituation jufques au feptiéme ou huitiéme mois, auquel
temps fa tefte eftant devenuë fort groffe, eft portée par
fon poids en bas, contre l'orifice interne de la Matrice,
en luy faifant faire une culbute en devant, au moyen de
laquelle fes pieds fe trouvent aprés en haut, & fa face
regarde alors le *rectum* de fa mere. Quelques-uns
croyent que les feuls mâles l'ont ainfi tournée deffous
lors qu'ils naiffent, & que les femelles l'ont en deffus;
mais les uns & les autres l'ont toûjours tournée en deffous vers le *rectum* de leur mere comme il eft dit; &
quand il arrive au contraire, cela n'eft pas naturel; car
le vifage de l'enfant venant en deffus, feroit grandement
meurtri, & le nez tout écaché, à caufe la dureté des os
du paffage.

On doit remarquer que lors que l'enfant a changé
fa premiere fituation par cette culbute, n'eftant pas encore accoûtumé à cette derniere, il fe remuë & fe tour-
mente quelque-fois tant, que la femme croit en devoir
accoucher pour les douleurs qu'elle en reffent; & fi on
fait bien réflexion à cette circonftance, on connoîtra que
c'eft là cette premiere & prétenduë tentative, que les Auteurs fe font imaginée que l'enfant faifoit pour fortir à
fept mois, ce que ne pouvant faire, il demeuroit ainfi jufques au neufiéme, & que la réiterant au huitiéme, s'il y
naiffoit, il ne vivoit pas long-temps, dautât qu'il ne pouvoit endurer deux tels puiffans efforts fi proches l'un de
l'autre. Mais c'eft un pur abus; car fi l'enfant fe tourne ainfi la tefte en bas, ou plûtoft eft tourné, ce n'eft que par une
difpofition naturelle de la pefanteur des parties fuperieures de fon corps, & s'il fe remuë beaucoup dans ce temps,

G g

& incontinent apres, ce n'eſt pas qu'il deſire encore ſortir; mais c'eſt à cauſe de l'incommodité qu'il ſouffre en
cette nouvelle ſituation, à laquelle il n'eſt pas accoûtumé comme je viens de dire, & qu'il prend quelquefois dés
le ſeptiéme mois, rarement devant ſans accident, le plus
ſouvent vers le huitiéme, & parfois au neufiéme ſeulement, & d'autrefois auſſi ne ſe tourne-t-il point du tout,
comme nous font bien voir ceux qui viennent dans leur
premiere ſituation, c'eſt à dire les pieds devant. Or par là
il eſt tres-facile de juger, & c'eſt une verité que je tiens
pour conſtante & aſſeurée, que les enfans ſont dautant
plus forts & robuſtes, & peuvent par conſequent mieux
vivre, qu'ils approchent plus du terme le plus naturel &
le plus parfait, qui eſt la fin du neufiéme mois.

L'enfant tourne donc de cette maniere ſa teſte en bas
vers les derniers mois, afin ſeulement d'eſtre diſpoſé à
eſtre plus facilement mis hors la Matrice au temps de
l'accouchement, qui n'eſt pas bien éloigné pour lors: car
par cette figure toutes ſes jointures s'étendent ſans peine
en ſortant, & de cette façon ſes bras & ſes jambes ne pou-
vât ſe recourber contre l'orifice interne de la Matrice, ne
donnent aucun empeſchement à ſon iſſuë, & le reſte de
ſon corps qui eſt aſſez ſouple paſſe tres-aiſément, quand
la teſte qui eſt fort groſſe & dure, eſt entierement ſortie.

Lors qu'il y a pluſieurs enfans ils doivent garder une
pareille figure pour eſtre naturelle, que s'il n'y en avoit
qu'un : mais pour l'ordinaire, ils ſe nuiſent tellement
l'un à l'autre par leurs differens mouvemens, qu'il y en a
preſque toûjours quelqu'un qui prend une mauvaiſe ſituation dans le temps de l'accouchement, ou même devant, ce qui fait que ſouvent l'un vient par la teſte, &

'autre par les pieds, ou en autre posture encore plus fâ-
cheuse, & parfois tous deux se presentent mal.

De quelque maniere que soit situé l'enfant au ventre
de sa mere, & de quelque figure qu'il se puisse presenter,
c'est toûjours contre nature si ce n'est de la façon que
nous avons dite : & la situation naturelle est si necessaire
au bon & légitime accouchement, que celles qui sont
contre nature sont cause de la plus grande partie des
mauvais travaux.

Lors que la femme grosse est heureusement arrivée
jusques proche du port, elle doit bien prendre garde à
ne pas faire naufrage à son débarquement ; c'est ce qu'elle évitera si elle observe exactement, quand elle est à terme, les choses que nous allons dire.

CHAPITRE VI.

Ce qu'il faut que la femme fasse quand elle est à terme.

IE ne suis pas de l'opinion de presque toutes les Sages-
femmes, qui recommandent aux femmes grosses
(afin ce disent-elles, d'accoucher plus facilement) de
faire plus grand exercice qu'à l'ordinaire lors qu'elles
sont sur les derniers mois de leur grossesse, comme aussi
du sentiment de Liebaut, qui ordonne qu'elles aillent
en coche, ou sur un cheual de trot, ce qui est un tres-
dangereux conseil, & qui cause journellement beaucoup
de fâcheux accouchemens ; car comme nous avons dit
au Chapitre précedent, c'est ordinairement en ce temps
que l'enfant se tourne, & fait la culbute, en portant sa

tefte en bas & fes pieds en haut, pour venir ainfi naturelle-
lement ; & fouvent les pauvres femmes croyant fe procurer un facile accouchement, le rendent tres-mauvais par
ces exercices extraordinaires, qui à caufe de l'agitation
& commotion du corps, font prendre à l'enfant une fituation contre nature, ou font tellement affaiffer & engager la Matrice dans la cavité de l'Hypogaftre, qu'il
n'a plus en fuite la liberté de fe tourner quand il eft
temps, ce qui le fait fouvent venir dans fa premiere fituation, c'eft à dire par les pieds ; outre que l'accouchement (qui doit eftre l'œuvre de nature lors que l'enfant vient bien) en eft excité avant le terme tout-à-fait
accompli, & quand même ce ne feroit que de cinq ou fix
jours, cela ne laiffe pas, ainfi que j'ay dit autre-part de luy
eftre auffi préjudiciable, que nous le voyons eftre à la faveur, à la bonté, & à la confervation des fruits qu'on
cueille quelques jours avant leur parfaite maturité.

Pour ce fujet je confeille à la femme (quoyque prefque tout le monde foit de contraire avis fans raifon) de
fe tenir plus de repos qu'à l'ordinaire, quand elle approche des derniers mois de fa groffeffe, afinque fon enfant puiffe plus directement fe tourner à chef : & dans ce
temps principalement, elle ne fera aucunement ferrée ny
contrainte dans fes habits, afin qu'il puiffe encore prendre
plus facilement la pofture qui luy eft convenable à fortir ;
elle obfervera auffi pour lors, un bon regime de vivre, en
ufant de viandes de bon fuc, & de facile digeftion, plûtoft boüillies que rôties, afin d'humecter davantage, &
de fe tenir par leur moyen le ventre libre, plûtoft que par
clyfteres, qui pourroiét en ce temps accelerer l'accouchement ; elle fe frotera les parties genitales pendant les huit

ou dix derniers jours, de graiffes émolientes comme de celles d'oye, ou de chapon, d'axonge de porc, ou de beurre frais, ou bien elle fe fervira de fomentations qui en les amoliffant, & relâchant, puiffent rendre le paffage plus lubrique & gliffant : c'eft ce que doivent faire principalement celles qui font groffes de leur premier enfant, dautant qu'elles ont ces lieux plus étroits que celles qui ont accouché d'autrefois : mais fur tout celles qui font déja un peu avancées en âge, ont beaucoup plus de peine, & font bien plus long-temps en travail, fi c'eft auffi pour la premiere fois, que celles qui font médiocrement jeunes, parce que les membranes de leur Matrice font plus dures & plus féches; ce qui fait qu'elles ne peuvent pas prefter, & fon orifice interne fe dilater fi facilement.

Il y a des Auteurs qui pour relâcher davantage ces parties ordonnent l'ufage des bains; mais il y auroit danger que par leur trop grande humidité, & par l'émotion qu'ils caufent à tout le corps, ils ne fiffent accoucher la femme avant qu'il en fût tout-à-fait temps. Beaucoup de femmes fe font auffi faigner par précaution, lorfqu'elles font où croyent eftre à terme, dont je ne trouve pas l'ufage fort bon, quand ce n'eft que par la feule précaution; mais bien lors qu'avec elle quelque neceffité le requiert, à moins dequoy on s'en doit abftenir aprés le feptiéme mois, parce que l'émotion que la faignée caufe à l'enfant, le fait mouvoir fi fortement, que la Matrice eft contrainte parfois de s'ouvrir pour le laiffer fortir, avant qu'elle y foit entierement difpofée. La femme groffe qui obfervera ces chofes, aura lieu d'efperer une bonne iffuë de fon accouchement; en attendant quoy elle s'asseurera d'une Sage-femme, ou d'un Chirurgien expert & adroit, qu'elle mandera pour la secourir, tout aussi-tôt qu'elle ressentira quelques douleurs de ventre un peu fortes, de quelque nature qu'elles puissent estre; car comme il ne faut qu'un petit vent , ou un leger se-couëment de l'arbre , pour en faire tomber le fruit qui est meur , aussi ne faut-il que la moindre colique , ou quel-que autre fausse douleur, pour faire venir ensuite celles de l'accouchement, qui la pourroient surprendre dépour-veuë d'assistance. Parlons à present de ce qu'elle doit observer quand elle est effectivement en travail.

CHAPITRE VII.

Ce qu'il faut faire quand la femme commence d'estre en travail.

LE travail de la femme grosse n'est autre chose, que plusieurs douleurs avec des épreintes reïterées, par lesquelles elle s'efforce de mettre son enfant au jour: Il est ainsi appelé , parce que la mere & l'enfant souf-frent, & sont beaucoup travaillez en cette action. La plû-part du monde croit , qu'il n'y a pas d'autre raison de la cause de ce mal , sinon parce que Dieu l'a ordonné ainsi: & que la femme suivant sa parole , doit enfanter avec douleur , à cause de son peché , comme il est porté dans le troisiéme Chapitre de la Genese , auquel il est écrit, *Ie multiliëray ton travail , & tes conceptions , tu enfante-ras avec douleur , & feras sujette à ton mari.* Cette ma-lediction fut à la verité bien grande , puisqu'elle s'est étenduë sur toutes les femmes qui ont enfanté depuis e temps-là , & s'étendra fur toutes celles qui viendront y-aprés. Nous voyons neanmoins que toutes les fe-nelles des autres animaux fouffrent autant , & font en auffi grand danger de leur vie que la femme, quand el-les mettent leurs petits au jour, c'eft ce qui fait qu'ou-re cette volonté précife de Dieu à l'égard de la fem-ne, il y a encore une raifon naturelle, par laquelle nous onnoiffons que cela ne peut pas arriver autrement, qui ft, qu'il eft impoffible que la Matrice qui eft tres-étroi-e , en comparaifon de la groffeur de l'enfant , & tres-nfible à caufe de fa compofition membraneufe , re-oive la dilatation neceffaire à fa fortie, & qu'il luy foit it une fi grande violence, fans en fouffrir des douleurs onfiderables. Or comme la femme pour ce fujet, ne eut pas éviter ces douleurs, elle tâchera feulement de s endurer avec patience , dans l'efperance d'en eftre ien-tôt délivrée par un heureux accouchement.

Tout auffi-tôt qu'on aura reconnu que la femme eft feĉtivement en travail, par les fignes que nous avons écifiez au Chapitre fecond de ce Livre, en parlant de ux qui précedent , & qui accompagnent l'accouche-ent, defquels les principaux font , qu'elle a des dou-urs & des fortes épreintes au ventre, qui pouffent en as vers la Matrice, & qu'en la touchant avec le doigt, n fent fon orifice interne dilaté , comme auffi les eaux e l'enfant fe préparer & fe former, c'eft à dire venir au evant de fa tefte, & pouffer les membranes qui l'enve-oppent au travers defquelles dans l'intervalle des dou-urs, on peut en quelque façon, connoître du doigt la artie qu'il prefente , & principalement fi c'eft la tefte, utant qu'on la fent en rondeur refifter par fa dureté,

pour lors on appreſtera tout ce qui eſt requis pour ſou-
lager la femme dans ſon accouchement; & pour l'y aider dautant plus facilement, on prendra garde que ſon
ventre ne ſoit aucunement ſerré par ſes juppes, ou par
autres vêtemens, on luy donnera un clyſtere un peu fort,
ou même pluſieurs s'il eſt beſoin, ce qu'on doit faire du
commencement, & avant que l'enfant ſoit trop avancé; car pour lors il eſt bien difficile qu'elle en puiſſe
prendre, à cauſe que l'inteſtin eſt trop comprimé : cela
ſervira pour l'exciter à ſe décharger de ſes excrémens,
afinque, le *rectum* eſtant vuide, il y ait plus d'eſpace
pour la dilatation du paſſage, comme auſſi afin d'exciter par ce moyen les douleurs à pouſſer d'autant plus
en bas, par les épreintes que la femme fait pour aller
à la ſelle, & cependant on diſpoſera les choſes neceſſaires à ſon accouchement, tant pour elle, que pour ſon
enfant, & on luy préparera une chaire propre à cét uſage, ou plûtoſt un petit lit de ſangle fort bas, qu'on mettra proche du feu ſi la ſaiſon le requiert, lequel lit doit
eſtre dégagé de l'embarras, en telle ſorte qu'on puiſſe
tourner tout autour, afin de pouvoir plus commodement aider la malade en ce qu'elle aura beſoin.

Si la femme eſt d'une habitude replete, il ſera pour
lors fort à propos de luy tirer du ſang du bras; car par
ce moyen, ſa poitrine eſtant dégagée, & ayant la reſpiration plus libre, elle aura bien plus de force à pouſſer
ſes douleurs en bas, ce qui ſe fera ſans aucun danger,
dautant qu'en ce temps l'enfant eſtant preſt à ſortir, n'a
plus de beſoin du ſang de la mere pour ſa nourriture,
c'eſt une choſe que j'ay pratiquée pluſieurs fois avec un
fort heureux ſuccez; outre cela cette évacuation empêche

che fouvent, qu'elle n'ait la fiévre aprés fon accouchement, en attendant l'heure duquel elle fe promenera dans
fa chambre, fi fes forces le permettent ; & pour les conferver il fera affez à propos de luy faire prendre quelque
bon confommé, ou un œuf frais, & quelques cuillerées
de vin de temps en temps, ou bien une petite rôtie trempée dedans, fans ufer pour lors d'aucuns alimens folides.
On luy recommandera fur tout, de faire bien valoir fes
douleurs, en pouffant le plus fortement qu'elle pourra
vers bas, dans le moment qu'elles luy prendront : La
Sage-femme touchera du doigt l'orifice interne de temps
en temps, pour reconnoître fi les eaux font preftes à percer, & fi l'accouchement les doit bien-tôt fuivre ; elle
oindra auffi toutes les parties genitales de quelque huile émoliente, ou d'axonge, ou de beurre frais, fi elle voit
qu'elles ayent de la peine à fe dilater ; & cependant elle
fe tiendra toûjours proche de la malade, afin d'en obferver attentivement les geftes, les plaintes, & les douleurs ; car par ces chofes on juge bien à peu prés, fi la
befogne s'avance, fans eftre obligé de toucher la femme
tant de fois par bas. Defunt Monfieur de la Cuiffe, qui
dormoit fouvent auprés des femmes en travail, eftoit fi
ftilé à cela, qu'il ne s'éveilloit ordinairement que quand
l'enfant eftoit au paffage, auquel temps les femmes convertiffent leurs plaintes en grands cris, qu'elles redoublent fortement, à caufe des douleurs beaucoup plus
grandes & plus frequentes qu'elles en reffentent : La malade pourra auffi par intervalles fe repofer un peu fur
fon lit, pour reprendre fes forces ; mais il faut bien prendre garde qu'elle n'y foit trop long temps, & c'eft ce que
doivent obferver principalement les petites & trapes ; car
H h

elles accouchent toûjours plus difficilement si on les
laisse couchées durant tout leur travail, & encore d'autant plus si c'est de leur premier enfant, que quand on les
fait un peu promener par la chambre, les soûtenant par
dessous les bras, s'il est besoin, à cause que par ce moyen
la pesanteur de l'enfant (la femme estant debout) fait
bien plûtost dilater l'orifice interne de la Matrice, que
lors qu'elle est couchée : cela fait aussi que leurs douleurs en sont bien plus fortes & plus frequentes, & que
leur travail n'en est pas de beaucoup si long.

On ne se doit pas étonner du mal de cœur, ou du vomissement qui survient quelquefois pour lors à la femme ; bien au contraire, il aide à pousser d'autant plus en
bas, & à provoquer les douleurs de l'accouchement :
Nous avons parlé de la cause de ce vomissement au
Chapitre deuxiéme de ce present Livre, & du sujet pour
lequel il n'est pas dangereux.

Quand les eaux de l'enfant sont bien préparées &
formées, lesquelles on sentira au travers des membranes, se presenter à l'orifice interne de la grosseur de toute sa dilatation, la Sage-femme les doit laisser percer
d'elles mesmes, & ne pas faire comme aucunes, qui s'im-
patientant de la longueur du travail viennent à rompre
ces membranes pour les faire écouler ; mais croyant
par ce moyen bien avancer leur besogne, au contraire
la retardent ainsi faisant devant que l'enfant soit tout-
à-fait au passage ; car par l'écoulement précipité de ces
eaux, qui devoient servir à le faire glisser avec plus de
facilité, il vient à demeurer à sec, ce qui empêche aprés,
que les douleurs & les épreintes le puissent si facilement pousser qu'elles auroient fait ; il sera donc bien

lus feure de les laiffer percer d'elles-mêmes, ce qu'é ·
ant arrivé, la Sage-femme pourra aisément toucher
'enfant à nud, par la partie qu'il prefente la premiere,
x reconnoître avec certitude, s'il vient naturellement,
'eft à dire par la tefte, qu'elle fentira dure, groffe, ron-
le & égale; mais fi c'eft une autre partie, elle touche·
a quelque chofe d'inégal, & raboteux, & de dur ou
nollaffe plus ou moins felon la partie que c'eft. Incon-
inent aprés cela elle fe dépêchera de faire coucher fa
emme, fi elle ne l'eftoit, pour luy aider en fon accou-
hement, qui arrive pour l'ordinaire peu de temps aprés,
'il eft naturel; ce qu'elle fera de la maniere que je le
iray au Chapitre fuivant: Mais fi elle s'apperçoit que
enfant vienne en toute autre pofture qu'en la naturel-
e, & qu'elle ne fe trouve pas affez capable de faire l'o-
·eration ainfi qu'il·eft requis, pour fubvenir au defaut
e la nature, & pour fauver par ce moyen, la mere &
'enfant du peril de leur vie, où ils font tous deux, el-
e mandera pour lors le plus promptement qu'elle
·ourra un Chirurgien pour la fecourir, qui foit adroit,
onnoiffant, & expert en ces operations, & elle n'at-
endra pas que les chofes foient à l'extrémité, comme
·lufieurs font le plus fouvent.

Il y certaines Sages-femmes qui ont fi peur que les
Chirurgiens leur oftent leur pratique, ou de paroître
gnorantes devant eux, qu'elles aiment mieux tout rifquer, que de les envoyer querir dans la neceffité: quelques autres font fi préfomptueufes, qu'elles croyent
eftre auffi capables qu'eux de tout entreprendre. Il s'en
·oit auffi qui à la verité, n'ont pas ces vices, mais qui
·aute de connoiffance & d'experience en leur art, efpe-

Hh ij

rent toûjours en vain que l'enfant pourra reprendre avec
le temps une bonne situation , & que les accidens ces-
feront (s'il plaît à Dieu , comme elles disent) & quelques-unes font malicieusement une telle peur, & donnent tant d'apprehension des Chirurgiens aux pauvres
femmes , les qualifiant de bouchers & de bourreaux,
qu'elles aiment mieux parfois mourir en travail , avec
leur enfant dans le ventre, que de se mettre entre leurs
mains ; mais en verité , elles ne peuvent meriter à juste
titre ce beau nom de Sage-femme , si elles ne se com-
portent avec beaucoup de prudence , & avec une grande équité de conscience en une occasion si importante ; & quand elles appelleront de bonne heure quelqu'un pour les secourir au besoin , & avant qu'un enfant (comme il arrive tres-souvent) soit si engagé au
passage dans une mauvaise situation , qu'il est presque
impossible de luy en donner une autre , sans faire une
extréme violence à la femme , qui est aussi cause de la
mort de l'enfant , bien loin pour lors , de perdre leur
reputation , elles l'augmenteront par ce moyen , dautant qu'ainsi faisant, on sera persuadé qu'elles ont bien
sceu reconnoître le danger en temps & lieu, & le Chirurgien estant appellé aussi-tost que la necessité le requiert,
ne pourra point (si ce n'est à tort) trouver aucun sujet de leur attribuer la mauvaise suite de l'accouchement,
quand le cas y échoit , dont leur conscience sera aussi
déchargée ; car en cette rencontre, il y va (ainsi qu'il
est dit) de la vie de la mere, & de celle de l'enfant, comme encore à son égard de la privation du Baptême, pour
raison dequoy il est frustré à jamais de la joüissance de
la beatitude éternelle ; & ceux & celles qui par leur

mprudence , ou méchanceté font caufe d'un tel mal-
heur, meriteroient de porter eux-mêmes la peine qu'ils
ont fouffrir à ces pauvres innocens. Auffi-toft donc que
es eaux auront percé les membranes, & que la Sage-
femme reconnoîtra que l'enfant ne vient pas bien, elle
ordonnera à la malade de ne plus tant s'efforcer, de peur
que le faifant par ce moyen trop engager dans le paffage,
le Chirurgien n'ait bien plus de peine à le retourner; &
elle l'envoyera quérir au plus vîte, pour y travailler fe-
on qu'il fera neceffaire, ce qu'il fera de la maniere que
e montreray dans la fuite de ce Livre. Il eft temps maintenant aprés avoir dit ce qu'il faut faire quand la femme
eft en travail, de faire connoître comment elle pourra
eftre aidée & foûlagée dans fon accouchement naturel.

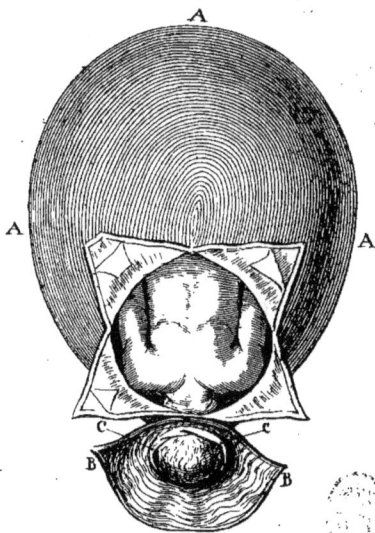

*Cette figure reprefente fort bien tout le globe de la
Matrice, qui eft feulement ouvert en partie ,*
Hh iij

pour faire voir de quelle maniere l'enfant en fort dans l'accouchement naturel.

A. A. A. *Montrent le corps de la Matrice.*

B. B. *Vne portion du vagina, ou col de la Matrice , ouvert jufques à fon orifice interne.*

C. C. *L'orifice interne , qui ceint la tefte de l'enfant comme une couronne , pour raifon dequoy il eft appellé le couronnement.*

CHAPITRE VIII.

De l'accouchement naturel ; & le moyen d'y aider les femmes , quand il y a un ou plufieurs enfans.

NOus avons cy-devant fait connoître, que quatre chofes eftoient requifes en l'accouchement, pour pouvoir eftre vrayement dit légitime & naturel ; fçavoir , qu'il foit à terme, qu'il foit prompt & fans aucuns fâcheux accidens, que l'enfant foit vivant, & qu'il vienne en bonne figure, ce qu'ayant efté reconnu devoir eftre ainfi, aprés que les eaux de la femme auront percé d'elles mêmes leurs membranes , comme nous avons dit, on la fera mettre auffi-toft fur le petit lit, qui luy aura efté preparé devant le feu à ce fujet, ou bien elle fera couchée dans le fien ordinaire, fi mieux l'aime ; car toutes les femmes n'ont pas coûtume d'accoucher en même pofture, les unes le veulent eftre fe tenât fur les genoüils, comme font certaines femmes aux villages, autres eftant debout , ayant feulement les coudes appuyez fur quel-

que orillier mis fur une table, ou fur le bord du lit, &
d'autres eftant couchées fur quelque matelas mis au milieu de la chambre; mais le meilleur & le plus feur, eft
qu'elles foient accouchées dans leur lit ordinaire, pour
éviter l'incommodité & l'embarras de les y tranfporter
aprés, auquel cas on le doit bien garnir de matelas plûtoft que de coutil de plumes, y ajuftant des linges & des
draps pliez en plufieurs doubles, & autres garnitures
qu'on rechangera felon la neceffité, pour empefcher
que le fang, les eaux, & autres immondices qui for-
rent en l'accouchement, ne viennent à les incommoder
en fuite.

Ce lit doit eftre fait en telle façon, que la femme ainfi prefte d'accoucher y foit couchée fur le dos, ayant le
corps de moyenne figure, c'eft à dire la tefte & la poitrine un peu plus élevées, & de telle forte qu'elle ne foit
entierement couchée, ny tout-à-fait affife; car par cette
fituation elle refpirera plus à fon aife, & elle aura bien
plus de force à faire valoir fes douleurs, que fi elle
eftoit autrement, & enfoncée dans fon lit. Eftant en
cette pofture, elle écartera fes cuiffes l'une de l'autre, en
pliant un peu les jambes contre les feffes, qui feront
mediocrement élevées par un petit orillier mis deffous,
afin que le *coccyx* ou cropion ait plus de liberté de fe
reculer en arriere, & fes pieds feront appuyez contre
quelque chofe qui refifte; outre cela elle tiendra quelque
perfonne de fes mains, afin de fe mieux roidir pendant fes douleurs. La femme ainfi fituée proche du
bord de fon lit (auprés duquel fera la Sage-femme,
qui par ce moyen aura plus de facilité pour luy aider au befoin) prendra courage, & fera valoir fes

douleurs le plus qu'il luy fera poffible, en s'efforçant
de les pouffer en bas lors qu'elles luy viendront , ce
qu'elle fera en retenant fon haleine, & s'épreignant de
tout fon pouvoir, comme fi elle vouloit aller au baffin; car par tels efforts , le diaphragme eftant fortement
pouffé en bas, pouffe luy même la Matrice & l'enfant
qui eft dedans, quoy faifant elle fera confolée de fa Sage-
femme, & priée de fupporter genereufement fon mal, luy
faifant efpérer qu'elle fera bien-toft délivrée. Il y en a qui
veulent auffi, qu'il y ait pour lors quelqu'autre femme,
qui luy preffe les parties fuperieures du ventre, en pouffant doucement l'enfant en bas, dont je ne fuis pas d'avis,
dautant que telles compreffions feroient plus nuifibles
que profitables, à caufe du danger qu'il y auroit de faire
quelque contufion à la Matrice, qui eft extrémement douloureufe en ce temps : & j'ay veu des femmes s'eftre fort
mal trouvées en fuite, pour avoir efté traittées de la maniere. Mais la Sage-femme fe contentera feulement (aprés
avoir oint fa main d'huile ou de beure frais, à laquelle elle ne doit avoir aucune bague, ny aucun braffelet (d'aider
à dilater tout doucement l'orifice interne de la Matrice,
en mettant l'extrémité de fes doigts à fon entrée, & les
écartant les uns des autres, dans le moment que les douleurs prennent, pour tâcher de faire avancer l'enfant, en
pouffant peu-à-peu les côtez de cét orifice vers le derriere de la tefte , oignant auffi de beurre frais ces parties, s'il
en eft befoin.

Quand la tefte de l'enfant commence à s'avancer dans
cét orifice interne, on dit vulgairement qu'elle eft au couronnement, à caufe qu'il la ceint, & embraffe tout autour
comme une couronne; & quand elle eft fi avancée qu'on
com-

commence d'en voir manifeftement l'extrémité hors de la partie honteufe, on dit en ce temps que l'enfant eft au paffage, & pour lors les femmes qui accouchent, s'imaginent que leur Sage-femme (quoyqu'il ne foit vray , & qu'elle ne les touche pas feulement) les bleffe avec fes doigts, comme fi elles eftoient égratignées, ou piquées d'épingles en ces parties; ce qui leur arrive, à caufe de la violente diftenfion , & laceration parfois, que leur y fait la tefte de l'enfant par fa groffeur.

Lors que les chofes font en cét eftat, la Sage-femme fe mettra en pofture commode pour recevoir l'enfant qui doit bien-toft venir, & avec l'extrémité des doigts de fes mains, dont les ongles feront bien rognez, elle tâchera de repouffer comme il eft dit, ce couronnement de la Matrice vers le derriere de la tefte de l'enfant, & fi-toft qu'elle fera avancée jufques à l'endroit des oreilles, ou environ, elle la prendra par les deux coftez avec fes deux mains, ce qu'ayant fait , en fe fervant de l'occafion d'une bonne douleur, elle tirera tout auffi-toft l'enfant dehors, prenant garde fur tout en ce temps, que le cordon de l'umbilic ne foit entortillé autour de fon col, ou de quelqu'autre partie, de peur qu'elle ne vînt auffi à tirer de violence l'arriere-fais, comme encore la Matrice à laquelle il eft attaché, ce qui feroit pareillement caufe d'un grand flux de fang, ou pourroit mefme faire rompre ce cordon, pour lequel fujet la femme feroit en fuite bien plus difficilement délivrée. Il faut obfervèr auffi de ne pas tirer tout-à-fait directement cette tefte, mais un peu en vacillant, & comme l'agitant légerement de côté & d'autre, afinque les épaules puiffent plûtoft, & plus facilement prendre fa place incontinent après qu'elle fera paffée, ce qui fe doit

faire fans perdre aucun temps, de peur qu'eftant fortie,
l'enfant ne demeure arrefté par leur largeur & groffeur, &
qu'il ne foit en danger d'eftre fuffoqué, & comme étranglé eftant ainfi pris au paffage : mais d'abord qu'elles feront dehors, ayant coulé pour ce faire, s'il eftoit befoin,
quelques doigts au deffous des aiffelles, le refte du corps
fortira fans aucune difficulté.

Si-tôt que la Sage-femme aura tiré l'enfant de la forte,
elle le mettra fur le côté, pour éviter que le fang & les
eaux qui fortent immédiatement après, ne viennent à l'incommoder, ou même à le fuffoquer en luy tombant dans
la bouche & dans le nez, comme il pourroit arriver fi elle
le pofoit fur le dos, enfuitte de quoy il ne luy reftera plus
qu'à délivrer la femme accouchée, ce qu'elle fera de la
maniere que je l'enfeigneray au Chapitre fuivant ; mais
devant cela elle prendra garde exactement, s'il n'y a pas
encore quelqu'autre enfant qui foit refté dans la Matrice,
car il arrive affez fouvent qu'il y en a deux, & parfois même davantage, ce qu'elle pourra facilement reconnoître,
en ce que les douleurs de l'accouchement ne laiffent pas
de continuër apres la fortie de l'enfant, & le ventre de la
femme eft encore extrémement gros ; outre cela elle en
fera tout-à-fait affeurée, fi mettant fa main à l'entrée de
la Matrice, elle y fent d'autres eaux dans leurs membranes, avec un autre enfant fe prefenter au paffage, en ce
cas il faut bien fe garder de délivrer la femme avant qu'elle foit accouchée de fon deuxiéme enfant, & des autres encore s'il y en avoit un plus grand nombre, dautant que les
jumeaux n'ayans toûjours qu'un mefme délivre pour
tous, auquel il y a feulement plufieurs cordons avec autant de féparations de membranes, fi on venoit à le tirer

dehors aprés la fortie du premier enfant , les autres feroient en grand danger de leur vie , parce que cette partie
leur eft abfolûment neceffaire tant qu'ils font dans la
Matrice , comme auffi cauferoit - on par ce moyen une
grande perte de fang à la mere. C'eft pourquoy on retranchera le cordon de l'umbilic du premier forti, l'ayant auparavant lié avec un bon fil , mis en quatre ou cinq doubles , de la façon que nous dirons plus précisément cy-
aprés , & attaché fon bout reftant avec un petit cordon à
la cuiffe de la femme , non tant de peur qu'il ne rentre
dans la Matrice, que pour empêcher qu'elle n'en foit incommodée en luy pendant entre les cuiffes , aprés quoy,
ayant ofté cét enfant on aura foin de l'accoucher des autres , obfervant toutes les mefmes circonftances qu'au
premier forti , ce qu'eftant fait on la pourra pour lors feurement délivrer comme nous allons dire.

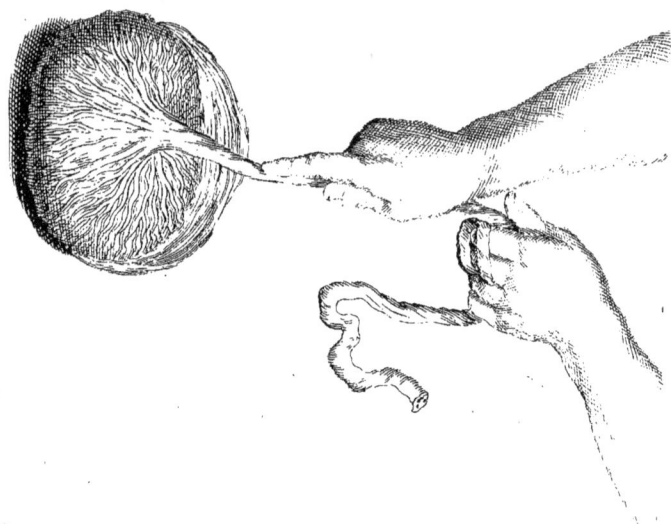

CHAPITRE IX.

La maniere de délivrer la femme en l'accouche-ment naturel.

LA plûpart des animaux, aprés avoir mis leurs petits hors de leur ventre, ne jettent rien que quelques eaux & les membranes qui les enveloppoient ; mais la femme a un arriere-fais qu'elle doit vuider aprés son accouchement, comme chose alors tout-à-fait inutile & incommode ; c'est pourquoy tout aussi-tost que l'enfant sera hors la Matrice, avant mesme que de luy noüer & couper le cordon de l'umbilic, de peur qu'elle ne vienne à se

fermer, il faut fans perdre aucun temps délivrer l'accou-
ée de cette maffe charnuë, qui eftoit deftinée pour four-
ir du fang pour la nourriture de l'enfant, pendant qu'il
ftoit dans la Matrice, & qu'on appelle en ce temps avec
ffez de raifon arriere-fais, parce qu'il vient aprés l'enfant,
& qu'il eft comme un autre fais à la femme, ou délivre, parce qu'eftant forti elle eft tout-à-fait délivrée. Pour ce faire, la Sage-femme ayant pris le cordon, en fera un ou
deux tours à un ou deux doigts de fa main gauche joints
enfemble, afin de le tenir plus ferme, de laquelle pour
lors elle le tirera mediocrement, & de la main droite elle le prendra fimplement au deffus de la gauche,
tout proche de la partie honteufe, tirant pareillement
avec elle fort doucement, en appuyant cependant le
bout du doigt indice de cette même main, étendu &
porté à l'entrée du *vagina* fur ce cordon felon fa longueur, comme on peut voir en la figure qui eft icy re-
prefentée, obfervant auffi toûjours, pour rendre la chofe plus aifée, de tirer & appuyer principalement vers le
cofté où l'arriere-fais eft moins adherent, quoy faifant
le refte fe détachera bien mieux, ce qui fe fait de même que
nous le pouvons concevoir par l'exemple d'une carte col-
lée contre quelque chofe; car elle en fera bien plus facilement feparée, fi elle eft tirée par l'endroit où elle
commence à fe détacher, que fi elle eft prife par celuy
où elle eft tout-à-fait jointe.

Il faut bien prendre garde fur tout, de ne pas tirer
& traiter avec trop de violence le cordon, de peur que
venant à fe rompre, comme il fait quelquefois, tout proche de l'arriere-fais, on ne fût obligé de porter tout-à-fait
la main dans la Matrice, pour délivrer la femme ou bien

même que la Matrice, à laquelle cét arriere-fais eſt parfois tres-fortement attaché, ne fût attirée avec luy au
dehors, ainſi qu'il eſt arrivé à quelques perſonnes que je
connois, comme auſſi qu'en eſtant ſeparé avec trop grand
effort, il ne ſurvinſt au meſme moment une exceſſive perte de ſang, qui feroit infailliblement d'une dangereuſe
ſuite, on obſervera donc bien pour ces raiſons, de l'é-
branler, & tirer doucement, & peu à peu de la maniere
que nous venons de dire, pendant quoy, pour en faciliter
d'autant plus aiſément l'expulſion, la femme ſoufflera
fortement dans une de ſes mains fermée, de la façon
qu'elle feroit dans l'emboucheure d'une bouteille, pour
ſçavoir ſi elle n'eſt pas caſſée, ou elle mettra un de ſes
doigts au fond de ſa bouche, comme pour s'exciter à
vomir, ou bien elle s'épreindra de même que ſi elle
vouloit aller à la ſelle, pouſſant auſſi toûjours en bas,
en retenant ſon haleine, comme elle faiſoit pour mettre ſon enfant dehors: Tous ces mouvemens & ces differentes agitations produiſent le même effet, & font
détacher, & expulſent l'arriere-fais de la Matrice. Outre l'obſervation de toutes ces circonſtances, s'il ſe ren-
controit une plus grande difficulté à la choſe, on pourra au beſoin, aprés avoir reconnu de quel coſté cét arriere-fais eſt ſitué, commander à une garde bien avi-
ſée, de preſſer légerement avec le plat de ſa main le
ventre de l'accouchée, la menant doucement en bas comme par maniere de friction, & ayant égard ſur tout à
ne le pas faire trop rudement: mais ſi pour tout cela,
on ne peut encore l'avoir, on ſera obligé de porter tout-
à-fait la main dans la Matrice pour l'en détacher, & ſéparer de la façon que je diray cy-aprés, au Chapitre trei-

iéme de ce Livre, en montrant la maniere de le tirer
quand le cordon en est rompu.

Tout aussi-tost qu'on aura délivré l'accouchée, &
ait sortir l'arriere-fais de la sorte, on doit bien conside-
er s'il est tout entier, & prendre garde qu'il n'en reste
aucune portion dans la Matrice, ny de ses membranes,
ou quelques grumeaux ou caillots de sang, lesquels
on doit aussi tirer dehors; car ils seroient en suite cause
de tres-grandes douleurs par leur retention; ce qu'e-
tant fait, on songera aux choses necessaires à la mere
& à l'enfant, qui sont en cét état, dont nous ferons mention en leur lieu.

Quand la femme a deux enfans, on la délivrera de
la même façon que si elle n'en avoit eu qu'un, observant seulement, pour les raisons que nous avons appor-
tées, & fait remarquer au précedent Chapitre, de ne
le pas faire devant que tous les enfans ne soient sortis;
aprés quoy on le pourra sans aucun danger; en ébran-
lant & tirant toûjours doucement, tantost un des cordons, tantost l'autre, & tous deux ensemble, & ainsi alternativement tant que tout vienne, y procedant comme j'ay dit cy-dessus.

Lors que l'enfant vient bien & naturellement, la
femme accouche & est délivrée avec fort peu d'aide, en
s'y comportant de la maniere que j'ay enseignée dans
ces deux derniers Chapitres, dont sont capables les
moindres Sages-femmes, & souvent même faute d'elles, une simple garde y peut suppléer; mais il y a
bien d'autres mysteres quand l'accouchement est contre nature; car pour lors, l'adresse, & la prudence d'un
Chirurgien expert sont le plus souvent requises. C'est

dequoy nous allons maintenant traiter dans la suite de
ce troifiéme Livre.

CHAPITRE X.

Des accouchemens laborieux & difficiles, &
de ceux qui font contre nature : de leurs
caufes, & de leurs differences ; enfemble
le moyen d'y remedier.

POUR mieux & plus facilement faire entendre les
chofes, nous dirons qu'il fe rencontre trois fortes de fâcheux accouchemens : fçavoir, le laborieux, le
difficile, & celuy qui eft tout-à-fait contre nature. Le
laborieux, eft un accouchement fâcheux par lequel la
mere & l'enfant) quoy qu'il vienne dans une fituation
naturelle) ne laiffent pas tous deux d'y beaucoup fouffrir, & eftre travaillez plus qu'à l'ordinaire ; le difficile
fe peut encore rapporter à ce premier, & outre cela il
eft accompagné de quelques accidens qui le retardent, & y caufent de la difficulté ; mais l'accouchement contre nature eft celuy qui à caufe de la mauvaife fituation de l'enfant, ne peut pas jamais fe faire fans
l'aide de l'operation de la main. Dans l'accouchement
laborieux, & dans le difficile, la nature travaille toûjours un peu y eftant affiftée ; mais en celuy qui eft entierement contre nature, tous les efforts qu'elle peut faire
font vains & inutiles, & il n'y a pour lors que le Chirurgien expert, qui foit capable de la délivrer, fans lequel
elle ne manqueroit pas de fuccomber.

Les

Les difficultez qui fe rencontrent aux accouchemens, arrivent ou de la part de la mere, ou de la part de l'enfant, ou même de celle de tous deux. De la part de la mere, à caufe de la mauvaife difpofition de tout fon corps, ou feulement de quelques-unes de fes parties, & principalement de la Matrice, ou bien à caufe de quelque forte paffion de l'ame, dont elle peut eftre préoccupée. Pour raifon de tout fon corps, comme fi elle eft trop jeune, ayant le paffage trop étroit, ou trop vieille eftant groffe de fon premier enfant, dautant que pour lors, fes parties qui font plus feches & plus dures, ne peuvent pas fi facilement prefter à la dilatation neceffaire, comme il arrive auffi à celle qui eft trop maigre : celle qui eft petite & trape, ou contrefaite, comme la boffuë, n'a pas la poitrine affez forte pour bien faire valoir fes douleurs, & les pouffer en bas, comme auffi celle qui eft foible, foit naturellement, ou par accident ; & les boiteufes ont parfois les os du paffage mal conformez ; la délicate, & trop fenfible ou apprehenfive de la douleur, a encore bien plus de peine qu'une autre ; car cela l'empefche de s'efforcer, comme auffi celle dont les douleurs font petites, & qui viennent de loin-à-loin, ou qui n'en a point du tout ; les grandes coliques nuifent pareillement à l'accouchement, en empefchant les veritables douleurs; toutes maladies grandes ou aiguës le rendent trespenible, & d'une fâcheufe fuite, felon le fentiment d'Hypocrate, en l'Aphorifme trentiéme du cinquiéme Livre, *Mulierem gravidam morbo quopiam acuto corripi, lethale.* Comme quand elle eft furprife de quelque fiévre violente, d'un grand flux de fang, de fre-

K k

quentes convulfions , de dyfenterie , ou de quelque
autre grande maladie : les excrémens retenus caufent
aufli beaucoup de difficulté à la femme qui accouche ,
comme s'il y a quelque pierre en la veflie , ou qu'elle
foit extrémement pleine d'urine , fans s'en pouvoir
décharger , ou que l'inteftin *rectum* foit remply de matieres endurcies , ou fi la femme a de groffes hemorrhoïdes & fort douloureufes ; & fa mauvaife fituation y apporte encore quelquefois un grand retardement.

Quant à la difficulté qui fe rencontre à raifon de la
Matrice feule , c'eft ou de ce qu'elle n'eft pas bien fituée , ou de fa mauvaife conformation , ayant fon col
trop étroit , ou trop dure & calleux ; foit naturellement
ou par quelque accident furvenu , comme y ayant quelque tumeur , ou apofteme , ou ulcere , ou chair fuper-
fluë , foit dans fon col , ou à fon orifice interne , ou à caufe de quelque dure cicatrice , provenant de quelque violent accouchement qui aura précedé.

Il y a outre cela les chofes qui font ou peuvent eftre
contenuës dans la Matrice avec l'enfant , lefquelles
rendent aufli l'accouchement difficile ; comme fi fes
membranes font fi fortes qu'elles ne fe puiffent rompre , ce qui l'empefche parfois de pouvoir s'avancer au
paffage , ou fi foibles que les eaux les percent trop toft ;
car eftant écoulées devant le temps il demeure à fec
dans la Matrice ; s'il s'y rencontre quelque mole ; fi l'arriere-fais vient à fortir le premier , ce qui caufe une grande perte de fang à la mere , & certainement la mort à
l'enfant , à moins qu'il ne foit mis hors la Matrice , ou
qu'il n'en foit tiré tout aufli-toft ; & même la fortie de

l'umbilic luy cause vne suffocation soudaine, si on n'y remedie promptement par l'accouchement : les fortes passions de l'ame y peuvent encore beaucoup contribuer, comme la crainte, la peur, la tristesse, la timidité, & autres. La femme qui avorte a pareillement bien plus de peine que celle qui accouche à terme, comme aussi celle qui s'est blessée, quoy qu'elle soit à peu prés, proche de son temps.

Pour ce qui est des empeschemens qui arrivent de la part de l'enfant ; c'est quand il a sa teste trop grosse, ou tout le corps, quand il a le ventre hydropique, quand il est monstrueux, ayant deux testes, ou estant joint à un autre enfant, ou bien avec quelque mole, ou avec un autre corps étrange; quand il est mort, ou si foible qu'il ne peut aucunement contribuër à sa sortie, & quand il se presente en mauvaise figure & situation, comme aussi quand il s'en trouve deux ou davantage. Outre toutes ces differentes difficultez d'enfanter, il y en a encore une qui est parfois causée par l'ignorance de la Sage-femme, qui faute de bien sçavoir son art, empesche la nature de faire son operation, au lieu de l'aider au besoin.

Parlons à present des moyens par lesquels nous pourrons remedier à toutes ces choses, & secourir la femme dans l'accouchement laborieux & difficile; à quoy nous reüssirons, si nous avons une parfaite connoissance des causes de la difficulté, comme si elle vient de la part de la mere qui est trop jeune, estant aussi trop étroite, on la traitera fort doucement, & on luy amollira les passages avec huiles, graisses, & beurre frais, en les oignant de ces choses long-temps avant l'heure de son accouche-

ment, pour les relâcher & les rendre plus faciles à se dilater, de peur qu'il ne se fasse ruption de quelques parties par la sortie de l'enfant ; car il arrive quelquefois,
qu'il s'y fait une dilaceration jusques à *l'anus*, par laquelle
les deux trous sont exterieurement mis en un ; Si la femme est avancée en âge lors qu'elle est grosse de son premier enfant, elle s'oindra pareillement les parties basses,
pour amollir l'orifice interne , & le *vagina* ou col de
la Matrice, qui estans plus durs & calleux, ont bien
plus de peine à prester à la distension necessaire à l'accouchement, ce qui est cause, que le travail de ces sortes
de femmes est toûjours beaucoup plus long que celuy
des autres, & que leurs enfans, à force d'estre poussez
contre l'orifice interne de leur Matrice qu'elles ont plus
calleux comme dit-est, & aussi de demeurer long-temps
au passage , viennent ordinairement avec de grosses bosses ou contusions sur leur teste : Les femmes petites & contrefaites ne seront mises au lit pour accoucher, que le plus tard qu'on pourra, & seulement
lors que leurs eaux auront percé les membranes ;
mais elles se doivent tenir debout , & se promener
dans la chambre si leurs forces le permettent, estant
soûtenuës par dessous les bras ; car ainsi faisant elles respireront plus facilement, & feront bien mieux
valoir leurs douleurs , que si elles estoient au lit, où
elles demeurent tout accroupies & entassées : Celle qui
est fort maigre humectera aussi ses parties , les oignant des mesmes huiles & axonges, pour les rendre
plus lubriques & glissantes , afin que la teste de l'enfant & la Matrice ne soient pas tant comprimées , &
meurtries par la dureté des os de la mere qui for-

ent le paſſage ; La femme foible ſera fortifiée afin
u'elle puiſſe ſupporter les douleurs de l'accouchement,
ıy donnant quelque bon conſommé, comme auſſi un
eu de vin, ou une roſtie trempée dedans, ou autres con-
ortatifs ſelon l'exigence des cas : ſi elle eſt apprehenſive
e la douleur, on la conſolera, l'aſſurant qu'elle n'en ſouf-
-ira plus gueres, & luy donnant courage par l'eſperance
'eſtre bien-toſt délivrée, ſi au contraire ſes douleurs ne
ont que petites, & legeres, venant de loin-à-loin, ou ſi
lle n'en a aucunes, on les luy provoquera, en luy don-
ant un ou pluſieurs clyſteres qui ſoient un peu forts, afin
e les exciter par les épreintes qui viennent en allant à la
elle, aprés quoy elle ſe promenera auſſi dans ſa chambre,
fin que la peſanteur de l'enfant y puiſſe encore contri-
uër; Si la femme a grand flux de ſang, ou des convulſions,
n y remediera en l'accouchant au plus vîte comme nous
vons déja dit autre part, & repeterons en ſon lieu cyprés; ſi les excrémens ſont retenus la femme ne les pou-
-ant rendre d'elle-même, on en provoquera l'expulſion,
e qu'on fera par lavemens pour ceux du *rectum,* leſquels
erviront auſſi à diſſiper les coliques qui ſont pour lors
ort incommodes; car elles cauſent de grandes douleurs,
qui ſont inutiles & mauvaiſes, parce qu'elles ſont vagues
par tout le ventre ſans répondre en bas, comme elles devroient faire; & ſi elle ne peut uriner, à cauſe de la compreſſion que la Matrice fait au col de la veſſie, elle ſoûle-
vera pour ce faire elle-même un peu ſon ventre, ou s'il ne
ſe peut autrement, on introduira un *catheter* ou ſonde creu-
ſe dans la veſſie, pour en tirer l'urine; ſi le retardement,
ou la difficulté de l'accouchement vient à raiſon de la
mauvaiſe ſituation de la femme, on luy en fera prendre

K k iij

une meilleure, & convenable à son habitude & à sa stature, en observant les circonstances que nous avons marquées dans le premier Chapitre de ce second Livre ; si elle est surprise de quelque maladie, elle en sera traitée selon sa nature, avec beaucoup plus de précaution que si c'e-
stoit en d'autres temps, ayant toûjours égard à l'estat present ; si c'est à raison des indispositions de la seule Matrice, comme de sa situation oblique, on y remediera le
mieux qu'on pourra par celle du corps ; si c'est par sa vicieuse conformation, ayant son col trop dur & calleux,
& trop étroit, on l'oindra d'huile & de graisse, comme
nous avons dit cy-dessus ; si c'estoit par quelque forte cicatrice qui ne se pût amollir, provenant d'un vlcere qui
auroit précedé, ou de quelque ruption faite par un autre violent accouchement, qui se seroit ainsi agglutinée,
on en fera la separation avec un instrument propre, de
peur que se faisant derechef une laceration, en un nouvel
endroit, la maladie ne fût encore pire ensuite, ce qu'on
fera au lieu que le requierera la chose pour le mieux, prenant garde que ce ne soit pas vers la partie superieure, à
cause de la vessie ; si les membranes des eaux sont si fortes
qu'elles ne puissent se crever au temps de l'accouchement, on les peut rompre avec les doigts, pourveu que
l'enfant soit pour lors fort avancé au passage, & qu'il
suive de fort prés ; car autrement il y auroit danger que
ces eaux s'écoulant trop tost, il ne demeurât long-temps
à sec, & qu'on ne fût obligé pour suppléer à leur defaut,
d'humecter ces passages, avec fomentations de déco-
ctions & d'huiles émollientes, ce qui ne fait jamais si
bien, que quand la nature fait elle-même son operation
avec ces eaux, & ces glaires ordinaires, à quoy elle reüs-

fort bien, lors qu'elles fortent en temps & lieu.

Quelquefois ces membranes s'avancent tellement dehors de la partie honteufe avant la fortie de l'enfant, 'elles pendent de la longueur de plus de quatre travers doigts, reffemblant à une veffie pleine d'eau : il n'y a s pour lors grand danger de les percer fi elles ne le font; r l'enfant eft toûjours au paffage bien preft à fortir and cela arrive ainfi ; mais il fe faut bien donner de rde de les vouloir tirer avec la main, dautant qu'on dé-cheroit par ce moyen, avant qu'il en fût temps, l'arrie-fais auquel elles font fortement adherentes; fi l'umbi-tombe hors la Matrice, pour lors on le repouffera tout ffi-toft au dedans, l'empêchant de tomber fi faire fe ut, finon il faudroit accoucher la femme au plus vîte; ais fi c'eft l'arriere-fais, on ne doit jamais le remettre: utant qu'eftant forti, il eft tout-à-fait inutile à l'en-nt, & il luy ferviroit d'obftacle & d'embarras fi on le mettoit; en ce cas, on le doit retrancher, aprés en avoir é le cordon, & tirer enfuite l'enfant le plus prompte-ent que faire fe pourra, à moins dequoy il fuffoqueroit bitement; fi la femme eft tombée & bleffée, elle fe met-a tout auffi-toft au lit, pour y prendre le repos, fi ce font uelques paffions de l'ame, qui retardent l'accouche-ent, on effayera de les luy faire paffer, ou à tout le moins e les adoucir & temperer ; fi c'eft la honte ou la pu-eur, on fera fortir de devant elle les perfonnes qui en ont la caufe, & fi c'eft la timidité & la crainte de la dou-eur, on luy reprefentera que c'eft la volonté de Dieu qui 'a ainfi ordonné, & que fon travail ne fera pas fi rude qu'elle fe l'imagine, la faifant refoudre à cette neceffité ar la confolation des mal-heureux, aufquels la peine

semble toûjours un peu plus supportable, lors qu'ils font
réflexion qu'elle est commune, luy remontrant que toutes les autres femmes endurent les mêmes douleurs, &
encore plus grandes qu'elle ne fait pas; si elle est triste
on tâchera de la réjoüir, luy disant quelque bonne nouvelle, & luy faisant esperer qu'elle aura l'enfant qu'elle
souhaitte, & en un mot (quoy qu'elle souffre beaucoup)
on luy fera considerer que ce n'est qu'un mal passager,
qu'un quart-d'heure de bon temps luy fera oublier si-
tost qu'elle sera accouchée, l'asseurant sur tout qu'elle
est hors de danger, à moins qu'on ne le connoisse bien
pressant; car en ce cas, il la faudroit avertir de mettre
ordre à ses affaires temporelles, & aux spirituelles.

Quand la difficulté vient seulement de la part de l'enfant mort, on doit observer la methode que nous avons
specifiée en l'accouchement naturel, outre laquelle la
femme doit s'efforcer le plus qu'elle pourra pour le
mettre dehors au plûtost; car il ne peut plus contribuër
à sa sortie, comme aussi quand il est éxtrémement foible : Elle prendra cependant quelques confortatifs, de
peur que les vapeurs putrides provenant de son enfant
mort, ne luy causent des syncopes; mais s'il est tellement
hydropique du ventre ou de la teste qu'il ne puisse jamais
sortir, à cause de la grande distension & grosseur de ces
parties, pour lors on sera obligé de les percer pour en
évacuër les eaux; & s'il est énorme en grosseur de tout le
corps, ou de la teste seule, ou qu'il en ait deux, ou bien
qu'il soit joint à un autre enfant, ou à une mole tres-gros-
se, il faut necessairement en ce cas pour sauver la mere,
faire de deux choses l'une, c'est à dire, ou dilater les passages à proportion de la grosseur de l'enfant monstrueux
(si tant

fi tant eft qu'il foit poffible de le faire) à moins dequyo
vaut mieux fuivre l'autre, qui eft de le tirer par pieces,
par morceaux, afin d'empêcher que la mere ne perifse
vec fon enfant, ce qui arriveroit infailliblement, fi on
y agiffoit de la façon; & fi la femme a deux enfans, on
procédera comme il a efté dit au Chapitre huitiéme de
deuxiéme Livre: Mais fi la Sage-femme ne peut pas ré-
edier à toutes ces chofes, elle doit promptement ap-
eller un Chirurgien expert, pour luy demander fon
vis, ou luy laiffer faire ce qui y convient, fi elle ne s'en
nt affez capable. Paffons à prefent aux accouchemens
ontre nature, qui ne fe feroient jamais fans l'operation
la main, & montrons exactement de quelle maniere
s'y faut comporter.

CHAPITRE XI.

es accouchemens contre nature aufquels la
main du Chirurgien eft abfolument requife,
& les obfervations qu'il doit faire avant
que de les entreprendre.

Es accouchemens contre nature qui requiérent
abfolument l'operation de la main, font ceux auf-
iels l'enfant fe prefente en mauvaife figure & fituation,
ypocrate au Livre *De natura pueri,* & en celuy *De fuper-*
tatione n'admet que trois manieres generales de venir
monde, fçavoir, la tefte la premiere, qui eft la feule
gure naturelle, quand elle vient directement, la fecon-
, par les pieds, & la troifiéme, de cofté, ou de travers,

lefquelles deux dernieres font tout-à-fait contre nature.
Mais pour rendre la chofe plus intelligible, nous dirons
que l'enfant peut fe prefenter en poftures contre nature
en quatre façons generales, qui font premierement par
toutes les parties anterieures du corps, fecondement par
les pofterieures, troifiémement par les laterales, & qua-
triémement par les pieds. Or tout ainfi que nous ne re-
marquons que quatre vents principaux, aufquels on
peut rapporter un chacun de trente-deux ou plus, que
comptent ceux qui navigent, & ce à l'un plus qu'à l'autre, fuivant qu'ils participent plus ou moins de ces quatre principaux, aufli de même toutes les particulieres &
differentes figures contre nature, aufquelles l'enfant fe
prefente pour fortir, fe peuvent-elles rapporter à ces
quatre manieres generales que nous venons de dire, felon qu'elles approchent plus de l'une que de l'autre; Et
comme le nombre des differens accouchemens contre
nature eft fort grand, nous nous contenterons de traiter
de chacun des plus principaux en particulier; car on
viendra facilement à bout des autres qui ne font pas de fi
grande confequence, fi on eft capable de rémédier à tous
ceux dont nous parlerons cy-apres: Mais avant que d'en
déclarer les moyens, il eft à propos de faire connoître les
conditions requifes au Chirurgien qui veut pratiquer
ces operations, avec les obfervations qu'il doit faire
avant que de les entreprendre.

Ces conditions confiftent, ou en ce qui regarde fon
corps, ou en ce qui concerne fon efprit; pour ce qui eft de
fa perfonne, il doit eftre fain, fort, & robufte, dautant
que celle-cy eft la plus rude, & la plus laborieufe & penible de toutes les operations de Chirurgie, en laquelle

le Chirurgien fuë parfois à groffes goutes, même au plus
grand froid de l'hyver, pour la peine & difficulté qu'il
y rencontre ordinairement, ce que nous témoigne bien
Fabrice *d'Aquapendente*, quand il dit s'y eftre toûjours
tant laffé & fatigué, que fouvent il eftoit obligé de la
laiffer achever à fes ferviteurs. Il doit eftre bien compofé de tout fon corps, fans eftre notablement contrefait
d'aucunes de fes parties apparentes; mais il faut principalement qu'il ait les mains petites, afin qu'il les puiffe
plus facilement introduire dans la Matrice quand il eft
neceffaire, qu'elles foient neanmoins fortes, & leurs
doigts un peu longs, & particulierement l'index, afin
de pouvoir plus facilement atteindre & toucher l'orifice
interne, qu'il n'y ait aucune bague au temps de l'accouchement, & que fes ongles foient rognez bien prés de la
chair, fans qu'il y refte aucunes afperitez, de peur que
la Matrice n'en foit bleffée : Il doit eftre de bon & agreable afpect, propre en fes veftemens auffi bien qu'en fa
perfonne, afin de ne pas effrayer les pauvres femmes qui
ont befoin de fon affiftance. Il y a des gens qui difent,
qu'un Chirurgien qui veut pratiquer les accouchemens,
doit au contraire eftre mal propre, ou à tout le moins fort
negligé, fe laiffant venir une longue barbe fale, afin de
ne pas donner aucune jaloufie aux maris des femmes qui
l'envoyent querir pour les fecourir : A la verité on en
voit qui croyent que cette politique leur peut faire donner beaucoup de pratiques, mais qu'ils s'en défabufent;
car une femblable mine reffemble plûtoft à un boucher,
qu'à un Chirurgien, dont les femmes ont déja affez de
peur, fans qu'il fe déguife ainfi : il doit fur tout eftre tres-
fobre, non fujet au vin afin d'avoir toûjours une entiere

presence d'esprit, à l'égard duquel il doit estre discret, modeste, & secret, ne divulguant à personnes étranges les incommoditez & maladies des femmes qui seront venuës à sa connoissance, sage, prudent, & de bon jugement, pour se conduire toûjours avec raisonnement en son operation : Il doit avoir de la pitié, sans toutefois qu'elle le puisse distraire, ny empêcher de faire son devoir, selon que la chose le requiert, comme aussi estre patient, autant qu'il est besoin pour ne rien précipiter, se donnant le temps de bien reconnoître ce qu'il est necessaire de faire : Il ne doit aussi se fâcher des injures que luy peuvent dire la malade, & les assistans pendant l'operation ; car c'est la douleur de l'une, & la compassion des autres qui les obligent à cela sans sujet : Il doit estre bon Chrestien, & avoir la conscience bien reglée, pour ne pas frustrer au besoin les enfans du bien que leur communique la grace du Baptême, & à ce dessein il faut qu'il fasse tout son possible, pour les amener vivans ; Il doit assister charitablement & gratuitement les pauvres femmes qui ont besoin de son secours, & les traiter aussi doucement & humainement que les riches, desquelles il ne doit rien extorquer, mais seulement se contenter du salaire honneste qu'elles luy voudront donner de bonne volonté, sans les traiter en Arabe, comme il y en a qui font, lesquels n'ont pas si-tost fait leur operation, soit bien ou mal, qu'ils veulent estre payez sans aucun delay, & avec tant de mauvaise grace & d'importunité, qu'ils obligent sur le champ la pauvre malade d'envoyer emprunter de l'argent, quand elle n'en a pas assez pour les satisfaire selon leur desir, & tirent d'elle parfois jusques au dernier sol pour contenter leur avarice tirannique, lequel procedé eſt tout-à-fait indigne d'un honneſte homme: Enfin, le Chirurgien doüé de toutes ces bonnes qualitez doit pour ſon accompliſſement, & pour ſon entiere perfection eſtre ſçavant & expert en ſon Art, & particulierement en ces operations.

Il y a bien des gens qui croyent qu'il n'y a pas grande difficulté à pratiquer les accouchemens, puiſque ce ſont des femmes qui s'en meſlent ordinairement; En effet, il n'y a pas grand myſtere, quand toutes choſes viennent naturellement : Mais quand l'accouchement eſt contre nature, il eſt tres-certain, que c'eſt la plus difficile & laborieuſe, & la plus dangereuſe de toutes les operations de Chirurgie, ce qu'ils connoîtroient bien facilement s'ils l'avoient pratiquée. Il eſt fort aiſé d'en remarquer la conſequence; car dans toutes les autres pour leſquelles on a recours au Chirurgien, il ne s'agit que de la vie de la ſeule perſonne qui ſe met entre ſes mains; mais dans l'accouchement, il y va de celle de la mere, & de celle de l'enfant, & bien plus, de ſon ſalut éternel quand il meurt ſans Baptême : & il s'eſt tres-ſouvent veû, qu'une ſeule faute en cette operation a cauſé tous ces deſordres en même temps; de ſorte que c'eſt en faiſant les accouchemens contre nature, qu'on peut dire avec juſte raiſon, *hoc opus, hic labor eſt.*

Or pour s'y bien comporter, le Chirurgien qui aura les conditions que nous venons de dire, qui ſeul y eſt propre, fera quelques obſervations avant que de les entreprendre; dont la premiere eſt de prendre garde ſi les forces de la femme ſont ſuffiſantes pour endurer l'operation, ce qu'il fera en luy tâtant le pouls, obſervant s'il eſt fort ou débile, inégal ou intermittent, conſiderant encore ſon visage , & principalement ses yeux , s'ils sont tout-à-fait abbatus , si sa parole est languissante , si elle a toutes les extrémitez du corps froides , s'il luy prend souvent des syncopes avec sueurs froides , si elle tombe en convulsion avec perte de toute connoissance , bref si toute sa contenance nous signifie que l'operation seroit vaine , on ne la doit pas entreprendre , de peur qu'elle ne vienne à mourir entre les mains du Chirurgien , dont il pourroit encourir grand blâme , avec la qualité de bourreau qu'on ne manque pas de luy donner , quand ce mal-heur arrive : Neanmoins lors qu'il y a encore quelque peu d'esperance , tant petite puisse-t-elle estre , soit pour la mere , soit pour l'enfant , on est obligé en conscience , de faire ce que l'Art commande , & non pas comme ces politiques , qui aiment mieux laisser mourir les personnes sans leur donner aucun secours , que de se charger de mauvaises cures. C'est pourquoy il vaut encore mieux tenter pour lors l'operation dont la suite est incertaine , que de laisser la malade dans un désespoir tout asseuré ; car quelquefois la nature se releve de bien loin : mais avant que de l'entreprendre , le Chirurgien fera son prognostic du grand danger de la vie , où la femme & l'enfant sont tous deux , ce qu'il fera connoître au mary , & aux assistans , & même à la malade s'il estoit jugé à propos pour l'y pouvoir resoudre , & il luy fera en ce cas recevoir tous ses Sacremens , de peur qu'elle n'en soit plus capable apres l'operation , qui est toûjours bien laborieuse , dans laquelle aussi elle pourroit même mourir , comme il s'est quelquefois veû ; mais quand la femme a toutes ses forces , le Chirurgien fera en sorte de ne les pas laisser perdre , ny diminüer en differant l'occasion de luy aider. Pour ce sujet ,

après avoir connu qu'elle est capable de supporter l'operation, il s'informera si elle est à terme ou non, & si elle
ne s'est pas blessée, ce qu'il sçaura par le recit de la malade, & de la Sage-femme, & des assistans, comme aussi par
les signes qui luy en apparoîtront, observant de quelle
figure se presente l'enfant, & avec quelles circonstances,
s'il est mort ou vivant, car parfois le mort est autrement tiré que le vivant, & s'il n'y en a qu'un, ou s'il y
en a plusieurs, après avoir examiné toutes ces choses il
tâchera de faire concevoir à la malade l'impossibilité
qu'il y a qu'elle puisse accoucher sans son aide, & il la
fera resoudre à se mettre avec confiance entre ses mains,
par paroles douces sans l'intimider, luy persuadant que
l'operation ne sera pas si douloureuse qu'elle se l'est
imaginée, & enfin qu'elle est obligée selon Dieu de la
souffrir, tant pour elle mesme, que pour l'amour de son
enfant, qui periroit certainement avec elle, sans ce seul
& dernier secours.

La femme y estant resoluë, il faudra qu'il la fasse si-
tuër au travers du lit, afin de travailler plus commodement, couchée sur le dos, ayant les fesses vn peu plus
hautes que la teste, ou à tout le moins le corps également situé, quand il est besoin de repousser ou retourner
l'enfant, pour luy faire prendre une autre situation; mais
lors qu'il s'agit d'en faire l'extraction, il faut remettre
la femme en la situation que nous avons dite en parlant
de l'accouchement naturel, c'est à dire en telle sorte
qu'elle ait la teste & la poitrine un peu plus élevées que
le reste du corps, afin qu'elle puisse respirer plus facilement, & mieux aider de sa part à l'expulsion de l'enfant,
en poussant & s'épreignant elle même en bas dans le

temps que le Chirurgien luy commandera. Il faut qu'é-
tant ainſi ſituée elle ait les jambes pliées, & recourbées
en telle façon que ſes talons ſoient aſſez proches de ſes
feſſes, & les cuiſſes écartées l'une de l'autre, & tenuës
en cét état par deux perſonnes aſſez fortes. Il y en aura
auſſi quelqu'autre qui la retiendra par deſſous les bras,
afin que ſon corps ne vienne à ſuivre & gliſſer en faiſant
l'extraction de l'enfant, pour laquelle il eſt parfois beſoin d'une tres-grande force; & on luy mettra le drap &
la couverture de ſon lit ſur les cuiſſes, pour la couvrir autant que le requiert une décence honneſte, à cauſe des
aſſiſtans, comme encore afin qu'elle ne reſſente aucun
froid, le Chirurgien ayant auſſi pour regle en cela ſa
commodité jointe avec la conſideration de ces choſes, &
principalement la facilité & ſeureté de ſon operation.

Quelques-uns veulent qu'on lie la femme en cette
poſture afin (ce diſent-ils) qu'eſtant ainſi tenuë ferme
& ſtable, on puiſſe travailler avec plus de ſeureté; mais
bien loin que cette ligature y pût ſervir, au contraire
elle y ſeroit tout-à-fait nuiſible; car la femme dans cette
poſture immobile, & contrainte comme à la gehenne, ne
pourroit pas ſe hauſſer, ſe baiſſer, ou ſe ſoûlever quand
le Chirurgien luy diroit, ſelon qu'il le trouve à propos
& neceſſaire, pour rendre ſon operation plus facile, qu'il
fait ordinairement partie en repouſſant, partie en tirant, parfois directement, & parfois en biaiſant, pour lequel ſujet on luy doit laiſſer le corps libre, ſans la lier,
la faiſant ſeulement tenir en poſture commode à toutes
ces differentes intentions par des perſonnes, ſelon qu'il
leur ſera preſcrit, outre quoy ſi on la veut lier & gar-
roter, il faut que ce ſoit avec la langue pour toute bande,

de, c'est à dire la faifant réfoudre par bonnes raifons à endurer fon mal le plus patiemment qu'elle pourra, & à contribuer de toutes fes forces à l'operation, luy reprefentant la prompte délivrance qu'elle en doit recevoir. Enfuite de toutes ces chofes le Chirurgien oindra d'huile ou de beurre frais toute l'entrée de la Matrice, s'il eſt befoin, afin d'y pouvoir plus facilement introduire fa main, qui doit pareillement eſtre ointe, & avoir les conditions fpecifiées cy-deffus, apres quoy il fe conduira en fon operation de la maniere que je le diray dans chacun des Chapitres fuivans, lors que j'auray enfeigné les Signes qui nous font connoître que l'enfant eſt vivant, & ceux qui nous font juger qu'il eſt mort.

CHAPITRE XII.

Les fignes qui font connoître que l'enfant eſt vivant, ou qu'il eſt mort dans la Matrice.

S'IL y a occafion où le Chirurgien doive faire plus grande réflexion, & apporter davantage de précaution aux chofes qui concernent fon Art, c'eſt en celle où il s'agit de juger fi l'enfant qui eſt dans la Matrice eſt vivant, ou bien s'il eſt mort; car il s'eſt quelquefois rencontré, par des exemples tout-à-fait déplorables, que des enfans apres avoir eſté eſtimez morts, ont eſté tirez vivans, & tronquez des deux bras, ou de quelques autres parties de leurs corps, & d'autres ont eſté tres-miferablement tuez avec les crochets qu'on auroit pû

M m

avoir vifs , fi on ne s'y fût pas trompé. C'eſt pourquoy ,
avant que de réfoudre la maniere de faire l'extraction
de l'enfant, pour éviter un pareil mal-heur , & la diſgrace de fe voir auteur d'un fpectacle ſi pitoyable , & ſi
affreux tout enſemble , le Chirurgien fera tout fon poſſible pour n'eſtre pas ainſi deceu , & pour bien connoître
ſi l'enfant eſt vivant ou mort , fe reſſouvenant toûjours en cette rencontre, que la timidité eſt beaucoup
plus pardonnable que la temerité, c'eſt à dire qu'il vaut
mieux fe tromper en traitant comme vivant l'enfant
mort , que de traiter comme mort celuy qui ne l'eſt
pas.

On ſçaura que l'enfant eſt vivant , s'il eſt à terme ,
ſi la femme n'a pas eſté bleſſée , ſi elle s'eſt toûjours
bien portée durant ſa groſſeſſe , & ſi elle eſt en bonne
ſanté pour le prefent , & tres-aſſeurément ſi elle le fent
remuër, ce qui fe reconnoîtra par le recit de la mere ; outre que le Chirurgien en fera encore plus certain , s'il le
fent mouvoir luy-même, en mettant ſa main fur le ventre
de la femme, au recit de laquelle il ne faut pas toûjours
fe fier ; car j'en ay accouché parfois quelques-unes ,
dont les enfans eſtoient morts il y avoit plus de quatre jours (felon qu'il eſtoit facile de juger par leur corruption) qu'elles diſoient neanmoins (quoy qu'il ne
fût vray) avoir fenti remuër tres-peu de temps devant
leur accouchement, & d'autres qui eſtoient vivans, qu'elles n'avoient aucunement fenti pendant deux ou trois
jours auparavant, fuivant leur recit. Si par le mouvement de l'enfant le Chirurgien ne peut pas eſtre certain
qu'il foit vivant, quand les eaux auront percé les membranes, il doit couler ſa main doucement dans la Matri-

ce, auſſi-toſt qu'il le pourra faire, où eſtant il ſentira la pulſation des arteres umbilicales, qui ſera d'autant plus forte qu'il les touchera proche du ventre de l'en-fant, ou bien ayant trouvé une de ces mains il tâtera l'ar-tere du poignet, mais elle n'a pas pour lors un mouve-ment ſi ſenſible qu'ont les arteres umbilicales, à quoy il le connoîtra mieux: s'il ſent donc ainſi le batement de ces arteres, il peut alors s'aſſeurer qu'il eſt vivant, comme pareillement, ſi luy ayant mis l'extrémité du doigt dans la bouche, il luy ſent remuër la langue comme s'il le vouloit ſuccer.

Mais au contraire l'enfant ſera mort, s'il ne ſe remuë point il y a fort long temps, s'il ſort de la Matrice des humiditez fetides & cadavereuſes, ſi la femme reſſent de grandes douleurs, & une grande peſanteur dans le ven-tre, s'il n'a aucun ſoûtien, tombant comme une boule toûjours du coſté qu'elle ſe couche, s'il luy arrive des ſyn-copes & des convulſions, s'il y a long temps que le cor-don de l'umbilic ou l'arriere-fais ſont ſortis; & ſi met-tant la main dans la Matrice, on trouve l'enfant froid, ſon umbilic ſans pulſation, & ſa langue immobile, & en touchant ſa teſte elle ſemble toute mollaſſe, & principa-lement vers ſa fontaine, de laquelle auſſi les os ſont vacil-lans, & chevauchans un peu l'un ſur l'autre à l'endroit des ſutures, à cauſe que le cerveau s'affaiſſe, & eſt ſans pulſation lors que l'enfant eſt mort, lequel ſe corrompt plus en deux jours qu'il reſte ainſi dans la Matrice, qu'il ne feroit en quatre eſtant dehors; ce qui arri-ve à cauſe de la chaleur & de l'humidité du lieu, qui ſont les deux principes de corruption: & on en peut ſeulement tirer des conjectures, ſi la femme a eſté

bleffée , fi elle a une grande perte de fang , fi elle n'eft
pas à terme, s'il y a fort long temps , comme quatre ou
cinq jours , que fes eaux font percées , fi fes mammelles font flétries , fi elle a le vifage de couleur plombée,
& le regard languide & abbatu, & fi fon haleine eft fort
mauvaife. Nous difons que ces chofes le fignifient feulement par conjecture, & non certainement comme font
les autres , qui fe rencontrant plufieurs en une perfonne,
& en un même temps , nous dénotent affeurément que
l'enfant eft mort , à moins dequoy la chofe ne peut pas
eftre tout-à-fait certaine, pour lequel fujet on y doit faire (comme j'ay dit) une réflexion bien attentive , avant
que d'entreprendre l'operation, afin d'éviter les accidens
fpécifiez cy-deffus.

CHAPITRE XIII.

De la maniere de tirer l'arriere-fais refté dans
la Matrice aprés que le cordon
eft rompu.

NOus avons mis la maniere prefente de faire l'extraction de l'arriere-fais au nombre des accouchemens contre nature , à caufe qu'il ne fuffit pas afin
que l'accouchement foit dit naturel que l'enfant foit bien
forti ; car il faut encore que la femme foit bien délivrée.
A l'égard de l'enfant , celuy-cy peut eftre dit naturel, dautant qu'il n'a plus befoin de cette partie fi-toft qu'il eft
hors la Matrice ; mais quant à la mere, il luy eft tout-à-
fait contre nature. J'ay donc voulu traiter en premier

eu de ce fâcheux accouchement, parce qu'il participe du
aturel (comme je dis) du cofté de l'enfant, qui n'y eft
n aucun peril, à caufe qu'il eft déja forti, aprés quoy
e viendray à ceux aufquels la mere & l'enfant font en
res-grand danger, s'ils n'y font promptement & adroi-
ement fecourus.

I'ay déja montré au Chapitre neuviéme du fecond
Livre, comme on doit délivrer la femme qui accouche na-
urellement, auquel on peut recourir pour en voir la
nethode; mais parfois la Sage-femme le voulant faire,
ient à rompre le cordon de l'umbilic en le tirant trop
ort, ou à caufe qu'il eft quelquefois fi foible, & d'au-
resfois même fi corrompu quand l'enfant eft mort, que
e peu qu'on y touche en tirant le fait quitter prife, & fé-
arer tout proche de l'arriere-fais, qui refte en fuitte dans
la Matrice, ou pour y eftre trop adherent, ou à caufe de
a foibleffe de la femme qui n'a pas la force de l'expul-
er au dehors, pour avoir efté extrémement debilitée par
a longueur d'un mauvais travail, ou parce que ne l'ayant
iré promptement aprés l'accouchement, la Matrice s'eft
ellement refermée qu'elle ne luy peut plus donner paf-
age, laquelle ne peut auffi eftre dilatée pour ce fujet, fi
e n'eft avec une grande difficulté; car elle demeure à
ec quand les glaires & les humiditez naturelles qui ont
oûtume de fortir dans l'accouchement font écoulées il
a déja long temps.

Puifque c'eft une verité qui ne reçoit point de doute,
que l'arriere-fais demeuré dans la Matrice aprés la fortie
de l'enfant, eft un corps étrange, qui feroit capable en
y reftant, de caufer la mort à la femme, nous devons fai-
e en forte qu'il n'y séjourne aucunement s'il eft poffible.

C'eſt pourquoy ayant eſſayé de la délivrer, comme nous avons montré au ſuſdit Chapitre, ſi le cordon vient à ſe rompre ainſi proche de l'arriere-fais, il faut auſſi-toſt, devant que la Matrice ſe ſoit refermée, porter la main dedans, qui ſoit bien ointe d'huile ou de beurre frais, & qui ait les ongles des doigts rognez fort prés, pour l'en ſeparer doucement avec elle, & le tirer dehors avec les grumeaux de ſang qui y peuvent eſtre. Quand le cordon de l'umbilic n'eſt point rompu, il nous conduit facilement en le ſuivant de la main, au lieu où cét arriere-fais eſt ſitué, mais l'eſtant, & ayant tout-à-fait quitté priſe, nous n'avons plus ce guide, pour lequel ſujet on doit bien prendre garde pour lors, à ne pas ſe tromper, en prenant une partie pour l'autre, comme j'ay une fois veû faire à une Sage-femme, qui tiroit fortement le corps de la Matrice vers ſon orifice interne, croyant tirer l'arriere-fais qui eſtoit reſté au dedans; mais voyant que tous les efforts qu'elle faiſoit ne ſervoient qu'à faire extrémement ſouffrir la pauvre malade, elle fut contrainte de me ceder la partie, & d'avouër qu'elle n'en pouvoit pas venir à bout, quoy qu'elle ſe fût auparavant vantée qu'elle eſtoit plus capable en ſon Art qu'aucun Chirurgien.

Tout auſſi-toſt donc qu'on aura porté la main, comme dit eſt, dans la Matrice vers ſon fond, on y trouvera l'arriere-fais, qu'on connoîtra par un grand nombre de petites inégalitez, qu'y font toûjours les racines des vaiſſeaux umbilicaux du coſté qu'ils y viennent aboutir, leſquelles le feront aiſément diſtinguer d'avec la Matrice, s'il y eſt encore adherent, quoy qu'elle ſoit en ce temps un peu rugueuſe & inégale, parce que ſes membranes qui eſtoient grandement étenduës, viennent à

contracter incontinent aprés que l'enfant & fes eaux
ui les tenoient dilatées en font dehors ; mais ceux qui fe
onnoiffent bien en l'Art peuvent facilement juger de la
nofe. Si on trouve que l'arriere-fais foit entierement dé-
ché de la Matrice, il ne fera pas difficile de le tirer quand
n aura la main dedans ; mais s'il eft adherent, ayant re-
onnu de quel cofté il l'eft moins, on commencera par
ét endroit à le féparer tout doucement, en mettant pour
e fujet quelque doigt entre luy & la Matrice, continuant
eu-à-peu jufques à ce qu'il foit entierement détaché,
prés quoy on le tirera dehors, prenant bien garde à n'y
as aller trop rudement, & obfervant cependant, fi on
e peut pas faire autrement, de laiffer plûtoft quelque
egere portion de cét arriere-fais, que décorcher ou égra-
igner la moindre partie de la Matrice, de peur qu'il n'y
urvinft grand flux de fang, ou inflammation & gan-
rene, dont la mort s'en enfuivroit, fe gardant bien auffi
e ne le pas tirer avant qu'il foit tout-à-fait, ou pour la
lus grande partie féparé, afin de ne pas amener la Ma-
rice avec luy, & le confervant autant entier que le pour-
ont permettre ces réflexions, pour le montrer enfuite
ux affiftans, & leur faire connoître que l'operation au-
a efté bien faite.

Lors que le Chirurgien fera mandé, fi la Matrice n'eft
as affez ouverte pour y pouvoir mettre fa main dans
abord, il oindra auffi-toft d'axonge toutes les parties
genitales de la femme, afin qu'il les puiffe plus facilement dilater, aprés quoy il l'y introduira petit-à-petit,
fans neanmoins ufer de grande violence : la femme de
fon cofté contribuëra beaucoup à cette dilatation, comme auffi à l'expulfion de l'arriere-fais, fi elle pouffe for-

tement en bas, retenant son haleine & s'excitant à vomir, ou à éternüer, & faisant les autres choses dont nous avons fait mention au susdit Chapitre. Mais si pour tout cela elle ne peut vuider cét arriere-fais, & si sa Matrice ne peut estre assez dilatée pour l'aller querir, ou s'il y est tellement adherent qu'il n'en puisse estre separé, pour lors afin d'éviter un plus grand mal, on commettra l'operation à la nature, luy aidant par le moyen des remedes qui le feront suppurer : pour ce sujet on fera des injections dans la Matrice avec la decoction de mauves, guimauves, parietaire, & graine de lin, dans laquelle on ajoûtera beaucoup d'huile de lis, ou un bon morceau de beurre frais. Cette injection la lenira & temperera, & en l'humectant & amolissant rendra son orifice plus facile à se dilater, & aidera par la suppuration qu'elle fera de l'arriere-fais à le détacher plus facilement. Pour en procurer encore plûtost l'expulsion, il faudra donner à la femme quelque clystere un peu fort, afin que les épreintes qu'elle fera pour aller à la selle luy puissent faire vuider, ce qui arrive à plusieurs qui le rendent dans le bassin, & quelquefois même lors qu'elles n'y songent pas.

On peut aussi en ce temps, pour éviter que la fiévre ne survienne, comme elle a coûtume, & beaucoup d'autres accidens, luy tirer du sang du bras, ou du pied selon qu'il sera jugé plus à propos & necessaire, pendant quoy il faut principalement fortifier la femme, pour empêcher que les vapeurs fetides & cadavereuses provenant de la pourriture de l'arriere-fais, ne se communiquent aux parties nobles, ce qu'on fera par de bons cardiaques, desquels on luy fera user souvent, non pas composez de ces confections de theriaque, de mitridat, ou

d'aud'autres farfanteries de pareille nature, dont on ne peut donner aucune raison qu'en admettant leurs facultez specifiques, ou plûtost imaginaires, lesquelles choses sont plus propres à faire vomir qu'à conforter le cœur : mais les veritables cardiaques qu'on luy donnera, seront de ceux qui font bonne nourriture, & qui en mesme temps réjoüissent l'estomach sans le dégoûter, comme sont ces sortes de drogues qui ne sont bonnes que pour ceux qui les vendent.

Pour ce sujet on luy donnera de bons boüillons, & consommez ; elle pourra boire un peu de limonade, ou de l'orangeade, ou bien on meslera dans sa ptisanne ordinaire un peu de syrop de limon, ou de celuy de grenade, ou même on luy fera prendre de temps en temps (si elle estoit débile & sans fiévre considerable) quelque peu de bon vin bien trempé, lequel nous pouvons dire estre le meilleur, & le plus naturel de tous les cardiaques : au surplus on fera autres remedes selon les accidens qui surviendront, à cause de la rétention de l'arriere-fais, tâchant toûjours de le faire sortir le plûtost qu'on pourra ; car tant qu'il demeurera dans la Matrice, la femme y sentira continüellement de grandes douleurs presque semblables à celles qui précédoient l'enfantement, quand même il n'y en seroit resté qu'une portion, & jusques à ce qu'elle ait tout-à-fait vuidé ce corps étrange, elle reïterera toûjours ses efforts, qui neanmoins luy seront vains si les choses n'y sont bien disposées auparavant : mais d'autant plus que l'arriere-fais ainsi retenu est petit, d'autant plus difficilement peut-il quelquefois estre jetté dehors, à cause que l'impulsion que la femme peut faire de sa part en s'épreignant n'est pas si grande, quand

N n

le corps qui est contenu dans la Matrice est petit, que quand il est d'une grosseur considerable ; car pour lors elle est bien plus fortement poussée & comprimée, c'est ce qui fait que la femme qui avorte est souvent bien plus difficilement délivrée que celle qui accouche à terme.

Il y a beaucoup de Sages-femmes qui aprés avoir rompu le cordon de la façon dite cy-dessus, laissent souvent leur besogne imparfaite, & remettent le reste à l'œuvre de nature ; mais souvent aussi les pauvres femmes meurent, à cause des grands accidens qui arrivent ordinairement avant la suppuration de l'arriere-fais ainsi retenu. Pour éviter quoy, tout aussi-tost qu'elles se rencontrent en pareil cas, il faut qu'elles fassent leur possible de délivrer la femme ainsi que nous avons dit, ou si elles ne s'en sentent pas capable, parce qu'il faut porter la main dans la Matrice pour le faire, ce qui est plûtost le fait du Chirurgien qui en a une parfaite connoissance, elles doivent le mander promptement, afin qu'il trouve lieu n'estant pas encore tout-à-fait refermée, d'y introduire la sienne ; car plus elle differeroit, d'autant plus la chose seroit-elle aprés difficile.

Il y en a d'autres qui ont bien assez de hardiesse pour entreprendre cette operation ; mais faute d'industrie & de connoissance necessaire elles n'en peuvêt pas venir à bout, & laissent parfois la chose en pire état que si elles n'y eussent pas touché, comme il estoit arrivé il y a un an ou environ, à une pauvre femme du faux-bourg S. Marcel, que je fus délivrer, trois jours aprés avoir esté accouchée à demi-terme par une matrone du méme faux-bourg, sur la requisition que m'en fit Monsieur Bessier, mon confrere & bon ami, qui me conduisit & accom-

pagna chez elle, où estant je trouvay qu'elle ressentoit
de continüelles douleurs par tout le ventre, qui la tenoient comme si elle eût encore voulu accoucher, vui-
dant par sa Matrice des humiditez noirâtres, plus fetides & plus puantes six fois que ne seroit lessence d'un
retrait, & qu'elle avoit avec cela une grande douleur de
teste, comme aussi la fiévre, qui dans peu se seroit sans
doute bien augmentée, si je ne l'eusse délivrée en ce
temps comme je fis, pour lequel sujet m'estant informé
tant d'elle que des assistans qui estoient dans sa chambre de quelle maniere elle estoit accouchée, & depuis
quel temps, on me dit qu'il y avoit déja trois jours entiers; mais que sa Sage-femme n'ayant pas pû la délivrer tout-à-fait, avoit seulement tiré quelques petites
portions de l'arriere-fais, & dit qu'on ne se devoit pas
mettre en peine de ce qui estoit resté, faisant toûjours vai-
nement esperer qu'il viendroit bien de luy-même, &
qu'au surplus il n'y avoit rien à faire qu'à se donner patience. A la verité, elle n'estoit pas si blâmable, pour ne
pouvoir pas délivrer cette pauvre femme, qu'elle l'estoit
pour ne la pas faire secourir, aussi-tost qu'elle reconnut
que la difficulté passoit sa capacité, par une personne qui
l'entendît mieux qu'elle : Aprés ce recit, ayant mis pour
connoître l'état des choses presentes, deux de mes doigts
dans le *vagina*, je trouvay l'orifice interne de sa Matrice presque exactement fermé, dans lequel neanmoins
j'introduisis l'index, où estant, en le fléchissant de costé
& d'autre sans le retirer, je dilatay peu à peu avec luy
cét orifice, en telle sorte que j'y fis entrer le doigt suivant, avec lesquels deux seuls, n'y en pouvant pas mettre davantage, je tiray trois morceaux de l'arrriere-fais,

gros comme des noix , qui y eſtoient reſtez , les prenant
l'un aprés l'autre entre mes deux doigts , de la maniere
que font les écreviſſes , lors qu'elles veulent ſerrer quelque choſe avec une de leurs pattes fourchuës , au moyen
dequoy en peu de temps je délivray entierement cette
femme , laquelle incontinent aprés ne reſſentit plus aucune douleur, & ſe porta tres-bien en ſuite : Mais ſans cela elle auroit indubitablement couru le haſard de la vie,
à cauſe de la grande corruption de ce qui eſtoit retenu
dans ſa Matrice ; car ce que j'en tiray ainſi, ſentoit ſi mauvais , que plus de deux jours aprés , ma main en avoit encore une puante odeur , quoy que je l'euſſe lavée trois ou
quatre fois avec du vinaigre.

    Ce que nous avons dit dans ce Chapitre doit ſuffire
pour faire connoître comment on ſe doit comporter en
pareille occaſion. Montrons maintenant ce qu'il faut faire en chacun des autres accouchemens contre nature ,
que le Chirurgien ne doit pas entreprendre ſans avoir
ondoyé l'enfant s'il ſe peut faire , par la premiere partie
qu'il preſente , lors qu'il y a le moindre ſigne qu'il eſt
vivant, & apparence d'un trop rude travail, de peur qu'il
ne fût plus temps apres l'operation , en laquelle beaucoup qui ſont déja tres-foibles d'ailleurs , meurent pour
la difficulté qui s'y rencontre aſſez ſouvent.

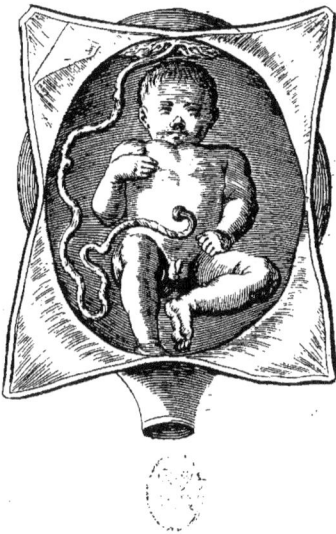

CHAPITRE XIV.

Le moyen d'accoucher la femme, quand l'en-fant prefente un ou deux pieds les premiers.

C'EST une verité tres-conftante & connuë à tous ceux qui pratiquent les accouchemens, que les differentes poftures contre nature aufquelles les enfans fe prefentent pour fortir de la Matrice, font caufe de la plus grande partie des mauvais travaux, & des accidens qui s'y rencontrent, pour lefquels on a ordinairement recours au Chirurgien.

Or comme il eſt obligé le plus ſouvent, à raiſon de
ces mauvaiſes ſituations, de le tirer par les pieds,
c'eſt le ſujet pour lequel j'ay réſolu avant que de parler des autres, à la plûpart deſquels celuy-cy doit ſervir de guide, de montrer comment on ſe doit comporter dans l'accouchement auquel l'enfant préſente
un ou deux pieds les premiers.

Beaucoup d'Auteurs veulent qu'en cette occaſion on
faſſe changer la mauvaiſe figure de l'enfant, & qu'on
la réduiſe à la naturelle, c'eſt à dire que s'il préſente
les pieds, on le retourne pour le faire venir la teſte la
premiere; mais s'ils nous en expliquoient des moyens
faciles, on pourroit ſuivre leur conſeil, dont il eſt bien
difficile (pour ne pas dire impoſſible) de venir à bout,
ſi on veut éviter le danger extreme, auquel mettroient
la mere & l'enfant les violens efforts qu'il leur faudroit faire pour ce ſujet, à raiſon dequoy il vaut mieux
le tirer par les pieds, quand il s'y préſente, que de ſe
mettre au hazard de pire choſe en le retournant.

Tout auſſi-toſt donc que nous aurons reconnu que
l'enfant vient en cette ſituation, & que la Matrice eſt
aſſez ouverte pour donner paſſage à la main du Chirurgien, ſinon il faudroit faire en ſorte, oignant d'huile ou d'axonge toute ſon entrée, de la faire dilater peu
à peu, ſe ſervant auſſi pour ce ſujet des doigts, les écartant les uns des autres aprés les y avoir introduits joints
enſemble, & continuant à ce faire juſques à ce qu'elle
le ſoit ſuffiſamment; Pour lors ayant ſes ongles bien
rognez, ſes doigts ſans aucune bague, & toute ſa main
pareillement ointe d'huile, ou de beurre frais, & diſpoſée, comme auſſi la femme ſituée de la maniere

que nous avons déja plufieurs fois dite , il l'introduira
doucement à l'entrée de la Matrice , où trouvant les
pieds de l'enfant il le tirera dehors en cette posture ,
de la façon que nous allons décrire ; mais s'il ne s'en
préfentoit qu'un , il faut qu'il confidére bien quel il
eft , fi c'eft le droit ou fi c'eft le gauche , & de quelle
figure il fe préfente ; car ces réflexions luy feront facilement connoître , de quel côté peut eftre l'autre , ce
qu'ayant remarqué , il l'ira chercher , & apres l'avoir
trouvé , il le tirera tout doucement dehors avec le
premier , avant quoy il doit encore bien prendre garde , que ce fecond pied ne foit pas celuy d'un autre enfant ; parce que cela eftant , il creveroit plûtoft la mere &
les enfans , que de les tirer ainfi , ce qu'il connoîtra
facilement , fi ayant coulé fa main au long de la jambe & de la cuiffe du premier , jufques à l'eine , il trouve que les deux cuiffes font jointes & dépendantes d'un
feul & même corps , ce qui eft auffi un moyen facile
pour rencontrer l'autre pied quand il ne s'en préfente
qu'un dans l'abord.

Tous les Auteurs recommandent que de peur de
perdre la pifte du premier pied , on le lie d'un ruban
avec un neud coulant , afin de n'eftre pas obligé de
l'aller chercher une feconde fois quand on aura trouvé
l'autre ; mais il n'eft pas beaucoup neceffaire , parce
que pour l'ordinaire quand on en tient un , l'autre n'eft
pas bien difficile à rencontrer ; fe ferve neanmoins qui
voudra de cette précaution , que ceux qui font ufitez
en l'Art , pratiquent fort peu. Si toft donc que le Chirurgien aura trouvé les deux pieds de l'enfant , il les
amenera dehors , puis les tenant joints enfemble il le

tirera peu à peu de cette maniere, le reprenant aprés par les jambes, & par les cuisses d'abord qu'il aura lieu de le pouvoir faire, & le tirant ainsi jusques à ce qu'il ait les hanches sorties : cependant il observera d'envelopper ces parties d'une serviette simple, afin que ses mains qui sont déja grasses, ne viennent à couler sur le corps de l'enfant qui est fort glissant, à cause des humiditez visqueuses dont il est tout couvert, lesquelles l'empêcheroient de le pouvoir tenir ferme, ce qu'estant fait, il le reprendra par dessous les hanches, pour le tirer de la façon jusques vers le commencement de la poitrine, où estant il abaissera de côté & d'autre avec sa main les deux bras de l'enfant le long de son corps, lesquels il rencontrera pour lors aisément, aprés quoy il faut prendre garde qu'il ait le ventre & la face en dessous, de peur que l'ayant en dessus, sa teste ne vint à estre arrestée au droit du menton, par l'os barré, pour lequel sujet s'il n'estoit ainsi tourné, il le faudroit mettre en cette posture ; ce qu'on fera facilement, si le prenant par le corps lors qu'il est vers la poitrine, ayant les bras abaissez, ainsi qu'il est dit, on le tire, en le tournant à mesure, du côté qu'il y est plus disposé, jusques à ce qu'il soit comme il est requis, c'est à dire la face en dessous ; & l'ayant amené jusques vers le haut des épaules, il faut bien prendre le temps (commandant à la femme de s'efforcer dans cét instant) pour faire en sorte qu'en le tirant, sa teste puisse prendre leur place dans le même moment, & qu'ainsi faisant elle ne soit pas arrestée au passage. Les Auteurs recommandent pour empescher cét inconvenient, de n'abbaisser seulement qu'un des bras de l'enfant, & de laisser l'autre relevé,

afin

fin que fervant d'éclisse à fa tefte, elle ne foit ainfi rete-
uë, & que la Matrice ne puiffe fe refermer devant qu'el-
e foit entierement paffée: ce raifonnement paroift en
uelque façon vray-femblable; mais fi le Chirurgien
çait bien prendre fon temps fans perdre l'occafion, il
'aura pas befoin de ce myftere pour éviter cét accident,
ui arriveroit bien plûtoft s'il laiffoit un bras de l'en-
ant en haut; car outre qu'il occuperoit par fa groffeur
ne partie du paffage qui n'eft pas déja trop large, c'eft
que faifant pancher la tefte plus d'un cofté que d'autre,
l feroit caufe qu'elle ne manqueroit pas d'eftre encore
ien plûtoft arreftée par celuy où elle ne feroit ainfi
cliffée: & lors que j'ay quelquefois voulu effayer en ti-
ant des enfans par les pieds à laiffer de cette façon un
ras élevé, j'ay toûjours efté obligé de les abbaiffer tous
leux, aprés quoy j'ay bien plus facilement paracheve
non operation.

Il y a neanmoins des enfans qui ont la tefte fi groffe,
qu'elle demeure arreftée au paffage aprés que le corps
eft tout-à-fait dehors, nonobftant toutes les précautions
qu'on puiffe y apporter pour l'éviter : en ce cas, il ne
aut pas s'amufer à tirer feulement l'enfant par les épaules; car quelquefois on feroit plûtoft quitter & féparer le col que de l'avoir ainfi; mais on dégagera peu à
peu la tefte d'entre les os du paffage avec quelques
doigts de chaque main, les gliffant de chaque cofté à
l'oppofite les uns des autres, tantoft deffus, tantoft deffous, jufques à ce que la befogne foit parfaite, obfervant
de le faire le plus promptement qu'il fera poffible, de
peur que l'enfant ne foit fuffoqué, comme il arriveroit
indubitablement s'il demeuroit long temps ainfi pris,

ce qu'eſtant bien & deuëment fait, on délivrera inconti-
tinent aprés la femme de ſon arriere-fais, en la maniere
que nous avons cy-devant dite.

CHAPITRE XV.

Le moyen de tirer la teſte de l'enfant ſeparée de ſon corps, & demeurée ſeule dans la Matrice.

QVoy qu'on prenne toutes les précautions quē
nous venons de dire pour faire l'extraction de
l'enfant par les pieds; il s'en rencontre quelquefois qui
ſont ſi pourris & corrompus, que pour le peu qu'on faſſe d'effort, la teſte ſe ſépare du corps, & demeure ſeule
dans la Matrice, & n'en peut aprés eſtre tirée qu'avec
beaucoup de peine, dautant qu'elle eſt extrémement
gliſſante, à cauſe de l'humidité du lieu où elle eſt, comme auſſi parce qu'elle eſt de figure ronde à laquelle il n'y
a pas de priſe. La difficulté qui ſe rencontre ordinairement en pareille occaſion eſt ſi grande, qu'il s'eſt veû
parfois, juſques à deux ou trois Chirurgiens renoncer
l'un aprés l'autre à cette operation, & n'en pouvoir
pas venir à bout, aprés y avoir épuiſé en vain toute leur
induſtrie, & fait tous leurs efforts, en ſuite dequoy la
mort des femmes s'eſt enſuivie; mais je croy qu'ils auroient évité ce malheur, s'ils s'y fuſſent comporté de
la maniere que je vais dire.

Quand donc la teſte de l'enfant ſeparée de ſon corps
ſera reſtée ſeule dans la Matrice, ſoit à raiſon de la pour-

iture ou autrement, il faut tout auffi-toft & fans aucun
délay pendant qu'elle eft encore ouverte, que le Chirurgien y porte fa main droite, & qu'il cherche la bouche
de cette tefte (car il n'y a pour lors que cette feule prife)
& l'ayant trouvée, il mettra vn ou deux de fes doigts
dedans, & fon poulce par deffous le menton, aprés quoy
l la tirera peu à peu, la tenant ainfi par la mâchoire in-
ericure; mais fi elle quitte & fe fépare de la tefte en la
tirant vn peu fort, comme il arrive affez fouvent quand
l y a de la pourriture, en ce cas, il faudra qu'il retire fa
main droite de la Matrice, pour y gliffer la gauche,
avec laquelle il appuira cette tefte, & de la droite il prendra un crochet étroit, & neanmoins fort, & à une
feule branche, qu'il coulera le long du dedans de
fon autre main, en mettant fa pointe vers elle, de peur
de bleffer la Matrice, & l'ayant ainfi introduit, il le
tournera auffi-toft du cofté de la tefte, pour l'enfoncer
dans un des orbites, ou dans un des trous des oreilles,
ou dans celuy de *l'occiput*, ou bien entre les futures, felon qu'il trouvera la chofe plus facile & plus convenable, aprés quoy tirant cette tefte ainfi accrochée, aidant
de la main gauche à la conduire, il en fera l'extraction
entiere, obfervant lors qu'il l'aura amenée proche du
paffage, eftant fortement tenuë de ce crochet enfoncé
comme dit eft, dans quelqu'un des endroits fpecifiez,
de retirer fa main hors de la Matrice, afin que la voye
de la fortie n'en eftant pas occupée en foit plus large &
plus facile, fe contentant feulement de laiffer quelques
doigts vers le cofté de la tefte, pour la dégager plus aifément.

On pourroit encore au befoin effayer une chofe (af-

O o ij

ſez ingenieuſe ce me ſemble) qui m'eſt venuë depuis
peu en penſée pour ce ſujet , par laquelle on peut facilement ſans doute , venir à bout de cette penible & laborieuſe operation , ſans que la femme ſoit tant tourmentée qu'elle l'eſt , quand on ſe ſert des crochets ou du
couteau ; ce qui ſe fera en prenant une bande de linge
aſſez doux , large de quatre grands travers de doigts , &
longue de trois quartiers d'aulne ou environ , pliée ſimplement en deux de laquelle on tiendra les deux bouts
avec la main gauche , & de la droite on en prendra le
milieu , pour l'introduire dans la Matrice , en telle ſorte
qu'on le puiſſe mettre au derriere de la teſte , pour en
eſtre embraſſée , comme ſeroit une pierre dans une fron-
de , aprés quoy en tirant la bande par ces deux bouts
joints enſemble , on en fera fort aiſément l'extraction
ſans que cette bande puiſſe aucunement nuire au paſſage , à cauſe qu'elle n'occupe preſque pas de place.

Mais ſi ſe comportant de ces differentes manieres , le
Chirurgien ne peut pas faire ſortir ny tirer la teſte , à
cauſe qu'elle eſt trop groſſe , il faut de neceſſité , s'il en
veut venir à bout , qu'il en diminuë la groſſeur avec un
couteau courbe , ſemblable à celuy qui eſt marqué par
la lettre. D. en la repreſentation des inſtrumens , qui eſt
à la fin de ce ſecond Livre. Pour ce faire il introduira ſa
main gauche dans la Matrice , où eſtant il y coulera ce
couteau avec la droite , obſervant toûjours en ce faiſant que ſa pointe ſoit tournée vers le dedans de cette
premiere main , de peur que la Matrice n'en ſoit bleſſée,
aprés quoy il la retournera vers l'endroit des ſutures de
la teſte , & principalement au lieu de leur jonction , c'eſt
à dire vers la fontaine , où il fera inciſion avec cét in-

ftrument , afin qu'en ayant féparé quelques morceaux, il puiffe plus facilement tirer le refte , ou qu'à tout le moins ayant vuidé une partie du cerveau par l'ouverture qu'il fera de la forte, la groffeur de cette tefte en foit beaucoup diminuée, & par confequent fon extraction moins penible.

La main gauche ainfi mife en la Matrice fera très-utile pour faire enfoncer le couteau , pour la divifion & feparation des parties de la tefte, felon que le Chirurgien le jugera neceffaire, comme auffi pour empêcher que par inadvertance la Matrice n'en foit bleffée, & la main droite qui fera dehors , & de laquelle il tiendra le manche de cét inftrument , qui pour cét effet doit eftre affez long , luy fervira pour le porter & mouvoir de tel cofté qu'il voudra, en le tournant , pouffant, attirant , ou biaifant felon que le requierera la chofe. Ambroife Paré & Guillemeau veulent que ce couteau foit fi petit qu'il fe puiffe cacher dans la main droite, pour en faire cette operation aprés l'avoir ainfi porté dans la Matrice ; mais il eft certain que quand elle eft pleine d'un enfant monftrueux, ou d'une tefte de la forte, la main du Chirurgien y eftant portée en eft tellement comprimée , que bien difficilement fe pourroit-il fervir adroitement de ce petit couteau avec elle feule, à moins qu'il ne fit une extréme violence à la Matrice, c'eft le fujet pourquoy il faut (fi on m'en veut croire) que cét inftrument ait le manche fort long, afin qu'eftant introduit dans la Matrice , il puiffe eftre conduit à faire l'operation, par la main gauche du Chirurgien, laquelle fera dedans, comme nous avons dit, & gouvernée par la droite, qui en tiendra le manche au dehors, lequel doit eftre égal en longueur à celuy des crochets ordinaires.

Ceux qui prendront la peine de vouloir côcevoir mon raifonnement , & qui éprouveront un pareil inftrument dans
le befoin, reconnoîtront bien qu'il fera beaucoup plus utile & commode, ayant le manche ainfi long, que d'eftre fi
petit & court que lefdits Paré & Guillemeau le recommandent. Pour moy m'eftant avifé pour ces raifons d'en
faire faire un de la forte , je m'en fuis fort bien trouvé
dans une occafion où il eftoit neceffaire de s'en fervir.

Or aprés qu'on aura tiré la tefte hors la Matrice de
la façon que je viens de dire, on doit bien prendre garde
à n'y en laiffer aucune portion de refte, comme auffi à
bien délivrer en fuite la femme de fon arriere-fais, s'il
y eftoit encore. Mais fur ce fujet on peut fort à propos
faire une queftion d'affez grande confequence, qui eft de
fçavoir quand la tefte de l'enfant eft ainfi demeurée en la
Matrice, la femme n'eftant pas auffi délivrée, fi on doit
commencer l'operation par l'extraction de la tefte, avant
que d'en tirer l'arriere-fais, à quoy on peut répondre avec
diftinction, que fi cét arriere-fais eftoit tout-à-fait féparé
des parois de la Matrice, on le doit tirer le premier, à
caufe qu'il empêcheroit de pouvoir bien joüir de la tefte;
mais s'il y eftoit encore adherant , il le faudroit laiffer
jufques à ce que la tefte fût tirée; car fi on venoit à le
féparer pour lors de la Matrice, il fe feroit un grand flux
de fang, qui feroit augmenté par l'agitation de l'operation , parce que les vaiffeaux contre lefquels il eft joint
demeurent ordinairement ouverts , tant que la Matrice eft dans la diftenfion que luy caufe la tefte retenuë,
& ne fe referment que lors qu'ayant efté vuidée de ce
corps étrange, elle vient à les boucher en fe retirant,
s'affaiffant, & fe comprimant en foy-même, comme j'ay

expliqué plus précisément en autre lieu cy-devant, outre
cela l'arriere-fais reftant ainfi attaché pendant l'operation, empêche que la Matrice ne foit fi facilement contufe & bleffée. Cette inftruction doit fuffire pour le prefent Chapitre: Paffons à prefent aux autres.

CHAPITRE XVI.

Le moyen d'aider la femme dans fon accou-
chement, quand la tefte de l'enfant pouffe au
devant d'elle le col de la Matrice en dehors.

SI nous avons feulement égard à la figure, en laquelle l'enfant vient en cét accouchement, nous
pouvons dire qu'il eft naturel; mais fi nous confiderons
la difpofition de la Matrice, qui eft en danger de tomber
dehors dans la fortie, ou dans l'extraction de l'enfant,
nous connoîtrons qu'il ne l'eft pas tout-à-fait; car fa tefte la pouffant fortement au devant d'elle, peut facilement caufer cét accident, fi la femme n'eft adroittement
fecouruë. On voit en cette rencontre le *vagina* ou col de
la Matrice tout par groffes rides fe forjetter en dehors, à
mefure que l'enfant s'avance.

Les femmes à qui la Matrice avoit coûtume de tomber avant leur groffeffe, & qui l'ont fort humide, font
tres-fujettes à cét accident, à caufe de la relaxation de fes
ligamens. Il ne faut pas obferver en cét accouchement
la même methode que nous avons enfeignée cy-devant en parlant de l'accouchement naturel; car en celuy-
cy on ne doit pas faire promener, ny tenir debout la fem-

me ainsi disposée, au lieu dequoy il faut qu'elle soit couchée au lit, & qu'elle ait le corps à tout le moins également situé, & non un peu élevé comme il seroit requis si l'accouchement estoit naturel : On ne luy doit aussi donner aucun lavement fort ny acre, de peur de luy exciter de trop grandes épreintes, comme encore ne faut-il luy tant humecter la Matrice qui n'est déja que trop relâchée : mais pour la bien aider, à chaque moment que les douleurs luy prendront, quand son enfant commencera d'avancer sa teste, & de pousser ainsi le col de la Matrice en dehors, la Sage-femme aura toûjours à chaque costé de cette teste une de ses mains, pour repousser en resistant aux douleurs de la femme, la Matrice seule vers le haut, & donner lieu cependant à l'enfant de s'avancer, faisant de la maniere à chaque épreinte qui surviendront, & continuant toûjours jusques à ce que la mere pousse d'elle-même l'enfant tout-à-fait dehors ; car on ne doit en aucune façon le tirer par la teste comme nous avons dit en parlant de l'accouchement naturel, de peur qu'on ne vînt à faire tomber en même temps la Matrice, qui pour lors y est grandement disposée.

Si neanmoins l'enfant ayant la teste hors du passage, venoit à y estre arresté si long-temps qu'il fût en danger d'y estre suffoqué, alors on seroit obligé d'appeller une seconde personne pour aide, qui le tireroit tout doucement par la teste, durant que la Sage-femme tiendroit & repousseroit la Matrice avec les mains, comme dit est, de peur qu'elle ne suivît le corps de l'enfant en le tirant de la sorte. Aprés que la femme aura esté ainsi accouchée, on la délivrera de son arriere-faix, en la maniere cy-devant décrite, se gardant bien aussi auffi pour le même fujet, de ne le pas tirer & ébranler trop fort, en fuite dequoy on remettra & tiendra la Matrice en fa fituation naturelle, fi elle en eftoit fortie.

CHAPITRE XVII.

Le moyen de faire extraction de l'enfant, lors que venant la tefte la premiere, elle ne peut fortir, à caufe qu'elle eft trop groffe, ou parceque les paffages ne peuvent pas fe dilater fuffifamment.

NOus voyons parfois des femmes, dont les enfans (quoy qu'ils viennent en une fituation naturelle) eftent au paffage durant des quatre, cinq, & fix jours entiers, & y feroient encore bien plus long temps fi on les y aiffoit, fans en pouvoir en aucune façon fortir, à moins qu'on n'en faffe l'extraction par art, à quoy on eft obligé, l'on veut fauver la vie de la mere, ce qui fe voit arriver le plus fouvent aux petites femmes dans leur premier accouchement, & principalement à celles qui font pour lors fort avancées en âge, à caufe que leur Matrice eftant beaucoup plus féche, ne peut pas eftre dilatée fi facilement que celle des autres qui ont déja eû des enfans, ou qui ne font pas fi âgées. Lors que la chofe fe rencontre ainfi, aprés que le Chirurgien aura fait tout fon poffible de relâcher & dilater les lieux, pour pouvoir faciliter la fortie de l'enfant, & qu'il aura veû que toutes les peines qu'il en aura prifes auront efté inutiles, à caufe qu'il a la tefte beaucoup plus groffe qu'il ne conviendroit, & qu'il eft outre cela tres-certainement mort (comme il eft prefque toûjours, quand

P p

il demeure quatre ou cinq jours en cét état , aprés que les
eaux fe font écoulées) ce qu'il fçaura encore plus précifément, par les fignes que nous avons cy-devant enfeignez
pour le bien connoître au Chapitre douziéme de ce Livre,
alors il ne fera aucune difficulté de mettre un crochet en
quelque endroit de la tefte de l'enfant , & plûtoft vers la
partie pofterieure qu'en autre lieu, afin de la tirer par ce
moyen plus directement dehors, s'il eftoit poffible, finon
il faudra qu'il y faffe incifion avec un couteau droit , ou un
peu courbé,felon qu'il conviendra,la faifant à l'endroit des
futures , afin qu'ayant aprés vuidé une partie du cerveau
par cette ouverture, la groffeur de cette tefte en foit diminuée; enfuite de cela il fourera auffi par ce même lieu fon
crochet au dedans du crane , avec lequel il accrochera fortement quelqu'un de fes os,au moyen dequoy il fera tres-
facilement l'extraction de l'enfant.

Il eft tres-certain que fi l'enfant eft mort , on fe doit
comporter de la maniere que je viens de dire , pour empêcher qu'il ne faffe auffi perir la mere;mais c'eft une grande
queftion à examiner pour fçavoir fi on doit tirer de la forte
l'enfant qui eft vivant,n'y ayant aucune efperance qu'on
le puiffe avoir autrement que par ce moyen,pour fauver la
vie à la mere dont les paffages font trop étroits,& qu'il eft
impoffible de dilater affez pour luy donner iffuë, ou fi on
doit differer l'operation, jufques à ce qu'on foit tout-à-
fait affeuré qu'il foit mort; touchant cela je croy que puifque l'enfant ne peut pas éviter la mort d'une façon ou
d'autre (car reftant à ce paffage fans pouvoir fortir, il y
meurt, & eftant tiré par les crochets, il en eft tué) on peut
& on doit l'en tirer mort ou vif, le plûtoft qu'il y aura lieu
de le faire, qui eft aprés toute efperance perduë qu'il puif-

e jamais venir autrement, pour faire en forte que la mere
e perde pas la vie,ce qui arriveroit certainement,fi on n'y
rocédoit de la maniere.Tertulien(comme remarque fort
ien Riolan au trente-huitiéme Chapitre du deuxiéme
_ivre de fon Manuel Anatomique)dit à ce fujet,que c'eft
ne cruauté neceffaire, que de donner en tel cas la mort à
'enfant, plûtoft que de l'exempter du danger où il eft de
10urir, puifqu'il feroit certainement caufe de la mort de
1 mere s'il demeuroit en vie. C'eft neanmoins ce que le
:hirurgien ne doit jamais pratiquer qu'en cette extrémi-
:,& aprés avoir ondoyé la tefte de l'enfant,fi tant eft qu'il
1 puiffe voir, ou toucher facilement l'extrémité , finon il
: feroit en y portant de l'eau par le moyen d'une petite fe-
ingue bien nette, s'il ne le pouvoit pas autrement, en fui-
: dequoy il fera fon operation le plus dextrement qu'il
ourra,comme il eft dit. Pour moy j'aimerois bien mieux
gir de la forte en pareille occafion, que de me réfoudre
la cruauté & barbarie de l'operation cefarienne; de la-
|uelle il eft abfolument impoffible(quoy qu'en affeurent
lufieurs impofteurs , dont Rouffet eft l'Approbateur)
ue la femme puiffe jamais réchaper,comme je feray voir
lus particulierement en parlant d'elle cy-aprés; car ainfi
aifant, on fauvera fouvent la mere qui periroit avec fon
nfant : & comme il vaut toûjours mieux paffer par le
10ins dangereux de deux chemins, quand il n'y en a pas
'autres , auffi doit-on de deux maux éviter le pire, qui eft
: fujet pour lequel nous devons toûjours préferer la vie
_e la mere à celle de l'enfant.

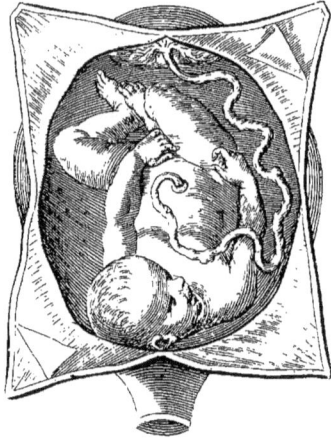

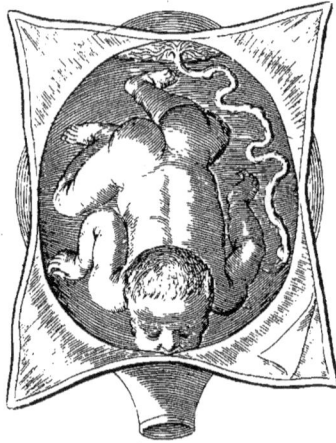

CHAPITRE XVIII.

Le moyen d'aider la femme, en l'accouchement
où l'enfant se presente par le costé de la teste,
comme aussi celuy où il vient
la face la premiere.

LORS que l'enfant presente sa teste par le costé, quoy qu'il semble que ce soit un accouchement naturel à cause qu'elle vient la premiere, il est neanmoins bien dangereux, tant pour luy que pour sa mere, à cause de cette mauvaise posture, pour raison de laquelle il se romproit plûtost le col, que de pouvoir jamais sortir de la façon, & pour lors il est d'autant plus embarrassé dans le passage, que la mere fait d'efforts pour le mettre dehors, ce qui luy est impossible si on ne redresse la teste de l'enfant, pour la faire venir de droite ligne. C'est pourquoy tout aussi-tost qu'on aura reconnu la chose estre ainsi, on fera au plus vîte coucher la femme, de peur que l'enfant s'avançant davantage en cette posture vicieuse, ne fût plus difficilement repoussé comme on est obligé de faire pour luy donner la veritable & naturelle, en luy redressant la teste au passage.

Pour ce faire la femme sera située en telle sorte qu'elle ait les fesses un peu plus élevées que les épaules & la teste, la faisant un peu pancher sur le costé opposite à la mauvaise situation de l'enfant, aprés quoy le Chirurgien glissera sa main bien ointe d'huile à costé de la teste de l'enfant pour la redresser, la ramenant tout doucement avec fes doigts interpofez entre elle & la Matrice, dans une fituation droite : mais fi cette tefte eftoit tellement engagée, que la chofe ne fe pût faire facilement de la maniere ; alors il faudra qu'il coule fa main jufques aux épaules de l'enfant, afin qu'en le repouffant un peu dans la Matrice, tantoft par l'une, tantoft par l'autre, felon que le cas le requiert, il le puiffe mettre en fituation naturelle & convenable.

Il feroit à fouhaitter que le Chirurgien pût ainfi repouffer l'enfant par les épaules avec fes deux mains ; mais fa tefte occupe pour lors tellement le paffage, qu'il a fouvent bien de la peine d'y en introduire une, avec laquelle il fera fon operation, aidée du bout des doigts de l'autre, portez jufques où il fera neceffaire, aprés quoy il excitera & procurera la fortie de l'enfant, comme il a efté dit en parlant de l'accouchement naturel.

D'autres fois l'enfant fe préfente la face la premiere, ayant la tefte renverfée en arriere, en laquelle pofture il eft tres-difficile qu'il vienne, & s'il y demeure long temps, le vifage luy devient fi livide & fi bouffi, qu'il en paroift tout-à-fait monftrueux dans l'abord, ce qui arrive tant à raifon de la compreffion qui s'en fait en cette fituation, que pour avoir efté quelquefois trop fouvent & trop rudement touché avec les doigts, en tâchant de luy faire prendre une meilleure fituation.

Il me fouvient à ce fujet d'avoir accouché il y a environ fix ans, une femme, de laquelle l'enfant qui s'eftoit préfenté la face devant, vint au monde fi livide & contrefait (comme c'eft toûjours l'ordinaire en telles occa-

fions) que fon vifage en paroiffoit tout femblable à celuy d'un Æthiopien, nonobftant quoy je ne laiffay
pas que de l'amener vivant: fi toft que la mere s'en fut
apperceuë, elle me dit qu'elle s'eftoit toûjours bien dou-
tée, que fon enfant feroit ainfi hydeux, à caufe qu'au
commencement de fa groffeffe elle avoit regardé fixement, & avec grande attention un More, ou Æthiopien, d'entre ceux dont deffunct Monfieur de Guife
avoit toûjours grand nombre à fa fuite, pour lequel fu-
et elle fouhaittoit, ou au moins ne fe foucioit aucunement qu'il mourût, afin de ne pas voir continuellement
un enfant fi défiguré qu'il paroiffoit pour lors: mais el-
e changea bien-toft de fentiment, lors que je luy eus expliqué, que cette lividité ne provenoit que de ce qu'il
eftoit venu la face devant dans le commencement, &
que tres-affeurement cela fe devoit paffer, comme il arriva en moins de trois ou quatre jours, aprés luy avoir
plufieurs fois froté tout le vifage avec l'huile d'amandes
douces tirée fans feu, en fuite dequoy fon teint commença de s'éclaircir de telle forte que l'ayant veû une année
aprés, il me parut un des plus beaux enfans & des plus
blancs qu'on puiffe rencontrer. Or pour fe bien gouverner en cét accouchement, on y procedera tout en la
même maniere que quand il prefente la tefte par le cofté,
laquelle on redreffera avec les mains comme nous avons
dit cy-deffus, obfervant toufiours de le faire le plus doucement qu'il fera poffible, pour éviter de trop meurtrir
a face de l'enfant.

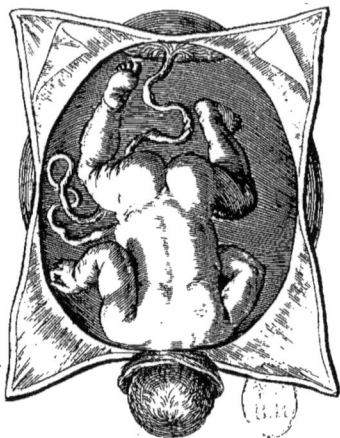

CHAPITRE XIX.

Le moyen d'accoucher la femme, quand la
teste de l'enfant estant tout-à-fait sortie, son
corps demeure arresté au passage par les épau-
les.

L'ENFANT vient naturéllement la teste la premiere, afinque par sa grosseur & par sa dureté,
le passage soit plus facilement fait & frayé aux autres
parties du corps, lesquelles pour l'ordinaire passent
sans peine, où elle a une fois passé ; mais neanmoins
il se rencontre parfois des enfans qui ont la teste si petite

tite, & les épaules fi groffes & fi larges, qu'elles ne peuvent pas, qu'avec une tres-grande difficulté, faire le mefme chemin, ce qui les fait fouvent demeurer au paffage, aprés que leur tefte en eft fortie. Cét accident arrive auffi quelquefois pour n'avoir pas bien pris le temps à tirer l'enfant par la tefte, comme il a efté dit qu'on doit faire, en parlant de l'accouchement naturel, afinque les épaules puiffent prendre dans un même inftant, la place que la tefte occupoit.

Quand le Chirurgien fe rencontrera en pareille occafion, il faut qu'il fe dépefche promptement de tirer l'enfant de cette prifon, ou plûtoft de ce carcan, auquel il eft ainfi pris par le col; car il tarderoit peu d'y eftre étranglé & fuffoqué, pour éviter quoy il tâchera de faire fuivre & paffer les épaules, en tirant médiocrement la tefte de l'enfant, tantoft par fes côtez, tantoft auffi la prenant d'une main par deffous le menton, & de l'autre par deffus le derriere de la tefte, & ainfi faifant alternativement de côté & d'autre pour mieux faciliter la chofe, fe gardant bien que le cordon de l'umbilic ne foit pas embaraffé autour du col, comme auffi obfervant toûjours de ne point tirer cette tefte avec trop de violence, de peur qu'il n'arrivât ce que j'ay veû faire devant moy en une rencontre, où d'un enfant roturier ainfi pris au paffage, on en fit fur le champ un Gentil-homme, en luy arachant & féparant la tefte du col à force de la tirer. Si les épaules ne paffent point aprés avoir médiocrement tiré l'enfant de la maniere, il faut gliffer un ou deux doigts de chaque main par deffous chacune des aiffelles, avec lefquels les recourbant en dedans on fera a-

Qq

vancer, & on tirera peu à peu les épaules ; mais quand
elles feront entrées au paffage, & qu'elles en feront
tout-à-fait dégagées, fi le Chirurgien ne peut encore
avoir l'enfant, le tenant ainfi par deffous les aiffelles,
pour lors il peut eftre certain qu'il eft arrefté par quelque autre empefchement, & qu'il eft affeurément monftrueux de quelque partie de fon corps, ou comme il
arrive le plus fouvent en cette occafion, qu'il eft hydropique du ventre, à raifon de l'éminence & groffeur duquel il eft impoffible qu'il foit tiré hors de la
Matrice, avant qu'on l'ait percé pour en vuider les
eaux, apres quoy on en viendra facilement à bout,
comme je l'ay pratiqué en pareille rencontre, dont
je vais préfentement décrire toutes les circonftances,
& la maniere avec laquelle nous nous y comportâ-
mes, car nous fûmes deux Chirurgiens, une Sage-
femme, & une apprentiffe de l'Hoftel-Dieu, à faire
cét accouchement, où la chofe arriva de cette façon.

En l'année mil fix cent foixante, comme je pratiquois
en ce lieu les accouchemens, il fe rencontra un jour que
l'apprentiffe voulant accoucher une femme, ne pût jamais faire paffer autre chofe que la tefte de l'enfant, qui
demeura ainfi pris au collet & arrefté au droit des épaules,
fans pouvoir avancer plus outre. Or voyant qu'il luy
eftoit impoffible d'avoir cét enfant (quoy qu'elle le tirât
tres-fortement par la tefte) & qu'elle avoit épuifé inutilement toute fon induftrie, pour tâcher d'en venir à bout,
elle appella à fon fecours la Maîtreffe Sage-femme, qui
eftoit pour lors la nommée, Madame de France, laquelle
y fit auffi tout fon poffible, mais ce fut encore en vain.
Aprés qu'elles fe furent bien laffées toutes deux à tirer

cette tefte de la forte (ce qu'elles firent tant que les ver-
tebres du col avoient déja quitté, ne reftant prefque plus
que la feule peau qui la tenoit quelque peu) je furvins à
ces entre-faites, où d'abord elles me prierent d'examiner moy-même ce qui eftoit caufe , que cét enfant n'a-
voit pas peû eftre tiré par les efforts qu'elles en avoient
faits, qui eftoient plus que fuffifans pour faire fortir fes
épaules, quand elles auroient efté beaucoup plus groffes
qu'elles n'eftoient pas; à quoy ayant fait réflexion, je con-
ceus bien tout auffi-toft qu'il faloit que la difficulté pro-
cedât d'ailleurs , ce qui m'obligea de pouffer d'abord ma
main applatie à l'entrée de la Matrice , jufques aux épaules de l'enfant, lefquelles ne me paroiffant pas eftre trop
groffes pour pouvoir aifément fortir, me firent connoître que l'empêchement n'eftoit pas en cét endroit. J'in-
troduifis aprés cela ma main plus avant, la portant par
deffous la poitrine de l'enfant, au bas de laquelle eftant
arrivée , environ le cartilage xiphoïde , je trouvay que
tout fon bas ventre eftoit tellement hydropique & plein
d'eau, qu'il eftoit impoffible de le pouvoir jamais tirer,
fans l'avoir auparavant percé, pour donner moyen à cette eau de s'écouler : mais il me manquoit alors un inftrument propre pour le faire , faute duquel j'envoyay
promptement avertir un des Chirurgiens dudit Hôtel-
Dieu, auquel aprés qu'il fut arrivé je déclaray la chofe,
comme je l'avois reconnuë, & luy fis entendre que pour
tirer cét enfant, il faloit neceffairement luy percer le ventre, afin d'en vuider les eaux par fon ouverture; mais il
ne voulut jamais fuivre mon fentiment, foit par une efpece de politique, à caufe qu'il croyoit peut-eftre fçavoir
affez bien fon mêtier fans avoir befoin de mon avis, ou

parce qu'il ne vouloit ou ne pouvoit pas croire que l'enfant fût hydropique, comme je luy difois, ce qui fut caufe qu'il fe contenta feulement, fans fe mettre en peine d'examiner précifément la chofe, de tâcher d'en faire extraction à fa mode; & pour y parvenir il tira d'abord, & fépara entiérement la tefte du corps, laquelle pour lors n'y tenoit plus que fort peu, pour avoir efté tirée avec trop de violence par les Sages-femmes, comme j'ay dit cy-deffus. Aprés cela introduifant un crochet dans la Matrice, il en tira & arracha les deux bras, & enfuite quelque cofte, une portion des poulmons, & le cœur, quoy faifant, il fe laffa tant à force de tirer pieces, morceaux, & lambeaux l'un aprés l'autre, pendant plus de trois quartsd'heure, qu'il en fuoit à groffes gouttes, quoy qu'il fift extrémement froid en ce temps, & il s'y tourmenta fi fort le corps & l'efprit, qu'il fut contraint de quitter la befogne pour fe repofer, laiffant à la Sage-femme à y faire auffi fon poffible, pendant qu'il reprendroit un peu fes forces, laquelle s'y laffa en vain auffi bien que luy, en tirant quelques coftes de l'enfant qu'elles tenoit avec les mains feulement (car ce n'eft pas le fait des Sagesfemmes de fe fervir des crochets) enfuite dequoy il fe remit une feconde fois à tirer de toute fa force, fans pouvoir plus rien avoir, parce que jufques-là il n'avoit point encore percé le bas ventre, ny le diaphragme, ne le voulant pas faire, comme je luy difois à chaque moment, fans quoy il eftoit abfolument impoffible de tirer le refte du corps.

Or voyant que tous ces efforts eftoient auffi inutiles pour cette feconde fois qu'à la premiere, il me donna enfin fon crochet, en me difant de m'y laffer auffi bien

ue les autres, lequel j'acceptay tres-volontiers, & avec
oye (car j'eſtois tres-aſſeuré de venir à bout de l'opera-
ion) ſçachant bien qu'au lieu de s'amuſer à tirer com-
ne il avoit fait, il ne faloit ſeulement que percer le ven-
re de l'enfant pour en évacüer les eaux, aprés quoy
e tout viendroit tres-facilement. Pour ce ſujet j'introdui-
is tout auſſi-toſt ma main gauche dans la Matrice juſques
u droit de ce ventre hydropique, où eſtant je coulay par
e dedans, & le long d'elle avec ma droite ce crochet, qui
ſtoit ſemblable à celuy qui eſt marqué de la lettre A.
n la repreſentation des inſtrumens qui eſt à la fin de ce
econd Livre, au lieu duquel on peut encore à ce deſſein
e ſervir plus aiſément du couteau courbe marqué par
a lettre D. ce qu'ayant fait, je tournay la pointe de cét
nſtrument vers le ventre de l'enfant, dans lequel je l'en-
onçay tout d'un coup, en telle ſorte qu'il en fut percé
l'un trou à y fourrer l'extrémité de deux de mes doigts,
que j'y mis aprés l'en avoir retiré, puis les écartant un
eu l'un de l'autre, toutes les eaux contenuës en ce ven-
re ſortirent, & furent évacuées dans le même inſtant, en
uite dequoy, je tiray tout auſſi-toſt le reſte du corps avec
na ſeule main ſans aucune difficulté, au grand étonne-
ment de ce Chirurgien, que je n'avois jamais peû per-
ſuader que cét enfant fût hydropique de la ſorte.

Aprés l'avoir ainſi tiré, j'eus la curioſité de remplir
ſon ventre d'eau, par l'ouverture que j'y avois faite, afin
de voir quelle quantité y avoit eſté contenuë, & quelle
groſſeur il pouvoit avoir en eſtant tout plein: l'y en fis
entrer ſans exaggerer, plus de cinq pintes entieres de
noſtre meſure de Paris, ce que j'aurois bien difficilement
pû croire ſi je ne l'euſſe veu moy-même, & ce ventre

estant ainsi rempli d'eau, estoit de la grosseur & de la figure d'un assez gros balon. I'ay mis icy toutes les circonstances de cette histoire, afin que le Chirurgien connoisse comment il se doit comporter en semblable occasion.

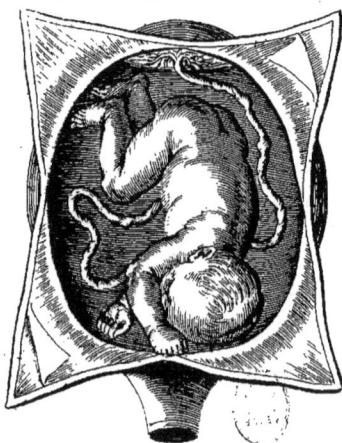

CHAPITRE XX.

Le moyen d'aider la femme dans l'accouchement où l'enfant presente une ou deux mains avec la teste.

TOUTES les fois qu'il se presente quelque partie de l'enfant avec sa teste, c'est pour l'ordinaire une de ses mains, ou toutes les deux, plûtost qu'au

une autre, ce qui l'empêche de pouvoir fortir, à caufe que les mains occupent une partie du paffage, & qu'elles font auffi le plus fouvent pancher la tefte de cofté.
Lors que l'enfant vient de la forte l'accouchement eft
tout-à-fait contre nature.

Pour y remedier, fi-toft qu'on fentira une des mains
fe préfenter ainfi avec la tefte de l'enfant, on ne luy permettra pas d'avancer, & de s'engager davantage au paffage en cette pofture ; pourquoy faire le Chirurgien
ayant fait coucher la femme, en forte qu'elle ait la tefte un peu plus baffe que les feffes, remettra & repouffera le plus avant qu'il pourra avec fa main celle de l'enfant, ou toutes les deux fi elles fe prefentoient, donnant lieu par ce moyen à la tefte de s'avancer feule,
ce qu'ayant fait, fi elle eftoit de cofté, il la réduiroit
en la figure naturelle au milieu du paffage, pour la faire venir en droite ligne, y procedant au refte, ainfi que
j'ay enfeigné cy-devant, au Chapitre dix-huitiéme de ce
Livre en parlant de la tefte qui vient de cofté.

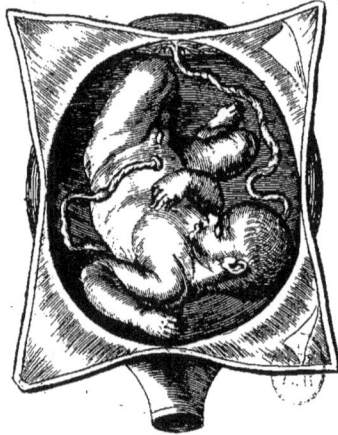

CHAPITRE XXI.

Le moyen d'accoucher la femme, quand l'enfant presente une ou deux mains seules.

LORS que l'enfant presente une ou deux mains seules, ou un bras qui sort quelquefois jusques au coude, & parfois jusques à l'épaule, c'est une des plus mauvaises & des plus dangereuses postures que puisse tenir l'enfant, tant pour luy que pour sa mére, à cause des violens efforts que le Chirurgien est toûjours obligé de faire à l'un & à l'autre, pour luy aller chercher

cher les pieds qui en font fort éloignez, par lefquels il le doit toûjours tirer en ces occafions après l'avoir retourné, pourquoy faire, il fuë fouvent en plein Hyver, à caufe de la difficulté qui fe rencontre pour l'ordinaire en cét accouchement plus grande qu'en tous les autres, dont aucuns font à la verité plus dangereux pour l'enfant, comme quand il préfente le ventre avec fortie de l'umbilic, mais ils ne font pas fi penibles pour le Chirurgien, parce que les pieds de l'enfant eftans plus proches du paffage, ne luy font pas fi difficiles à trouver, que quand il vient par les mains; car pour lors il a fouvent les pieds en haut, & tout au fond de la Matrice, où il les faut aller chercher pour le retourner & tirer comme je viens de dire.

Lors donc qu'une main feule, ou le bras entier fe préfente le premier, il faut bien fe donner garde de tirer l'enfant par cette partie; car on la fépareroit & on l'arracheroit plûtoft de fon corps que de le faire fortir ainfi, à caufe que par ce moyen il feroit tiré obliquement & de travers. Et fi les deux bras fe préfentoient, & qu'on les tirât enfemble, il ne refteroit pas affez de lieu pour laiffer paffer la tefte, qui fe renverferoit auffi en arriere; pour lequel fujet ayant fitué la femme comme il eft requis, on doit promptement repouffer au dedans de la Matrice, les mains & les bras de l'enfant qui fe préfentent en dehors. Quelques Sages-femmes les trempent pour lors en eau froide, ou les touchent d'un linge moüillé, difant qu'il les retire auffi-toft s'il eft vivant; mais il eft ordinairement fi preffé & engagé au paffage en cette mauvaife pofture, qu'il n'a pas affez de liberté pour pouvoir ainfi retirer de luy-même fes mains, quand

elles font une fois forties ; c'eft pourquoy le Chirurgien les remettra avec la fienne, qu'il coulera en fuite
dans la Matrice, par deffous la poitrine & le ventre de
l'enfant, & fi avant qu'il en rencontre les pieds, qu'il attirera doucement à luy pour le retourner, & en faire l'extraction par eux ainfi qu'il a efté dit, obfervant que ce
foit avec le moins de violence qu'il pourra, ce qui fera
bien plus aifé, & beaucoup plus feure, que de vouloir
s'amufer à luy faire prendre une fituation naturelle.

Tout auffi-toft qu'il aura ainfi retourné l'enfant par
les pieds, s'il n'en tenoit qu'un, il doit chercher l'autre
pour l'amener avec le premier, aprés quoy les tenant
tous deux, il fe conduira au furplus pour tirer l'enfant,
de la façon que nous avons cy-devant dite, au Chapitre
quatorziéme de ce fecond Livre, en parlant de l'accouchement où il préfente les pieds les premiers : mais fi le
bras eftoit tellement avancé (l'eftant prefque jufques à
l'épaule) & fi gros & tumefié (comme il arrive quand il
y a long temps qu'il eft dehors) qu'il ne fe pût, ou qu'il
y eût trop grande difficulté à le remettre, Ambroife Paré
recommande en ce cas (fi on eft bien certain que l'enfant foit mort) qu'on coupe tout le bras forti, le plus
avant qu'on pourra, en incifant premierement les
chairs, & coupant l'os aprés encore plus haut, avec
des tenailles incifives, afin que la portion de ces chairs
laiffées venant à recouvrir les afperitez de l'os, empefche que la Matrice n'en foit bleffée en retournant l'enfant, pour le tirer enfuite par les pieds comme il eft requis : neanmoins fi le Chirurgien, ne pouvant pas repouffer le bras au dedans, eftoit abfolument contraint
de le retrancher (ce qu'il ne doit pas faire que dans cet-

re extrémité) il en viendra bien à bout fans tant de myftere, en le tordant deux ou trois tours; car à caufe de fa
tendreffe il fe féparera facilement du corps, au droit de
l'articulation de l'*humerus* avec l'omoplate, au moyen
dequoy il ne fera pas befoin de tenailles incifives, ny
d'autres inftrumens; pour en couper l'os & les chairs de
la maniere que l'enfeigne ledit Paré, comme auffi n'y re-
ftera-t-il aucunes afperitez, parce qu'ainfi faifant la féparation s'en fera juftement dans l'article.

Mais fur tout quand il s'agira de mutiler l'enfant de
la forte, ou de le tirer avec le crochet, que le Chirurgien prenne garde tres-exactement à ne pas fe tromper, examinant bien à ce fujet, s'il eft affeurément
mort, & qu'il ne procéde point de la façon qu'il n'en
foit tout-à-fait certain, par tous les fignes dont nous
avons fait mention au Chapitre douziéme de ce Livre; car quel horrible fpectacle feroit-ce s'il amenoit
(comme aucuns ont parfois fait) un pauvre enfant
encore vivant, aprés luy avoir ainfi tronçonné les bras,
ou quelque autre partie du corps ? c'eft pourquoy qu'il
faffe une double réflexion fur fon operation avant que
s'y comporter de la forte.

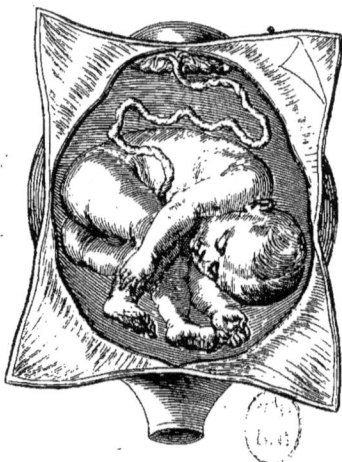

CHAPITRE XXII.

Le moyen de tirer l'enfant, quand il préjen-te les pieds & les mains enfemble.

SI l'enfant préfente au paffage les pieds & les mains tout à la fois, il eft abfolument impoffible qu'il forte en cette fituation ; & pour lors le Chirurgien portant fa main vers l'orifice de la Matrice, n'y fen-tira que quantité de doigts les uns proches des autres, & fi elle n'eft pas encore bien ouverte, il fera un peu de temps fans pouvoir précifément connoître les pieds d'entre les mains, à caufe qu'ils font parfois fi ferrez

e preſſez les uns contre les autres, qu'ils ſemblent
reſque tous eſtre d'une même figure : Mais d'abord
que la Matrice ſera aſſez dilatée pour y pouvoir in-
roduire ſa main, il diſtinguera bien facilement quel-
es ſont les mains, & quels ſont les pieds ; ce qu'ayant
ien remarqué, il la gliſſera & la portera auſſi-toſt juſ-
ues vers la poitrine de l'enfant, qu'il trouvera aſſez
roche, & par ce lieu il repouſſera doucement ſon
orps vers le fond de la Matrice, laiſſant les pieds au
neſme endroit qu'il les avoit trouvez, ayant pour ce
aire mis la femme en ſituation commode, c'eſt à di-
e en ſorte qu'elle ait les feſſes un peu plus élevées
ue la poitrine & la teſte, laquelle ſituation doit toû-
urs eſtre obſervée, quand il eſt queſtion de repouſ-
er l'enfant vers le dedans de la Matrice, aprés quoy
 le prendra par les deux pieds, & le tirera de la ma-
iere que j'ay cy-devant dite en ſon Chapitre.

Cét accouchement eſt à la verité un peu rude ; mais
l s'en faut beaucoup, qu'il le ſoit tant que celuy dont
ous avons parlé au précédent Chapitre, où l'enfant
réſente ſeulement les mains : car en celuy-là il faut al-
er chercher les pieds bien loin, & le retourner tout-
-fait pour le pouvoir tirer ; mais en celuy-cy ils ſont
out trouvez, dautant qu'ils ſe préſentent d'eux-mê-
nes, & il ne s'agit que de luy relever & repouſſer un
eu la partie ſuperieure du corps, ce qui ſe fait preſque de ſoy-même en le tirant ſeulement par les pieds.

Les Auteurs qui ont écrit des accouchemens, ſans
es avoir jamais pratiquez, comme ont fait pluſieurs
Medecins, recommandent tous par un même précep-

R r iij

te souvent reïteré, de réduire à la figure naturelle une chacune de toutes les situations contre nature, dans lesquelles se peut présenter l'enfant, c'est à dire de le faire venir la teste la premiere; mais s'ils avoient eux-mêmes mis la main à l'œuvre, ils connoîtroient bien que cela est le plus souvent impossible, à moins qu'on ne risquât par l'excez de violence qu'il faudroit faire pour ce sujet, de crever la mere & l'enfant, & qu'on ne se mît en danger de les faire mourir tous deux dans l'operation : un *fiat* de cette maniere est bien-tost dit & ordonné; mais il n'est pas si facile à executer qu'à prononcer. Pour moy je suis en cela d'un sentiment tout contraire au leur, & ceux qui se connoissent en l'Art feront asseurément de mon avis, qui est que toutes les fois que l'enfant se présente de mauvaise figure, par telle partie du corps que ce puisse estre, depuis les épaules jusques aux pieds, il est plus seure, & plûtost fait, de le tirer par les pieds, les allant chercher s'ils ne se rencontrent, que de s'amuser à essayer de le mettre en la figure naturelle; luy amenant la teste la premiere; car les grands efforts qu'il convient souvent faire pour retourner un enfant dans la Matrice (ce qui est un peu plus difficile que de retourner une aumelette dans la poële) débilitent tant la mere & l'enfant, qu'il ne leur reste plus assez de force, pour commettre en suite l'operation à l'œuvre de nature, & la femme n'a plus pour l'ordinaire, aprés avoir esté ainsi travaillée, les épreintes & les douleurs necessaires à l'accouchement, pour lequel sujet il seroit fort long & tres-difficile, comme aussi l'enfant

qui eſt tres-foible pour lors , periroit aſſeurément au
paſſage ſans en pouvoir ſortir. C'eſt pourquoy il vaut
mieux le tirer en ces rencontres tout auſſi-toſt par les
pieds , les allant chercher comme j'ay dit , s'ils ne ſe
préſentent pas , quoy faiſant on épargnera aux meres un tres-long travail , & on amenera ſouvent les
enfans vivans , qui ſans cela ne manqueroient pas de
mourir , avant qu'ils peuſſent eſtre mis dehors par les
ſeuls efforts de la Nature.

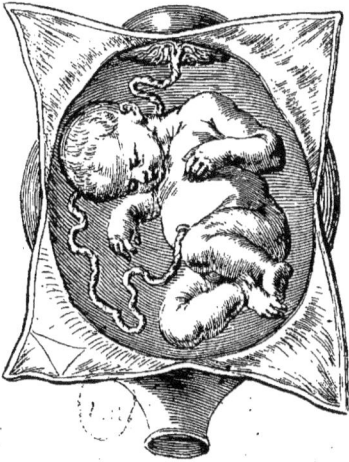

CHAPITRE XXIII.

De la maniere de tirer l'enfant, quand il préſente les genoüils.

SI l'enfant, pour n'avoir pas fait la culbute, c'eſt à dire, pour ne s'eſtre pas tourné, comme il doit faire

vers les derniers mois, afin de venir la tefte la premiere, ainfi que j'ay expliqué dans le Chapitre cinquiéme de ce Livre, fe préfente par les genoüils, ayant les jambes pliées contre les feffes, pour lors à caufe de leur dureté & de leur rondeur, n'en touchant qu'un, on pourroit fe tromper, fi eftant fitué encore un peu trop haut on ne le fentoit feulement que de l'extremité du doigt, eftimant que ce feroit la tefte; mais le touchant, & le maniant mieux, lors que l'enfant fera plus abbaiffé, on en fera aifément la diftinction.

Auffi-toft donc qu'on aura reconnu la chofe, on ne laiffera pas avancer davantage l'enfant au paffage en cette pofture, & ayant mis la femme en fituation, on repouffera tout doucement fes genoüils en dedans, pour avoir plus de liberté de luy déplier les jambes l'une aprés l'autre, ce que le Chirurgien fera en luy mettant un ou deux de fes doigts par deffous le jarret, & les conduifant peu à peu tout le long du derriere de la jambe, jufques à ce qu'il ait rencontré le pied, & tirant toûjours un peu obliquement, pour en venir plus facilement à bout, afin qu'en ayant dégagé un il faffe la même chofe à l'autre, y procedant de même façon qu'au premier, aprés quoy les ayant tirez tous deux dehors, il parachevera l'extraction de l'enfant, comme s'il eftoit venu les pieds devant, obfervant toûjours de le faire venir, la face en deffous, avec les circonftances que nous avons fait remarquer en parlant de cét accouchement.

CHA-

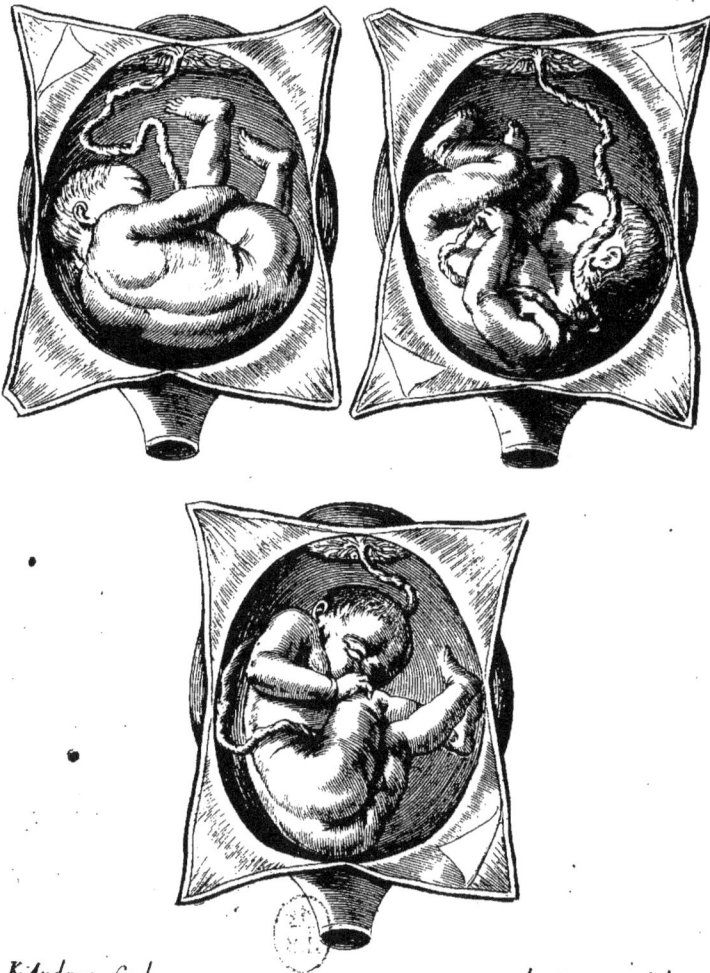

K. Audran *sculp.* du Corceau *del.*

CHAPITRE XXIV.

De l'accouchement auquel l'enfant présente l'épaule, ou le dos, ou le cul.

L A plus difficile de ces trois sortes de figures & situations aufquelles les enfans se présentent parfois, est

Sf

celle de l'épaule, à caufe qu'elle eft plus éloignée des pieds
de l'enfant, que le Chirurgien doit aller chercher pour le
tirer dehors; celle du dos tient le milieu, & le cul par même raifon, caufe moins de peine, non feulement parce
que les pieds en font plus proches, mais auffi à caufe que
par cette figure, la tefte & le col de l'enfant ne font pas fi
contraints, ny gehennez que dans les autres fituations.

Pour remedier à l'accouchement où l'épaule fe préfente la premiere, quelques-uns veulent qu'on la repouffe, afin de faire prendre fa place à la tefte de l'enfant,
& qu'on réduife ainfi faifant, cette mauvaife figure à la
naturelle: mais il vaut bien mieux pour les raifons cy-
devant dites, au Chapitre vingt-deuxiéme de ce Livre,
effayer à le tirer par les pieds ; pourquoy faire le Chirurgien repouffera un peu l'épaule avec fa main, afin d'a-
voir plus de facilité à l'introduire dans la Matrice, & la
coulant enfuite le long du corps de l'enfant, foit vers le
ventre, ou à cofté, felon qu'il trouvera la chofe plus facile, il cherchera les pieds pour le tourner tout-à-fait en
les amenant au paffage , aprés quoy il le tirera dehors
ainfi qu'il a efté enfeigné.

Si c'eft le dos que l'enfant préfente pour fortir, il eft
pareillement impoffible qu'il en vienne à bout, & quelques efforts que la mere faffe, elle ne le peut jamais faire avancer au paffage en cette pofture, en laquelle auffi
l'enfant ayant le corps plié en dedans, & comme en double, fa poitrine & fon ventre en font tellement comprimez, qu'il tarde peu ordinairement d'en eftre fuffoqué:
Pour éviter quoy , il faut au plûtoft que le Chirurgien
gliffe fa main, le long du dos vers fa partie inferieure,
jufques à ce qu'il ait rencontré les pieds de l'enfant, pour

le tirer aprés cela , comme s'il les avoit préfenté les premiers.

Mais quand l'enfant vient le cul devant , s'il eft petit , & que la mere foit grande, ayant les paffages fort larges , il peut quelquefois fortir en cette fituation avec un peu d'aide ; car quoy qu'il vienne pour lors le corps en double , neanmoins les cuiffes eftant pliées vers le ventre qui eft molaffe , fe font faire place au droit de luy fans trop grande difficulté. Tout auffi-toft que le Chirurgien connoît que ce font les feffes de l'enfant qui fe préfentent les premieres , il ne doit pas le laiffer avancer ny engager dans le paffage ; car il feroit difficile qu'il vînt de la façon , à moins qu'il ne fût petit & la voye fort large , comme nous venons de dire. S'en eftant donc apperceu de bonne heure , il repouffera le cul , fi faire le peut , & enfuite ayant gliffé fa main le long des cuiffes, jufques aux jambes, & aux pieds de l'enfant , il les amenera tout doucement l'un aprés l'autre hors de la Matrice, en les pliant , étendant, biaifant, & tirant vers le cofté le plus facile, prenant bien garde à n'y pas faire trop grande contorfion , ny aucune diflocation , aprés quoy il tirera le refte du corps , de la même façon que s'il eftoit venu les pieds devant.

J'ay dit que le Chirurgien s'eftant apperceu que l'enfant vient le cul devant le doit repouffer fi faire le peut , car il s'avance parfois tellement dans le paffage , qu'il creveroit plûtoft la mere & l'enfant que de le repouffer en dedans, quand il eft une fois fortement engagé ; ce qu'arrivant ainfi, il ne le pourra pas empêcher de venir en cette fituation , en laquelle il a le ventre fi comprimé qu'il en rend fouvent pour ce fujet, le *meconium* par le fondement. Il

luy aidera neanmoins beaucoup à fortir de la maniere , en
gliffant un ou deux de fes doigts de chaque main , à coſté des feffes , pour les introduire vers les eines , & les ayant
courbez en dedans , il en attirera le cul au dehors juſques
aux cuiſſes , aprés quoy en tirant & biaiſant de coſté &
d'autre , il les dégagera du paſſage , comme auſſi les pieds
& les jambes l'un aprés l'autre , ſe gardant bien d'y faire aucune diſlocation , & en ſuite il parachevera l'extraction du reſte du corps comme s'il eſtoit venu lés pieds
devant. Le premier accouchement que j'ay jamais fait , fut
d'un enfant que je tiray ainſi le cul devant , y eſtant contraint parce qu'il s'eſtoit tellement avancé au paſſage , incontinent aprés que les eaux eurent percé les membranes (ce qui s'eſtoit fait devant que j'y fuſſe arrivé pour
l'en empêcher) qu'il eſtoit impoſſible de l'avoir autrement, dont je vins fort bien à bout , & en peu de temps ,
ſans cauſer aucun préjudice à la mere & à l'enfant , en m'y
comportant , comme je viens de dire.

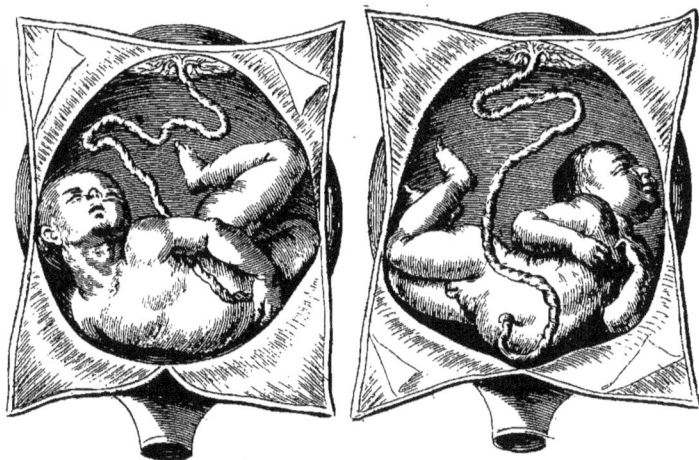

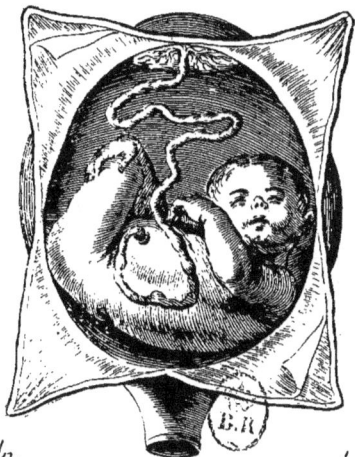

K. Audran sculp.   du Cerceau del.

CHAPITRE XXV.

De l'accouchement auquel l'enfant présente
le ventre, ou la poitrine, ou le costé.

L'É P I N E du dos peut bien se courber & se fléchir
un peu en devant, mais elle ne le peut pas faire en

S s iij

arriere, fans qu'il luy foit fait une exceſſive violence;
c'eſt pourquoy la plus mauvaiſe & la plus dangereuſe
fituation que l'enfant puiſſe tenir dans la Matrice, eſt
celle en laquelle il préfente le ventre, ou la poitrine;
car pour lors fon corps eſt contraint de fe recourber en
arriere, & quelques efforts que puiſſe faire la femme
pour le pouſſer dehors, elle n'en viendra jamais à bout,
& elle fe creveroit plûtoſt & fon enfant, que de le faire
avancer au paſſage en cette fituation, ce qui fait qu'il y
eſt en tres-grand peril de fa vie, & qu'il y meurt le plus
fouvent, s'il n'eſt tres-promptement fecouru; & s'il en
réchappe, pour le peu qu'il ait reſté de la forte, il pourra demeurer long temps aprés eſtre né fans avoir l'é-
pine du dos bien affermie, mais ce qui augmente encore
d'autant plus le danger, eſt que le cordon de l'umbilic
tombe prefque toûjours hors la Matrice, quand l'enfant préfente ainſi le ventre le premier. Or d'abord que
la choſe aura eſté connuë telle, il faut que le Chirurgien y apporte le feul & unique remede, qui eſt de tirer l'enfant par les pieds fans aucun délay, & le plûtoſt qu'il fera poſſible en s'y comportant de cette façon.

Aprés avoir fait fituer la femme, il coulera doucement fa main applatie (l'ayant bien graiſſée pour la faire entrer plus facilement) vers le milieu de la poitrine
de l'enfant, qu'il repouſſera en dedans pour achever de
le tourner; car il l'eſt à demi dans cette fituation, ayant
les pieds & les jambes auſſi proches du paſſage que la
teſte, quand il préfente le milieu du ventre; apres quoy
il gliſſera fa main par deſſous le ventre, iufques à ce
qu'il ait trouvé les pieds de l'enfant, lefquels il ame-

nera au paſſage pour le tirer dehors, en la meſme maniere que s'il les avoit premierement préſentez, prenant bien garde que la poitrine & la face viennent en
deſſous, & obſervant toûjours de le mettre en cette ſituation, avant que d'en faire ſortir la teſte, pour la raiſon qui à déja eſté dite pluſieurs fois, & qu'on ne doit
jamais oublier.

Lors que l'enfant préſente la poitrine, ou le ventre,
le Chirurgien procédera de la même façon en l'une &
l'autre occaſion. Dautant qu'elles requiérent ſemblables circonſtances.

L'enfant peut encore ſe préſenter de coſté, pour lors il
eſt tout auſſi impoſſible qu'il ſorte en cette ſituation que
dans les deux autres ; mais il n'en eſt pas tant tourmenté,
& elle ne luy eſt pas ſi cruelle ; car il y peut reſter bien
plus long temps ſans mourir, que dans les deux pré-
cedentes, par leſquelles il eſt beaucoup plus gehenné
qu'en celle-cy, où ſon corps peut eſtre courbé en devant, & non en arriere comme il eſt dans les autres : de
plus auſſi, l'umbilic n'en ſort pas ſi toſt que quand l'enfant préſente le ventre le premier, auquel temps il
tombe preſque toûjours dehors. Pour remedier à cét
accouchement ; il faut auſſi bien qu'aux deux premiers,
tirer par les pieds l'enfant qui ſe preſente par le coſté
du ventre ou de la poitrine ; ce qu'on fera de cette maniere. Ayant ſitué la femme comme il eſt requis, le Chirurgien repouſſera un peu le corps de l'enfant avec ſa
main, afin qu'il la puiſſe introduire plus facilement,
laquelle il gliſſera le long des cuiſſes iuſques à ce qu'il en
ait trouvé les jambes & les pieds, par leſquels il le
tournera, & le tirera en ſuite, tout ainſi qu'il eſt dit des

autres, avec les mêmes obfervations: & il ne faut pas èn
ces trois fortes d'accouchemens, qu'il s'amufe à vouloir
faire venir l'enfant par la tefte, en tâchant de le réduire
en la figure naturelle; car pour le peu qu'il refte en ces
fituations étranges, il eft en tres-grand danger d'y mourir, fi on ne le tire au plûtoft, ce qu'on ne peut pas
faire, fi ce n'eft en luy allant chercher les pieds, comme
j'ay enfeigné.

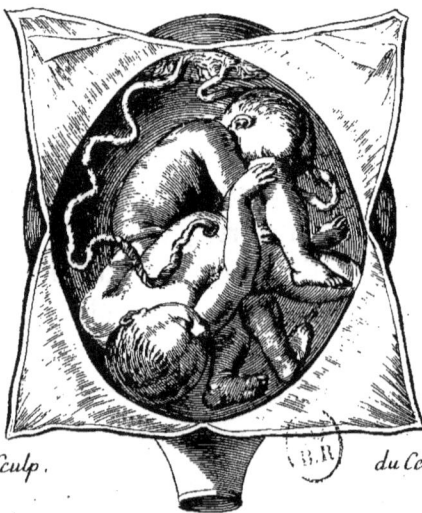

K. Audran *fculp.*   du Cerceau *del.*

CHAPITRE XXVI.

De l'accouchement auquel il y a plufieurs enfans qui fe préfentent enfemble dans les differentes poftures cy-devant dites.

SI toutes les figures & fituations contre nature que
nous avons jufques icy décrites, dans lefquelles
l'enfant

l'enfant eſtant ſeul ſe peut préſenter pour venir au monde, cauſent toutes les difficultez, & tous les dangers dont
nous avons parlé, l'accouchement auquel il y a pluſieurs
enfans enſemble, qui viennent en ces mauvaiſes ſituations, eſt encore beaucoup plus penible, non ſeulement à
la mere, & aux enfans, mais auſſi au Chirurgien; car ils y
ſont tellement contraints & preſſez, que le plus ſouvent
ils s'embarraſſent l'un l'autre & s'empêchent de ſortir: &
pour lors la Matrice en eſt ſi pleine, que le Chirurgien ne
peut qu'avec beaucoup d'effort y introduire ſa main, comme il eſt neceſſaire de faire, quand il eſt queſtion de les retourner, ou de les repouſſer, pour leur faire prendre une
autre ſituation que celle en laquelle ils ſe ſont premierement préſentez.

Lors que la femme a deux enfans, ils ne viennent pas
ordinairement tous deux enſemble au paſſage pour ſortir;
il y en a ſouvent un plus avancé que l'autre, ce qui fait
qu'en ce temps on n'en ſent qu'un s'y préſenter, & qu'on
ne s'apperçoit parfois que la femme a deux enfans, ſinon
que la voulant délivrer de ſon arriere-fais aprés la ſortie
du premier, on ſent pour lors venir le ſecond. Il ne faut
pas croire auſſi, quand il y a deux enfans dans la Matrice,
que la nature ſoit réglée à en faire ſortir l'un plûtoſt que
l'autre le premier ou le dernier, ſelon qu'il luy ſeroit plus
convenable, c'eſt à dire que ſi l'un eſt plus fort, & l'autre plus foible, le plus robuſte vienne le premier, comme
auſſi quand l'un eſt mort, & l'autre vivant, que le vif chaſſe le mort; car il eſt conſtant qu'il n'y a pas d'ordre certain pour cela, dequoy voicy un exemple. J'accouchay
il y a quelque temps, à huit jours prés l'une de l'autre
deux differentes femmes; chacune deſquelles eſtoit groſ-

fe de deux enfans, dont l'un eftoit mort, & l'autre vivant,
à la premiere l'enfant vivant vint devant le mort, & à la
deuxiéme le mort fut expulfé devant le vif; & la même
chofe fe rencontre tous les jours à l'égard des enfans forts
ou foibles; car celuy qui eft le plus proche de la porte,
foit mort ou vif, fort ou foible, eft toûjours celuy qui fort
le premier, ou qu'on doit tirer dehors, fi tant eftoit qu'il
ne pût pas venir de luy-même, à moins dequoy on augmenteroit encore la difficulté de l'accouchement, tant
pour la longueur du travail de la mere, que pour la violence qu'il luy faudroit faire, & à ce premier enfant, en le
repouffant au dedans pour faire venir l'autre devant luy.

Nous avons enfeigné au Chapitre huitiéme de ce préfent Livre, en parlant de l'accouchement naturel, comment on doit accoucher la femme qui a deux enfans,
quand ils viennent tous deux naturellement: maintenant
il nous refte à faire connoître de quelle façon on fe doit
comporter, quand ils fe préfentent tous deux en mauvaife fituation, ou quand il n'y en a feulement qu'un, comme il arrive le plus ordinairement: le premier venant par
la tefte, & le fecond par les pieds, ou en quelqu'autre pofture encore plus mauvaife; auquel cas on doit au plûtoft
procurer la fortie du premier, afin d'aller à l'inftant querir
le fecond qui a beaucoup fouffert en fa fituation contre
nature, pour le tirer par les pieds, fans effayer de luy en
faire prendre une naturelle, quand même il y feroit quelque peu difpofé, à caufe qu'il a efté tellement fatigué &
débilité, comme auffi la mere, durant la fortie du premier, qu'il feroit fouvent en danger de mourir avant qu'il
vinft de luy-même.

Quelquefois auffi aprés que le premier eft forti na-

turellement, le fecond fe préfente pareillement la tefte la premiere : en ce cas, il faut laiffer achever une fi
bonne œuvre à la nature, à condition qu'elle n'y foit pas
trop long temps ; car l'enfant pourroit bien mourir, quoy
qu'en fituation naturelle, par la trop grande longueur du
travail, & la femme qui a efté beaucoup tourmétée à mettre le premier de fes deux enfans au monde, eft pour l'ordinaire fi fatiguée & déconfortée, quand elle fçait qu'a-
prés avoir tant fouffert elle n'a encore fait que la moitié
de fa befogne, qu'elle pert auffi-toft courage, eftant outre
cela tellement affoiblie & abbatuë, qu'elle n'a plus de
douleurs, ou fort peu, & tres-lentes, ny d'épreintes con-
fiderables pour pouvoir pouffer le fecond dehors comme le premier. C'eft pourquoy voyant que fa venuë tire
trop à longueur, & que les forces de la mere diminüent
beaucoup, le Chirurgien fans attendre davantage, portera fa main dans la Matrice pour aller chercher les pieds
de ce fecond enfant, afin de le tirer dehors, ce qu'il fera
facilement en cette occafion, à caufe que la voye eft affez
large, ayant efté tracée par la fortie du premier ; & fi les
eaux de ce dernier enfant n'eftoient encore écoulées,
comme elles ne le font pas quelquefois, pour lors ayant
intention de le tirer fur l'heure par les pieds, il ne fera aucune difficulté d'en rompre les membranes avec fes
doigts ; & fi nous avons dit autre part qu'on ne le doit jamais faire, cela fe doit entendre avec diftinction ; car
quand il s'agit de commettre l'accouchement à l'œuvre
de nature, on les doit laiffer percer d'elles-mêmes ; mais
lorfqu'il eft queftion de faire extraction de l'enfant par
Art, en ce cas il n'y a aucun danger, & au contraire il le faut faire, afin de le retourner plus facilement,

ce qui autrement seroit presque impossible.

Il faut sur toutes choses, que le Chirurgien prenne bien garde à ne pas se tromper, quand les enfans présentent tous deux ensemble les mains, ou les pieds les premiers, & qu'il avise bien en operant, s'ils ne sont pas joints l'un à l'autre, ou monstrueux de quelque maniere que ce soit, comme aussi quelles parties sont de l'un, & quelles appartiennent à l'autre, afin de les tirer l'un aprés l'autre, & non tous deux à la fois, comme il pourroit faire en n'examinant pas bien à fond la chose, si tenant le pied droit d'un enfant avec le gauche d'un autre, il les tiroit ainsi tous deux, croyant qu'ils seroient d'un même corps, à cause qu'il y en auroit un gauche & un droit, quoy faisant il luy seroit absolument impossible de les avoir ainsi: Mais il reconnoîtra bien facilement la chose, si lors que deux ou trois pieds de differens enfans se présentent au passage, en ayant pris deux à part, des plus avancez, & de differens costez, c'est à dire un droit & un gauche, & glissant sa main le long de leurs jambes, & de leurs cuisses, jusques vers l'eine, si c'est par devant, ou vers les fesses si c'est par derriere, il trouve qu'ils sont d'un même corps, dequoy estant tres-certain, il commencera premierement de tirer par les pieds celuy qui est le plus avancé, ayant pour laisser la voye plus facile, un peu rangé du passage ceux de l'autre enfant, sans avoir aucun égard si c'est le plus fort ou le plus foible, le plus gros ou le plus petit, le mort ou le vif; mais il tirera seulement ce premier tel qu'il soit, le plus promptement qu'il pourra, en observant pareilles choses que s'il n'y en avoit qu'un, c'est à dire de faire en sorte qu'il vienne la poitrine & la face dessous, avec les circonstances dites en l'accouchement

uquel les pieds fe préfentent les premiers , & de ne pas
irer auffi l'arriere-fais avant que le fecond enfant foit
orty ; car il n'y en a prefque toûjours qu'un qui eft
ommun à tous deux , lequel eftant détaché des parois
e la Matrice feroit caufe d'un tres-grand flux de fang ;
arce que comme il a déja efté dit autre part , les orifi-
es des vaiffeaux contre lefquels il eftoit joint , demeu-
:roient ouverts par cette féparation , tant que la Ma-
:ice feroit dans la diftenfion qu'en fait l'autre enfant
ui eft encore dedans , & ne fe refermeroient (comme
. arrive ordinairement) que lors qu'ayant efté tout- à-
iit vuidée elle viendroit à fe contracter , & à fe ramaf-
:r & retirer (s'il faut ainfi dire) en foy-méme.

Tout auffi-toft donc que le Chirurgien aura tiré le
remier enfant , il le féparera de l'arriere-fais , en luy
oüant & coupant le cordon de l'umbilic : en fuite de
ela , il prendra les pieds de l'autre ; pour en faire ex-
action de la méme maniere , apres quoy il tirera l'ar-
ere-fais avec fes deux cordons , comme il a efté dit
: montré en fon lieu : Mais fi les enfans préfentent
uelques autres parties que les pieds , il fe gouverne-
: & comportera avec la même methode que nous
vons enfeignée aux précedens Chapitres , en parlant
e chacune des differentes poftures contre nature , ob-
:rvant toûjours pour les raifons alleguées cy-deffus ,
e commencer l'operation par l'enfant qui fera le plus
vancé au paffage , & en la figure la plus commode
our en faire l'extraction.

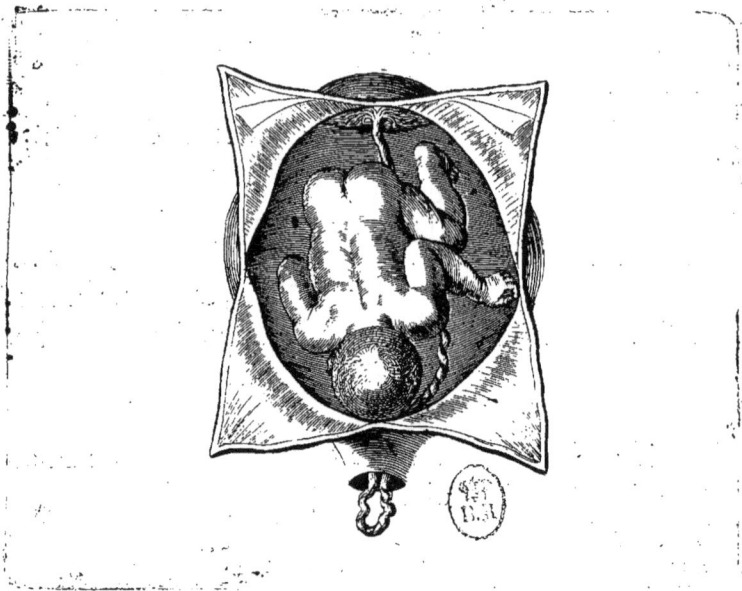

CHAPITRE XXVII.

De l'accouchement auquel le cordon de l'um-
bilic fort avant l'enfant.

TOUTES les fois que le cordon de l'umbilic
fort le premier, l'enfant ne préfente pas toûjours
le ventre ; car quoy qu'il vienne naturellement, quant
à la figure du corps , c'eſt à dire la teſte la premiere ,
ce cordon ne laiſſe pas de tomber parfois & de ſortir
au devant d'elle , pour lequel ſujet il eſt en tres-grand
danger de ſa vie, à moins que l'accouchement ne ſoit
bien prompt, à cauſe que le ſang qui doit aller & venir dans les vaiſſeaux qui le compoſent , pour nourrir
& vivifier l'enfant pendant qu'il eſt dans la Matrice ;

eſtant coagulé, bouche & étoupe la voye de la cir-
ulation qui s'y doit faire; ce qui arrive tant à raiſon
e la contuſion & du froiſſement que reçoivent ces vaiſ-
:aux, qui ſont fort preſſez au paſſage lors qu'ils ſe
réſentent avec la teſte de l'enfant, ou avec quelques
utres parties, qu'auſſi parceque le ſang s'y coagule,
omme dit eſt, à cauſe du refroidiſſement qu'il reçoit
ar la ſortie de ce cordon. Mais ſi un tel accident eſt
auſe de la mort ſoudaine de l'enfant, ce n'eſt pas tant
 cauſe du defaut de nourriture, dont il ſe paſſeroit
ien pour un jour, & même pour d'avantage, luy re-
ant encore aſſez de ſang au corps pour ce ſujet, que
eſt parce que ce ſang ne peut plus eſtre vivifié & re-
ouvelé par la circulation, comme il a continuelle-
ient beſoin, laquelle eſtant empêchée cauſe toû-
ours la mort ſubite à l'animal, & plûtoſt ou plus tard,
uivant qu'elle l'eſt plus ou moins.

 Ie ſçay bien qu'on me peut objecter, que quoyque
a circulation ſoit ainſi empêchée & interceptée par
ette ſortie de l'umbilic, ce ne doit pas eſtre pour ce-
a une cauſe de mort ſi ſoudaine à l'enfant, à cauſe que
e ſang ne laiſſe pas de pouvoir circuler dans toutes les
utres parties de ſon corps, à quoy je réponds qu'à ſon
gard il faut abſolument ou que ſon ſang au defaut de
eſpiration ſoit élaboré & préparé dans le *Placenta*,
our lequel ſujet il y doit avoir libre communication,
u bien que faute de cela l'enfant reſpire tout auſſi-toſt
ar la bouche, tant pour le pouvoir rafraîchir, que pour
:n mettre dehors par l'expiration les vapeurs fuligi-
ieuſes, ce que ne pouvant faire tant qu'il eſt dans la
Matrice, il eſt de neceſſité qu'il ſoit ſuffoqué & qu'il

meure en tres-peu de temps , si l'un & l'autre luy manquent tout ensemble. C'est pourquoy il faut au plûtost en cette rencontre, exciter & procurer la sortie de l'enfant, ou bien l'aller querir par les pieds, pour le tirer incontinent dehors , si on voyoit qu'il ne pût pas venir promptement.

Les femmes dont les enfans ont beaucoup d'eaux, & le cordon fort long , sont tres-sujettes à cet accident, car ces eaux venant à s'écouler en grande abondance dans le temps que les membranes se crevent , entraînent souvent tout d'un coup au moment de leur sortie, ce cordon qui flotoit au milieu d'elles, & d'autant plus facilement que la teste de l'enfant n'est pas encore bien abbaissée & avancée dans le passage, pour l'empêcher de tomber & sortir ainsi devant elle.

D'abord qu'on s'apperçoit de la chose, il faut au plûtost remettre ce cordon en dedans , pour empêcher qu'il ne se refroidisse, & tâcher de le repousser derriere la teste de l'enfant, de peur qu'il n'en soit pressé & contus comme nous avons dit , & que par ce moyen le sang ne s'y coagule , le tenât sujet au lieu où on l'aura repoussé, jusques à ce que la teste estant tout-à-fait logée au passage, le puisse empêcher de retomber une autre fois, ce qu'on fera avec les doigts d'une main , les tenant toûjours du costé qu'il est sorti, en attendant que la teste soit engagée comme dit est, ou si on en retire la main , qu'on mette un petit morceau de linge bien doux & mollet, entre le costé de la teste & la matrice, pour en étouper l'endroit pas où il estoit tombé , observant de laisser passer au dehors un bout de ce linge ainsi mis, afin de le pouvoir retirer quand il sera necessaire.

Mais quelquefois on a beau remettre ce cordon, &
user

er de toutes ces précautions, il ne laiſſe pas de retomber
ûjours à chaques douleurs qui viennent à la femme, par
quelles il eſt derechef pouſſé dehors. En ce cas, il ne faut
us marchander ny differer l'operation, & le Chirurgien
it le plûtoſt qu'il pourra, tirer l'enfant par les pieds, leſ-
iels il faut qu'il aille chercher , quand meſme il préſen-
roit la teſte la premiere ; car il n'y a que ce ſeul remede
ur luy ſauver la vie , qu'il perdra indubitablement ſi on
laiſſe ainſi un peu long-temps. C'eſt pourquoy ayant
is la femme en ſituation commode, il repouſſera douce-
ent la teſte de l'enfant qui ſe préſente (ſi tant eſtoit qu'el-
ne fût pas trop avancée entre les os du paſſage, & qu'il
pût faire ſans violenter la femme avec trop d'excés, au-
iel cas il vaudroit mieux laiſſer l'enfant en danger de
ourir que de crever ainſi la mere) aprés quoy il coulera ſa
ain bien ointe par deſſous la poitrine & le ventre , pour
ler chercher les pieds, par le moyen deſquels il le re-
urnera, pour le tirer en ſuite comme dit eſt : ce qu'e-
ant fait il prendra garde tout auſſi-toſt à l'enfant, qui eſt
ûjours bien foible en cette occaſion, afin de l'ondoyer
romptement, s'il ne l'avoit pas eſté au paſſage, comme on
t ſouvent obligé de faire pour une plus grande ſeureté.

CHAPITRE XXVIII.

De l'accouchement auquel l'arriere-fais ſe pré-ſente le premier, ou eſt tout à fait ſorti.

L A ſortie de l'umbilic avant l'enfant dont nous venons de parler au précedent Chapitre, eſt ſouvent
:auſe de ſa mort, pour les raiſons que nous en avons di-

tes; mais celle de l'arriere-fais est encore bien plus dangereuse, car outre que pour lors les enfans viennent ordinairement morts, si on ne les secoure presque dans le même instant, c'est que la mere y est aussi tres-souvent en
peril de sa vie, à raison de la grande perte de sang qui a
coûtume d'arriver, quand il se détache d'avec la Matrice
ayant qu'il en soit temps, parce qu'il laisse tous les orifices des vaisseaux ouverts contre lesquels il estoit adherent, dont le sang coule sans discontinuation jusques à ce
que l'enfant soit dehors ; à cause que pendant qu'il est
dans la Matrice, elle fait toûjours des efforts à chaque
moment pour tâcher de l'expulser, par le moyen desquels elle fait sortir & exprime continüellement le sang
des vaisseaux, lesquels sont toûjours ouverts comme
nous avons déja expliqué plusieurs fois, quand l'arriere-
fais en est ainsi détaché, tant qu'elle demeure dans sa distension, & ne se referment que lors qu'estant vuidée de
tout ce qu'elle contenoit, elle vient par la contraction de
sa substance membraneuse à les boucher en les comprimant. C'est pourquoy si on doit estre vigilant à secourir l'enfant quand le cordon de l'umbilic sort le premier,
il faut encore estre bien plus prompt à le faire quand l'arriere-fais est tout-à-fait détaché & sorti de la Matrice, &
le delay pour petit qu'il soit est toûjours cause de la mort
soudaine de l'enfant, si on ne le tire au plûtost dehors ;
car pour lors, il n'y peut rester long temps sans estre suffoqué, dautant qu'il a besoin de respiration par la bouche (comme j'ay expliqué au susdit Chapitre précedent)
aussi-tost que son sang n'est plus vivifié par la préparation qui s'en fait dans l'arriere-fais, duquel la fonction &
l'usage cessent, dés l'instant qu'il est séparé des vaisseaux

e la Matrice avec lefquels il eftoit joint: à raifon de-
uoy furvient auffi tout incontinent ce grand flux de
ng, qui eft fi dangereux pour la mere, que fi on n'y
medie promptement, elle tarde peu fans perdre la vie
ar ce fâcheux accident.

Quand l'arriere-fais n'eft pas entierement forti, & qu'il
préfente au paffage, quelques-uns veulent qu'on le
pouffe en dedans avant que de tirer l'enfant; mais je ne
is pas de cette opinion; car quand il vient à ce paffage
vant l'enfant, pour lors il eft tout-à-fait féparé de la
latrice, au fond de laquelle il doit eftre ordinaire-
ent fitué & attaché, jufques à ce que l'enfant foit for-
: partant puifque c'eft un corps qui eft tout-à-fait
range fi toft qu'il eft entierement détaché, comme il
t toûjours quand il fe préfente le premier, on ne le
)it jamais repouffer en dedans; mais au contraire il
ut l'attirer au dehors, & dans le même inftant que la
1ofe eft ainfi faite, aller querir l'enfant par les pieds,
in de le tirer comme il a efté enfeigné, quand même
viendroit la tefte la premiere: car quelle raifon peut-
1 avoir pour ordonner de repouffer cét arriere-fais,
uis qu'il ne fert plus de rien à l'enfant dés le moment
u'il eft féparé de la Matrice, comme on ne le peut
as nier? Mais bien loin qu'un tel procedé fût utile, ce
)rps étrange empêcheroit le Chirurgien de pouvoir
en facilement retourner l'enfant, ainfi qu'il eft necef-
ire de faire pour le tirer par les pieds. C'eft pourquoy
uand il fe préfente le premier au paffage, ce qu'on
)nnoîtra fi on fent un corps mollaffe par tout, fans au-
ine refiftance à l'attouchement par aucune partie fo-
de, trouvant auffi le cordon attaché en fon milieu, &

V u ij

la femme ayant grand flux de fang, comme c'eft toûjours l'ordinaire, pour lors au lieu de le repouffer, on
achevera de le tirer tout-à-fait dehors , afin d'avoir
aprés plus de liberté & de facilité à faire extraction de
l'enfant comme dit-eft.

Si on ne doit pas repouffer au dedans de la Matrice l'arriere-fais, qui en eftant tout-à-fait féparé fe préfente le
premier au paffage, à plus forte raifon ne faut-il pas remettre celuy qui en eft entierement forti. On doit feulement obferver de n'en pas couper le cordon avant que
d'avoir auffi tiré l'enfant , non point pour l'efperance
qu'il en reçoive encore quelque vivification, pendant
qu'on eft à parachever l'accouchement, mais afin de ne
pas perdre aucun moment de temps à faire au plûtoft
l'extraction de l'enfant, qui eft toûjours pour lors en
tres-grand danger de fa vie, comme auffi afin d'arrefter
au plus vîte le flux de fang de la mere, qui ceffe ordinairement fi toft qu'elle eft accouchée , pour lequel fujet
on fe doit dépefcher le plus promptement qu'il eft poffible.

Il fe peut faire parfois , que nonobftant un fi grand
accident l'enfant foit amené vivant, s'il a efté fecouru
d'affez bonne heure; mais il eft pour l'ordinaire fi foible,
qu'on ne peut pas prefque juger dans l'abord s'il eft
mort, ou s'il vit encore. Les Sages-femmes en cette occafion comme en d'autres, pour le mieux faire revenir,
font au plûtoft chauffer du vin dans un poêlon , où elles
mettent en fuite l'arriere-fais , avant que d'en féparer
l'enfant , & s'imaginent avec affez de fuperftition,
quand il vient à reprendre un peu fes forces, que ce font
les vapeurs de ce vin chaud, qui fe portant par le moyen

des vaiffeaux umbilicaux jufques dans fon ventre, luy donnent ainfi de la vigueur; mais il eft bien plus croyable, que c'eft parce qu'ayant efté prefque fuffoqué, pour n'avoir pas pû refpirer fi-toft qu'il en avoit befoin, il commence à le faire pour lors, moyennant quoy il revient peu à peu de cette foibleffe : neanmoins quoy qu'il en foit, il n'y a pas grand mal à obferver la coûtume, bienque fuperftitieufe, quand elle ne peut pas eftre préjudiciable, & qu'elle fe pratique pour contenter les efprits qui en font préoccupez, pourveu qu'on n'obmette pas les chofes neceffaires, pour fe laiffer aller aveuglement de fon cofté.

CHAPITRE XXIX.

De l'accouchement qui eft accompagné de grande perte de fang, ou de convulfion.

LE plus expedient & le plus falutaire remede qu'il y ait en cette rencontre; pour fauver la vie à la mere & à l'enfant, qui y font toûjours tous deux en tres-grand danger de la perdre, eft de l'accoucher au plûtoft & fans aucun delay, en allant chercher les pieds de l'enfant pour le tirer dehors, de quelque temps que la femme puiffe alors eftre groffe, qu'elle foit à terme ou qu'elle n'y foit pas. I'ay affez amplement décrit au Chapitre vingtiéme du premier Livre, en parlant du flux ou de la perte de fang, la maniere avec laquelle on fe doit comporter dans cét accouchement, & l'hiftoire de la mort fanglante d'une mienne fœur, que je ne repeteray point, parce que le reffouvenir m'en eft trop fenfible, lequel Chapitre convient fort bien en ce préfent lieu : c'eft pourquoy on y aura recours, afin de voir ce que j'y ay enfeigné pour remédier à un fi fâcheux & fi dangereux accident.

CHAPITRE XXX.

Le moyen d'accoucher la femme, quand l'enfant eft hydropique, ou monftrueux.

L'ENFANT peut eftre hydropique dans la Matrice, ou de la tefte, qui eft ce qu'on nomme *Hydrocephale*, ou de la poitrine, ou du ventre : & fi ces parties font tellement remplies d'eau (ce que j'ay veu en quelque rencontre) qu'elles en foient beaucoup plus groffes que n'eft large le paffage qui doit donner iffuë à l'enfant, pour lors quelques efforts que puiffe faire la femme pour le pouffer d'elle-même dehors, il eft abfolument impoffible qu'elle en vienne à bout fi elle n'eft fecouruë & affiftée de l'Art, comme encore s'il eft monftrueux, ou pour l'eftre fimplement en groffeur, foit de tout le corps, foit de quelque partie feulement, ou pour eftre joint à quelqu'autre enfant.

Si celuy qui eft hydropique eft vivant à l'heure de l'accouchement, on ne peut pas s'exempter de le faire mourir pour fauver la mere, en luy perçant la tefte, ou le ventre, ou la poitrine lors que les eaux y font contenuës, afin que les ayant évacuées par l'ouverture qu'on y aura faite, il puiffe aprés eftre tiré dehors, à moins dequoy

l faut neceffairement qu'il meure dans la Matrice, n'en
ouvant pas fortir, & qu'y reftant il tuë auffi la mere : c'eft
ourquoy pour la fauver, il fera de neceffité indifpenfa-
le de tirer l'enfant par Art, puifqu'il eft impoffible qu'il
vienne de luy-même, ce qu'on doit faire avec un couteau
crochu, & trenchant à fon extrémité, tel qu'eft celuy qui
eft marqué par D. en la répréfentation des inftrumens
qui eft à la fin de ce fecond Livre, le Chirurgien y pro-
cédant de cette façon.

Aprés avoir fitué la femme felon que la commodité
de l'operation le requierera, il introduira doucement fa
main gauche au droit de la partie inferieure de la tefte de
'enfant, fi les eaux y font contenuës, où eftant il la fen-
ira fort large & étenduë, fes futures fort feparées, & fes
s grandement éloignez les uns des autres, à caufe de la
diftenfion qu'en font ces eaux enfermées au dedans, ce
qu'ayant reconnu, il coulera avec fa main droite, le long
u dedans de fa gauche ce couteau crochu, obfervant
n l'introduifant, que fa pointe foit tournée vers elle,
de peur de bleffer la Matrice, & l'ayant conduit jufques
roche de la tefte contre une de fes futures, il le tour-
era vers ce lieu, & y fera une ouverture fuffifante pour
n faire fortir les eaux, aprés l'évacuation defquelles il
uy fera tres-facile de tirer l'enfant, dautant que pour lors
es autres parties du corps font ordinairement fort grefles
& menuës. Si ces eaux eftoient dans la poitrine, ou dans
e ventre, alors la tefte de l'enfant n'eftant pas groffe ou-
re mefure, pourroit bien s'avancer jufques hors du paf-
age, & s'y arrefter, fans que le corps qui feroit exceffive-
nent tumefié de ces eaux pût venir plus avant, comme
arriva à cét enfant hydropique du bas ventre, dont j'ay

rapporté l'hiftoire au Chapitre dix-neufiéme de ce Livre, auquel on aura recours, dautant qu'elle eft fort
convenable en ce préfent lieu. La chofe eftant de la
forte, le Chirurgien coulera comme il eft dit, fa main
gauche & l'inftrument avec fa droite jufques contre
le ventre, ou vers la poitrine, pour en faire ouverture de la même façon que je fis en cette rencontre, afin
d'en évacuër les eaux, aprés quoy il parachevera l'o-
peration fans grande peine.

On doit remarquer qu'il eft beaucoup plus difficile de tirer hors de la Matrice un enfant monftrueux,
ou joint à quelque autre, que celuy qui eft hydropique comme nous venons de dire; car la groffeur des
parties hydropiques eft aifément diminuée par une
feule & fimple ouverture, laquelle eft capable de donner iffuë aux eaux qui en font diftenfion, en fuite dequoy le refte de l'operation eft affez facile; mais quand
il s'agit de faire extraction d'un enfant monftrueux,
ou joint à quelque autre, une fimple ouverture n'y
fert de rien, & il eft neceffaire parfois de féparer de
ce corps des membres tous entiers les uns des autres,
ce qui rend la chofe beaucoup plus penible & laborieufe, à laquelle il faut auffi plus de temps, & plus
d'adreffe pour fe bien comporter: auquel cas on introduira la main gauche dans la Matrice, & le couteau
tranchant de la droite, jufques aux parties qu'on veut
divifer & féparer, où eftant on obfervera autant qu'on
le pourra faire, d'incifer les membres du corps monftrueux au droit de leur articulation; & s'il fe rencon-
troit deux corps tenant l'un à l'autre, on en fera auffi
la féparation au lieu où ils font joints enfemble, en
suite

fuite dequoy on les tirera dehors l'un apres l'autre, les prenant toûjours par les pieds si on peut, & s'il n'y en avoit qu'un, on en viendra pareillement à bout, aprés avoir diminué sa grosseur par le retranchement de quelques-unes de ses parties.

J'ay déja fait voir au Chapitre quinziéme de ce second Livre, en parlant de l'extraction de la teste demeurée seule dans la Matrice, de quelle façon doit estre l'instrument avec quoy on peut commodement faire cette operation, & dit qu'il doit estre de la longueur d'un crochet ordinaire pour plus grande seureté & facilité ; parce qu'en tenant de la main droite son manche, on le poussera, tirera, biaisera, & tournera sans peine de tel costé qu'on voudra, & de la gauche qui est dans la Matrice, on le conduira pour le faire couper & trancher plus adroitement, & plus facilement les parties qu'il faut séparer. C'est pourquoy il doit avoir le manche si long, que la main droite du Chirurgien qui est au dehors de la Matrice, le puisse tenir pour le gouverner comme dit est, & le mieux conduire dans l'operation, laquelle ne pourroit pas estre seurement, ny commodement faite, si cét instrument estoit fort court, comme le recommandent tous les Auteurs; car en cette occasion la main du Chirurgien est si contrainte & pressée dans la Matrice, qu'à grande peine peut-il avoir la liberté d'en remuër l'extrémité des doigts, ce qui fait qu'il ne se pourroit que tres-difficilement aider d'un tel instrument avec une seule main, à moins qu'il ne voulût extraordinairement forcer & violenter la Matrice, pour raison dequoy la pauvre femme seroit en tres-grand danger de la vie, venons maintenant à

l'extraction de l'enfant mort, dont nous allons enſei-
gner les differentes manieres.

CHAPITRE XXXI.

De l'extraction de l'enfant mort.

QV A N D l'enfant eſt mort au ventre de ſa mere, l'accouchement en eſt toûjours tres-long &
fort fâcheux, à cauſe qu'il vient auſſi pour l'ordinaire en
mauvaiſe ſituation, ou quoy qu'il ſe préſente par la
teſte en figure naturelle, les douleurs de la femme ſont
ſi foibles & ſi lentes en cette occaſion, qu'elles ne le
peuvent pas faire expulſer, & même elle n'en a parfois
aucune, dautant que la nature à demi accablée par la
mort de l'enfant, duquel elle ne peut eſtre aidée, travaille ſi peu qu'elle ne ſçauroit ſouvent achever la beſogne qu'elle a commencée, ce qui la feroit ſuccomber
ſans l'aſſiſtance de l'Art dont elle a grand beſoin pour
lors ; neantmoins avant que d'en venir à l'operation de
la main, on tâchera d'exciter des douleurs à la femme
par clyſteres forts & acres, afin de luy faire venir des
épreintes qui pouſſent en bas pour faciliter la ſortie de
l'enfant ; mais ſi cela n'y fait rien, il en faut faire l'extraction.

Nous avons déclaré au Chapitre douziéme de ce
Livre, les ſignes qui font connoître que l'enfant eſt
mort dans la Matrice, deſquels les principaux ſont, ſi la
femme ne le ſent remuer, & ne l'a ſenti il y a fort long
temps, ſi elle a grande froideur, douleur, & peſanteur
au bas du ventre, s'il n'a aucun ſoûtien, & s'il tombe

comme une maffe de plomb toûjours du cofté qu'elle
fera couchée, s'il y a long temps que l'arriere-fais ou l'umbilic eft forti de la Matrice, & fi on n'y fent aucune pulfation, comme auffi s'il fort, & découle des parties baffes
de la femme des humiditez noirâtres fort puantes &
cadavereufes. Tous ces fignes joints enfemble , ou la
plus grande partie nous feront connoître que l'enfant
eft affeurément mort, dequoy le Chirurgien eftant certain, il fera fon poffible d'en faire l'extraction le plûtoft
qu'il y aura lieu, auquel temps il fera fituer la femme,
comme nous avons fouvent dit, aprés quoy fi l'enfant fe
préfente par la tefte, il la repouffera doucement, tant qu'il
ait la liberté d'introduire fa main droite dans la Matrice,
avec laquelle l'ayant gliffée par deffous le ventre, il ira
chercher fes pieds, pour le retourner & le tirer en la façon cy-devant dite, prenant bien garde que la tefte n'en
demeure accrochée au paffage, & qu'elle ne s'y fépare du
corps, ce qui pourroit facilement arriver, quand l'enfant
eftant fort pourry & corrompu, le Chirurgien n'obferve-
roit pas les circonftances que nous avons plufieurs fois ré-
petées, c'eft à dire de luy faire venir (en faifant l'extraction
de la maniere) la poitrine & la face tournée vers le deffous;
& au cas que nonobftant toutes ces précautions il arrivât
que la tefte demeurât féparée du corps dans la Matrice, à
caufe de la grande corruption de l'enfant mort, on la tirera comme j'ay cy-devant enfeigné en fon Chapitre particulier.

Mais fi la tefte de l'enfant fe prefentant la premiere, eftoit
tellement avancée & engagée entre les os du paffage,
qu'elle n'en pût eftre repouffée, pour lors eftant bien certain pas tous les fignes fe rencontrans enfemble, ou par la

plus grande partie des principaux qu'il eſt aſſeurement
mort, on le tirera en cette poſture , plûtoſt que de trop
violenter la femme en le repouſſant pour le retourner
par les pieds , mais comme c'eſt un corps rond & gliſſant
à cauſe de ſon humidité, le Chirurgien n'y peut pas avoir
aucune priſe avec ſes doigts , qu'il ne ſçauroit pas même
mettre au coſté d'elle , d'autant que le paſſage en eſt tout
à-fait occupé par ſa groſſeur, il prendra un crochet ſemblable à l'un des deux qui ſont marquez A. & B. dans la repreſentation des inſtrumens , qui eſt miſe à la fin de ce ſecond Livre , lequel il pouſſera le plus avant qu'il pourra
ſans violence, entre la Matrice & la teſte de l'enfant , obſervant de mettre ſa pointe vers la teſte , où eſtant il l'en
accrochera, tâchant de luy donner une priſe aſſez forte ſur
un des os du crane , en telle ſorte qu'il ne puiſſe gliſſer , y
faiſant imprimer l'extrémité de cette pointe , laquelle doit
eſtre forte pour ne pas ſe rebrouſſer; aprés quoy, ce crochet
eſtant ainſi bien affermi ſur la teſte , il la tirera dehors mettant au coſté oppoſite l'extrémité des doigts de ſa main
gauche applatie , pour aider à la mieux dégager, en l'é-
branlant peu à peu , & à la conduire plus directement
hors du paſſage.

Il ſeroit à ſouhaiter qu'il fût poſſible d'introduire tout
d'un coup ce crochet ſi avant , qu'on le pût ficher (pour
avoir plus de priſe) dans un des orbites, ou dans la cavité des oreilles , mais aſſez ſouvent il n'y a pas lieu de
l'introduire d'abord plus avant que le milieu de la teſte,
auquel cas on l'accrochera premierement de la façon que
nous diſons , & que ce ſoit plûtoſt (s'il ſe peut faire) vers
ſa partie poſterieure , que par toute autre, afin de la tirer
en ligne droite; & quand par le premier coup de crochet

is de la forte, on l'aura un peu tirée à foy, & commen-
à la dégager, alors on le retirera de l'endroit où on
ura premierement fiché, pour le remettre plus avant,
n d'avoir la prife encore plus forte, & ainfi fuccef-
vement l'ôtant & le refichant, jufques à ce qu'on ait
tierement fait paffer la tefte, aprés quoy, la tirant in-
ntinent avec les mains feules, on fera entrer les épau-
s au paffage qu'elle occupoit, où eftant on coulera un
deux doigts de chaque main, jufques fous les aiffelles,
ur tirer l'enfant par ce moyen tout-à-fait dehors, ce
l'eftant fait, on delivrera la femme, en parachevant le
fte de l'operation comme on fçait, prenant garde en ce
ifant de ne pas tirer trop fort le cordon qui eft attaché
l'arriere-fais, de peur qu'il ne vînt à quitter prife, & à
rompre comme il arrive quelquefois, quand il y a cor-
iption.

Si pareillement l'enfant mort (dequoy fur tout il faut
tre auparavant bien affeuré) préfentoit un bras jufques
l'épaule, tellement bouffi & tumefié, qu'il fallût faire
op de violence à la femme pour le remettre, en ce cas
n le pourroit tronçonner au droit de l'article de l'épau-
, en le tordant deux ou trois tours comme nous avons
éja dit en autre lieu, moyennant quoy il ne fera pas be-
oin de biftory, ny de fcie, ou de tenaille incifive comme
eulent les Auteurs, ce qui fe fera fort facilement de la
naniere, fans un fi grand appareil, à caufe de la molleffe
x delicateffe de fon corps, en fuite dequoy le bras ainfi
eparé n'occupant plus le paffage, le Chirurgien aura
lus de lieu d'introduire fa main dans la matrice, pour
ller chercher les pieds de l'enfant, afin de le tirer comme
l a efté dit.

Quoyque le Chirurgien soit certain que l'enfant soit
mort dans la Matrice,& qu'il soit necessaire d'en faire extraction par Art, il ne faut pas neanmoins qu'il se serve
toûjours d'abord des crochets; car il ne doit les employer
que quand ses mains ne sont suffisantes , & quand il n'y a
pas lieu de s'en pouvoir exempter, pour garentir la femme du danger où elle est , comme aussi de pouvoir tirer
l'enfant autrement;parce qu'assez souvent, quoy qu'il ait
fait tout ce que l'Art commande, les personnes qui ne se
connoissent à la chose , croyent qu'il a tué luy-même
avec ses crochets, l'enfant qui estoit mort il y avoit plus
de trois jours, & sans autre raisonnement & plus grande
connoissance de cause , pour récompense d'avoir sauvé
la vie à la mere , luy jettent ainsi le chat aux jambes, en
l'accusant d'une chose dont il est tout-à-fait innocent, &
même d'estre cause de la mort de la femme, si elle vient
par mal-heur, à décéder ensuite, & pour toutes loüanges
& remercimens, le traitent de boucher, & de bourreau,
à quoy aident ordinairement plusieurs Sages-femmes
mêmes,qui sont les premieres à donner de l'horreur pour
les Chirurgiens aux pauvres femmes qui ont besoin de
leur secours , tant elles ont peur d'estre blâmées d'eux,
pour avoir elles-mêmes esté (comme aucunes sont souvent) cause de la mort des enfans, & des fâcheux accidens qui en arrivent aux pauvres femmes, ne les ayant
pas fait secourir assez-tost, & dés le moment qu'elles
ont connu la difficulté de l'accouchement passer leur capacité. Pour éviter quoy, le Chirurgien ne se servira donc
que le plus tard qu'il pourra des crochets, comme aussi
fera son possible , autant que la chose le permettra, d'amener les enfans entiers, quoyque morts, & non par pie-

s .& par morceaux, afin d'ofter aux méchans, & aux
ïorans tout prétexte de le pouvoir blâmer. Ie dis au-
it que la.chofe le permettra, c'eft à dire la feureté.de
vie de la femme qui eft entre fes mains; car pour la luy
nferver, il vaut bien mieux tirer ainfi parfois l'enfant
ort avec les ferremens, que de la faire mourir elle-mê-
:, en la tourmentant avec une exceffive violence, pour
tirer tout entier; mais en un mot il faut toûjours faire
confcience ce que l'Art commande, fans fe foucier de
qu'on peut dire aprés; & tout Chirurgien qui l'aura
:n réglée aura toûjours plus d'égard à fon devoir qu'à
reputation, quoy faifant, il en doit efperer de Dieu la
:ompenfe.

CHAPITRE XXXII.
De l'extraction de la mole & du faux germe.

A Pres avoir affez amplement parlé en autre lieu
des caufes, des fignes, & des differences de la mo-
& du faux germe, & montré comme la mole provient
ûjours d'un faux germe, il ne nous refte qu'à faire con-
ître de quelle maniere on en doit faire l'extraction:
r comme ces chofes eftant contenuës dans la Matrice,
nt tout-à-fait contre nature, on en doit au plûtoft pro-
rer l'expulfion, qui eft fort difficile quand ces corps
ranges y font adherens, & principalement celle de la
ole qui(n'eftant tirée dehors) y demeure parfois ainfi
tachée, durant deux & trois années entieres, & même
:elquefois le refte de la vie de la femme,comme nous

a fait remarquer Paré , au fujet dequoy il recite l'hiftoire de la femme d'un potier d'étain , qui en porta une
dix-fept ans ou environ , de laquelle il dit avoir luy-même fait l'ouverture aprés fa mort.

Pour éviter un pareil accident,& une infinité d'incommoditez que la mole apporte , on procurera au plûtoft
fa fortie , tâchant avant que d'en venir à l'operation de
la main, que la femme la puiffe expulfer d'elle-même,
pour lequel fujet on luy donnera des clyfteres un peu forts
& acres, afin de luy exciter des épreintes, qui puiffent faire dilater la Matrice pour luy donner paffage, obfervant
auffi de la faire relâcher en l'humectant avec onctions
d'huiles,& de graiffes émollientes,n'obmettant pas encore la faignée du pied , & le demi-bain , en cas de neceffité.
La mole ne manquera pas d'eftre expulfée par ces remedes , pourveu qu'elle ne foit que de groffeur médiocre , &
qu'elle ne foit adherente, ou fort peu, à la Matrice;mais
fi elle eft fortement attachée en fon fond,ou qu'elle foit
exceffivement groffe , la femme aura bien de la peine
d'en eftre délivrée , fans l'affiftance de la main du Chirurgien ; auquel cas , aprés qu'il aura fitué la femme
comme pour extraire l'enfant mort , il coulera fa main
dans la Matrice, avec laquelle il tirera la mole dehors,
fe fervant fi elle eft fi groffe qu'elle ne puiffe pas
paffer toute entiere (ce qui arrive toutefois rarement,
parce que c'eft un corps mollaffe , qui obeït plus facilement que l'enfant) d'un crochet , ou du cou-
fteau, pour la tirer , ou pour la féparer en deux, ou
en plufieurs parties , felon que la neceffité le requierera. Si le Chirurgien la trouve jointe & attachée
à la Matrice, il l'en féparera doucement avec le bout
de

de fes doigts dont les ongles feront bien rognez, les mettant peu à peu entre la mole & la Matrice, commençant par le cofté où elle n'eft pas fi adherente, & pourfuivant ainfi jufques à ce qu'elle foit entierement détachée, prenant bien garde fi elle tient trop, de ne pas déchirer ny intereffer la propre fubftance de la Matrice, y procedant de la maniere que nous avons enfeignée, en parlant de l'extraction de l'arriere-fais demeuré dans la Matrice quand le cordon en eft rompu.

Cette mole n'a jamais aucun cordon qui luy foit attaché, ny pareillement aucun arriere-fais duquel elle puiffe recevoir fa nourriture; mais elle-même la tire immédiatement des vaiffeaux de la Matrice, à laquelle elle eft prefque toûjours jointe & adherente en quelque endroit. La fubftance de fa chair eft auffi beaucoup plus dure que celle de l'arriere-fais, & elle eft même parfois fcirrheufe, ce qui fait qu'elle eft bien plus difficilement féparée de la Matrice.

Pour ce qui eft du faux germe, encore qu'il foit bien plus petit que la mole, il ne laiffe pas auffi de mettre fort fouvent la femme en danger de la vie, à caufe d'une grande perte de fang, qui furvient prefque toûjours, lors que la Matrice s'en veut décharger, & qu'elle tâche de l'expulfer, laquelle ne ceffe ordinairement qu'aprés qu'il eft forti, dautant que pour lors, elle fait continüellement des efforts pour le mettre dehors, par lefquels le fang eft excité à fluër, & comme exprimé des vaiffeaux qui en font ouverts.

Le meilleur & le plus affeuré remede qu'on puiffe apporter à la femme en cette occafion, eft de tirer au plûtoft le faux germe, parce que là Matrice a fouvent

Y y

bien de la peine à le pouffer dehors, fi elle n'y eft aidée, à caufe qu'eftant toûjours affez petit, l'impulfion que peut faire la femme de fon cofté en s'épreignant, ne fait point tant d'effort, quand le corps qui eft contenu dans la Matrice n'en fait pas grande diftenfion, que quand il a quelque groffeur confiderable; car pour lors, elle eft bien plus fortement comprimée par les épreintes. Il fe rencontre fouvent auffi qu'on a bien de la peine à faire extraction de ces faux germes, parce que la Matrice ne s'ouvre & ne fe dilate ordinairement qu'à proportion du corps qu'elle contient, & comme il eft fort petit, auffi eft fon ouverture, ce qui fait que le Chirurgien n'a pas lieu parfois, non feulement d'y porter la main entiere, mais auffi quelques doigts fimplement, avec lefquels il eft obligé de faire fon operation le mieux qu'il luy eft poffible, y procedant de cette maniere, quand il les y peut introduire.

Ayant bien huilé fa main, il la gliffera dans le *vagina* jufques à l'orifice interne, qu'il rencontre parfois fort peu dilaté, où eftant il y introduira tout doucement un de fes doigts, qu'il tournera auffi-toft, & fléchira de cofté & d'autre, jufques à ce qu'il ait fait enforte d'y en gliffer un deuxiéme, & en fuite un troifiéme, ou d'avantage s'il le pouvoit faire fans violence; mais fouvent on a affez de peine d'y en introduire feulement deux, ce qu'ayant fait il prendra entr'eux, comme les écrevices font avec leurs pattes, quand elles veulent ferrer quelque chofe, le faux germe qu'il attirera doucement dehors, & les grumeaux de fang caillé qui pourroient y eftre: apres quoy la perte de fang ceffera indubitablement, s'il ne laiffe aucune portion de ce corps étrange

dans la Matrice, comme je l'ay veû arriver en plusieurs
rencontres, aufquelles je me suis comporté de la façon;
mais si son orifice interne ne pouvoit estre dilaté que
pour y mettre un seul doigt, & que le flux de sang fût si
excessif, qu'il mît la femme en danger tres-prochain de
la vie, alors le Chirurgien ayant introduit le doigt indice de sa main gauche, prendra de la droite un instrument appellé bec de gruë, ou plûtost des tenettes pareilles à celles qui sont marquées par. H. en la representation des instrumens mise à la fin de ce second Livre,
le bout defquelles il gliſſera le long de son doigt, pour
tirer dehors avec cét instrument le corps étrange qui eſt
dans la Matrice, prenant bien garde à ne la pas pincer,
& obſervant que l'instrument soit toûjours conduit par
ce doigt premierement introduit, lequel fera distinguer
& connoître par son attouchement le corps étrange
d'entre la fubstance de la Matrice : ainſi faiſant, ne le
pouvant pas autrement, il ne laiſſera pas d'en venir à
bout. Ie me suis aviſé de faire faire un pareil instrument,
après m'estre trouvé en une occaſion où il m'auroit bien
ſervi, ſi je l'avois eû, avec lequel j'ay depuis peu tiré (y
procedant comme je viens d'enseigner) un faux germe
de la groſſeur d'une noix, qui ſans doute, auroit fait
mourir le même jour la nommée Madame le Roy, de-
meurante proche les grands degrez de la place Maubert,
pour l'effroyable perte de ſang qu'il luy avoit cauſée,
laquelle ceſſa tout auſſi-toſt que je luy eûs ainſi fait extraction de ce corps étrange que je n'aurois jamais pû
tirer autrement, d'autant que l'orifice interne de la Matrice n'eſtoit ouvert, & ne ſe pouvoit dilater que pour
y mettre un ſeul doigt de la façon que j'ay dite : outre

Y y ij

que l'accident preſſant extraordinairement , le délay de l'operation eût eſté indubitablement mortel à cette femme , qui (graces à Dieu) s'en eſt depuis fort bien portée.

CHAPITRE XXXIII.
De l'operation cæſarienne.

LORS que la femme groſſe eſt effectivement en travail , il arrive rarement que le Chirurgien expert ne puiſſe pas faire l'extraction de l'enfant, mort ou vif , entier ou par pieces , en un mot qu'il n'en vienne à bout s'il s'y comporte ſelon que la choſe le requiert , de la manière que nous avons cy-devant fait connoître, dans chaque Chapitre en particulier , en parlant de tous les differens accouchemens contre nature , ſans qu'il ſoit neceſſaire , que par un trop grand excés d'inhumanité , de cruauté , & de barbarie , il en vienne à la ſection cæſarienne pendant que la mere eſt viuante, comme quelques Auteurs par trop temeraires ont ordonné , & aucunes-fois eux-mêmes pratiqué.

A la verité ils ſembleroient avoir eû quelque prétexte d'excuſe légitime , de faire mourir martires ces pauvres femmes , ſi c'eût eſté pour en tirer un ſecond Cæſar , lequel on dit eſtre né de la ſorte , ou quelque grand & nouveau Prophete. Il s'eſt bien veû du temps des anciens Payens , qu'on a ſacrifié des victimes innocentes pour le ſalut de tout un public ; mais non pas pour celuy d'un particulier : je ſçay bien qu'ils ſe couvrent du pretexte de pouvoir donner Baptêſme à l'enfant , qui autrement ſeroit en grand danger d'en eſtre privé, parceque la mort de la mere eft ordinairement caufe de la fienne ; mais j'ignore qu'il y ait jamais eû aucune loy Chreftienne ny Civile, qui ordonnât de martirifer & de tuer ainfi la mere pour fauver l'enfant. C'eft plûtoft pour fatisfaire à l'avarice de certaines gens, qui fe mettent fort peu en peine que leur femme meure, pourveu qu'ils en ayent un enfant qui luy puiffe furvivre, non tant pour en avoir lignée, qu'afin d'en heriter aprés; pour raifon dequoy ils donnent volontiers leur confentement à une fi cruelle operation, ce qui eft une tres-damnable adreffe. S'ils difent , pour rendre en apparence la chofe moins horrible, qu'on ne la doit entreprendre que quand la femme eft à l'extremité , à cela je réponds que fouvent la nature fe releve de bien loin , contre toute autre opinion que nous en avions conceuë , & s'ils objeÉtent qu'elle en peut bien réchapper en fuite, c'eft ce que je leur nie abfolument, par la preuve des plus experts Chirurgiens qui l'ayant pratiquée, en ont toûjours eû une mauvaife iffuë, la mort de toutes les femmes s'en eftant peu aprés enfuivie. Ie loüe grandement Guillemeau , qui pour defabufer le Public d'une fi méchante & pernicieufe pratique , dit en parlant de cette fatale operation, & avoüe (comme s'en repentant) l'avoir faite en deux rencontres, en la préfence d'Ambroife Paré, & l'avoir veû faire trois autres fois par trois differens Chirurgiens tres-habiles , qui n'obmirent aucune circonftance pour la faire bien reüffir, dont toutes les femmes moururent. Quant à Paré, il ne veut pas témoigner qu'il l'ait veû faire ces deux fois que Guillemeau recite, pour ne pas faire connoître à la pofterité qu'il ait efté capable de confentir à une telle cruauté ; mais il fe contente

feulement de dire qu'on ne la doit jamais entreprendre
qu'aprés le décedsde la femme, à caufe de l'impoffibilité
qu'il y a qu'elle en réchape, non feulement à raifon de l'é-
norme playe qu'il convient faire à ce fujet au ventre, mais
principalement pour celle de la Matrice, & pour l'excef-
fif flux de fang qui y furviendroit dans le même moment:
toutefois contre le fentiment de ces deux fameux Chirurgiens, on voit des temeraires, qui foûtiennent opiniâtre-
ment (quoy qu'avec peu de raifon comme fait Rouffet)
qu'il n'eft pas impoffible que la femme en revienne, parce
qu'ils en ont veû quelques-unes, à qui les os de l'enfant
mort font fortis par des abfcez du ventre, aprés que les
chairs s'en eftoient allées en fuppuration par les voyes naturelles, lefquels os avoient peu-à-peu percé la Matrice,
& même le ventre, enfuite dequoy ayant efté ainfi tirez,
les femmes en font nonobftant cela réchapées; comme
auffi que d'autres ne font point mortes, aufquelles la Matrice aprés fa précipitation & fon entiere pourriture &
gangrene a efté tout-à-fait extirpée. A la verité il ne faut
pas s'obftiner, à ne pas ajoûter foy aux chofes que l'experience nous a montrées plufieurs fois, comme celle-là,
que je croy eftre arrivée, & pouvoir encore arriver auffi
bien qu'eux (quoyque rarement) mais il ne s'enfuit pas
qu'il en foit de même de cette operation cæfarienne; car
on y fait tout en un inftant une tres-grande playe au ventre & à la Matrice, qui caufe toûjours la mort fubite à la
pauvre femme, ou fort peu de temps aprés: Mais quand
la nature vient elle-même à féparer, & à percer ces parties
par le moyen de ces os, pour les jetter dehors par quelque nouvelle voye qu'elle fe fait, ne l'ayant pas pû par
la naturelle & ordinaire, faute d'avoir efté bien fecouruë

dans le temps par gens experts en l'Art, elle fait cela peu-
à-peu, & non tout-à-coup, & à mesure qu'elle chasse ainsi
ces corps étranges hors la Matrice, elle l'a réünit & rejoint
en même temps, à proportion, & sans aucun flux de sang,
ce qui arrive tout au contraire dans l'operation qui se fait
par l'Art; & s'il est vray qu'il y ait jamais eû quelques femmes qui en soient réchappées, nous devons croire que ç'a
esté miraculeusement, & par la volonté expresse de Dieu,
qui peut lors qu'il veut résusciter les morts, comme il a
fait le Lazare, & changer l'ordre de la nature quand il luy
plaît, plûtost que par aucun effet de la prudence humaine.

Nous voyons quantité de bonnes femmes, qui pour l'a-
voir seulement oüi dire de quelques commeres, asseurent
qu'elles connoissent telles & telles encore vivantes, à qui
on a ainsi ouvert le costé pour tirer leurs enfans du ventre. Bien plus, il s'en rencontre, qui disent en sçavoir
à qui on a fait trois ou quatre fois consecutivement
cette operation cæsarienne sans en estre mortes, & pour
mieux affirmer une menterie si insigne, qu'elles ont seulement entendu reciter à d'autres, & qu'aprés avoir ra-
contée deux ou trois fois, elles croyent elles-mêmes pour
veritable, comme si elles avoient veû la chose de leurs
propres yeux, elles en rapportent tant de circonstances,
& tant de tenans & aboutissans, qu'elles en persuadent facilement ceux qui n'en connoissent pas l'impossibilité.

Il s'en voit même d'autres, qui montrant des cicatrices
de quelques abscez qu'elles ont eûs au ventre, veulent
persuader qu'on leur a tiré l'enfant par cét endroit, au sujet dequoy je reciteray ce que j'ay une fois veû moy-
même, touchant une femme grosse qui estoit à l'Hôtel-
Dieu de Paris, lorsque j'y pratiquois les accouchemens.

Cette femme foit par malice, feignant de croire la chofe,
ou par ignorance, la croyant effectivement, avoit témoi-
gné à toutes les femmes groffes qui eftoient audit Hôtel-Dieu, comme auffi à une infinité d'autres perfonnes,
& entr'autres à une bonne vieille Religieufe qui les gou-
vernoit toutes, qu'on nommoit la mere Bouquet, laquelle préfidoit pour lors en la falle des accouchées, dont elle eftoit comme la Déeffe Lucine, qu'elle apprehendoit
extrémement qu'on ne fût obligé de luy ouvrir le cofté
pour l'accoucher, comme on avoit déja fait deux ans auparavant, pendant lequel temps elle avoit fait ce conte à
plus de mille differentes perfonnes, chacune defquelles
l'avoit peut-eftre encor recité à autant d'autres, montrant
à tout le monde une grande cicatrice, par où elle difoit
que les Chirurgiens luy avoient tiré fon enfant hors du
ventre. Elle pria pour ce fujet la Mere Bouquet de me la
recommander, defirant eftre plûtoft accouchée par moy
qui eftois Chirurgien, afin d'en eftre plus feurement fecouruë au befoin, que par la Sage-femme. Cette bonne Religieufe m'eftant venuë dire la chofe comme elle la
croyoit eftre effective, fuivant le recit de l'autre, je luy té-
moigné que n'ayant pas affez de foy pour me l'imaginer,
je ne pouvois pas croire qu'on eût fait l'operation cæfarienne à cette femme, comme elle l'en avoit perfuadée.
Si vous ne le croyez pas, me dit-elle, je vais tout préfentement vous la faire venir, & elle vous en racontera elle-
même toutes les circonftances: Auffi-toft elle fit appeller la femme, qui me fit recit de pareille chofe qu'elle luy
avoit contée; mais l'ayant particulierement interrogée,
pour fçavoir par quel lieu on luy avoit ainfi tiré fon enfant, & fi elle avoit fenti grande douleur en cette operation,

tion, elle me dit que non, ne s'en souvenant pas à caufe
qu'elle avoit pour lors perdu toute connoiffance, laquelle ne luy eftoit revenuë que cinq ou fix jours aprés : je luy
demanday comment donc elle eftoit certaine qu'on luy
eût tiré fon enfant par incifion du ventre, puifqu'elle n'a-
voit aucune connoiffance en ce temps ; elle me répondit
que les Chirurgiens l'en avoient affeurée, & en même inftant elle me montra une grande cicatrice, fituée juftement
à la partie laterale & dextre de la poitrine, environ le milieu des coftes, où elle avoit eû un grand abfcez, dont cette cicatrice eftoit reftée, & lors que je luy eûs dit, que la
poitrine n'eftoit pas le lieu d'où devoit avoir efté tiré fon
enfant, & que je luy eûs fait connoître par raifonnement
l'impoffibilité de la chofe qu'elle avoit cruë, & perfuadée à toutes ces femmes de l'Hôtel-Dieu, comme auffi à
la Mere Bouquet, elles en furent un peu défabufées, &
encore bien plus, quand trois jours aprés cette conferen-
ce, je l'eûs accouchée, comme je fis, avec la plus grande facilité du monde, quoyque ce fût d'un fort gros enfant, qui
vint en peu de temps, dautant qu'elle avoit le paffage extrémement large. Si on examinoit bien l'origine de toutes les hiftoires qu'on fait touchant cette operation, la re-
cherchant exactement, comme je fis en cette occafion, on
trouveroit toûjours que ce font pures fables, & que celles que nous rapporte ledit Rouffet en fon enfantement
cæfarien, n'en ont pas eû d'autre que la réverie, le capri-
ce, & l'impofture de leurs Auteurs.

Mais fi pour toutes ces raifons le Chirurgien ne doit
jamais faire cette cruelle operation, pendant que la
mere eft vivante, quoyqu'il foit certain que l'enfant le
foit auffi (ce qui neanmoins eft parfois tres-douteux)

Z z

car je vous prie, quelle infamie seroit-ce pour luy, si
ayant ainsi tué la mere, il trouvoit outre cela l'enfant
mort qu'il auroit crû vivant? A plus forte raison s'en
doit-il abstenir quand il est bien asseuré qu'il est mort:
pour raison dequoy il le doit plûtost tirer en pieces &
par morceaux (s'il ne le peut autrement) par les voyes
naturelles, que de martyriser ainsi la mere pour l'avoir
tout entier: & si la Matrice estoit si peu ouverte qu'il
ne pût pas avoir la liberté d'y travailler, & d'y introduire aucun instrument, il doit plûtost patienter un
peu, en aidant toûjours à dilater les passages par Art,
comme nous avons dit cy-devant, que de la faire suc-
comber presque en un instant par un tel coup de désespoir, en faisant cette operation cæsarienne, qu'on
ne doit jamais entreprendre pour ce sujet, qu'incontinent aprés le deceds de la mere, auquel se trouvera le
Chirurgien pour s'y comporter en la maniere que je
vais présentement décrire, tant pour l'esperance qu'il
y a quelquefois, de pouvoir encore trouver l'enfant vivant, que pour satisfaire à l'Ordonnance qui défend
tres-expressément d'enterrer une femme grosse, sans
luy avoir tiré son enfant hors du ventre.

Pour en bien venir à bout comme il est requis, lors
qu'il verra premierement la femme proche de l'agonie,
il apprestera promptement toutes les choses nécessai-
res à son operation, pour ne perdre aucun temps; car
le retardement feroit qu'il trouveroit certainement
l'enfant mort, qu'il auroit peut-estre tiré vivant quelques momens auparavant. Il y en a qui veulent, quand
la femme est preste à rendre l'ame, qu'on luy mette quelque chose entre les dents pour luy tenir la bouche en-

tr'ouverte , & pareillement à l'exterieur de la Matrice, afinque l'enfant recevant par ce moyen quelque peu d'air , & quelque forte de rafraichiffement , il ne foit pas fi-toft fuffoqué ; Neanmoins tout ce myftere ne peut aucunement fervir , parce que l'enfant n'eft vivifié que par le fang de la mere quand il eft dans la Matrice ; mais s'il ufe de cette pratique, que ce foit plûtoft pour contenter les affiftans , que pour la croyance qu'il pour-roit avoir que cela fût neceffaire. Tout auffi-toft donc que la femme aura jetté le dernier foûpir , & qu'elle fe-ra morte (dequoy il fera auffi demeurer d'accord tous les affiftans) il commencera fon operation , que les Grecs appellent *embriulcie,* qui eft comprife fous la fe-conde efpece d'exereze , par laquelle on tire l'enfant hors de la Matrice par l'incifion du ventre.

La plûpart des Auteurs veulent qu'on la faffe au cofté gauche du ventre , difans qu'il eft le plus libre à caufe du foye qui eft au cofté droit, mais fi on en veut croire mon fentiment, elle fera bien mieux & plus adroi-tement pratiquée, en faifant l'ouverture juftement tout au milieu du ventre , entre les deux mufcles droits ; car en cét endroit il n'y a que les tegumens & la ligne blan-che à couper, au lieu qu'elle ne fe peut pas faire à cofté , fans incifer les deux mufcles obliques & le tranfverfe , lefquels eftant couchez l'un fur l'autre forment une épaif-feur affez confiderable , outre qu'il en fort bien plus de fang que vers le milieu du ventre ; ce n'eft pas qu'il importe que ce fang s'écoule (comme il ne laiffe pas de faire, quand la femme ne vient que d'expirer) mais parce qu'il empêche par fa fortie, de voir diftinctement à faire bien l'operation. Pour en venir donc plus facilement & plus promptement à bout, le Chirurgien ayant mis la femme morte en une fituation où fon ventre foit un peu éminent, prendra un bon & fort fcalpelle, bien tranchant d'un feul cofté, femblable à celuy qui eft marqué par F. en la table des inftrumens qui eft après ce Chapitre, avec lequel il fera au plus vîte, & tout d'un coup, ou à deux ou trois fois tout au plus (s'il veut pour plus grande feureté) une incifion au milieu du ventre, entre les deux mufcles droits jufques au peritoine, de la longueur & étenduë de la Matrice, ou environ; aprés quoy il le percera fimplement avec la pointe de fon inftrument, pour y faire une ouverture à y mettre un ou deux doigts de fa main gauche, dans laquelle il les introduira aufli-toft pour l'incifer en le foûlevant avec eux & conduifant l'inftrument de peur qu'il ne pique les inteftins, à proportion de la premiere ouverture des tegumens, ce qu'eftant fait, il verra incontinent paroître la Matrice, à laquelle il fera ouverture de la même maniere qu'il aura fait l'incifion du peritoine, prenant bien garde à ne pas enfoncer fon inftrument tout d'un coup bien avant, croyant trouver la Matrice épaiffe d'un ou de deux travers de doigts, comme tous les Auteurs affeurent contre la verité, en quoy il fe tromperoit auffi bien que ceux qui n'y ont jamais fait de réflexion; car il eft certain qu'elle n'a pas à l'heure de l'accouchement, pendant que l'enfant y eft encore contenu avec fes eaux, plus d'un feule ligne d'épaiffeur, qui eft à peu aprés celle que peut avoir un de nos écus d'argent, quoy qu'ils nous ayent tous chanté, que par providence Divine & chofe miraculeufe, plus elle s'étend dans la groffeffe, plus elle devient épaiffe, ce qui

eft abfolument faux ; bien eft vray feulement , qu'elle
l'eft un peu plus en ce temps, à l'endroit ou l'arriere-
fais y eft adherent , auquel lieu fa fubftance eft pour lors
comme fpongieufe ; mais par tout le refte de fon étenduë & de fa circonference, elle eft extrémement mince , & elle la devient d'autant plus qu'elle fe dilate , jufques à ce qu'ayant efté vuidée, par l'accouchement de
l'enfant qu'elle contenoit, elle vient à s'épaiffir , en contractant & ramaffant en foy-même toute fa fubftance
qui eftoit avant extraordinairement étenduë. C'eft ainfi (comme j'ay fait voir au traité des parties de la femme deftinées à la generation) que la veffie de l'urine,
qui eftant pleine eft extrémement mince, nous paroift
eftant tout-à-fait vuide , de l'épaiffeur d'un demi-travers
de doigt , laquelle venant derechef à s'étendre pour
contenir l'urine qui y affluë , redevient d'autant plus
mince qu'elle fe dilate. Aprés donc avoir ainfi fait ouverture de la Matrice , il incifera pareillement les membranes de l'enfant , fe gardant bien de le bleffer avec
l'inftrument , en fuite de quoy il le verra incontinent
paroître , & le tirera dehors au plûtoft , avec l'arriere-
fais qu'il féparera promptement du fond de la Matrice ,
& reconnoiffant qu'il eft encore vivant , il loüera Dieu ,
& le remercira d'avoir ainfi benit & fait reüffir fon operation.

Mais les enfans qu'on tire de la forte en pareilles rencontres, font ordinairement fi foibles (s'ils ne font tout-
à-fait morts cóme il arrive le plus fouvent) qu'on a bien
de la peine à connoître d'abord ce qui en eft. On fera
neanmoins affeuré que l'enfant eft encore vivant , fi en
touchant le cordon proche du nombril , on fent quel-

que peu mouvoir les arteres umbilicales, comme auſſi
le cœur, en luy mettant la main ſur la poitrine, dequoy
eſtant certain, il ſera baptiſé au plûtoſt par le Preſtre
qui aura aſſiſté la mere à ſa mort, au défaut duquel
le Chirurgien ou quelqu'autre aſſiſtant l'ondoyera, ce
qu'eſtant fait, on tâchera de le faire revenir de ſa foibleſſe, en luy ſoufflant un peu de vin au nez & dans la bouche, le réchauffant juſques à ce qu'il commence à
ſe mouvoir de luy même. Les Sages-femmes mettent
ordinairement aux enfans ainſi foibles l'arriere-fais
tout chaudement ſur le ventre : ſi cela ſert de quelque
choſe, c'eſt plûtoſt à raiſon de la chaleur tiede de cet arriere-fais, que pour autre cauſe; car il eſt impoſſible que
l'enfant en puiſſe recevoir aucun eſprit, depuis qu'il eſt
une fois ſéparé de la Matrice, & encore moins lors que
la femme eſt ainſi morte. Pour ce qui eſt de la chaleur
elle ne luy eſt aſſeurement pas nuiſible; mais la peſanteur
de cette maſſe qu'elles luy mettent ſur le ventre, eſt plûtoſt capable de l'étouffer, par la compreſſion qu'elle y
fait, que de luy aider en autre choſe : outre cela quand
l'arriere-fais eſt refroidi, elles le mettent dans un poêlon,
où elles ont fait chauffer du vin, duquel elles croyent
que des eſprits s'élevent, qui eſtant portez au travers des
vaiſſeaux umbilicaux juſques au ventre de l'enfant, luy
redonnent de la force; mais comme j'ay dit autrepart, cela eſt bien inutile, & le meilleur & le plus prompt remede
eſt de l'en ſéparer incontinent, & de luy entr'ouurir un
peu la bouche, luy nettoyant & débouchant auſſi le nez,
s'il y avoit quelque ordure, pour luy aider d'autant plus
facilement à reſpirer, le tenant cependant aupres du feu,
juſques à ce qu'il ſoit un peu revenu de ſa foibleſſe, luy

foufflant auffi à la bouche & au nez un peu de vin comme dit eft, afin qu'il le puiffe favourer, & en fentir l'odeur qui ne luy peut nuire en cette rencontre, quand on obferve une mediocrité à la chofe.

Apres avoir affez amplement parlé dans ce fecond Livre, tant de l'accouchement naturel, que de ceux qui font contre nature, & donné de fuffifans moyens au Chirurgien, pour pouvoir aider les femmes au premier, & remedier aux autres dans toutes les differentes occafions pour lefquelles il peut eftre journellement appellé, il ne nous refte plus pour y mettre fin, que de faire connoître par leur reprefentation, quels font les jnftruments convenables à l'Art, enfuite dequoy nous pafferons au troifiéme, dans lequel il fera traité de beaucoup de chofes, que doivent neceffairement fçavoir tous ceux qui veulent pratiquer les accouchemens.

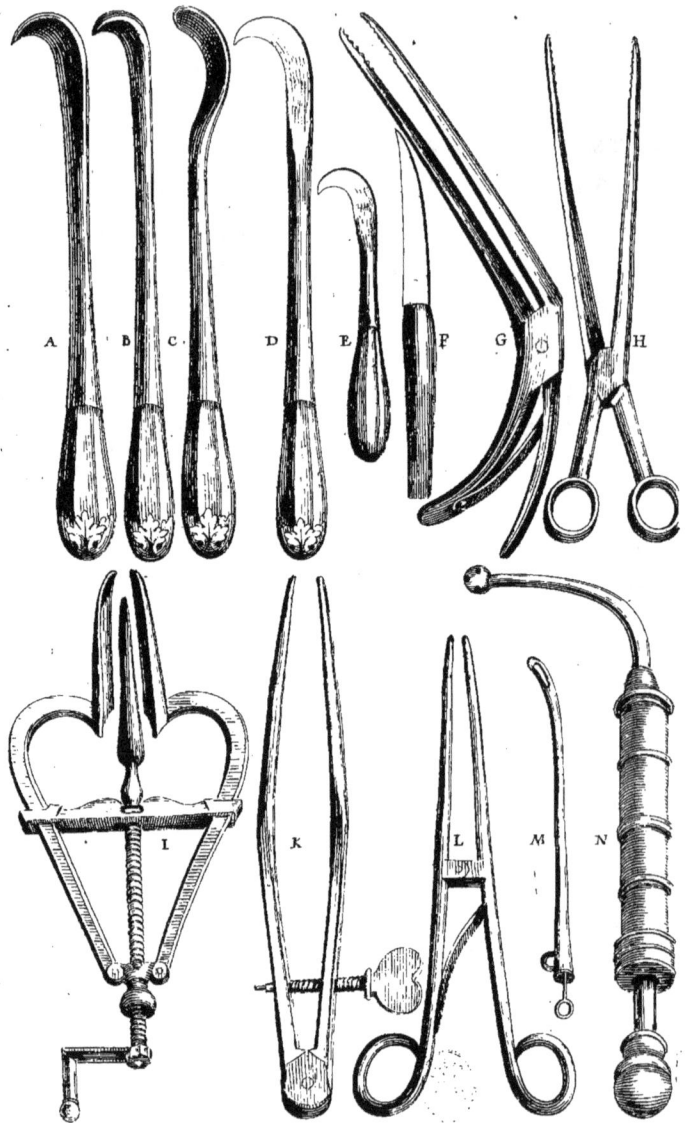

EXPLICATION DES INSTRVMENS.

A.   *Crochet propre à faire extraction de l'enfant mort.*

B.   *Autre crochet, qui fert à meme fin, felon que la ne-*
       cessité le requiert plus petit, ou plus grand.

C.   *Crochet mousse, propre à tirer la teste d'un enfant qui*
       seroit demeurée seule dans la Matrice, en la tenant
       d'une main, & de l'autre l'embrassant avec ce crochet.
       Il peut encore servir à dégager la teste de l'enfant, qui
       seroit si fortement prise & engagée entre les os pubis,
       qu'elle ne pourroit pas estre autrement tirée, ou repouf-
       sée. Tous ces crochets doivent estre assez forts, & fur
       tout unis, & fans aucunes inégalitez, afin de ne pas
       blesser la Matrice en operant, & longs de dix grands
       poulces ou environ, en y comprenant leur manche,
       qui doit estre d'une grosseur mediocre, afin de le pou-
       voir tenir assez ferme.

D.   *Couteau courbe, égal en longueur aux crochets, propre*
       à séparer l'enfant monstrueux, à percer le ventre de
       celuy qui est hydropique, & à inciser la teste pour en
       vuider le cerveau, ou à la séparer en pieces, quand
       pour estre trop grosse & monstrueuse, elle est restée
       seule dans la Matrice, & séparée du corps de l'enfant.

E.   *Autre petit couteau courbe, propre à même fin, mais*
       qui n'est pas si commode, dautant qu'il ne peut estre
       conduit que par une seule main.

F.   *Scalpelle, propre à faire l'operation cesarienne inconti-*
       nent aprés la mort de la femme.

G.   *Bec de gruë, propre à tirer les corps étranges hors de la*

A A a

Matrice quand on n'y peut pas porter toute la main
pour ce faire.

H. *Autre instrument propre à même chose.*

I. *Dilatatoire à trois branches, servant à ouvrir la Ma-*
trice pour découvrir les ulceres, ou autres maladies
qui y sont quelquefois situées profondement.

K. *Autre dilatatoire à deux branches, qui sert aussi à mê-*
me fin.

L. *Autre dilatatoire encore plus commode.*

M. *Sonde creuse propre à tirer l'urine de la vessie, quand*
la femme ne peut pas uriner d'elle-même.

N. *Seringue propre à faire des injections jusques au fond*
de la Matrice, laquelle doit avoir un bouton perfo-
ré de plusieurs trous à l'extremité de son canon.

Fin du deuxiéme Livre.

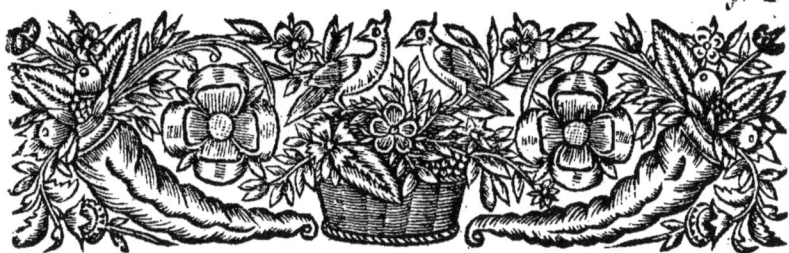

LIVRE III.

DV TRAITEMENT DES FEMMES
*accouchées; des maladies & symptomes qui
leur arrivent durant leurs couches ; du traitement des enfans nouveau-nés ; de leurs
maladies les plus ordinaires, & des conditions neceſſaires au choix des nourrices.*

LA groſſeſſe eſt une mer ſi orageuſe, ſur laquelle voguent la femme groſſe & ſon enfant, l'eſpace de neuf mois entiers, & l'accouchement
qui en eſt le ſeul port, eſt ſi plein de dangereux
écueils, que tres-ſouvent l'un & l'autre aprés eſtre arri-
vez, & y eſtre débarquez, ont encore beſoin de beaucoup d'aide, pour les garantir de quantité d'incommoditez, qui ont coûtume de ſuivre les peines & fatigues
qu'ils y ont endurées. Nous avons fait connoître au premier Livre en parlant des maladies de la groſſeſſe, le
moyen d'empêcher que la femme ne faſſe naufrage dans
cette mer, durant un ſi long voyage. Au deuxiéme nous
avons enſeigné comment elle peut entrer dans ce port,

& y débarquer avec seureté par l'accouchement : Il refte donc maintenant pour mettre fin à noftre œuvre, que
nous expofions en ce troifiéme & dernier de quelle façon
la mere & l'enfant doivent aprés cela eftre gouvernez, &
que nous déclarions comment on doit furvenir en ce
temps à plufieurs indifpofitions qui leur arrivent affez
fouvent. Examinons premierement celles qui regardent
la femme nouvellement accouchée, aprés quoy nous pafferons à celles qui concernent l'enfant nouveau-né.

CHAPITRE PREMIER.

Ce qu'il faut faire à la femme, auſſi-toſt qu'elle eſt accouchée & délivrée natu- rellement.

INCONTINENT aprés que la femme aura efté accouchée & délivrée de fon arriere-fais, il faut prendre garde que fon détachement ne foit fuivi d'une grande perte
de fang ; ce qu'ayant reconnu n'eftre pas, on fe dépêchera de luy mettre au devant de l'entrée de fa Matrice un
linge affez doux & maniable, plié en cinq ou fix doubles,
pour empêcher que l'air froid entrant au dedans ne fût
caufe, que les vaiffeaux qui doivent laiffer écouler peu-
à-peu les vuidanges, n'en fuffent tout-à-coup trop re-
ftreints, pour la fuppreffion defquelles il ne manqueroit
pas d'arriver beaucoup de fâcheux accidens, comme grandes douleurs & trenchées dans le ventre ; inflammation
de Matrice, & plufieurs autres dont nous parlerons cy-
aprés chacun en fon particulier, à raifon dequoy la mort
même pourroit bien furvenir.

Lors que la Matrice aura esté ainsi bouchée, si la femme n'avoit pas esté accouchée dans son lit ordinaire, elle y sera portée incontinent aprés, par une forte personne, ou par plusieurs s'il en est besoin, plûtost que de luy permettre de se lever sur ses pieds pour y aller elle-même, lequel lit doit auparavant avoir esté tenu prest, bien chauffé, & garni comme il est requis à cause des vuidanges; mais si elle y avoit esté accouchée, (comme c'est le mieux & le plus seur, afin de n'estre pas obligé de la transporter ainsi) on en ostera tout aussi-tost les linges & les autres garnitures qu'on y avoit mis pour en recevoir les eaux, le sang, & autres immondices qui sortent dans le temps de l'accouchement, aprés quoy on la mettra en une situation commode pour prendre le repos qui luy est bien necessaire, afin de la rétablir des peines, & des douleurs qu'elle a endurées pendant tout son travail, laquelle doit estre en telle sorte qu'elle ait la teste & le corps un peu élevez, tant afin de pouvoir respirer plus librement, que pour donner lieu aux vuidanges, & principalement au sang qui fluë pour lors, de s'écouler plus facilement, & de ne pas se cailler en grumeaux, qui estant retenus causeroient de grandes douleurs, ce qui arriveroit si on ne luy laissoit la liberté de sortir par cette situation; en laquelle on luy fera abbaisser les cuisses & les jambes jointes l'une contre l'autre, luy mettant (si elle le souhaitte pour se mieux delasser.) quelque petit orillier par dessous les jarrets, sur lequel ils puissent estre un peu appuyez: estant ainsi couchée il faut qu'elle ne soit pas plus d'un costé que de l'autre, mais justement sur le milieu du dos, afin que la Matrice puisse mieux reprendre sa situation naturelle.

La coûtume la plus ordinaire, est de faire prendre aux

femmes tout aussi-tost qu'elles sont accouchées, deux onces d'huile d'amandes douces tirée sans feu, avec autant de syrop de capillaires, le tout meslé ensemble ; ce qui sert, tant pour adoucir & lenir interieurement la gorge, qui a esté échauffée & enroüée par les continüelles lamentations, par les cris, & par les grands efforts de retenir son haleine que la femme a faits pendant tout son travail, comme aussi afin que l'estomach & les intestins en estant enduits, n'en soient pas tant travaillez de douloureuses trenchées : mais cette drogue fait à quelques femmes tellement bondir le cœur contre, qu'estant forcées de la prendre avec aversion & grand dégoût, elle est capable de leur faire plus de mal, que de les soulager en autre chose : c'est pourquoy on n'en donnera qu'à celles qui le souhaittent, & qui n'en ont aucun dédain. J'estime bien mieux pour ce sujet un bon boüillon, qu'on fera prendre à la femme si-tost qu'elle sera un peu remise de la grande émotion de son accouchement, parce qu'il luy sera beaucoup plus agreable & plus profitable qu'une telle drogue ; & luy ayant accommodé & pensé son ventre, ses mammelles, & ses parties basses, de la maniere que nous allons dire au Chapitre suivant, on la laissera reposer & dormir si elle peut, sans luy faire aucun bruit, ayant bien clos les rideaux de son lit, & fermé les portes & les fenestres de sa chambre, afin que ne voyant aucune clarté elle s'assoupisse plus aisément. Si l'accouchement avoit esté fâcheux on se gouverneroit en ce cas selon que les accidens le requiereroient, comme il sera cy-aprés déclaré ; mais ce que nous avons dit en ce lieu est seulement la régle de celuy qui est naturel, & auquel il ne s'est rencontré aucune difficulté extraordinaire.

CHAPITRE II.

Des remedes convenables aux parties baſſes ,
au ventre , & aux mammelles de la
nouvelle accouchée.

COMME les parties baſſes de la femme reçoivent une tres-grande diſtenſion par la ſortie de
l'enfant , on doit à cauſe de cela empêcher qu'il n'y
ſurvienne inflammation: c'eſt pourquoy tout auſſi-toſt
qu'on aura nettoyé ſon lit des immondices de l'accouchement,& qu'elle y aura eſté miſe dans la ſituation que
nous avons dite au précédent Chapitre , on luy appliquera exterieurement ſur l'entrée de toute la partie
honteuſe , un cataplaſme anodin , compoſé de deux
onces d'huile d'amandes douces avec des œufs frais ,
y mettant le blanc & le jaune, qu'on fera cuire enſemble ſur les cendres chaudes , dans une écuelle d'argent
ou autre, remuant le tout avec une cuiller, comme pour
faire des œufs broüillez , juſques à ce qu'il ſoit cuit
en conſiſtance de cataplaſme mollet , lequel étendu
ſur un linge on luy mettra médiocrement chaud ſur
la partie , aprés en avoir oſté le linge avec quoy on
l'avoit bouchée incontinent aprés eſtre accouchée , &
l'avoir nettoyée des grumeaux de ſang qui y pourroient
eſtre reſtez.

Ce remede eſt fort temperé , & propre pour appaiſer la douleur que les femmes reſſentent ordinairement
en ces lieux, à cauſe de la violence qui leur a eſté faite par la ſortie de l'enfant : on le doit laiſſer cinq, ou

fix heures, aprés quoy on le renouvelera une feconde fois, fi befoin eft pour autant de temps, en fuite de cela on fera une décoction avec orge, graine de lin, & cerfeuil, ou avec guimauves & violiers, dans une chopine de laquelle on ajoûtera une once de miel rofat, avec quoy l'ayant fait tiedir on baffinera deux ou trois fois par jour, pendant les cinq ou fix premiers de la couche, toutes les lévres de la vulve, pour les nettoyer du fang & des autres excrémens qui proviennent des vuidanges. Cét étuvement fera bon auffi pour temperer & appaifer la douleur de ces parties. Quelques autres fe fervent pour ce fujet de lait tiede, & plufieurs femmes ufent d'eau d'orge fimplement. On ne doit pas dans le commencement fe fervir d'aucune chofe qui puiffe reftreindre les vuidanges; mais aprés que dix ou douze jours feront paffez, & que les purgations auront flué affez abondamment, on pourra ufer de quelque remede qui commence à fortifier ces parties, à quoy fera propre la décoction faite avec les rofes de Provins, les feüilles & les racines de plantain, & l'eau de forge, ou l'eau ferrée, & lors que les vuidanges auront eû leur évacuation entiere & fuffifante, comme il arrive pour l'ordinaire, aprés le dix-huitiéme ou vingtiéme jour, on fera pour celles qui le fouhaittent, une lotion fort aftringente, qui fera propre à fortifier & à reftreindre ces lieux qui ont efté beaucoup relâchez, tant par la grande extenfion qu'ils ont receuë, que par les humiditez dont ils ont efté abbreuvez pendant un fi long temps. Ce remede fera compofé d'écorce de grenade une once & demie, de noix de cyprés une once, glands de chefne demie once; terre figilée une once, rofes de

Pro-

Provins une poignée, & Alun de roche deux dragmes, lefquelles chofes on fera infufer durát toute la nuit dans cinq
demy-fepriers de gros vin auftere, ou bien de peur qu'il ne
foit trop piquant, on mêlera une partie d'eau de forge avec
ce vin, aprés quoy on fera boüillir le tout jufques à ce qu'il
foit réduit à une pinte, & on le paffera enfuite dans un
linge, en l'exprimant fortement, & de cette décoction
on en baffinera au foir & au matin les parties, afin de les
fortifier & raffermir au mieux qu'il fera poffible : Ie dis au
mieux qu'il fera poffible, car il n'y a pas lieu de les remettre jamais au même état qu'elles eftoient avant la portée des enfans. Ne nous arreftons pas davantage en ce lieu,
& paffons aux remedes convenables au ventre de la nouvelle accouchée.

Tous les Auteurs veulent qu'incontinent aprés l'accouchement, on mette fur le ventre de la femme la
peau d'un mouton noir, écorché tout vif pour ce fujet,
& qu'on l'y laiffe quatre ou cinq heures : d'autres veulent que ce foit celle d'un liévre. A la vérité je croy bien
qu'à raifon de la chaleur naturelle de telles peaux, le
remede ne feroit pas mauvais : mais auffi je craindrois
que peu de temps aprés, elles n'apportaffent plus d'incommodité à la femme, qu'elles ne luy feroient utiles,
& qu'elles ne luy caufaffent par leur humidité en fe
refroidiffant quelque friffon qui feroit trés-préjudicia-
ble, en caufant fuppreffion des vuidanges qui devroient
s'écouler, outre que c'eft un remede de trop grand appareil ; car à chaque femme qui accoucheroit il faudroit qu'il y eût toûjours un boucher tout preft, ou une
autre perfonne qui fceût faire promptement telle operation, & qu'il fût pour ce fujet dans la chambre même, ou

BBb

à tout le moins dans le logis, afin de pouvoir avoir cette peau toute chaude pour s'en servir comme dit est.

Ils veulent aussi qu'on mette sur le nombril de la femme une petite emplâtre de Galbanum, au milieu de laquelle soit un peu de civette, & que cela soit propre (à ce qu'ils s'imaginent) à tenir la Matrice en état, parce que se réjouissant d'une telle odeur, elle se relève d'elle-même pour s'en approcher ; mais ce remede est un peu superstitieux : c'est pourquoy je ne suis pas d'avis qu'on use de telle pratique ; il suffit seulement de luy tenir le ventre bien chaudement en la situation que nous avons dite, & d'empêcher qu'elle ne sente aucun froid.

A l'égard du bandage qui est convenable à la femme accouchée, on ne doit pas s'en servir le premier jour, si ce n'est qu'il soit fort lâche principalement quand le travail a esté rude, à cause que pour le peu qu'il pourroit comprimer le ventre, il incommoderoit grandement la femme qui l'a fort douloureux en ce temps, comme aussi la Matrice qui a esté beaucoup travaillée, c'est pourquoy on le mettra seulement le deuxiéme jour, observant dans le commencement qu'il soit simplement contentif. Les Sages-femmes veulent qu'il serve par le moyen des compresses, tant pour relever la Matrice & la tenir en état, que pour en exprimer de tous costez les vuidanges qui ont besoin d'estre évacuées ; & les gardes abusées de telle croyance, serrent quelquefois tant le ventre de leurs accouchées, qu'elles font contusion avec leurs grosses compresses à la Matrice qui est fort douloureuse dans les premiers jours, dont s'ensuit une inflammation tres-dangereuse.

Ce bandage & ces compresses ne peuvent pas avoir

aucune prife pour relever la Matrice ainfi qu'elles s'imaginent, dautant que fon fond, qui eft la principale partie,
eftant vague dans la cavité de l'hypogaftre, ce qui eft appliqué fur le ventre ne peut point la tenir ftable & fujette,
ce que ne permet pas outre cela l'interpofition de la veffie, qui eft fituée fur elle.

Pour ce qui eft de l'opinion qu'elles ont qu'un tel bandage fert encore à exprimer les vuidanges de la Matrice,
il faut qu'elles fe défabufent de cette erreur; car il n'en arrive pas de même que lors qu'en preffant dans une ferviette la viande bouïllie on en fait fortir le jus, cette évacuation, ou écoulement des vuidanges eft entierement
un œuvre de nature, que la forte compreffion au lieu d'y
aider empêcheroit, par la douleur qu'elle cauferoit à la
Matrice, & par l'inflammation qui y furviendroit. Sans
nous arrefter donc à la maniere ordinaire de faire ce bandage, nous nous en fervirons felon que la raifon le requiert, & non felon la mauvaife coûtume qu'ont les
gardes, defquelles la methode eft de mettre premierement fur le ventre une compreffe pliée en quatre ou cinq
doubles, de figure d'échaudé ou triangulaire, pour relever (à ce qu'elles prétendent) la Matrice, & parfois deux
autres roulées fort fermes aux deux coftez vers les eines,
pour la tenir en état, de peur qu'elle ne vacille & ne pan-
che plus d'une part que d'autre, avec encore une autre
quarrée, large de tout le ventre, qu'elles pofent fur la premiere, après cela elles font leur bandage d'une ferviette
pliée en deux ou trois doubles, de largeur d'un quartier
d'aune, avec quoy elles ferrent & compriment ainfi le
ventre.

J'approuve fort volontiers qu'on fe ferve de ce banda-

ge & d'une bonne grande compresse quarrée sur tout le
ventre, pourveu qu'il ne soit que simplement contentif durant les sept ou huit premiers ours, afin de le tenir seulement en état, observant cependant de le défaire & remuer
de temps en temps, pour faire une embrocation sur le ventre de la femme (s'il estoit douloureux & qu'elle y eût des
trenchées) avec huiles d'amandes-douces & d'hypericon
meslées ensemble, ce qu'on fera chaque jour ; mais après
ce temps on le pourra serrer peu-à-peu, pour ramener, &
ramasser les parties qui ont esté grandement étendües par
la grossesse ; ce qui se peut faire seurement pour lors ; car
la Matrice par l'évacuation des vuidanges qui se font
écoulées, est tellement diminuée & appetissée, qu'elle
ne peut pas estre trop comprimée par ce bandage. Venons
maintenant à ce qu'il convient faire aux mammelles.

On y mettra des remedes propres à faire évader le lait,
si la femme ne veut pas estre nourrice, desquels nous parlerons cy-après : mais si elle desire l'estre, on se contentera de luy tenir le sein bien clos & couvert, avec linges
doux & mollets qui l'entretiendront chaudement, de peur
que le lait ne s'y grumelle, & si on craint que le sang ne s'y
porte trop abondamment, on y fera quelque embrocation d'huile rosat, avec un peu de vinaigre batus ensemble, dont on trempera aussi quelque petit linge fin pour
mettre dessus, observant si la femme veut nourrir son enfant, qu'elle ne luy donne à tetter le même jour qu'elle
sera accouchée, à cause que toutes ses humeurs sont alors
extrémement émeües des douleurs & de l'agitation de
l'accouchement : c'est pourquoy elle differera tout au
moins jusques au lendemain à le faire, & il seroit encore
mieux qu'elle attendît quatre ou cinq jours, & même d'a-

vantage, afin de laiffer paffer la fureur du lait, & l'a-
bondance des humeurs qui affluënt aux mammelles
dans les premiers jours, durant lefquels une autre femme luy donneroit à tetter. Parlons à prefent du régime de vivre que la femme doit garder pendant toutes fes couches.

CHAPITRE III.

Du régime de vivre que l'accouchée doit ob-
ferver durant tout le temps de fa couche,
quand elle n'eft accompagnée d'aucuns acci-
dens.

Q VOYQUE la femme foit accouchée naturellement, il faut neantmoins qu'elle obferve un
bon régime de vivre, pour prévenir & empêcher beaucoup de fâcheux accidens qui luy peuvent arriver pendant fa couche, dans les premiers jours de laquelle on
la doit traiter en ce qui concerne fon boire & fon manger, prefque comme fi elle avoit la fiévre, pour faire
en forte qu'elle ne luy vienne; dautant qu'elle y eft pour
lors toute difpofée, auffi luy arrive-t-elle fouvent,
pour la moindre faute qu'elle peut commettre en fon
régime.

Il ne faut pas à cét égard eftre du fentiment de la
plûpart des gardes, qui difent qu'on doit bien nourrir les femmes accouchées, tant pour réparer leurs forces diminuées par la grandeur de leur travail, & par la
quantité de fang qu'elles ont perdu dans leur accouche-

ment , & de celuy qui s'évacuë encore en suite , à raison
dequoy elles croyent qu'il faut manger , afin d'en refaire
d'autre , qu'aussi pour leur remplir le ventre qu'elles
ont tout vuide aprés que l'enfant en est dehors ; mais
il vaut beaucoup mieux suivre en cela le conseil qu'Hypocrate nous donne dans l'Aphorisme dixiéme du second Livre , auquel il nous dit , *impura corpora quò plus
nutriveris , eò magis læseris* , tant plus tu nourriras les
corps impurs , d'autant plus tu les blesseras. Or il est certain que la femme nouvellement accouchée est de cette
espece, comme nous le pouvons connoître par la quantité de vuidanges & de superfluitez qui s'écoulent de sa
Matrice en ce temps , auquel pour ce sujet elle doit vivre fort sobrement , principalement aux trois ou quatre
premiers jours , durant lesquels elle sera nourrie seulement avec bons boüillons , œufs frais , & bonne gelée,
sans user d'aucuns alimens solides dans ce commencement ; mais lors que la plus grande abondance de son
lait sera un peu passée , elle pourra avec plus de seureté
manger quelque peu de potage à son dîner , & quelque
petit morceau de poulet boüilli, ou de mouton selon son
appetit, aprés quoy ne luy arrivant aucun accident , on
luy donnera peu à peu plus largement de la nourriture , pourveu cependant que ce soit un tiers moins ,
qu'elle a coûtume d'en prendre quand elle est en parfaite santé , & que les alimens qu'on luy donnera pour
lors soient viandes de bonne & facile digestion , sans
luy permettre d'user de ces gâteaux , tartes , & autres
patisseries qui se mangent ordinairement à la collation
qui se fait en suite du Baptême de l'enfant. Pour son
boire il sera de ptisanne , ou à tout le moins d'eau boüil-

lie , prenant bien garde à ne la luy pas donner trop
froide ; elle pourra aussi (pourveu qu'elle n'ait pas de
fiévre) boire un peu de vin blanc bien trempé d'eau,
& ce aprés les cinq ou six premiers jours feulement.

Quoyque nous prefcrivions en general un tel régime pour toutes celles qui font nouvellement accouchées, il y en a toutefois qui ne le doivent pas obferver
fi exactement, comme font les femmes de grand travail, lefquelles eftant d'un temperament tres-fort &
robufte, doivent eftre nourries un peu plus pleinement,
à qui neanmoins fi on ne change la qualité de leurs alimens ordinaires, on en doit retrancher la quantité,
ayant toûjours égard en toutes perfonnes à la coûtume.
C'eft ce que le même Hypocrate nous enfeigne en l'A-
phorifme dix-feptiéme du premier Livre, où il dit, *ani-
madvertendi funt quibus femel, aut bis, & quibus copiofior,
aut parcior, aut per partes cibus eft offerendus ; dandum verò
aliquid tempori, regioni, ætati, & confuetudini.*

Il faut bien avifer & remarquer ceux à qui on doit
donner des viandes une feule fois , ou deux , comme
aussi à qui on en doit donner plus, ou moins, ou peu à
peu, mais il faut accorder quelque chofe au temps, à
la region, à l'âge, & à la coûftume. Ce que nous avons
dit doit fuffire pour l'ordonnance de fon boire & manger.

L'accouchée fe doit aussi tenir en grand repos dans
fon lit, couchée fur le dos, la tefte un peu élevée, fans fe
tourner fi fouvent de cofté & d'autre, afin que la Matrice fe raffermiffe mieux dans fa premiere fituation:
elle ne prendra en ce temps aucun foin de fon ménage;
mais elle en confiera la charge à quelqu'une de fes pa-

rentes ou amies ; elle parlera le moins qu'elle pourra,
& que ce soit à voix basse, & on ne luy rapportera aucune mauvaise nouvelle qui la pût saisir ; car toutes ces
choses causent tant d'émotion & de perturbation aux
humeurs, que la nature ne les pouvant dominer n'en
peut aussi faire l'évacuation necessaire, au sujet dequoy
la mort est arrivée à plusieurs.

Les femmes bourgeoises ont une tres-mauvaise coûtume dont elles se devroient abstenir, qui est qu'elles
font ordinairement baptiser leurs enfans le deuxiéme ou
le troisiéme jour après leur accouchement, en suite dequoy toutes leurs parentes & amies viennent faire la collation dans la chambre de l'accouchée, où estant elle
est obligée de tant parler & répondre au compere & à
la commere, & à tous venans, durant une apresdinée
entiere, pour faire les complimens de cette ceremo-
nie, qu'elle en a la teste toute étourdie, & quoy qu'il
n'y ait personne dans la compagnie qui ne boive à sa
santé, elle la pert neanmoins par le bruit qu'on luy fait
aux oreilles ; outre aussi qu'elle est souvent contrainte
par honneur de s'abstenir de demander le bassin, ou ses
autres necessitez, pour raison dequoy elle est grandement
incommodée : & cela se pratique justement dans le
temps qu'elle devroit avoir plus de repos, à cause que
c'est vers ce troisiéme jour que le lait se porte plus abondamment aux mammelles ; c'est ce qui fait que le lendemain de ce jour de feste elles ont souvent une grosse
fiévre, pour s'y estre trop tourmentées. J'approuve fort
qu'on baptise l'enfant le plûtost que faire se pourra ;
mais il faudroit differer ce festin jusques à ce que l'accouchée se portât bien, ou à tout le moins qu'on le
fist

fift en lieu d'où elle n'entendît aucun bruit, & n'en vît
pareillement rien, de peur de l'incommoder de la forte,
& pour éviter qu'elle ne fût tentée par ces fortes de pa-
tifferies qui s'y mangent, defquelles elle ne doit goû-
ter, dautant que tels mets font grandement étouffans,
& de trop difficile digeftion.

On fera en forte de luy tenir toûjours le ventre libre avec clyfteres, luy en donnant à tout le moins de
deux jours l'un, lefquels ferviront non feulement pour
évacuer les gros excrémens, mais auffi pour attirer
d'autant plus les vuidanges en bas. Aprés que la femme
aura vécu d'un tel régime durant quinze jours, ou trois
femaines, qui eft à peu prés le temps auquel elle s'eft
purgée de la plus grande partie de fes vuidanges, avant
que de fe relever, pour achever de nettoyer d'autant
plus les lieux, devant que d'y rebâtir en y travaillant fur
nouveaux frais, on luy donnera une petite medecine,
qu'on reïterera fi befoin eft, compofée de fené, caffe,
& fyrop de chicorée compofé de rheubarbe, laquelle
fervira pour purger l'eftomach & les inteftins des mauvaifes humeurs que la nature n'a pas pû évacuer par la
Matrice, comme elle a fait les autres fuperfluitez qui
s'en font écoulées; ce qu'eftant fait, s'il ne luy refte aucune indifpofition, on la pourra baigner une ou deux
fois, pour la décraffer de toutes les immondices dont
elle peut avoir eû la fuperficie du corps encroûtée durant fes couches; enfuite dequoy on luy laiffera le foin
de fe gouverner elle-même fuivant fa coûtume.

CCc

CHAPITRE IIII.

Le moyen de faire évad:er & tarir le lait aux femmes qui ne veulent pas estre nourrices.

IL y a un tres-grand nombre de remedes dont on se sert ordinairement pour cét effet, desquels les uns empêchent que les humeurs n'affluënt tant aux mammelles, & les autres dissipent, & resolvent en partie le lait qui y est contenu.

Ceux qui empêchent que les humeurs ne s'y portent si abondamment, sont l'huile rosat & le vinaigre batus ensemble, avec quoy on fait vn liniment sur toutes les mammelles, ou l'onguent populeon avec le cerat de Galien, meslez en égale portion, dont on étendra un peu sur un linge, ou sur un papier gris pour le mettre sur le sein. D'autres usent de linges trempez en verjus tiede, dans lequel aucuns font fondre un peu d'alun pour avoir plus d'astriction, & d'autres y appliquent la lie de gros vin toute pure, ou meslée avec huile rosat.

Les remedes qui resolvent & dissipent le lait des Mammelles, sont le Cataplasme composé des quatre farines, miel, & safran, qu'on fait cuire avec la décoction de cerfüeil ou de sauge. D'autres en font un de miel tout pur; & quelques autres en frotent seulement le sein, & y mettent par dessus des feüilles de choux rouges, apres en avoir osté les grosses costes, & les avoir fait un peu amortir au feu: ce remede fait évader le lait assez promp-

tement. Il y en a qui font boüillir des feüilles de buis
& de fauge en urine , dont ils fomentent en fuite les
mammelles chaudement , & en trempent un linge pour
mettre deffus. Mais en appliquant toutes ces chofes fur
le fein,&en les rechangeant,il faut fur tout bien prendre
garde que la femme n'y reffente aucun froid , comme
auffi de n'y pas caufer inflammation , & apofteme , au
lieu d'en faire évader le lait : c'eft pourquoy on choifira les remedes refrenans, repercuffifs , ou refolutifs felon que les differentes difpofitions le requiereront.

Ie connois des femmes qui tiennent pour grand fe-
cret , & pour chofe tres-certaine & propre à bien faire
évader leur lait , de mettre & veftir tout chaudement
la chemife de leur Mari, fi-toft qu'il la oftée de deffus
fon corps , & de la garder jufques à ce que le lait foit
écoulé; mais s'il s'évade pendant ce temps , c'eft fuperftition que de croire que cette chemife en foit la caufe,
& qu'elle produife un tel effet ; cela vient bien plûtoft
de ce que toutes les humeurs du corps ayant pris d'elles-
mêmes un autre cours qu'aux mammelles , n'y affluënt
plus de jour en jour en fi grande abondance : c'eft pourquoy en fe fervant de tous ces remedes , on ne doit pas
obmettre le principal , qui eft de faire en forte qu'elles
fe portent en bas , procurant pour ce faire , une bonne &
ample évacuation des vuidanges , & pour y aider on doit
auffi tenir le ventre libre avec clyfteres qui puiffent les
provoquer , ainfi faifant le lait s'évadera facilement.

Tout ce que nous avons dit dans les premiers Chapitres de ce troifiéme Livre , fe doit feulement pratiquer
quand la nouvelle accouchée n'eft accompagnée d'aucune indifpofition; car au cas qu'il luy en arrive , on fe

doit comporter d'une autre maniere, & selon que les accidens le requiereront. C'est maintenant dequoy nous allons parler dans les Chapitres suivans.

CHAPITRE V.

De plusieurs maladies & Symptomes qui arrivent à la Femme nouvellement accouchée, & premierement du flux de sang.

NOus avons parlé autrepart du flux de sang qui précede l'accouchement, & montré que le seul moyen d'y remedier est d'accoucher la femme le plûtost qu'il sera possible ; il nous faut à présent voir ce qu'il convient faire à celuy qui survient incontinent, ou peu aprés l'accouchement, provenant de ce que les orifices des vaisseaux de la Matrice sont recemment ouverts par le détachement de l'arriere-fais, contre lesquels il estoit joint & attaché ; & ce sang fluë pour lors d'autant plus abondamment qu'il est subtil & échauffé naturellement, ou par l'agitation d'un long & rude travail, & que la femme est avec cela fort sanguine & plethorique.

Cét accident peut souvent arriver pour avoir détaché l'arriere-fais avec trop de promptitude & de violence ; il est aussi parfois causé de ce qu'il en reste quelque portion dans la Matrice, ou bien quelque faux germe ; car pour lors en s'efforçant de l'expulser elle exprime & fait fluër le sang hors des vaisseaux nouvellement ou-

verts ; & parfois un gros grumeau de ce fang caillé, demeurant dans le fond de la Matrice peut produire le
même effet, lequel fouvent à caufe de la diftenfion qu'il
en fait, excite des douleurs pareilles à celles que la femme avoit pour accoucher, qui la tourmentent jufques
à ce qu'elle l'ait vuidé, aprés quoy elle eft foulagée;
mais quelquefois le fang ne laiffant encore de toûjours
couler, & demeurant dans le fond de la Matrice, il s'en
fait de nouveaux grumeaux, qui font caufe que l'accident recommence comme auparavant, & qu'il continuë
ainfi par plufieurs fois, dans l'intervalle defquelles il
fluë au dehors feulement quelques ferofitez de ce fang
retenu qui fe diffout; ce qui fait croire à ceux qui ne fe
connoiffent pas bien en l'Art que le flux eft ceffé, quoy
qu'il coule toûjours au dedans, où il eft arrefté par une
portion qui s'y eft ainfi coagulée; mais quand ce caillot
vient à tomber, on le voit fortir derechef tout pur &
avec abondance.

Le flux de fang eft un accident plus dangereux que
tous les autres qui peuvent arriver à la femme nouvellement accouchée, & qui la conduit fi promptement au
tombeau quand il fort abondamment, qu'on n'a pas fouvent le temps d'y pouvoir remedier. C'eft pourquoy on
fe depefchera au plûtoft en cette occafion de faire les
chofes convenables, tant pour l'arrefter, que pour le
détourner des lieux d'où il fort.

Pour ce fujet on aura égard à ce qui peut exciter un
tel flux de fang, & fi c'eftoit quelque faux germe, ou
une portion de l'arriere-fais, ou des caillots de fang
reftez en dedans qui en fuffent caufe, on fera promptement fon poffible de les tirer dehors, ou d'en procurer

auffi-toft l'expulfion ; mais fi , quoy qu'il ne refte rien dans la Matrice , le fang ne laiffe pas de toûjours cou-ler, pour lors la femme fera faignée du bras , non tant pour en évacuer la plenitude , que pour en faire diver-fion ; elle fera couchée le corps également fitué, & non élevé , afin que le fang ne fe porte trop vers les parties inferieures ; elle fe tiendra en grand repos fans fe remuer d'un cofté ny d'autre, pour ne pas caufer agitation aux humeurs ; on ne doit pareillement luy ferrer le ventre avec aucun bandage , ny avec aucunes compreffes pofées deffus ; car en le comprimant ainfi le mal en feroit aug-menté ; l'air de fa chambre fera auffi un peu rafraîchi, & la femme ne fera pas trop couverte en fon lit, afin que la chaleur n'excite le fang à fluër de plus en plus. Tout le móde deffend en cette occafion de donner des clyfteres à la femme, de peur (ce dit-on) d'attirer encore d'avantage les humeurs en bas ; mais je me fuis trouvé en deux ren-contres où en ayant ufé tout au contraire les pertes de fang ont ceffé par lavemens , & même affez forts , ce que je veux bien expliquer afin qu'on y prenne garde en pareille occafion.

Ie fus appellé il y a bien trois ans pour voir une fem-me qui avoit efté furprife d'un grand flux de fang , in-cótinent aprés que fa Sage-femme l'eût delivrée, ce qu'el-le fit avec un péu trop de violence , comme m'affeura la Malade , qui me dit avoir reffenti une tres-grande dou-leur dans l'inftant qu'elle luy tira l'arriere-fais, qu'elle en-tendit même fe détacher avec bruit: or depuis le moment qu'elle fut ainfi delivrée , elle perdit pendant cinq ou fix jours continuellement une fi grande abondance de fang, que j'aurois bien eû de la peine à croire qu'elle en eût

pû tant vuider fans mourir, fi je ne l'avois vû moy-
même : on fe fervit durant tout ce temps inutilement de
tous les remedes imaginables, pour pouvoir faire ceffer cét accident ; & comme elle fe plaignoit avec cela de
tres - grandes douleurs de ventre, on luy donna quelques lavemens anodins & rafraîchiffans, de peur que
luy en faifant prendre d'autres plus forts, le fang
n'en fût encore excité à fluër de plus en plus, elle
en prit quatre ou cinq de la forte qu'elle rendit comme on luy avoit donnez, fans aucune matiere, ce que
voyant, & préjugeant qu'elle avoit affeurement quelques gros excrémens retenus dans les inteftins dés avant
la couche, qui ne pouvant eftre évacuez par ces clyfteres anodins, luy caufoient une grande colique qu'elle
fentoit par tout le ventre, qui en paroiffoit même tout
gonflé, fur ce préjugé je luy en fis donner un commun
& un peu fort, contre le fentiment neanmoins de plufieurs perfonnes, qui ne connoiffant pas bien la caufe de
la maladie, affeuroient qu'il falloit bien s'en garder, parce qu'il augmenteroit encore indubitablement (ce di-
foient-elles) la perte du fang ; mais l'iffuë en fut toute
contraire à leur attente ; car la malade rendit avec ce lavement un plein baffin de gros excrémens, qui croûpif-
fans depuis long-temps, & s'eftant endurcis par leur fejour, avoient bouché le paffage à beaucoup de vents
qu'elle rendit auffi en même temps. Or les inteftins
pleins de ces groffes matieres eftant agitez à chaque
moment par ces vents, agitoient auffi, & comprimoient
continuellement la Matrice, au moyen de quoy la perte
de fang eftoit toûjours entretenuë, laquelle ceffa incontinent aprés que cette colique eut efté diffipée, par l'éva-

cuation de ces excrémens ; & depuis ce temps-là m'eſtant
trouvé en une autre occaſion où le flux de ſang eſtoit encor
entretenu par meſme cauſe, en ayant uſé de la même maniere l'iſſuë en fut auſſi toute ſemblable. C'eſt pourquoy
s'il y a quelque apparence qu'il y ait des excrémens retenus de la ſorte dans les Inteſtins, on ne fera aucun ſcru-
pule de donner des clyſteres qui les puiſſent évacuer,
s'abſtenant en cette rencontre de ceux qui ſont aſtringens ; car ils les endurciroient & les retiendroient encore
davantage ce qui augmenteroit ainſi faiſant la maladie.

Mais ſi outre cela le ſang fluë continuellement, pour
lors l'on eſſayera les derniers remedes, qui ſont de
mettre coucher la femme ſur la paille fraîche, avec vn
ſimple drap ſans aucun matelas, afin qu'elle n'ait pas les
reins ſi échauffez, luy mettant le long des lombes des
ſerviettes trempées en oxycrat froid, à moins que ce ne fût
en hyver, auquel cas on le feroit un peu tiedir : par telle
fraicheur on arreſtera un peu l'impetuoſité du ſang, & on
temperera ſa chaleur, comme auſſi par ce moyen on
concentrera vers le principe ſi peu qu'il en reſte au corps
de la femme, & afin de luy conſerver ſes forces, qui
s'affoibliſſent extremement par l'évacuation de ce treſor
de la vie, on luy donnera de demy-heure en demy-heure
un peu de bon conſommé, avec quelque cuillerée de
gelée, & un jaune d'œuf par intervalle, ſans luy faire
prendre beaucoup d'alimens à la fois, à cauſe que ſon
eſtomach ne les pourroit pas digerer ; & ſon boire ſera
un peu de vin rouge avec de l'eau ferrée. Mais ſi n'o-
nobſtant toutes ces choſes le ſang continuë toûjours à
fluër, pour lors la femme tombe ſouvent en ſyncope,
& eſt en tres-grand danger d'en perdre bien-toſt la vie,

parce

parce qu'on ne peut pas porter aucun remede propre sur
les vaisseaux ouverts en ces lieux, comme on feroit en
d'autres parties.

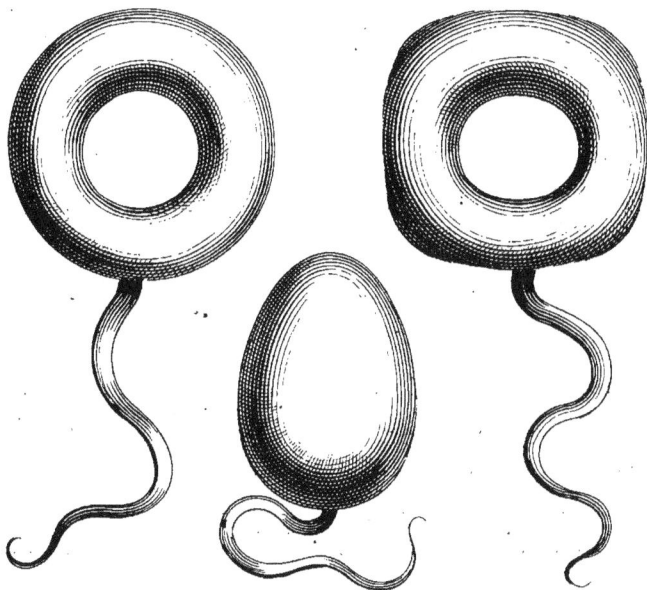

Ces trois figures representent des differens pessaires propres à
relever & à retenir la Matrice, pour empescher qu'elle ne
tombe comme elle fait dans la descente.

CHAPITRE VI.

De la descente & cheûte de la Matrice & du
siege de la femme nouvellement accouchée.

POur mieux faire entendre la chose je feray deux sortes de descentes ou relaxations, comme aussi deux

fortes de cheûtes ou précipitations de Matrice, lesquelles toutes ne different que du plus ou du moins qu'elle
est tombée; car la descente est quand la Matrice s'abbaif-
se & descend seulement sans sortir, & la cheûte est quand
elle tombe entierement dehors.

La premiere sorte de descente ou relaxation, est
celle en laquelle le corps de la Matrice tombe dans le
vagina, en telle façon qu'en mettant le doigt on sent l'o-
rifice interne fort proche, la seconde espece de descente
est quand la Matrice estant encore plus abbaissée, on
voit manifestement cét orifice paroître à l'exterieur.

La cheûte est aussi de deux sortes, en la premiere la Matrice tombe tout-à-fait dehors sans que son fond soit
neanmoins renversé, & sans qu'on le puisse voir interieurement, mais on voit seulement son orifice, qui
paroît à l'extremité d'une grosse masse charnuë qui com-
pose le corps de la Matrice; c'est ce qu'on appelle *pro-*
lapsus uteri, c'est à dire précipitation. Et l'autre cheûte
de Matrice qui est la plus fâcheuse de toutes, & celle
qu'on nomme perversion ou renversement, pour lors elle est non seulement tout-à-fait tombée dehors, mais
son fond est aussi renversé de telle façon qu'on le voit
tout uni & sans orifice, à cause qu'il est pareillement retourné. La Matrice ainsi tombée semble n'estre qu'un
gros morceau de chair sanglante, & comme une espece
de *scrotum*, qui pend entre les cuisses de la femme; & ce qui
est d'étonnant en cette rencontre, est qu'on voit la mai-
son de l'enfant qui est la Matrice, sortir par la porte,
qui est son orifice interne.

La descente & la cheûte de Matrice procédent ou de la
relaxation, ou de la ruption de ses ligamens. Les fem-

mes qui ont quantité de fleurs blanches font fujettes à
ces relaxations, & ces ligamens s'étendent encore ou fe
rompent dans les fâcheux & violens accouchemens, comme auffi par la trop frequente portée des enfans gros &
pefans, quelquefois par une grande toux, par frequens &
forts éternuëmens, pour avoir fauté, ou s'eftre laiffé tomber de haut, pour aller en coche, en charette, à cheval, ou
par autres voitures rudes & fecoüantes, pour avoir foûle-
vé avec grand effort quelque pefant fardeau, pour avoir
trop levé les bras en les portant par deffus la tefte, pour
avoir eû un flux de ventre de longue durée, avec fortes
épreintes & grands tenefmes, dautant que toutes ces chofes fecoüent, & pouffent grandement la Matrice en bas
quand elle eft pleine d'enfant, & fes ligamens eftant par
ce moyen relâchez, ou rompus, ne la peuvent plus retenir, ce qui fait qu'elle defcend & tombe facilement
aprés que l'enfant en eft dehors. Mais la caufe la plus frequente des defcentes & cheûtes de Matrice, eft celle qui
provient des violens & fâcheux accouchemens, ce qui arrive principalement quand l'enfant fe prefente dans une
fituation en laquelle il ne peut pas fortir, & quand il a la
tefte trop groffe, ou quand l'orifice interne ne fe dilate
pas affez pour luy faire voye dans le temps; car pour lors
la Matrice eft pouffée avec tant de force en bas, fans
que l'enfant puiffe avancer au paffage, que fes ligamens
en font extrémement tiraillez & relâchez, comme auffi
quand y ayant quelque difpofition premiere on tire trop
fort, & tout d'un coup l'arriere-fais grandement adherent
au fond de la Matrice, & d'autant plûtoft encore, fi portant la main au dedans (comme on eft obligé de faire
pour délivrer la femme, lors que le cordon eft rompu) on

prend & tire au lieu de l'arriere-fais le corps même de la Matrice. Nous avons montré au Chapitre treiziéme du second Livre, le moyen de ne s'y pas tromper, & d'en venir adroitement à bout.

La femme qui a une cheûte de Matrice reffent une grande pefanteur au bas du ventre, avec une extréme douleur aux reins & aux lombes, vers l'endroit où font attachez fes ligamens; & on voit fortir des humiditez rouffatres & fanglantes à travers cette maffe de chair qui luy pend entre les cuiffes. La relaxation peut bien arriver à toutes fortes de femmes, & pour toutes les caufes cy-deffus alleguées; mais la cheûte rarement, & la perverfion entiere jamais qu'enfuite de l'accouchement, & fouvent immédiatement aprés, à caufe que pour lors fon orifice interne eft prefque auffi étendu que fon fond, ce qui n'eft pas de même en autre temps, où eftant fermé il ne luy peut pas laiffer lieu de fe renverfer ainfi. J'ay montré au Chapitre feiziéme du fecond Livre, le moyen de préferver la femme de cét accident en l'accouchant quand elle y eft difpofée, auquel lieu on aura recours pour en éviter la répétition.

Si on remedie promptement à la relaxation, & à la cheûte de la Matrice, en la réduifant & remettant en fon lieu naturel, on peut facilement en efpérer guerifon, & d'autant plûtoft que la femme fera jeune, & la maladie recente; mais fi elle eft vieille, & qu'il y ait déja long temps que la Matrice foit tombée, elle en eft d'autant plus incurable.

Pour la curation de cette maladie on aura égard à deux chofes; la premiere eft de réduire la Matrice en fon lieu naturel, & la deuxiéme de l'y contenir & fortifier. Pour

executer la premiere qui est de la réduire, si la Matrice est
tout-à-fait tombée ou renversée, on fera devant toutes
choses uriner la femme, & on luy donnera si besoin est
un clystere, pour évacuer les gros excrémens qui sont dans
le *rectum*, afin que la réduction en soit plus facile, aprés
quoy on la fera coucher sur le dos, ayant les fesses plus
élevées que la teste, puis on luy fomentera avec le vin
& l'eau tiedes, ou avec le lait tout ce qui est tombé dehors, & ensuitte ayant pris un linge bien mollet on la
remettra en son lieu naturel, la repoussant non pas tout
d'un coup, mais en vacillant peu-à-peu de costé & d'autre; & si la chose fait trop de peine, à cause que ce qui
est sorti est déja fort gros & tumefié, on l'oindra d'huile
d'amandes douces, pour le faire rentrer plus facilement,
observant aprés en avoir fait la réduction, d'essuyer le
mieux qu'il sera possible cette huile, pour éviter la récidive; mais si la Matrice ainsi faisant, demeure dehors
sans pouvoir estre remise, à cause qu'elle est excessive-
ment enflammée & tumefiée, ce qui arrive quand on est
trop long temps sans y faire les remedes necessaires, pendant quoy elle est continuellement salie & abreuvée de
l'urine, & des autres excrémens qui contribuent beaucoup à sa corruption, pour lors il y a grand danger qu'elle ne tombe tout-à-fait en gangrene, & que la femme
n'en meure ensuite. On a toutefois veu des femmes
échapper d'un tel accident; Paré en rapporte quelque histoire semblable, ce que fait pareillement Rousset en
son enfantement cæsarien, mais cela arrive très-rare-
ment.

Quant à ce qui est du second moyen de la curation
de cette maladie, lequel consiste à retenir la Matrice en

fon lieu, & à la fortifier aprés l'y avoir remife, cela fe fera par une fituation convenable. La femme pour ce fujet fe tiendra couchée fur le dos, ayant les fefles un peu hautes, les jambes un peu croifées , & les cuifles jointes l'une contre l'autre, afin d'empêcher qu'elle ne retombe; & le plus feur fera de luy mettre un peffaire dans le col de la Matrice , pour la tenir en état. On en fait de deux ou trois fortes qui peuvent fervir pour ce même deffein, dont on voit les differentes figures au commencement de ce Chapitre. Les uns font ronds , & un peu oblongs, en figure d'œuf, de groffeur & longueur du col de la Matrice, dans lequel on les laiffe, aprés les y avoir introduits; mais ceux-là font fujets à tomber fouvent dehors , & ne font pas fi utiles ny fi commodes que les autres , qu'on fait avec un morceau de gros liege, afin qu'ils foient plus legers. Ils doivent eftre en figure de cercle épais , femblable à celle d'un petit bourlet, & eftre percez d'un affez grand trou dans leur milieu, lequel fert tant pour y loger, appuyer, & recevoir l'orifice interne de la Matrice , que pour donner paffage aux vuidanges qui s'en évacuent. Il faut que ces fortes de peffaires foient recouverts de cire blanche, afin qu'ils en foient plus unis , & que par ce moyen ils ne puiffent pas bleffer la femme qui s'en fervira, & ils doivent eftre un peu larges, afin qu'eftant introduits ils puiffent plus facilement tenir, comme auffi avoir fi l'on veut un petit lien, avec lequel ils feront retirez de temps - en - temps pour les nettoyer : neanmoins ce lien n'eft pas bien neceffaire dautant qu'on les peut affez aifément retirer avec le feul doigt : Outre cela on doit remarquer qu'on en peut faire de ronds exactement, & d'autres d'une figure aucunement quarrée, ou même

triangulaire dont les angles foient mouffes. Ceux-cy tiennent quelquefois mieux, & ne tombent pas fi facilement
que les ronds; mais on fe fervira des uns & des autres felon qu'on le jugera plus à propos.

Lors que la Matrice fe purge de fes vuidanges, il ne
faut pas ufer d'autres chofes pour la fortifier, que de la
tenir ainfi en état, & en fa fituation naturelle, car les remedes aftringens qui feroient propres pour empêcher fa
relaxation, cauferoient un grand préjudice à la femme en
faifant fuppreffion de ces fuperfluitez; & on doit fur tout
obferver dans cette maladie, de ne pas luy ferrer le ventre avec aucun bandage, fi ce n'eft qu'il foit fimplement
contentif: c'eft en quoy fe trompent plufieurs Sages-femmes, qui croyant la retenir mieux en fon lieu, ferrent
beaucoup le ventre de l'accouchée; car en le comprimant
ainfi fortement, elles pouffent encore davantage la Matrice en bas : on luy doit auffi donner le baffin dans le
lit, & même elle demeurera couchée en rendant fes excrémens, pendant quoy elle aura toûjours fa main au devant, pour empêcher qu'elle ne retombe. Mais lors que
le temps des purgations fera entierement paffé, & qu'il
s'en fera fait une affez ample évacuation, on pourra fans
danger fe fervir d'injections aftringentes; On aura pareillement égard à toute l'habitude du corps, pour en tarir les humiditez par un regime univerfel, & la femme ne
fe relevera du lit qu'aprés cinq ou fix femaines au plûtoft, afin que la Matrice & fes ligamens fe puiffent remettre, & fe bien fortifier en leur fituation naturelle.

Il arrive auffi quelquefois que par les trop grands efforts que la femme fait durant fon travail, le fiege en eft
tout-à-fait pouffé dehors : En ce cas fi l'enfant eft bien

avancé au paffage, on fe contentera feulement avant que
cét accident vienne , de l'empêcher s'il y a moyen , en re-
commandant à la femme de ne pas s'épreindre fi fortement , mais s'il eft entierement tombé , on attendra que
l'enfant foit tout-à-fait forti pour le remettre ; car avant
cela il feroit bien difficile de le faire fans caufer grande
contufion à l'inteftin. Incontinent donc que la femme fera accouchée , on en fera la réduction de la même façon
que celle de la Matrice , aprés l'avoir fomenté , étuvé , &
oint s'il eft neceffaire , prenant garde enfuite de ne pas
donner à la femme durant fes couches aucun lavement
fort ; car les épreintes qu'elle feroit pour le rendre luy
exciteroient derechef la cheûte de l'inteftin.

CHAPITRE VII.

Des contufions, & des déchireures des parties
exterieures de la Matrice, caufées par
l'accouchement.

IL n'y a pas lieu de s'étonner de ce que fouvent , &
principalement dans les premiers accouchemens , il
arrive des contufions, & des déchireures aux parties baffes de la femme ; on en connoîtra facilement la caufe en
faifant réflexion fur la groffeur de la tefte de l'enfant , qui
pour paffer & fortir hors la Matrice , eft obligée de faire
auffi grande diftenfion de ces parties qui font étroites,
qu'elle eft groffe , lefquelles eftant extrémement pref-
fées contre la dureté des os qui les environnent , en font
facilement contufes , & ne pouvant fe dilater fuffifamment,

ment, il est de necessité qu'elles se déchirent.

Presque toutes les femmes dans leur premier accou-chement, se plaignent lors que leur enfant est au passage, que la Sage-femme les pique & les égratigne en ces par-ties, & croyent que les meurtrisseures qui y sont aprés sa sortie, procedent de ce qu'elle les a trop souvent & trop rudement touchées avec la main ; mais elles s'abusent grandement ; car cela vient de ce que la teste de l'enfant fait en passant une violente distension, & séparation des quatre caruncules , & des autres parties adjacentes , les-quelles en sont meurtries , & parfois déchirées ; & de là est causée la douleur qu'elles disent ressentir alors, com-me si on les piquoit ou égratignoit, dont elles ne se plai-gnent jamais tant dans les accouchemens suivans , à cau-se que ces parties ayant une fois donné passage à un en-fant, se relâchent & s'étendent aprés bien plus facilement, & avec d'autant moins de peine & de douleur, que la cho-se a esté plus souvent reïterée.

On doit bien prendre garde à ne pas négliger ces con-tusions & déchirures, de peur qu'elles ne dégenerent en ulceres malins ; car la chaleur & l'humidité de ces lieux, outre les immondices qui s'en écoulent continuellement y contribueroient facilement, si on n'y apportoit les re-medes convenables. C'est pourquoy tout aussi-tost que la femme sera accouchée , s'il n'y a que de simples contu-sions, & écorcheures, on luy mettra sur les parties basses, pour en appaiser la douleur, un petit cataplasme comme nous avons déja dit en autre lieu, fait avec les œufs frais dont on meslera le jaune & le blanc avec huile rosat, le-quel on fera un peu cuire sur les cendres chaudes , en remuant le tout avec une cuiller jusques à ce qu'il soit

un peu lié, puis l'ayant mis fur des étoupes fines, ou fur
un linge, on l'appliquera chaudement fur tout l'exterieur
de la vulve, l'y laiffant pendant cinq ou fix heures, aprés
quoy on l'oftera, pour mettre de cofté & d'autre fur chacune des levres de petits linges trempez en huile d'Hypericon; & en les renouvelant deux ou trois fois le jour,
on étuvera ces parties avec eau d'orge & miel rofat, pour
les nettoyer des excrémens qui s'écoulent de la Matrice;
& quand la femme voudra uriner, on les garnira de quelque linge, pour empêcher que l'urine tombant deffus ne
luy excite grande cuiffon & douleur.

Quelquefois la contufion a efté fi grande qu'il fe fait
inflammation des grandes lévres, où il fe forme un abfcez affez confiderable, comme je l'ay veu arriver en
quelques rencontres. En ce cas on donnera iffuë à la matiere qui s'y fera faite, vers le lieu le plus déclive & le plus
commode, aprés l'évacuation de laquelle on fera une injection déterfive dans la cavité où elle eftoit contenuë
avec la même fomentation que cy-deffus, fçavoir eft
avec eau d'orge & miel rofat, qu'on animera un peu d'efprit de vin s'il y avoit danger de corruption, & quant au
furplus on penfera l'ulcere felon que l'art le requiert.

Mais parfois il arrive que par un bien plus fâcheux &
déplorable accident, toute la partie inferieure de la fente,
que nous appellons la fourchette, fe déchire en la fortie
de l'enfant jufques au fondement, par le moyen dequoy
les deux trous, fçavoir celuy de la Matrice, & celuy de
l'*anus*, fe mettent à l'exterieur tout-à-fait en un, qui à
caufe de fon énorme grandeur, reffemble pour lors à
la bouche d'une autre affreufe. Si on laiffoit une telle déchireure fans en faire la reünion, la femme à la verité de-

venant groſſe une autre fois, accoucheroit enſuite avec
bien plus de facilité, & ſans eſtre en danger de la récidive
qui s'y fait ordinairement, quand ces parties ſe ſont re-
priſes aprés cét accident; mais auſſi lors qu'elles demeurent disjointes & ſéparées de la ſorte, les femmes en ſont
ſi incommodées, à raiſon des gros excrémens, qui par
leur ſortie du ſiege barboüillent & infectent tellement
toute leur nature, & les rendent ſi dégoûtantes à leur mari, à elles-mêmes, comme encore ſi peu convenables au
coït, qu'il vaut bien mieux en faire la reünion incontinent
aprés l'accouchement. C'eſt pourquoy ayant nettoyé
avec gros vin tiede toute cette déchireure, des excrémens
qui peuvent eſtre coulez entre ſes lévres, on y fera une
ſuture aſſez forte à points ſéparez, y en faiſant deux ou
trois, ou plus ou moins ſelon la longueur de la ſéparation, & prenant à chacun des points aſſez de chair, pour
empêcher qu'ils ne quittent, aprés quoy on penſera la
playe avec baume agglutinatif, tel qu'eſt celuy d'*arceus*
ou avec quelqu'autre de ſemblable nature, y mettant une
emplâtre & quelques linges par deſſus, qui puiſſent empêcher autant qu'il eſt poſſible, que l'urine & les autres
excrémens n'y découlent, car par leur acrimonie ils y
cauſeroient grande cuiſſon & douleur : & afin que ces parties ſe reüniſſent plus facilement, la femme aura toûjours ſes cuiſſes l'une contre l'autre ſans les écarter aucunement, la traitant ainſi juſques à parfaite gueriſon. Mais
ſi enſuite de cela elle devient encore groſſe, elle ſera obligée, pour ne pas tomber en pareil accident, d'oindre ſouvent ces parties avec huiles & graiſſes émollientes, & lorſqu'elle ſera en travail, elle ne s'épreindra ſi fortement tout
d'un coup; mais elle laiſſera faire peu-à-peu la nature, qui

fera aidée par une Sage-femme bien entenduë en fon Art,
laquelle eftant avertie de la premiere difgrace, fera fon
poffible pour en éviter une feconde; car ordinairement
ces parties ayant efté déchirées une fois, il eft bien difficile que la recidive ne vienne à l'accouchement fuivant,
à caufe que la cicatrice qui s'y fait rétreffit encore les
lieux davantage; c'eft pourquoy il feroit à fouhaitter,
pour plus grande feureté, que la femme ne fîft plus d'enfans, afin de ne pas retomber en la même peine, & fi pour
avoir negligé une telle déchireure, les lévres en eftoient
cicatrifées, il faudra, fi on y veut remedier, en renouve-
ler la cicatrice avec bons cifeaux, ou avec le biftory, comme on fait au bec de liévre ou lévres fenduës, apres
quoy on en fera la reünion de la même façon que fi elles
eftoient nouvellement féparées.

CHAPITRE VIII.

Des trenchées qui viennent à la femme nou-vellement accouchée, & de leurs diffe-rentes caufes.

LE plus commun accident duquel font ordinairement incommodées la plus grande partie des
femmes durant leurs couches, eft celuy des trenchées
qui leur arrivent peu de temps aprés eftre accouchées.
Nous avons montré cy-devant comme on avoit coûtume de les prévenir, en leur faifant prendre incontinent aprés l'accouchement deux onces d'huile d'amandes douces tirée fans feu, avec autant de fyrop de ca-

pillaires; mais comme affez fouvent, quoy qu'on fe foit
fervy de ce remede , la femme ne laiffe pas d'avoir en
fuite beaucoup de douleurs dans le ventre , il nous faut
maintenant rechercher quelles peuvent eftre les differentes caufes de toutes ces douleurs qu'on appelle ordinairement fans aucune diftinction du nom general
de trenchées , qu'elle reffent parfois vers les reins ,
aux lombes , & aux eines , autrefois dans la Matrice
feulement , & parfois vers le nombril, & par tout le
ventre , foit continuellement , ou par intervales avec
quelque relâche, en un lieu fixe, ou tantoft d'un cofté
tantoft de l'autre , toutes lefquelles réflexions nous font
diftinctement connoître leurs differentes caufes , felon
quoy il faut diverfifier les remedes.

Ces trenchées ou douleurs de ventre arrivent le plus
fouvent pour une feule de ces quatre caufes , ou pour
plufieurs jointes enfemble ; la premiere par des vents
contenus dans les inteftins, dont ils fe rempliffent facilement incontinent aprés l'accouchement , tant parce qu'ils ont alors bien plus d'efpace pour fe dilater ,
qu'ils n'en avoient quand l'enfant eftoit dans la Matrice, par laquelle ils eftoient comprimez , qu'auffi parce que les alimens , & les matieres contenuës tant en eux
que dans l'eftomach , ont efté tellement broüillez & agitez de cofté & d'autre , durant les efforts de l'accouchement , par les épreintes fréquentes qui font toûjours
grandes compreffions du ventre, que la digeftion ne s'en
eft pas bien pû faire, d'où s'enfuit generation de vents ,
& par confequent caufe des trenchées, que la femme reffent pour lors vagues par tout le ventre , tantoft d'un cofté, tantoft d'un autre, felon que ces vents s'y portent

plus ou moins, & parfois auſſi vers la Matrice, à cauſe de la compreſſion & de la commotion qu'y font les
inteſtins qui en ſont extrémement agitez.

La deuxiéme cauſe de ces trenchées & douleurs de
ventre, qui ne fait pas moins de peine à la femme que
la premiere, eſt celle qui provient de quelque corps
étrange reſté dans la Matrice aprés l'accouchement,
qu'elle s'efforce d'expulſer par de continuelles épreintes ; & c'eſt parfois quelque faux germe, ou une portion de l'arriere-fais, & fort ſouvent des caillots de ſang,
qui cauſent cét accident, lequel ne ceſſe jamais que ce
qui eſt ainſi contenu dans la Matrice n'en ſoit ſorti; pour
lors ces douleurs ſont preſque pareilles à celles que la
femme avoit avant que d'eſtre accouchée, & ne diminuënt point par les lavemens, comme font celles qui
ſont cauſées de vents; mais bien au contraire elles en
ſont excitées & augmentées.

En troiſiéme lieu les trenchées ſont ſouvent cauſées
par la ſuppreſſion ſubite des vuidanges, la matiere deſquelles empliſſant avec abondance toute la ſubſtance de
la Matrice qu'elle abbreve, en fait grande diſtenſion, &
y cauſe inflammation par ſon ſejour, laquelle ſe communique par le moyen du peritoine à toutes les parties
du bas ventre, pour raiſon dequoy il s'enfle, ſe tend,
& devient extrémement dur, lequel accident continuant cauſe ſouvent la mort à la femme en tres-peu
de temps.

Enfin la quatriéme & derniere cauſe de ces douleurs
de ventre procede de la grande extenſion des ligamens
de la Matrice, arrivée par un rude & fâcheux travail : en
ce cas les douleurs tiennent plus fixement aux reins, aux

lombes, & aux eines qu'en autre part, à caufe que ce font les lieux où ces ligamens font attachez; ce n'eft pas que ces douleurs ne fe communiquent auffi quelquefois par continuité à toute la Matrice, & d'autant plûtoft, fi elle a fouffert quelque contufion dans un violent accouche-ment.

On tient par une opinion commune, que la femme n'eft pas tant travaillée de toutes ces trenchées dans fa premiere couche, que dans les fuivantes, mais l'expe-rience journaliere nous fait voir que cela arrive indif-feremment, felon que les prefentes & les differentes dif-pofitions y contribüent plus ou moins, fans que pour raifon du premier ou du dernier accouchement, il y ait aucune regle certaine.

Il faut remedier à toutes ces douleurs felon leurs diffe-rentes caufes; & pour prevenir comme nous avons dit les trenchées qui pourroient eftre excitées par des vents, on fera prendre à la femme fi-toft qu'elle fera accou-chée, de l'huile d'amendes doûces, & du firop de capil-laires meflez enfemble; quelques-uns eftiment mieux l'huile de noix, pourveu qu'elle foit faite de noix bien faines; mais elle eft auffi de bien plus mauvais gouft que l'autre. Ce remede fert à lenir, & à enduire par fon onctuofité tout le dedans des inteftins, au moyen de-quoy ce qui eft contenu en eux s'écoule plus facilement par bas; mais comme nous avons dit autre-part, cette drogue eft fi dégoûtante, qu'elle fait parfois pour ce fu-jet plus de préjudice qu'elle n'apporte d'utilité: c'eft pour-quoy ie préfererois un bon boüillon bien chaud, pour celles qui ont grande averfion de cette huile. D'autres dônent un demi verre de bon hypocras; mais il peut en cet état où la femme est toûjours grandement émüe, causer pire maladie, en faisant venir la fiévre. Or pour prevenir & empescher encore d'autant mieux ces sortes de trenchées, la femme tiendra son ventre bien chaudement, & prendra pareillement garde à ne pas boire sa ptisane trop froide ; & si ces trenchées la tourmentoient beaucoup, on luy mettra de temps en temps des linges chauds sur le ventre, ou bien on luy appliquera une grande aumelette d'œufs faite avec huile de noix, sans le serrer trop avec son bandage ; & pour mieux évacuer les vents qui sont dans les jntestins, on luy donnera quelque clystere, qu'on reïterera tant que la necessité le requierera : mais si par ce moyen les douleurs de ventre ne sont appaisées, on peut s'asseurer qu'il y a quelqu'autre cause qui les entretient.

Si on connoist qu'il y ait quelque corps étrange retenu dans la Matrice, on en procurera l'expulsion, ou on le tirera dehors, en portant les doigts à son entrée, comme il a esté dit en parlant de l'extraction du faux germe, & si ce sont des gros grumeaux & caillots de sang, qui estant pareillement retenus causent ces douleurs, elles ne manqueront pas de cesser si-tost qu'on les aura tirez ; mais aussi le mesme accident recommencera dans peu s'il s'écoule encore de nouveau sang dans le fond de la Matrice, & qu'il s'y coagule derechef, comme il arrive assez souvent ; Car elle ne peut rien souffrir de contenu dans sa capacité aprés l'accouchement.

Lors que la femme aura une suppression subite de ses vuidanges, qui s'écouloient peu auparavant en grande abondance, il ne faut pas rechercher d'autre cause des douleurs qu'elle peut endurer dans le ventre, & le
plus

plus court remede eſt d'en procurer l'évacuation, ce qu'on fera par clyſteres qui attirent en bas, par fomentations chaudes & aperitives ſur les parties genitales, & par la ſaignée du pied, qui ſera precedée de celle du bras, ſi les accidens le requierent.

Quant à ce qui eſt des douleurs que la femme peut ſentir aux lombes, & aux eines, qui viennent à raiſon de la grande diſtenſion, ou de la ruption en partie, des ligamens de la Matrice qui ſont attachez vers ces endroits, le ſeul repos, & la bonne ſituation du corps ſuffiront pour les fortifier & raffermir, ſans plus grand remede, parce qu'on n'en peut pas porter actuellement où ils ſont ſituez, obſervant cependant un bon regime de vivre, & n'oubliant pas en toutes ces differentes cauſes de trenchées & douleurs de ventre, de bien conduire l'évacuation naturelle des vuidanges ; car c'eſt un des principaux moyens pour en obtenir une bonne iſſuë.

CHAPITRE IX.

Des vuidanges qui coulent de la Matrice durant les couches de la Femme; d'où elles viennent; & les ſignes des bonnes & des mauvaiſes.

JE ne trouve pas que les Auteurs ayent aſſez particulierement fait la recherche de la cauſe des vuidanges qui s'évacuent durant les couches de la femme, pour nous faire veritablement connoître ce que c'eſt, ſoit pour leur nature, diſant que c'eſt le ſang qui avoit coûtume d'eſtre purgé tous les mois avant la groſſeſſe, lequel s'eſtant amaſſé & accumulé autour de la Matrice, vient à s'écouler quand elle eſt ouverte aprés l'enfantement ; ſoit pour la quantité de cette évacuation, & pour la longueur du temps qu'elle doit durer. Hypocrate au Livre, *de natura pueri*, veut qu'elle ſoit aux premiers jours d'une hemine & demie, de laquelle meſure (qui eſtoit commune de ſon temps) nous n'avons pas une connoiſſance bien certaïne ; car les uns diſent que c'eſtoit celle de noſtre demi-ſeptier , & les autres celle de chopine ou environ, comme auſſi qu'elle dure durant trente jours pour un mâle , & juſques au quarante deuxiéme pour une femelle , diminuant chaque jour peu-à-peu juſques à ce qu'il ne fluë plus rien , & que l'évacuation ſoit parfaite. Galien dit que ces vuidanges ſont ſeulement les humeurs vicieuſes , & le reſidu & ſuperflu du ſang dont l'enfant s'eſt nourri pendant qu'il eſtoit au ventre de la mere ; mais voicy à peu prés de quelle maniere je conçois que cette évacuation ſe fait, & la raiſon pour laquelle ces vuidanges diminuënt de jour en jour , & changent de couleur , de conſiſtance, & de qualité ſelon les differens temps.

Si-toſt que l'enfant eſt hors de la Matrice , il coule encore dans cet inſtant quelques eaux , outre celles qui eſtoient déja ſorties auparavant par la ruption des membranes. Ces eaux pour lors ſont aſſez ſouvent ſanglantes, non qu'elles ſoient telles de leur nature, mais parce qu'il y a du ſang meſlé avec elles , qui ſortant des vaiſſeaux de la Matrice, à cauſe de l'agitation & commotion qu'elle reçoit en l'accouchement , les rend ainſi rougeâtres ; mais incontinent apres que l'arriere-fais en

eſt tout-à-fait détaché, on voit couler le ſang tout pur;
& le ſujet pourquoy ces vuidanges fluent beaucoup, &
qu'elles ſont extremement rouges le premier jour, eſt
que les vaiſſeaux contre leſquels cet arriere-fais eſtoit
joint & attaché dans la Matrice, ſont tout recemment
ouverts; mais le ſang coulant peu à peu avec moins d'a-
bondance, à cauſe que la plus grande plenitude a eſté
évacuée dans l'abord, il s'en caille & grumele quelques
petites gouttes à l'extremité de tous ces vaiſſeaux dont
ils ſont bouchez, aprés quoy il ne s'en écoule que la
partie la plus ſereuſe; & c'eſt d'où vient que ces vuidanges commencent le deux & le troiſiéme jour à eſtre plus
pâles & moins teintes, & qu'en ſuite de cela leur couleur ſanglante diminuë toûjours, à proportion que les
vaiſſeaux ſe referment, juſques à ce qu'elles ſortent comme blanches, ce qui arrive lors que ces vaiſſeaux eſtant
preſque entierement clos & reünis, il n'en diſtile plus
que de ſimples humiditez, comme auſſi de toute la ſubſtance de la Matrice, à travers laquelle il en ſuinte &
tranſude pareillement beaucoup. Or ces humiditez ſe-
reuſes acquierent par la chaleur de ces lieux une conſiſtance un peu épaiſſe, & plus ou moins ſelon qu'elles
en ſortent en grande ou en petite quantité, & ſelon la
longueur du temps qu'elles y ſejournent. Pour lors les
vuidanges ſont preſque ſemblables en couleur, & en
conſiſtance à du lait trouble, ce qui fait croire à tout le
monde que c'eſt celuy des mammelles qui s'évacuë ainſi par bas; mais dans la verité, c'eſt un pur abus qui eſt
auſſi grand qu'il eſt commun.

Pour moy je ne reconnois pas d'autre cauſe du changement ordinaire de la couleur & de la conſiſtance de

ces vuidanges , comme aussi de la diminution de leur
quantité , que celle que nous voyons journellement dans
la suppuration d'une grande playe faite en une partie
charnuë ; car dans le premier abord que la playe est faite,
il s'en écoule du sang tout pur , & en quantité assez
grande , à cause des vaisseaux qui sont pour lors ouverts;
mais quelque temps apres, & pendant le premier & le
second jour, il n'en suinte que des serositez sanglantes,
d'autant que quelques petites portions de ce sang , s'é-
tant caillées aux ouvertures de ces vaisseaux , ils en sont
en partie bouchez , & l'estant ensuite davantage , il en
sort un pus blanc , lequel provient des humiditez qui
transsudant à travers la substance des chairs , & de ces
vaisseaux qui ont esté nouvellement refermez , acquierent une consistance épaisse & blanchâtre par la chaleur
de la partie , & par le sejour qu'elles y font. Or pour bien
concevoir la chose par cette comparaison , il faut s'i-
maginer qu'il se fasse une espece de playe à la Matrice
par le détachement de l'arriere-fais , à raison dequoy il
arrive , s'il faut ainsi dire, une espece de suppuration,
dont le pus & les excretions soient les vuidanges qui
s'en écoulent.

Ceux qui croyent que quand ces vuidanges sont blanches, ce soit le laict des mamelles qui fluë par la Matrice,
se fondent sur ce qu'il s'en évade ordinairement à mesure
que cette évacuation se fait , & disent outre cela qu'on
voit bien à la couleur , & à la consistance que c'est effectivement du lait ; mais s'ils sçavoient bien l'anatomie,
ils connoîtroient qu'il n'y a aucun conduit qui ait pour
ce sujet communication des mammelles avec la Matrice, si ce n'est qu'ils pensent que cela se fasse par le moyen

de cette Anaſtomoſe imaginaire de la veine mammaire avec l'épigaſtrique, ce qui abſolument ne peut pas eſtre, parce que l'une & l'autre ne vont aucunement aux mammelles, ny à la Matrice, comme il ſe voit manifeſtement par l'anatomie; car la mammaire vient de la ſoûclaviere par deſſous le ſternon, ſans donner aucun ſion aux mammelles, & ſans même les toûcher, & l'épigaſtrique naiſt des iliaques ſans avoir aucune communication avec la Matrice.

Du Laurens qui ſçavoit bien qu'il eſtoit impoſſible pour cette raiſon, que le lait paſsât des mammelles à la Matrice par une telle voye, ſe figure un autre chemin qui eſt tout auſſi éloigné de la verité que le premier. Son opinion eſt (à ce qu'il dit) que le lait, & le ſang refluënt des veines thoraciques, qui arrouſent les mammelles, à la veine axillaire, & puis de l'axillaire, au tronc de la veine cave, par la continuité duquel ils découlent dans le rameau hypogaſtrique, & delà finalement dans la Matrice; mais outre qu'il ſeroit bien difficile que le lait qui auroit fait un tel chemin pût ſortir, ſans eſtre tout-à-fait meſlé avec le ſang, c'eſt que le mouvement circulaire du ſang qu'il ne connoiſſoit pas, nous montre tres-évidemment que cela eſt impoſſible, à cauſe qu'il remonte par la partie inferieure du corps, de la veine cave au cœur, ſans qu'elle puiſſe rien apporter à la Matrice; c'eſt ce qui fait voir qu'il n'a pas mieux rencontré que les autres, pour nous faire connoître comment cela ſe peut faire.

Quant à moy ie croy avec beaucoup plus de raiſon (ce me ſemble) que ce n'eſt pas le lait des mammelles, qui s'évacuë de la ſorte par ces vuidanges, & que ce ne ſont

FFf iij

que ces humiditez abondantes & superfluës, qui diſtilent & tranſudent des vaiſſeaux & de la ſubſtance de la
Matrice, comme ie l'ay expliqué, par le moyen dequoy
toute l'habitude du corps eſtant beaucoup deſemplie, il
n'en reſte pas aſſez pour eſtre porté aux mammelles, &
n'y affluant plus rien, ou peu de choſe, ce qui eſt contenu en elles eſt diſſipé par tranſpiration, & digeré par
la chaleur naturelle des parties. Or le lait par cette évacuation ſe tarit ainſi que nous pourrions voir la choſe
arriver à un eſtang qu'on voudroit deſſecher, duquel il
ne ſeroit pas abſolument neceſſaire de faire écouler les
eaux qui le forment, mais il ſuffiroit ſeulement de détourner le ruiſſeau qui en ſeroit la ſource pour le conduire en un autre lieu, ce qu'ayant fait, & ne fluant plus
de nouvelles eaux en cet étang, il ſe tariroit bien-toſt,
tant pour eſtre diſſipé en vapeurs, que pour eſtre em-
beu de la terre ſur laquelle il a ſon lit. Et par même
raiſon, ſi nous voyons que les Nourrices n'ont pas ordinairement leurs purgations, c'eſt à cauſe que toutes
les humeurs abondantes en leurs corps eſtant portées
aux mammelles, & vuidées au moyen du continuel ſuccement qu'en fait l'enfant, il n'en reſte pas de ſuperfluës,
qui puiſſent eſtre la matiere des menſtrües; & il n'eſt pas
beſoin pour ce ſujet, que ce ſang menſtrüel ſoit porté de
la Matrice aux mammelles, afin que le lait des nourrices en ſoit engendré, mais il ſuffit que les humeurs fluent
vers elles, ſans aller à la Matrice: auſſi tout de méme, il
n'eſt pas neceſſaire que le lait des mammelles ſoit porté à la Matrice, pour eſtre évacué par ces vuidanges;
car c'eſt aſſez ſeulement que les humeurs ſoient atti-
rées & portées vers elle, ſans aller aux mammelles.

Nous ne devons pas aussi croire, comme quelques-
uns s'imaginent, que le sang qui coule aprés l'accouchement, soit un sang mauvais & corrompu, & le residu du
meilleur que l'enfant a pris pour sa nourriture, comme
aussi qu'il soit resté vers ces lieux durant tout le temps
de la grossesse; car c'est un sang qui sortant immediatement des vaisseaux, qui sont pour lors ouverts par le
détachement de l'arriere-fais d'avec la Matrice, est tout
semblable à celuy qui est au reste du corps, auquel il ne se
remarque incontinent aprés l'accouchement aucun changement, si ce n'est par autant d'alteration que luy peut
causer la disposition du lieu d'où il sort, & selon qu'il
fluë promptement, ou doucement, & qu'il est mesflé
avec les autres immondices qui s'écoulent en ce temps,
ou qu'il fait de séjour dans la Matrice, aprés estre hors
de ses vaisseaux; & s'il estoit ainsi resté autour de la Matrice, comme quelques-uns veulent, ou en elle, sans avoir
eû le mouvement circulaire pendant tout le temps de
la grossesse, il est tres-certain qu'il se feroit pourri par
necessité, tout de même que nous voyons que l'eau d'u-
ne mare, faute d'agitation, & de mouvement, est infectée & corrompuë; mais il n'y a pas d'autre superfluité,
ou residu de la nourriture de l'enfant, que ce sang grossier dont toute la masse de l'arriere-fais est pleine. Aprés
avoir fait connoître la nature & qualité de ces vuidanges,
nous dirons que tant à l'égard de la quantité, que du temps
& de la durée de cette évacuation, il n'y a pas de régle certaine & particuliere; car aucunes femmes en ont beaucoup & long temps, & d'autres fort peu, tant pour ce
qui est de leur quantité, que pour leur durée: cela se
fait & arrive ordinairement selon la saison, la region &

l'âge, selon le tempérament plus ou moins chaud & humide, l'habitude plus ou moins replete, & selon que les vaisseaux restent plus ou moins long temps ouverts; mais en general nous dirons que l'évacuation en est le plus souvent achevée en quinze ou vingt jours, & plûtôt ou plus tard selon les choses que nous venons de remarquer, & indifferemment tant pour les femmes qui sont accouchées d'un mâle, que pour celles qui ont fait une femelle, pendant quoy les vuidanges diminuent continuellement en quantité de jour en jour, jusques à ce qu'elles cessent tout-à-fait à la fin de ce temps, aprés lequel les lieux restent encore quelque peu humides, sans qu'il fluë manifestement aucune chose, sinon à celles qui sont sujettes aux fleurs blanches. Or ce que nous disons doit s'entendre des accouchemens à terme; car en suite de l'avortement, d'autant plus que le *fœtus* est petit, & que la femme est grosse de moins de temps, d'autant moins aussi a-t-elle ordinairement de ces vuidanges.

Les signes des bonnes & loüables vuidanges, sont qu'elles ne soient sanglantes que durant les premiers jours, & qu'elles perdent peu-à-peu cette teinture de sang, pour devenir comme blanches, qu'elles soient de consistance égale, sans aucuns caillots, ny grumeaux, qu'elles n'ayent aucune feteur ny mauvaise odeur, qu'elles soient sans acrimonie, & qu'elles fluënt en une moderée quantité.

Nous disons qu'il faut qu'elles ne soient sanglantes que durant les premiers jours, parce qu'autrement elles ne seroient veritables vuidanges, mais un pur flux de sang qui seroit tres-dangereux, & qu'elles perdent peu-à-peu cette couleur rouge pour devenir comme blanches; ce signe nous démontre que les vaisseaux qui avoient esté

ouverts

ouverts se sont peu-à-peu refermez, qu'elles soient de consistance égale sans caillots ny grumeaux; par ce moyen nous sommes asseurez qu'il n'y a aucun mélange d'autres matieres étranges, & qu'elles sont dominées & regies par la nature, qu'elles n'ayent aucune feteur ny mauvaise odeur, & qu'elles soient sans acrimonie; en ce cas nous connoissons qu'il n'y a pas danger de corruption, ny d'inflammation à la Matrice, & qu'elles fluënt en une moderée quantité, afin que la seule superfluité des humeurs en soit évacuée; car si les vuidanges fluoient en si grande abondance qu'il en survînt syncope & convulsion, la femme seroit en danger de la vie, comme nous asseure Hypocrate en l'Aphorisme cinquante-six du cinquiéme Livre. *Si muliebri profluvio convulsio, & animi defectus superveniat, malo est.* Si (dit-il) au flux des femmes il survient défaillance de cœur, & convulsion, c'est un mauvais signe, & dans l'Aphorisme suivant il ajoûte. *Menstruis abundantibus morbi eveniunt: & subsistentibus accidunt ab utero morbi.* Si les menstruës ou vuidanges de la Matrice fluent trop abondamment, il arrive des maladies: & si elles sont supprimées, cela provient des indispositions de la Matrice. Les maladies qui arrivent lors que les vuidanges fluent avec trop d'abondance, sont comme nous avons dit en ce premier Aphorisme, la convulsion, & la syncope ou défaillance de cœur; & si la femme n'en meurt, elle en est tres-affoiblie, elle amaigrit, elle reste long temps avec les pâles couleurs, les jambes & les cuisses luy enflent, ensuite dequoy souvent elle devient hydropique. Pour ce qui est des maladies qui viennent de la suppression des vuidanges, nous en ferons mention au Chapitre suivant.

GGg

CHAPITRE X.

De la suppression des vuidanges, & des accidens, qu'elle cause.

LA Matrice est abbreuvée de tant d'humiditez pendant la grossesse, & il y afflue de toutes parts une si grande abondance d'humeurs dans l'agitation & commotion qu'elle reçoit en l'accouchement, que s'il ne s'en fait en suite une suffisante évacuation, la femme est en danger qu'il ne luy arrive plusieurs fâcheux accidens, & souvent même la mort; parce que ces humeurs se corrompant par le sejour qu'elles y font, ne manquent pas d'y causer grande inflammation, c'est ce qui fait que la suppression des vuidanges est un des plus mauvais & des plus dangereux symptomes, qui puissent arriver à la femme aprés son accouchement, & particulierement si dans les premiers jours (qui est le temps auquel elles devroient beaucoup fluër) elles viennent à s'arrester entierement, & subitement; car pour lors il survient fiévre aiguë, grand mal de teste; douleur aux mammelles, aux reins & aux lombes, suffocation de Matrice, & une inflammation qui se communique incontinent par tout le bas ventre, lequel devient fort tendu & enflé; Il arrive aussi une grande difficulté de respirer, des étouffemens, des palpitations, & des syncopes & défaillances de cœur, des convulsions, & souvent la mort si la suppression continuë, ou si la femme en échape, elle est en danger qu'il ne se fasse un abscés dans sa Matrice, & même quelque *cancer* en fuite, ou qu'il n'arrive de grands apoftemes au bas ventre, ce qui fe voit affez fouvent, à caufe de la proximité du lieu, comme auffi des gouttes fciatiques, & des clodications, ou des inflammations & abfcés aux mammelles, & à la poitrine, fi les humeurs font portées vers ces parties.

Les caufes de la fuppreffion des vuidanges procedent ou d'un grand flux de ventre, dautant qu'il fe fait pour lors une trop grande évacuation d'humeurs, qui détourne & fait ceffer celle des vuidanges, ou de quelques fortes paffions de l'ame telles que font la grande peur & la trifteffe, ou quelque fâcherie & faififfement ; car ces chofes concentrent, & font fubitement retirer les humeurs au dedans, & par leur trop prompt & foudain retour, elles caufent quelquefois la fuffocation. Le grand froid arrefte les vuidanges, parce qu'il refferre les vaiffeaux & les pores de la Matrice ; l'ufage des chofes aftringentes produit encore le même accident, comme auffi le boire trop froid, dautant que cela empêche que les humeurs qui en font condenfées & épaiffies ne coulent fi facilement, & la forte & frequente agitation du corps en les épanchant & difperfant par toutes les parties, ne permet pas pareillement qu'elles foient évacuées par la Matrice.

Pour bien procurer l'évacuation des vuidanges, il faut que la femme évite toutes ces perturbations d'efprit, qui en ont pû caufer la fuppreffion, qu'elle foit couchée ayant la tefte & la poitrine un peu élevées, fe tenant en grand repos, afin que les humeurs foient plus facilement portées en bas par leur pente naturelle, qu'elle obferve un bon regime de vivre qui tende à chaleur & humidité,

qu'elle ufe plûtoft de viandes bouillies que rôties, &
de feuls bouillons avec un peu de gelée fi elle a la fiévre, qu'elle évite toutes chofes aftringentes, que fa ptifanne foit faite avec celles qui font un peu aperitives,
comme font les racines de chicorée, de chiendent, &
d'afperges, avec un peu d'anis & de houbelon; & elle prendra de fois à autre dans un verre de cette ptifanne, un peu
de fyrop de capillaires, & fur tout elle fe donnera garde de ne pas boire trop froid; on luy donnera auffi des
clyfteres qui puiffent attirer les humeurs en bas, & on luy
étuvera les parties baffes d'une décoction émolliente &
aperitive, faite avec les mauves, guimauves, parietaire,
camomille, melilot, racines d'afperges, & la graine de
lin, de laquelle décoction on pourra auffi faire injection
dans la Matrice, & du marc de ces herbes, les ayant fait
cuire pour les paffer à travers un gros tamis, on fera un
cataplafme auquel on ajoûtera beaucoup d'huile de lis, ou
axonge de porc, pour mettre bien chaudement fur le bas
ventre; avec cela on luy fera de fortes frictions tout le
long des cuiffes & des jambes, principalement vers le
dedans, en les lavant chaudement de cette décoction
émolliente que nous venons de dire; on pourra même
appliquer de grandes ventoufes fur le haut des cuiffes
en leur partie interne. Il ne feroit pas encore mauvais
de fe fervir pour ce fujet d'un parfum fait avec drogues
aromatiques, fi ce n'eftoit qu'il caufe une penfanteur de
tefte comme l'a remarqué Hypocrate en l'Aphorifme
vingt-huit du cinquiéme Livre, où il dit, *fuffitus aroma-
tum muliebria educit. Sæpius verò & ad alia utilis effet,
nifi capitis induceret gravitatem.*

Or pendant qu'on met toutes ces chofes en ufage, on

n'oubliera pas la faignée du pied ou celle du bras , felon
que les accidens caufez par la fuppreffion des vuidanges
le requierent ; & il ne faut pas pour lors fuivre aveuglément l'opinion de plufieurs femmes , qui croyent que
la faignée du bras eft pernicieufe en cette occafion. Elles ont prefque toutes cette imagination fi. fortement
enracinée dans leur tefte , que fi une accouchée vient à
mourir aprés avoir efté faignée du bras, elles ne manquent
pas de dire abfolument que c'en a efté la caufe : mais elles font tels difcours fans aucune connoiffance ; car la
faignée du bras doit eftre parfois préferée à celle du pied,
& d'autrefois celle du pied fe fait plus feurement que
celle du bras ; comme par exemple, fuppofons une femme fort replete d'humeurs dans toute l'habitude , qui ait
fuppreffion de fes vuidanges, pour raifon dequoy une inflammation de Matrice luy foit furvenuë , ayant outre
cela une groffe fiévre , & une grande difficulté de refpirer , ainfi qu'il arrive ordinairement en ces rencontres.

Il eft tres-certain que fi on faignoit d'abord du pied
cette femme, qui eft extrémement plethorique comme
dit eft, on attireroit vers la Matrice une fi grande abondance de ces humeurs , dont toute l'habitude regorge ,
que fon inflammation en feroit beaucoup augmentée , &
par confequent tous les accidens de la maladie ; mais
il vaudroit bien mieux en ce cas défemplir au plûtoft l'habitude par la faignée du bras premierement, aprés quoy
les plus preffans accidens eftant en partie diminuez , on
pourroit fort à propos venir à celle du pied ; car par ce
moyen la nature qui eftoit prefque accablée fous le faix
de l'abondance des humeurs , en eftant allegée d'une
partie domine & regit plus facilement le refte ; mais au

contraire s'il y a fuppreffion de vuidanges, fans apparence de grande plenitude au corps, & fans aucuns notables accidens, pour lors on peut pratiquer d'abord la faignée du pied fi on le fouhaite: neanmoins je trouverois
plus à propos qu'elle fût toûjours précedée de quelqu'u-
ne du bras.

CHAPITRE XI.

De l'inflammation qui furvient à la Matrice aprés l'accouchement.

TRES-fouvent la fuppreffion des vuidanges dont
nous venons de parler, & principalement au commencement des couches, caufe inflammation à la Matrice, qui eft une tres-dangereufe maladie, & qui fait mourir la plus grande partie des femmes à qui elle arrive. Elle leur vient fouvent auffi, à caufe que la Matrice a efté
contufe & bleffée par quelque coup, ou par quelque
chûte, & notamment pour avoir efté trop travaillée dans
un mauvais & violent accouchement, ou pour eftre tombée dehors enfuite, ou bien pour eftre refté en elle quelque corps étrange; qui s'y corrompt, comme auffi pour
avoir efté trop comprimée pendant les premiers jours,
avec ces groffes compreffes & ces ferviettes roulées
que les Sages-femmes, & les gardes mettent fur le ventre de l'accouchée, afin (ce difent-elles) de la tenir en
état, ce qui arrive encore d'autant plûtoft que le fang
émeu & échauffé par l'agitation d'un rude travail, s'y porte pour lors en grande abondance, & y féjourne fans évacuation.

On connoît l'inflammation de Matrice en ce qu'elle
est beaucoup plus tumefiée aprés l'accouchement qu'il
n'est requis, & la femme sent une grande pesanteur au
bas ventre, il y survient grande tension, & il s'enfle &
devient presque aussi gros qu'il estoit avant qu'elle fût
accouchée, elle a difficulté d'uriner & d'aller à la selle,
elle ressent aussi augmentation de douleur quand elle
veut rendre ses excrémens, à cause que la Matrice presse
l'intestin, *rectum*, sur lequel elle est située, & qu'elle luy
communique par proximité son inflammation aussi bien
qu'à la vessie; elle a toûjours pour lors outre cela une
grosse fiévre avec grande difficulté de respirer, & il luy
survient hoquet, vomissement, convulsion, & enfin la
mort, si la maladie ne cesse en peu. La femme qui a receu
quelque contusion, ou une violente compression de la
Matrice, est en grand danger qu'apres l'inflammation
(si elle n'en meure) il ne s'y fasse un abscés, ou qu'il n'y
reste quelque tumeur scirrheuse, & même parfois un
cancer incurable, qui luy fera mener le reste de ses jours
une vie miserable & languissante.

Pour ce sujet on doit remédier à l'inflammation de
Matrice tout aussi-tost qu'on s'en apperçoit; ce qu'on
fera en temperant la chaleur des humeurs, & en détour-
nant, & évacuant leur abondance le plus promptement
que faire se pourra, faisant premierement l'extraction,
ou procurant l'expulsion des choses étranges qui seroient
retenuës en la Matrice apres l'accouchement; de là maniere que nous avons enseignée en son lieu, & sur tout
la traitant en ce temps avec tres-grande douceur, sans
user d'aucune violence, de peur que le mal ne s'augmente.

Les humeurs feront temperées par le regime de vivre, lequel doit eftre rafraîchiffant, ufant de viandes qui nourriffent peu : c'eft pourquoy elle fe contentera pour toute nourriture de feuls boüillons, faits avec veau & vollaille, obfervant qu'ils ne foient pas trop forts de viande; on y fera boüillir des herbes rafraîchiffantes, comme laituë, pourpier, chicorée, bourroche, ofeille, & autres; Elle s'abftiendra de vin, & elle boira de la ptifanne faite auec racine de chicorée, chiendent, orge, & regueliffe. La femme gardera auffi un grand repos dans fon lit, elle n'aura le ventre ferré d'aucun bandage, & il luy fera tenu libre avec lavemens anodins fimplement, à caufe que s'ils avoient quelque acrimonie, ils exciteroient des épreintes, qui cauferoient une extréme douleur à la Matrice enflammée; & entre toutes les paffions de l'ame elle évitera la colere.

On évacuera, & on détournera l'abondance des humeurs par le moyen de la faignée, laquelle fe doit faire au commencement du bras, & non du pied, pour la raifon dite au précedent Chapitre, la reïterant fans beaucoup perdre de temps (car l'accident eft tres-preffant) jufques à ce que la plus grande plenitude foit evacuée, & l'inflammation de Matrice un peu diminuée, aprés quoy on viendra à celle du pied, fi la chofe le requiert. Il fera bon auffi de mettre fur le ventre une grande emplâtre de cerat refrigerant de Galien, ou d'y faire une embrocation d'huile rofat, ou de celle d'amandes douces meflée avec un peu de vinaigre. On pourra même faire quelques injections dans la Matrice, pourveu que ce ne foit avec aucune chofe aftringente, de peur qu'en faifant encore plus grande fuppreffion des vuidanges

(qui

(qui coulent toûjours peu en cette rencontre) on ne
vinſt à augmenter la maladie: c'eſt pourquoy on ſe ſervira ſeulement des remedes qui temperent ſans aucune
aſtriction, comme ſont l'eau d'orge avec huile violat,
ou le lait tiede.

Il ſe voit parfois que l'inflammation de Matrice ſe
convertit en apoſteme, qui rend une grande abondance
de matiere; pour lors il y a grand danger de corruption
en cette partie, tant à cauſe de ſa chaleur & de ſon humidité, qui en ſont les principes, que parce qu'on n'y
peut pas appliquer, ny faire tenir facilement les remedes propres: c'eſt pourquoy n'y ayant lieu de faire autre
choſe, on eſt obligé de ſe contenter du regime univer-
ſel, & d'injections deterſives, qui en puiſſent nettoyer la
matiere, afin que la corruption n'en ſoit augmentée
par ſon trop long ſejour; ce qu'on fera avec une decoction d'orge & d'aigremoine, dans laquelle on mélera
du miel roſat, ou du ſyrop d'abſinthe, l'animant un peu
d'eſprit de vin, ſi la pourriture eſtoit grande. Mais ſi
l'apoſteme ſe convertit en ulcere chancreux, alors quelques remedes qu'on puiſſe faire à cette fâcheuſe maladie, elle durera juſques à la mort, pour lequel ſujet on
doit ſeulement ſe contenter de choſes palliatives avec
un bon regime de viure, & ſuivre en cela le precepte
d'Hypocrate, en l'Aphoriſme trente-huitiéme du huitiéme Livre. *Quibus occulti cancri fiunt, non curare melius:
curati enim citius intereunt, non curati verò longius vitam
trahunt.* Il vaut mieux (dit-il) ne pas traiter les chancres
occultes & cachez; car ſi on les traitte, les malades en
meurent plûtoſt, & ceux à qui on ne fait rien, viuent plus
ong-temps. Or par chancre occulte, il entend parler de

ceux qui viennent au dedans du corps, & principalement de celuy qui arrive à la Matrice.

CHAPITRE XII.

De l'inflammation des mammelles qui arrive à la femme nouvellement accouchée.

IVSQVES à present on a toûjours crû, que le sang estoit la matiere dont le lait est fait aux mammelles; mais il y a grande apparence que le chyle seul, & non le sang, est destiné à sa generation, aussi bien qu'il est la veritable matiere dont est fait tout le sang du corps. Ce qui nous le fait facilement préjuger, est la nouvelle découverte du canal thoracique, qui porte le chyle dans la veine soûclaviere, trouvé par monsieur Pecquet, Medecin de la faculté de Montpelier, auquel toute la posterité sera éternellement redevable, d'avoir lieu par là de se desabuser de plusieurs notables erreurs, qui faute d'une si belle & si necessaire connoissance, s'estoient glisséez, & entretenuës jusques à present dans la pratique de la Medecine. Neanmoins comme les vaisseaux qui peuvent porter pour ce sujet une partie de ce chyle aux mammelles, ne sont pas encore manifestement connus, nous nous contenterons d'expliquer en la maniere suivante, la cause de l'inflammation des mammelles, qui arrive assez souvent aux femmes nouvellement accouchées.

Tout le sang & les humeurs sont tellement échauffez & agitez durant le travail par les douleurs & par les efforts de l'accouchement, que les mammelles qui sont composées des corps glanduleux & spongieux, recevant en trop grande abondance ces humeurs qui y affluent de de toutes parts, en sont facilement enflammées, à cause que cette repletion en fait une distension tres-sensible & douloureuse ; à cela contribuë beaucoup la suppression des vuidanges de la Matrice, & la plenitude universelle du corps. Cette inflammation vient aussi quelquefois de ce que la femme s'est trop serrée le sein, ou pour y avoir receu quelque coup, ou pour s'estre couchée dessus ; car ces choses y font facilement contusion; comme encore pour avoir cessé de donner à teter à l'enfant, dautant que par ce moyen, le lait qui est en grande quantité aux mammelles n'en estant pas évacué, s'y échauffe, & si corrompt par un trop long sejour.

Mais de quelque cause que procede l'inflammation des mammelles à la femme nouvellement accouchée, il faut au plûtost y apporter les remedes convenables, de peur qu'elles ne viennent à s'apostemer en suite, ou bien que ne suppurant pas il n'y reste une dureté scirrheuse, qui pourroit auec le temps degenerer en *cancer,* qui est une tres-pernicieuse maladie, & le plus souvent incurable quand elle est confirmée. Outre le danger qu'il y a que l'inflammation des mammelles ne se convertisse en ces fâcheuses maladies ; il arrive ordinairement que la femme ressent en ces parties qui sont tres-sensibles une extreme douleur, qui luy cause souvent des frissons, ausquels survient vne fiévre avec telle ardeur de tout le corps, qu'elle ne peut presque endurer aucune couverture sur elle, & quand elle se découvre tant soit peu, & même pour tenir seulement ses bras hors du lit, il luy arrive de nouveaux frissons, qui augmentent encore en suite la chaleur de la fiévre. On ne doit pas s'étonner si elle vient bien-tost en cette occasion ; car les mam-

melles par leur proximité du cœur, luy communiquent
tres-facilement leur inflammation, qui même parfois
excite fureur & frenefie, fi le fang s'y porte fubitement
& en abondance, comme nous affeure Hypocrate en
l'Aphorifme quarantiéme du cinquiéme Livre. *Quibuf-*
cunque mulieribus ad mammas fanguis colligitur, furorem
fignificat. Si le fang (dit-il) fe porte & eft amaffé en
abondance aux mammelles, cela fignifie fureur & frenefie à venir.

Or le principal & le plus affeuré moyen d'empefcher que les humeurs ne fe portent en fi grande quantité
aux mammelles, & qu'il n'y furvienne pour ce fujet inflammation, c'eft de procurer une bonne & ample évacuation des vuidanges par la Matrice. C'eft pourquoy,
fi elles eftoient fupprimées, on les provoquera comme
il a efté dit autre part, car par cette évacuation
toutes les humeurs prendront leur cours vers les parties
inferieures. On defemplira toute l'habitude du corps par
le moyen de la faignée du bras, apres quoy pour une
plus grande diverfion, & pour faire couler d'autant
mieux les vuidanges on viendra à celle du pied; & pendant cela on n'oubliera pas les remedes topiques fur les
mammelles, comme d'y faire dans le commencement
une embrocation d'huile rofat & de vinaigre batus enfemble, & d'y mettre en fuite des emplâtres de cerat refrigerant de Galien, avec lequel on meflera le tiers de
populeon, ou bien on fe fervira d'un cataplafme, fait
avec la terre cimolée qui fe trouve au fond de l'auge des
couteliers, l'huile rofat, & un peu de vinaigre meflez
enfemble; & fi la douleur eftoit fort grande on fera un
autre cataplafme avec mie de pain blanc & le lait, au-

quel on meslera l'huile rosat & quelques jaunes d'œufs
cruds : on pourra aussi mettre par dessus ces choses des
compresses trempées en oxycrat, ou en eau de plantain;
mais il faut bien observer que les remedes qu'on appliquera sur les mammelles soient seulement refrigèrans,
& refrenans, sans aucune grande astriction ; car par ce
moyen on y feroit venir une tumeur scirrheuse qui y re-
steroit long-temps, & encore y auroit-il grand danger
qu'elle ne se convertît en pire maladie.

Aprés que la plus grande fureur de l'inflammation,
sera passée, comme aussi la plus grande partie de l'humeur antecedente évacuée & détournée, on se servira
de remedes un peu resolutifs, pour digerer, resoudre,
& consumer le lait qui est dans les mammelles en trop
grande abondance, de peur qu'il ne s'y corrompe par
son sejour. C'est pourquoy il doit estre évacué, ou en
le faisant sortir par le tétement qu'en fera l'enfant, ou
par le succement d'une autre personne, ou bien par
resolution, sinon il faudroit qu'il suppurât s'il estoit
en quantité. On le resoudra en appliquant sur les mammelles un cataplasme de miel tout pur : c'est un remede
qui produit en cette occasion un fort bon effet, ou bien
on en frotera seulement des feüilles de choux rouges
qu'on y mettra, les ayant fait un peu amortir auparavant sur le feu, & en ayant osté toutes les grosses costes,
prenant bien garde aussi à ne pas trop serrer le sein, &
qu'il n'y ait aucun linge dessus qui soit dur & inégal,
afin qu'il n'en soit froissé ny contus. Vn fort bon remede encore pour cela, est de prendre une pomme entiere de choux rouges qu'on fera cuire en eau de riviere,
tant qu'elle soit bien molle; & qu'il n'y ait presque plus

d'eau de refte, aprés quoy on la pilera un peu en mortier de bois, ou de marbre, pour la faire paffer en boüillie à travers un tamis, de laquelle (y ayant adjoûté un peu d'huile de camomille) on fera un cataplafme pour mettre fur les mammelles.

En pratiquant toutes ces chofes, la femme doit obferver un regime de vivre rafraîchiffant, & qui foit peu nourriffant, pour n'engendrer trop de fang & d'humeurs, dont il y a déja une exceffive abondance ; elle doit avoir toûjours le ventre libre, afin que les humeurs puiffent eftre portées d'autant plus en bas, & par confequent détournées des mammelles. Pendant tout le temps que durera leur inflammation elle fe tiendra au lit, couchée fur le dos, afin qu'elle puiffe mieux repofer ; car eftant levée, les mammelles qui font lourdes & pefantes à caufe de l'abondance d'humeurs dont elles font remplies, luy font une tres-grande douleur quand elles pendent en bas ; elle ne remuëra pareillement les bras que le moins qu'elle pourra ; & apres le quatorziéme ou le quinziéme jour de fon accouchement, lors qu'elle aura eû une affez ample évacuation de vuidanges, & que le plus fort de l'inflammation fera paffé, n'ayant auffi plus de fiévre, on la purgera une fois ou deux, felon que la chofe le requierera, pour évacuer les mauvaifes humeurs qui pourroient eftre reftées en en toute l'habitude. Mais fi nonobftant tous ces remedes les mammelles ne défenflent pas, & fi elle y fent toûjours beaucoup de douleur, & grande pulfation, avec dureté plus en un endroit qu'en l'autre, on peut eftre affeuré qu'il fe fait apofteme en ce lieu : nous en traiterons cy-apres.

CHAPITRE XIII.

*De l a grumeleure & du caillement de lait,
vulguairement dit le poil.*

DANS le commencement des couches de la femme, fon lait n'eſt pas encore bien purifié, à cauſe de la grande émotion que tout fon corps a receuë pendant les efforts de l'accouchement ; & il eſt pour lors meſlé avec quantité d'autres humeurs. Or ſi elles ſe portent
en ce temps aux mámelles avec trop d'abondance, elles
cauſent l'inflammation dont nous venons de parler dans
le précedent Chapitre ; mais quand l'enfant a déja tetté
durant quinze ou vingt jours, ou plus, alors le lait ſeul y
eſt contenu ſans ce mélange d'humeurs, ce qu'étant, il
arrive parfois qu'il s'y caille & grumele, ce qui cauſe cette maladie que les femmes appellent entre elles le poil.

Pour lors les mammelles qui eſtoient molles & égales
auparavant, deviennent dures, inegales, & raboteuſes
par tout, ſans aucune rougeur, & on y ſent facilement la
diſtinction, & la ſéparation de toutes leurs glandes qui
ſont remplies de ce lait caillé. Les femmes y ont une grande douleur, & ne les peuvent faire rayer comme elles
avoient coûtume, il leur ſurvient un friſſon, qui les
tient principalement au milieu du dos, où elles reſſentent comme un glaçon. Ce friſſon eſt ordinairement ſuivi d'une fiévre qui ne dure pas plus de vingt-
quatre heures, & quelquefois encore moins, ſi ce
n'eſt que le caillement de lait ſe convertiſſe en inflammation des mammelles, ce qui arriveroit indubita-

blement s'il n'en eſtoit évacué, ou diſſipé & reſolu.

Ce caillement de lait vient le plus ſouvent de ce que la femme n'eſt pas aſſez tirée, ſoit pour en avoir une trop grande abondance, ſoit parce que ſon enfant eſt ſi petit, ou ſi foible qu'il ne peut pas tout ſuccer, ſoit pour vouloir ceſſer d'eſtre nourrice ; car pour lors le lait demeurant aux mammelles aprés ſa coction ſans eſtre évacué pert la douceur & benignité qu'il avoit, & par le moyen de la chaleur qu'il y acquiert, à raiſon du trop long ſejour qu'il y fait, s'aigriſſant il s'y caille & grumelle, tout ainſi que nous voyons que l'aigreur de la préſure miſe dans du lait ordinaire, le fait prendre & cailler. Cét accident vient ſouvent auſſi à la femme pour avoir ſouffert un grand froid, & pour avoir eû le ſein trop découvert.

De quelque cauſe que puiſſe proceder le caillement de lait, le plus prompt & le plus aſſeuré remede eſt que la femme ſe faſſe au plûtoſt tetter, juſques à vuider & tarir les mammelles ; mais comme ſon enfant (s'il eſt petit ou foible) ne peut pas avoir le ſuccement aſſez fort pour cela (car le lait ainſi grumelé ne raye point au commencement) elle ſe fera tirer par une autre femme, juſques à ce que ſes mammelles ſoient de facile trait, aprés quoy elle redonnera à tetter à ſon enfant ; & afin qu'elle n'engendre point plus de lait qu'il n'en peut tirer pour ſa nourriture, elle uſera de viandes peu nourriſſantes, & ſe tiendra toûjours le ventre aſſez libre. Mais comme il arrive parfois que la femme ne veut, on ne peut pas eſtre nourrice, il eſt beſoin de ſe ſervir d'autres moyens pour la curation de cette maladie. Pour lors on ne tirera point le lait grumelé par le ſuccement des mammelles ; car y attirant encore d'autres humeurs, la
maladie

maladie recommenceroit toûjours fi derechef elles n'e-
ftoient évacuées en fuite : c'eft pourquoy il fera neceffaire
d'empêcher qu'il ne s'y en porte davantage, & de refoudre & diffiper le lait qui y refte. Il faudra pour ce fujet
évacuer la plenitude du corps par la faignée du bras, &
outre cette évacuation on attirera les humeurs en bas
par clyfteres un peu forts , & même par la faignée du
pied , fe fervant auffi de la purgation fi befoin eft , &
pour refoudre, digerer , & diffiper le lait grumelé aux
mammelles, on mettra deffus les chofes que nous avons
dit eftre propres à le faire évaduer , comme le cataplafme de miel tout pur, ou celuy des quatre farines , cuit
en décoction de fauge , menthe , hache, & fenoüil, y
meflant de l'huile de camomille, dont on fera auffi une
embrocation fur toutes les mammelles.

I'ay parfois veu des femmes mettre fur leur fein en
cette occafion avec affez heureux fuccez , des linges qui
fervent de couverture aux pots de beurre falé : c'eft un
remede qui eft defficatif , & propre pour abforber les
humiditez de ces parties, dont on peut fe fervir, aprés
toutefois que ceux de cy-deffus en auront degrumelé le
lait : mais fi nonobftant tout cela il ne peut eftre diffi-
pé, ny refolu, il y a danger qu'il ne caufe (y croupiffant
plus long temps) inflammation aux mammelles : Si la
chofe arrive ainfi, on y remediera comme il a efté dit au
precedent Chapitre. Parlons maintenant des apoftemes
des mammelles qui viennent fouvent aprés leur inflammation.

CHAPITRE XIV.
Des apoſtemes des mammelles de la femme accouchée.

IL peut arriver en tout temps , aux filles auſſi bien qu'aux femmes, des apoſtemes aux mammelles, ſoit chauds, ſoit froids, la curation deſquels n'a rien de particulier, comme dit Guidon, ſinon qu'on ne doit pas mettre de forts repercuſſifs , à cauſe de leur proximité du cœur , & que la retention des menſtruës ſert beaucoup à leur generation , & leur provocation à leur guériſon , comme auſſi la ſaignée des ſaphenes; mais noſtre intention eſt ſeulement de traiter de ceux qui arrivent à la femme accouchée , & qui ſuivent ordinairement l'inflammation des mammelles cauſée par la corruption du lait, & par la trop grande abondance de ſang & d'humeurs qui s'y portent.

Aprés donc qu'on aura fait tout ſon poſſible pour faire ceſſer cette inflammation, ſoit par les évacuations univerſelles du corps, tant par la ſaignée du bras , & par celle du pied , que par la provocation des vuidanges, ſoit auſſi par le moyen des remedes refrenans, repellens , & ſimples reſolutifs , appliquez ſur les mammelles , ſi la femme y reſſent toûjours grande douleur , & une forte pulſation plus en un lieu qu'en l'autre, auquel il y ait pareillement quelque dureté de couleur livide, accompagnée de moleſſe en ſon milieu, c'eſt ſigne qu'elles s'abſcederont. Pour lors on doit ceſſer l'application de tous ces premiers topiques, pour venir aux remedes maturatifs

de l'apofteme, qu'il vaut bien mieux en ce cas faire fuppurer tout-à-fait, que de fe fervir davantage de repellens,
ou de réfolutifs, de peur qu'on ne faffe endurcir la matiere en repouffant, ou en réfolvant feulement le plus fub-
til, le plus groffier reftant aux mammelles, qui fe conver-
tiroit en humeur fcirrheufe, qui feroit aprés fort difficile à diffiper ; ou qui demeurant long temps (comme il
arrive ordinairement) fe pourroit convertir en *cancer*.

Pour aider à la fuppuration de l'apofteme, on mettra fur les mammelles un cataplafme émollient & ma-
turatif, tel qu'eft celuy qui eft composé de mauves &
guimauves avec leurs racines, oignon de lis, & graine
de lin concaffée, qu'on fera boüillir tant que tout foit
extrémement cuit, & qu'il puiffe paffer à travers un
gros tamis, de peur qu'il n'y refte rien de dur, qui puiffe froiffer le fein, qui pour lors eft fort douloureux,
aprés quoy on y meflera une bonne quantité d'axonge
de porc, ou du *bafilicon*, & fur le lieu où l'apofteme de-
montre fe vouloir plûtoft percer, on y mettra une petite emplâtre du même *bafilicon* fort épais, & ce cataplafme par deffus, le renouvelant douze heures aprés,
ou au plus tard le lendemain, continuant tel remede
jufques à ce que l'apofteme foit meur. Il vaut bien mieux
fe fervir de ce cataplafme, ou d'autre de femblable effet, que d'emplâtres ; car le cataplafme s'unit mieux
par fa molleffe, & s'applique plus également fur les
mammelles, qu'il amollit auffi & tient bien plus fou-
ple, outre qu'il eft encore plus facile à changer, & à
nettoyer que les emplâtres, qui par leur adherence feroient tres-incommodes fur ces parties.

Tout auffi-toft que l'apofteme fera meur, on en fera

l'ouverture fi elle ne s'eftoit faite d'elle-même. On connoîtra qu'il eft temps de la faire, quand la pulfation que la femme fentoit auparavant aux mammelles eft ceffée, quand la douleur & la fiévre font beaucoup diminuées, & quand avec cela le milieu de l'apofteme eft un peu élevé en pointe, & eft tout-à-fait amolli, y fentant avec le doigt l'inondation de la matiere contenuë.

Quand donc ces fignes apparoîtront, pour lors on fera ouverture de l'apofteme au lieu le plus propre à donner iffuë à ces matieres, prenant bien garde à ne le pas faire trop toft, & la matiere n'eftant encore bien cuite, de peur de trop grande douleur; car les mammelles font parties extrémement fenfibles, & qui reçoivent facilement fluxion, à caufe de leur fubftance rare & fpongieufe, tiffuë d'une infinité de vaiffeaux. C'eft pourquoy on laiffera meurir la matiere, fans toutefois l'y fouffrir trop croupir. On peut faire cette ouverture avec la lancette, ou avec un grain de cautere, la faifant affez ample, pour en évacuer les grumeaux qui s'y rencontrent ordinairement; mais il vaut encore mieux préferer la lancette pour ce faire, dautant qu'elle ne fait aucune déperdition de fubftance, & que la cicatrice n'en eft pas fi difforme, que celle qui fuccede aprés l'ouverture faite par le cautere (car auffi les femmes font-elles bien aifes de conferver en leur entier le plus qu'elles peuvent, une partie pour la feule beauté de laquelle, elles font fouvent cheries & careffées) Guidon veut qu'on faffe cette ouverture en forme de Lune, c'eft à dire en figure de demi croiffant, pour fuivre la figure ronde de la mammelle ; mais il importe peu de quelle façon elle foit faite, pourveu que ce foit au lieu le plus commode pour l'évacuation de la matiere, & qu'on fe donne gar-

de d'ouvrir quelques gros vaiſſeaux, les principaux deſquels ſont vers l'aiſſelle. Aprés qu'on aura tiré toute la
matiere, & les grumeaux de lait pourri qui s'y trouvent
ſouvent, on détergera & mondifiera l'apoſteme en la maniere ordinaire, obſervant ſeulement de n'y pas mettre
aucunes tentes trop longues, ny trop dures ; mais ſeulement quelques tempons de charpis fort mollets, ſans les
pouſſer trop avant, deſquels on liera le premier, avec un
fil, ſi beſoin eſt, pour le retirer plus facilement, à cauſe
qu'ordinairement ces apoſtemes ſont caverneux. S'il y a
une grande douleur, on trempera les plumaceaux en huile
d'œuf, ou en *baſilicon* meſlé avec digeſtif, s'il y reſte encore quelque choſe à ſuppurer, en ſuite dequoy on ſe ſervira de déterſifs & de mondificatifs, comme ſont le miel
roſat, le mondificatif d'ache, ou *l'apoſtolorum*, ſelon que
le cas le requiert, mettant par deſſus une bonne emplâtre
de mucilage, pour amollir la dureté qui pourroit y eſtre
reſtée.

Quelquefois les mammelles n'abſcedent pas ſeulement en un lieu, mais ſouvent chacune de leurs principales glandes viennent à ſuppurer, & à faire comme autant d'apoſtemes, de telle façon qu'elles ſe percent parfois en cinq ou ſix endroits, qui rendent tous de la matiere. Pour lors il ne faut pas s'amuſer à faire de grandes
ouvertures à chacun de ces petits trous ; mais il ſuffit d'en
faire une bonne ou deux aux lieux les plus déclives ; car
toute la matiere qui a facilement communication d'un
endroit à l'autre par dedans, à cauſe que les mammelles
ſont toutes ſpongieuſes, s'évacuera facilement, & une
ou deux bonnes iſſuës faites ainſi en lieu commode, ta-
riront en bref toutes les autres. Mais le moyen le plus

feur pour guerir les apoftemes des mammelles aprés l'é-
vacuation de la matiere ; & pour empêcher que leurs ouvertures ne foient long temps fiftuleufes, eft d'en faire
évader entierement le lait, ce qu'on fera de la maniere
que nous avons enfeignée en fon lieu, non feulement de
la mammelle apoftemée s'il n'y en avoit qu'une qui le
fût, mais de toutes les deux, parce qu'il y en refteroit
toûjours quelque communication, ce faifant les ulceres
en feront bien plûtoft, & plus facilement défeichez ; &
pour ce fujet le ventre de la femme fera tenu libre par
clyfteres qu'on luy donnera, fi elle ne l'avoit ainfi naturellement, & elle fera purgée de fois à autre, pour évacuer les humeurs, & pour les porter en bas, ufant auffi d'un
regime de vivre peu nourriffant.

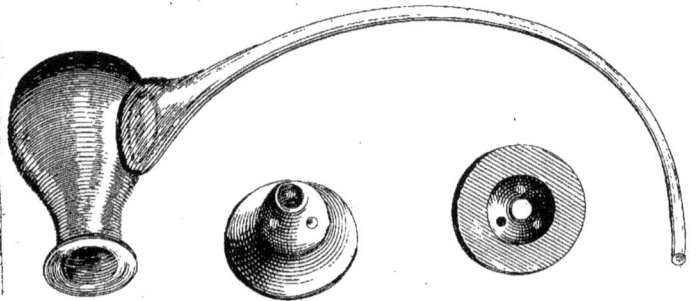

CHAPITRE XV.

Des bouts des mammelles écorchez, & em-
portez.

SOuvent les femmes qui font nourrices, & principalement, quand c'eft pour la premiere fois, font

sujettes aux fentes, & aux écorcheures des bouts de leurs
mammelles, qui sont doüez d'un sentiment tres-exquis,
parce que plusieurs petits filamens nerveux y viennent
aboutir, ce qui leur cause une extréme douleur, laquelle
les fait souvent suer à grosses gouttes, tant elle leur est
insupportable, quand elles donnent nonobstant cette indisposition à tetter à leur enfant, & d'autant plus que
leurs mammelles sont de difficile trait, comme il arrive
lors qu'elles veulent du commencement estre nourrices,
auquel temps le lait ne s'estant pas encore fait voye à
travers les petits trous des mammelons, qui ne sont pas
tout-à-fait ouverts, l'enfant fait bien plus d'effort pour
tetter, que quand les mammelles rayent presque d'elles-
mêmes; & quelquefois ces fentes, & ces écorcheures
s'augmentent de telle sorte, par le continuel succement
qu'il fait, qu'à la fin il emporte entierement le bout des
mammelles, aprés quoy la femme ne luy peut plus donner
à tetter, & il y reste un ulcere, qui est parfois de difficile
guerison. Souvent aussi cela provient de ce que les enfans
sont si alterez, & si affamez qu'ils ne se donnent point la
patience de tetter doucement, & sentant que le lait ne sort
pas si promptement qu'ils le souhaittent, ils mordent &
mâchotent si fort les bouts, croyant le faire venir plûtost,
soit qu'ils ayent des dents, ou qu'ils n'en ayent pas, qu'ils
les écorchent, & enfin continuant toûjours, les emportent
tout-à-fait comme nous disons. Il arrive aussi parfois que
d'autres enfans ont tellement la bouche échauffée, que
les bouts des mammelles viennent à s'en ulcerer, comme
quand ils l'ont pleine de ces petits ulceres qu'on nomme
aphtes, ou même & d'autant plus facilement s'ils ont la
maladie venerienne, laquelle ils peuvent aussi donner à

leurs nourrices; & pour lors les ulceres qui en font caufez
ne cedent pas volontiers aux remedes ordinaires; mais au
contraire ils vont toûjours en augmentant.

On doit remedier de bonne heure à ces fentes ou écorcheures, tant pour raifon de la grande douleur qu'elles
caufent à la femme, lors qu'elle veut donner à teter à fon
enfant, que pour éviter qu'elles n'aillent en empirant de
jour en jour, & qu'enfin elles ne fe convertiffent en ulceres malins:c'eft pourquoy fi-toft qu'elles commenceront,
il feroit à propos que la femme s'abftint de donner à tetter à fon enfant, jufques à ce qu'elles fuffent entierement
gueries;car par fon continuel fuccement il feroit bien difficile qu'il ne les fift encore croître en les irritant, pendant
quoy on feroit évader pour un peu de téps fon lait,de peur
que n'eftant plus tirée il ne luy vînt inflammation du fein
par fa trop grande abondance. Neanmoins s'il n'y avoit
que le bout d'une feule mammelle de malade, elle luy en
pourroit donner de l'autre. On mettra fur ces bouts ainfi
écorchez des remedes defficatifs, comme font l'eau alu-
mineufe, ou celle de chaux,ou on les baffinera feulement
d'eau de plantain,mettant par deffus de petits linges bien
mollets & trempez dans ces eaux, ou on fe fervira de
quelque petite emplâtre de cerufe, ou de blan-raifin, ou
bien de pompholix, ou d'un peu de poudre d'amidon;
mais fur tout ce ne fera d'aucune chofe qui puiffe eftre
trop défagreable au gouft de l'enfant,ny luy porter aucun
préjudice; c'eft pourquoy beaucoup fe contentent feulement d'y mettre un peu de miel rofat.

Quelques-uns veulent qu'au lieu de defficatifs on
fe ferve d'émolliens: mais il faut faire diftinction ; car
les émolliens font propres à préferver de telles fif-
                                                    fures

fures , & quand elles font faites , il faut ufer de defficatifs , & pour empêcher que la femme ne foit bleffée en ces parties qui font douloureufes , & que les
linges n'y adherent , on doit mettre fur le bout du
mammelon un petit chapeau de cire, ou de bois, ou
de plomb pour eftre plus defficatif, femblable à ceux
qui font reprefentez au commencement de ce Chapitre,
lequel doit eftre percé à fon extremité de plufieurs petits
trous, tant pour donner iffuë à la fanie qui fort de ces petits ulceres , qu'afin que le lait qui diftile fouvent du
bout de la mammelle, fe puiffe écouler par leur moyen.

Si l'enfant avoit tout-à-fait emporté les bouts des
mammelles, pour lors il faudroit faire perdre entierement le lait, afin de pouvoir auplûtoft defecher les ulceres qui y reftent en fuite; car autrement on n'en viendroit pas à bout qu'avec peine, & ils pourroient devenir calleux & malins avec le temps : & fi l'enfant avoit
la verole, en ce cas il feroit bien difficile qu'on pût guerir les ulceres qu'il auroit fait venir aux bouts des mammelles de fa nourrice durant qu'il la tetteroit; c'eft pourquoy on luy en donnera une autre, à laquelle on fera les
remedes prefervatifs de telle maladie ; mais s'il avoit
feulement de fimples petits ulceres à la bouche fans
aucune malignité, on luy lavera avec eau d'orge, dans
laquelle on mettra un peu de jus de citron , & pour
temperer d'autant plus fes humeurs qui font échauffées,
la nourrice ufera d'un regime de vivre rafraîchiffant,
afin que fon lait puiffe eftre de pareille nature, & elle
fera faignée & purgée s'il eft neceffaire.

Lors que les bouts font tout-à-fait emportez, il eft
bien difficile que la femme puiffe encore nourrir fon en-

fant, à caufe qu'il n'a plus de prife pour fuccer le lait,
comme auffi parce que les petits trous du mammelon fe
referment à caufe de l'ulcere. Si nonobftant cela elle le
defire faire, il faut qu'une autre femme luy faffe peu-à-
peu d'autres bouts, aprés que les ulceres en ferót gueris,
laquelle en fucçant avec fa bouche attirera au dehors,
& débouchera par ce moyen la racine des bouts emportez, ou fe fervant d'un inftrument de verre propre à cela, tel que celuy qui eft figuré au commencement du
prefent Chapitre, avec lequel la femme pourra auffi
elle-même le faire cinq ou fix fois le jour; & pour figurer & tenir en état ce qui aura efté attiré, de peur qu'il
ne fe renfonce dans la mammelle, elle y mettra par deffus un petit chapeau de bois, ou d'autre matiere comme ceux dont il eft parlé cy-deffus, ainfi faifant peu-à-
peu, aprés que les bouts feront tout-à-fait formez & debouchez, elle pourra donner à tetter à fon enfant.

Ce que nous avons dit jufques à prefent dans ce troifiéme Livre doit fuffire pour le traitement de la nouvelle
accouchée, comme auffi pour la connoiffance & curation des maladies qui luy viennent le plus ordinairement, fur lefquelles il n'eft pas befoin de nous étendre
davantage; car s'il luy en arrive d'autres que celles dont
nous avons fait mention, & qui ne foient pas du fait du
Chirurgien, le Medecin fera mandé pour y remedier
par fa prudence en la maniere accoûtumée, felon que
l'Art le requiert. Paffons maintenant au traitement de
l'enfant nouveau-né, & parcourons auffi fes maladies
les plus ordinaires.

CHAPITRE XVI.

Le traitement de l'Enfant nouveau-né; &
premierement de la maniere de luy lier,
couper, & bander l'umbilic.

SI l'enfant, comme nous avons dit en parlant de l'accouchement, a souvent besoin lors qu'il est au ventre
de sa mere, de la bonne conduite & de la dexterité du
Chirurgien ou de la Sage-femme, pour le delivrer & le
faire sortir heureusement de ce cachot où il a esté si
long-temps enfermé, leur assistance ne luy est encore
pas moins necessaire si-tost qu'il en est dehors, tant pour
remedier à quelques indispositions qu'il apporte parfois
en naissant, que pour le garantir de plusieurs infirmitez
à quoy la foiblesse de son âge, & la tendresse de son corps
le rendent sujet. Nous avons fait voir assez particulierement dans tout le précedent Livre, de quelle maniere il doit estre aidé dans l'accouchement, il nous reste
maintenant d'enseigner ce qu'il luy faut faire aprés sa
naissance : pour ce sujet nous montrerons premierement comment il luy faut lier, retrancher, & bander le
cordon de l'umbilic.

Il y a quelques personnes qui tout aussi-tost que l'enfant est hors la Matrice luy lient, & retranchent l'umbilic, avant que de délivrer la femme, mais il faut toûjours (si faire se peut sans attendre trop long-temps)
differer jusques à ce qu'on ait pareillement tiré l'arriere-
fais ; car la Matrice qui est extrémement beante, & ou-

verte aprés la fortie de l'enfant , feroit en danger d'eſtre bien refroidie par l'air exterieur , durant qu'on s'arreſteroit à faire la ligature de l'umbilic ; outre que fon orifice fe refermant un peu, la femme feroit en fuite bien plus difficilement délivrée.

Pour faire cette ligature comme il eſt requis, la Sage-femme s'y comportera de cette façon. Aprés donc qu'elle aura délivré la femme accouchée, elle luy bouchera tout auſſi-toſt ſa Matrice avec un linge comme nous avons dit en fon lieu, en fuite dequoy elle emportera l'enfant avec l'arriere-fais auprés du feu , l'ayant poſé dans une couche chaude, où eſtant elle prendra un fil de chanvre, mis en quatre ou cinq doubles, de la longueur d'un quartier d'aulne ou environ, noüé d'un ſimple neud à chacune de ſes deux extrémitez, de peur que les differens bouts s'écartans les uns des autres, ne s'entremeſlent en faiſant la ligature : & de ce fil ainſi accommodé (que la Sage-femme doit avoir appreſté avant l'accouchement , comme auſſi eſtre munie de bons ciſeaux pour ne pas perdre aucun temps) elle liera le cordon de l'umbilic à un poulce prés du ventre, en faiſant un double neud d'abord , puis retournant les deux bouts du fil au coſté oppoſite de ces-premiers neuds, elle en fera encore autant, reïterant derechef la choſe s'il eſt befoin pour une plus grande feureté, aprés quoy elle retranchera l'umbilic à un autre poulce plus bas que la ligature, tirant vers le coſté de l'arriere-fais ; de forte qu'il reſtera feulement du cordon la longueur de deux poulces, au milieu de quoy aura eſté faite comme nous difons la prefente ligature, laquelle doit eſtre ſi ſerrée qu'il ne s'écoule aucune goutte de fang hors des vaiſ-

feaux; mais elle ne le doit pas auffi eftre trop, de peur
qu'ils n'en foient prefque couppez. C'eft pourquoy il
faut que le fil foit un peu gros pour ce fujet, & qu'il foit
ferré avec quelque forte de mediocrité; toutefois il vaut
bien mieux qu'il le foit plus que moins; car il s'eft veû
parfois des enfans, perdre miferablement la vie avec
tout leur fang, avant qu'on s'en apperceût, pour ne
leur avoir pas bien noüé l'umbilic. Or afin de ne pas
eftre caufe d'un fi grand malheur, on prendra bien garde aprés qu'il eft coupé, s'il n'en fuinte point de fang,
& fi cela eftoit on feroit encore quelques nouveaux
neuds pour le ferrer exactement avec le refte du fil,
qu'on doit pour ce fujet avoir laiffé un peu longuet, ce
qu'eftant fait, on enuelopera le bout de cét umbilic
ainfi lié & coupé, avec deux ou trois circonvolutions
d'un petit linge fec, ou trempé en huile rofat fi on veut,
puis ayant mis un autre petit linge en double fur le
ventre de l'enfant vers fa partie fuperieure, on y couchera & pofera l'umbilic envelopé comme dit eft, afin
qu'il ne le touche à nud, fur lequel on mettra encore
une petite compreffe, aprés quoy il fera bandé avec
un autre linge large de quatre doigts pour le tenir fujet,
de peur que vacillant trop, & qu'eftant continuellement
agité de cofté & d'autre par les mouvemens du ventre,
il ne vinft à tomber avant que les vaiffeaux fuffent tout-
à-fait bouchez & reünis.

Il faut bien obferver de coucher comme nous difons,
le bout reftant du cordon de l'umbilic vers la partie fuperieure du ventre, afin que fi par cas fortuit les vaiffeaux
n'eftoient pas affez ferrez, le fang ne s'en écoulât fi toft
qu'il feroit fi on le couchoit en bas; car il fe rencontre

parfois que ce cordon eſt ſi gros à certains enfans, que bien qu'il ait eſté lié fort ſerré dans le premier abord, neanmoins venant aprés à ſe flêtrir, & à ſe deſſecher, la ligature en eſt renduë plus lâche, au moyen dequoy le ſang ne laiſſe pas de s'écouler en ſuite, ſi on n'y prend garde. Cet accident arriva dernierement à un pauvre enfant, qui mourut le deuxiéme jour par un tel flux de ſang, quoyque la Sage-femme m'eût proteſté qu'elle luy avoit bien exactement lié les vaiſſeaux, & s'étonnant comme cela s'eſtoit pû faire, elle me dit qu'il falloit bien aſſeurément (ce qui en effet eſtoit vray) que la ligature s'en fût ainſi relâchée à meſure que l'umbilic s'eſtoit flétri: c'eſt pourquoy afin de n'eſtre pas cauſe d'un tel malheur, il faudra le ſerrer encore d'un nouveau neud la premiere fois qu'on remuëra l'enfant.

L'umbilic ainſi lié vient à ſe deſſecher de jour en jour, & ſe ſéparer prés du ventre à la fin de ſix ou ſept jours ordinairement, parfois même plûtoſt, & rarement plus tard qu'au huitiéme, ou au neufiéme jour. On le doit toûjours laiſſer tomber de luy-même, ſans l'exciter à cela, de crainte que venant à ſe ſéparer trop toſt, & avant que les vaiſſeaux ſoient entierement fermez & reünis, il n'arrive un flux de ſang qui ſeroit bien dangereux comme dit eſt, ou bien qu'il n'y reſte un ulcere de tres-difficile guerifon.

Il y a quelques bonnes femmes, qui ont aſſez de ſuperſtition touchant la ligature de l'umbilic, pour croire qu'il la faut faire plus proche, ou plus éloignée du ventre de l'enfant, ſelon la difference du ſexe, & qu'aux garçós il eſt mieux qu'elle ſoit de deux bons doigts diſtante du ventre, afin qu'ils puiſſent avoir la verge plus longue, & qu'aux filles il la faut faire plus proche, parce que retirant par ce moyen la Matrice, elle en reſte plus profonde, & ſon col plus étroit; mais c'eſt un pur abus; car en quelque endroit qu'on puiſſe lier ce cordon, ſoit proche, ſoit loin, quand meſme ce ſeroit à un demi-pied de longueur, il ſe ſepare toûjours au même endroit, qui eſt tout joignant le ventre, parceque c'eſt une partie qui reſte entierement inanimée apres que l'enfant eſt hors la Matrice, outre que telle ligature ne peut pas relâcher, ou retirer ny la verge du mâle, ny la Matrice de la femelle, dautant que ces parties n'ont aucune communication particuliere avec le cordon de l'enfant; car il eſt certain qu'aucun ligament ne va de la Matrice dans cet umbilic; bien eſt vray ſeulement que l'ouraque qui eſt attaché au fond de la veſſie, laquelle a continuité avec la verge du mâle, ſe porte comme il fait auſſi en la femelle, au nombril pour ſervir de ſuſpenſoire à la veſſie; mais au *fœtus* humain il ne le traverſe en aucune façon, & ne ſe rencontre pas dans le cordon : c'eſt pourquoy cette croyance eſt entierement ſuperſtitieuſe ; & pour ce ſujet on le liera tant aux garçons qu'aux filles, à un poulce de diſtance du ventre comme il eſt dit, & non plus proche, de peur d'exciter quelque douleur & inflammation au nombril de l'enfant.

Il eſt aſſez à propos de parler en ce lieu d'une choſe de tres-grande conſequence, qui eſt parfois capable de faire mourir les enfans nouveau-nez, ſans qu'on en ſçache preſque la cauſe, c'eſt d'une fort mauvaiſe coûtume qu'ont quelques Sages-femmes, qui avant que de faire la ligature de l'umbilic, repouſſent dans le ventre de l'enfant tout le ſang qui eſt dans les vaiſſeaux de

ce cordon , croyant par ce moyen le faire revenir , &
le fortifier quand il eſt foible ; mais bien au contraire,
car ſi-toſt que ces vaiſſeaux ſont tant ſoit peu refroidis,
le ſang qu'ils contiennent en pert incontinent ſes eſprits, & ſe coagule à demi dans le même moment ; ce
qui fait qu'eſtant ainſi repouſſé dans le foye de l'enfant
il eſt capable de luy cauſer beaucoup de grands accidens,
non tant par ſon abondance , que par ce qu'ayant tout-
à-fait perdu ſa chaleur naturelle , il eſt en ſuite tres-
promptement corrompu , & même altere & gâte celuy
de l'enfant , avec lequel il vient à eſtre meſlé. Elles uſent
ordinairement (comme il eſt dit) de cette mauvaiſe pratique quand les enfans ſont debiles ; mais ils en ſont
d'autant plûtoſt ſuffoquez ; car s'ils avoient beſoin de
ſang pour leur donner de la vigueur, ce ſeroit d'un ſang
qui fût bon & loüable , & non de celuy-là qui eſt pour
lors à demi caillé, & deſtitué de toute ſa chaleur naturelle. C'eſt pourquoy que l'enfant ſoit fort , ou qu'il
ſoit foible , on ſe donnera bien garde (ſi on ne veut le
mettre en danger de ſa vie, ou du moins luy cauſer de
grandes oppreſſions, & de grandes douleurs & trenchées)
de ne pas repouſſer ainſi au dedans de ſon corps , ce
ſang qui ſe rencontre dans le cordon de l'umbilic. Or
apres l'avoir lié & retranché de la façon que nous venons de dire , on nettoyera auſſi-toſt tout le corps de
l'enfant pour l'emmailloter en ſuite comme nous allons
faire connoître.

CHAPITRE

CHAPITRE XVII.

De quelle façon l'enfant nouveau-né doit estre lavé & nettoyé de ses excrémens, comme aussi la maniere de le bien emmailloter.

QVAND la Sage-femme aura accommodé l'umbilic de l'enfant en la maniere enseignée au précedent Chapitre, il faudra qu'elle le nettoye tout aussi-tost des excrémens qu'il apporte en naissant, dont les uns sont au dedans de son corps, comme l'urine qui est dans la vessie, & le *meconion* qui se rencontre dans les intestins, & les autres sont au dehors, qui sont certaines crasses blanchâtres & visqueuses, provenant du limon de ses eaux. Il y a des enfans qui en ont parfois le corps si couvert, qu'on diroit qu'ils auroient esté frotez de fromage mol, & certaines femmes de legere croyance, s'imaginent bonnement que c'est pour en avoir souvent mangé durant leur grossesse, que leurs enfans sont ainsi pleins de telle crasse blanche, qui ne ressemble pas mal en couleur & consistance à du fromage blanc.

L'enfant sera donc nettoyé de ces excrémens avec de l'eau & du vin, qu'on fera un peu chauffer pour luy en laver tous les endroits du corps où il y en a; ce qui se rencontre principalement à la teste, à cause des cheveux, & aux plis des eines & des aisselles, & à la bourse du *scrotum,* lesquelles parties on décrassera doucement avec un petit linge, ou avec une éponge molle trempée en ce vin tiede. Si cét excrément visqueux estoit si adherent qu'on

LLl

eût trop de peine à le détacher de ces lieux, on l'ôtera facilement, les frotant d'un peu d'huile d'amandes douces, ou d'un peu de beurre frais fondu avec le vin, & les essuyant ensuite. On décraſſera auſſi, & on débouchera avec de petites tentes de linge roulé le dedans des oreilles & des narines; pour les yeux, on luy doit nettoyer avec un linge doux qui ſoit ſec, & non trempé dans ce vin, afin de ne leur pas cauſer cuiſſon & douleur.

Après que l'enfant aura eſté lavé & nettoyé de ces immondices, & du ſang qui ſort en l'accouchement, dont il a quelquefois le corps tout barboüillé, on prendra garde à toutes ſes parties, ſi elles n'ont aucun vice, s'il n'en a aucunes diſloquées, s'il a le nez bien droit, ſi le filet de ſa langue n'eſt pas trop court, s'il n'a pas quelque tumeur contuſe ſur ſa teſte, & ſi les os n'en ſont point de coſté, ſi le *ſcrotum* (en cas que ce ſoit un mâle) n'eſt pas bouffi & tumefié, bref s'il n'a ſouffert aucune violence en toutes les parties de ſon corps, & ſi elles ſont bien & deuëment conformées, pour y remedier ſelon la nature des indiſpoſitions qui s'y rencontreroient. Mais comme ce n'eſt pas aſſez d'avoir nettoyé l'enfant au dehors du corps, il faut encore obſerver ſur tout qu'il puiſſe ſe décharger des excrémens retenus au dedans; c'eſt pourquoy on examinera s'il a les conduits de l'urine & du ſiege bien ouverts; car il s'en eſt veû naître ſans eſtre percez, leſquels ſont morts faute de vuider leurs excrémens, pour n'y avoir pas donné ordre en y prenant garde de bonne heure. Quant à ce qui eſt de l'urine, tous les enfans tant mâles que femelles la rendent ſi-toſt qu'ils ſont nés, & principalement lorsqu'ils ſentent la chaleur du feu, & parfois auſſi le *meconion* des inteſtins, mais toutesfois un peu plus tard pour

l'ordinaire. Si l'enfant ne le rendoit pas le premier jour,
de peur qu'il ne croûpît plus long temps en son ventre, &
qu'il ne luy causât de tres-douloureuses trenchées, on luy
mettra dans le siege quelque petit suppositoire, pour l'exciter à s'en décharger, on se servira pour ce sujet d'une
amande couverte de sucre , & dorée d'un peu de miel
cuit, ou bien d'un petit morceau de savon blanc froté de
beurre frais ; on luy fera aussi prendre par la bouche à ce
dessein un peu de syrop de roses ou de violettes, meslé
avec un peu d'huile d'amandes douces tirée sans feu, luy
frotant encore le ventre de cette même huile, ou avec le
beurre frais. On connoîtra que l'enfant aura tout vuidé
son *meconion*, quand les matieres qu'il rend par le siege
auront changé leur couleur noire en blanchâtre ; ce qui
arrive le deuxiéme ou le troisiéme jour, en perdant peu-à-
peu cette teinture à mesure qu'il s'engendre de nouveaux
excrémens du lait, lesquels se meslent en ce temps avec
ce premier.

Pour ce qui est de ce *meconion*, qui est un excrément
semblable en consistance , & en couleur à la moüelle de
casse, lequel se rencontre dans les intestins de l'enfant lors
qu'il vient au monde, il est assez à propos d'examiner ce
que c'est , & d'où il peut provenir ; c'est pourquoy sans
m'arrester à l'explication differente des Auteurs touchant sa generation, j'en diray ingenuëment ma pensée,
qui est qu'il provient du sang superflu, qui se décharge
journellement, comme il se fait en toutes personnes, &
en tous âges, par le moyen du canal hepatique, qui venant de la partie cave du foye se va dégorger dans l'intestin *duodenum*, dont est formé le *meconion*, qui sert aprés
cela pour tenir les intestins du *fœtus* ouverts & dilatez,

afin qu'ils puiffent bien faire leur action après fa naiffance; & pour faire connoître qu'il eft vray que cela fe fait
ainfi, & que le fuperflu du fang eft continuellement déchargé par ce canal hepatique dans le *duodenum*, comme
je dis, c'eft qu'il fe voit des gens qui à l'âge de quatre-
vingts ans n'ont jamais efté faignez, ny n'ont point perdu de fang exterieurement, qui neanmoins en font, & en
ont fait tous les jours, comme il faut de neceffité l'avoüer.
Or s'il ne s'en vuidoit de la maniere, ils fuffoqueroient
bien-toft par fa trop grande abondance. Ie fçay bien que
plufieurs me pourroient dire, qu'il eft bien plus croyable
que cette décharge fe faffe par les rameaux de la veine
porte, qui fe diftribuent par tout le mefentere; mais ceux
qui connoiffent le mouvement circulaire du fang fçavent
bien que cela ne fe peut pas naturellement; & je croy
qu'ils feront plûtoft de mon fentiment s'ils y font bien
réflexion; & il ne fuffiroit pas pour refuter ma penfée,
de m'objecter que fi la fuperfluité du fang fe vuidoit ainfi
journellement, on feroit toûjours les felles fanglantes;
car on fçait bien que cette portion de fang fuperflu, (qui
eft tres-petite en comparaifon des autres excrémens pro-
venans des alimens avec lefquels elle eft meflée) y reçoit
facilement changement de couleur par l'alteration, &
l'efpece de coction qui s'y fait, d'où procede qu'on ne
s'en apperçoit pas fi vifiblement en l'homme que dans
l'enfant, auquel ce *meconion* eftant fans aucun mélange,
en retient plus la couleur, comme eftant engendré du feul
fang qui a efté féparé comme inutile à fa nourriture, & expulfé de cette façon. Or dautant qu'il y a peu de fang fuperflu au corps de l'enfant quand il eft dans la Matrice,
parce qu'il en confume beaucoup pour fa nourriture, &

pour son accroissement, outre qu'il a déja esté épuré par
la mere, avant que de luy estre envoyé, aussi s'engendre-t-
il peu de *meconion* durant tout le temps de la grossesse, duquel pour ce sujet l'enfant ne se vuide pas tant qu'il est
dans la Matrice ; mais bien quand il est né ; car pour lors il
prend des alimens par la bouche desquels il se fait d'autres excrémens en quantité, qui l'obligent à jetter ce premier dehors, & quoy que le *meconion* ait resté dans les intestins de l'enfant pendant tout le temps qu'il a esté au
ventre de sa mere, neanmoins (ce qui est admirable) il
s'en faut beaucoup qu'il n'ait une si mauvaise odeur que
les nouveaux excrémens qui s'engendrent de la nourriture qu'il prend par la bouche aprés qu'il est né, bien qu'ils
n'y séjournent que tres-peu de temps, & qu'il s'en décharge journellement.

Tout aussi-tost donc que la Sage-femme aura lavé &
nettoyé l'enfant comme nous avons dit, & qu'elle aura
pris garde à toutes les parties de son corps, elle l'emmail-
lotera dans des langes & couvertures, commençant premierement à luy couvrir la teste d'un petit beguin de toile, & d'un bonnet de laine par dessus, ayant auparavant
mis sur sa fontaine une compresse de linge bien doux pliée
en trois ou quatre doubles, & large de quatre doigts, laquelle pour ne vaciller pas doit estre attachée au beguin,
avec une petite épingle mise par dehors, afin qu'elle ne
puisse pas piquer l'enfant, cette compresse sert à défendre
tant du froid que des autres injures le cerveau de l'enfant,
qui n'est pas pour lors recouvert d'os en cét endroit : elle
luy entourera les oreilles avec de petits linges, afin d'ab-
sorber la crasse qui s'y engendre ordinairement : ce fait, elle luy mettra encore d'autres linges, tant sur la poitrine

qu'aux plis des aisselles, & des eines, après quoy elle le
bandera, l'ayant envelopé dans des couches, & des langes bien chauds. Il n'est pas besoin de décrire précisément comme elle s'y doit comporter; car il n'y a pas de
femme qui ne sçache une chose qui est si commune; mais
nous dirons seulement en general que l'enfant ne doit
pas estre trop serré dans ses langes, & principalement au
droit de la poitrine & de l'estomach, afin qu'il puisse respirer plus librement,& pour éviter qu'il ne soit obligé par
cette compression de vomir souvent le lait qu'il aura tetté, à cause que l'estomach ne pourroit pas s'étendre assez
pour le contenir; & telle chose quelquefois par succession de temps, convertissant ce vomissement en habitude
est d'un grand préjudice à l'enfant: c'est pourquoy on y
prendra bien garde. Ses bras & ses jambes seront envelo-
pez de sa couche, & étendus en droite ligne, puis bandez pour les tenir en cét état: sçavoir les bras le long de
son corps,& les jambes l'une proche de l'autre également
situées,avec un peu de la couche entre deux,de peur qu'elles ne s'échauffent en se touchant & frotant à nud; en suite de cela on luy tiendra la teste stable & droite, avec un
linge appellé vulgairement testiere, qu'on attachera d'un
costé & d'autre à son lange, envelopant après l'enfant de
couvertures pour le tenir chaudement. Il doit estre ainsi
enmailloté afin de donner à son petit corps la figure droite, qui est la plus decente, & la plus convenable à l'homme, & pour l'accoûtumer à se tenir sur ses deux pieds; car
sans cela il marcheroit à quatre pattes comme la plûpart
des autres animaux.

Outre tous ces excrémens dont nous avons parlé, l'enfant a encore une certaine pituite, ou phlegme gluant,

resté dans l'estomach des superfluitez de ses membranes,
lequel il jette par la bouche dans les premiers jours. Pour
y aider, on luy fera prendre avec une petite cuiller un peu
de vin sucré, qu'on luy fera avaler en luy tenant la teste
un peu élevée, reïterant la chose deux ou trois fois le premier jour, auquel on ne luy doit donner à tetter devant
que tout, ou la plus grande partie de ce phlegme n'ait
esté évacuée, ou digerée & consumée par l'estomach, de
peur que le lait estant meslé avec cette humeur visqueuse
n'en soit corrompu, comme il arriveroit si on luy donnoit
à tetter d'abord. Quelques-uns luy donnent pour le même sujet de l'huile d'amandes douces tirée sans feu, avec
un peu de succre candi. Les Iuifs ont coûtume de faire
prendre à leurs enfans du beurre & du miel, ce qui produit
à peu prés le même effet, & font telle chose, pour suivre
ce qui est dit au septiéme Chapitre d'Esaïe. *Vne vierge*
concevra, & enfantera un fils, & sera appellé Emanuel:
il mangera beurre & miel, afin qu'il sçache reprouver
le mal, & élire le bien. Mais le vin est encore meilleur,
dautant qu'il incise & détache mieux cette pituite, &
qu'il aide aussi à cuire & digerer celle qui reste, & le succre
addoucit son acrimonie, & sert à la purger. Or luy ayant
fait prendre un tel remede, on le mettra doucement reposer, couché sur le costé, afin que ces excrémens soient
plus facilement évacuez & rejettez par la bouche, car si
l'enfant estoit sur le dos, il y auroit danger que restans
dans sa bouche, il n'en tombât une partie sur sa poitrine,
dont il pourroit estre suffoqué, ou à tout le moins beaucoup incommodé. Voyons maintenant de quelle maniere on le doit nourrir & gouverner aprés cela.

CHAPITRE XVIII.

Du regime de vivre, & du gouvernement
de l'enfant nouveau-né.

L'ENFANT, qui lors qu'il estoit au ventre de sa mere, n'avoit aucune autre nourriture que le sang qu'il en recevoit par les vaisseaux umbilicaux, a besoin à son défaut quand il en est sorti de la prendre par la bouche, en suççant le lait de ses mammelles : Neanmoins il n'est pas bon de luy donner à tetter aussi-tost qu'il est né, pour éviter qu'un changement si subit, tant à l'égard de la difference de cette nourriture, que pour la maniere de la recevoir, ne soit cause de quelque alteration de sa santé. Il faut premierement luy faire vuider les phlegmes qu'il a dans l'estomach, en luy donnant comme nous avons dit, durant le premier jour un peu de vin & de succre pour les inciser & détacher, pour éviter que le lait qu'il vient à prendre en suite ne soit corrompu estant meslé avec cette pituite visqueuse ; c'est pourquoy il vaut mieux attendre jusques au lendemain pour le faire tetter, afin qu'elle soit tout-à-fait évacuée, ou digerée & consumée, auquel temps on luy peut présenter la mammelle.

Il seroit à souhaiter qu'on ne luy donnât celle de sa propre mere, qu'apres le huitiéme jour de son accouchement, pour le plûtost, & même de laisser passer trois semaines ou un mois, afin que toutes les humeurs de son corps estant

eftant bien temperées, & remifes de l'agitation qu'elles ont receuë dans le travail, comme auffi leurs fuperfluitez ayant efté entierement repurgées par le
moyen des vuidanges, fon lait en fût d'autant plus purifié : outre cela c'eft que les petits trous du mammelon n'eftant pas encore bien debouchez, les mammelles en font ordinairement de difficile trait dans les premiers jours à l'enfant nouveau-né, pendant lequel temps
on luy fera tetter une autre femme. Mais fouvent les
pauvres gens n'ont pas moyen d'ufer de tant de precau-
tions, & telles meres font obligées de nourrir elles-
mêmes leurs enfans dés le premier jour, comme auffi
parfois s'en rencontre-t'il qui ne veulent pas fouffrir
que d'autres qu'elles le faffent ; en ce cas elles fe feront
un peu degorger les mammelles par le fuccement d'u-
ne grande perfonne, ou par un autre enfant qui fera
déja fort, ou elles fe les tireront elles-mêmes avec une
tetine de verre, femblable à celle qui eft figurée au
commencement du Chapitre quinziéme, apres quoy elles donneront à tetter au leur, quand le lait fera un
peu en train de couler, & continueront à ce faire jufques à ce qu'elles foient de facile trait pour l'enfant
nouveau-né.

Il y en a qui croyent que le lait de la nouvelle accouchée luy eft plus propre dans le commencement que
s'il eftoit purifié, & qu'il fert à luy lâcher le ventre, &
à le purger du *meconion* des inteftins ; mais auffi les
tranchées que luy caufe ce lait bourbeux & échauffé, luy portent bien plus de prejudice qu'il ne luy eft
utile en autre chofe : c'eft pourquoy il vaut beaucoup
mieux ne luy en donner un tant nouveau, fi faire fe peut.

Quant à ce qui est donc du temps auquel on doit presenter la mammelle à l'enfant nouveau-né , ce ne doit estre qu'aprés le premier jour , pour les raisons que nous en avons dites ; & pour l'exciter à la prendre (car il y en a parfois qui ne le veulent faire pendant deux ou trois jours) il faut que sa nourrice luy raye auparavant quelque peu de son lait dans la bouche , & sur les levres pour luy faire savourer petit à petit , a-prés quoy elle luy donnera sa mammelle encore toute degoutante , qu'elle pressera de sa main lors qu'il en au-ra pris le bout , afin que le lait en sorte plus facile-ment , & que l'enfant qui n'a pas pour lors grande for-ce , n'ait pas tant de peine à tirer & à succer , faisant ain-si peu-à-peu , jusques à ce qu'il soit accoûtumé à bien tetter.

Si la nourrice a beaucoup de lait , elle ne doit don-ner aucune autre nourriture à son enfant durant les deux premiers mois tout au moins. Les animaux nous font bien voir , que le lait seul est suffisant pour nour-rir l'enfant , puisqu'ils en nourrissent des cinq & six de leurs petits , & parfois même davantage , sans qu'ils prennent que long-temps aprés d'autre nourriture. A l'égard de la quantité de lait que doit tetter l'enfant, elle doit estre proportionnée à son âge , & à ses forces: dans les premiers jours on ne luy en donnera tant ny si souvent , afin que son estomach qui n'est pas encore accoûtumé d'en faire la coction le puisse mieux dige-rer , en suite dequoy on ira toûjours peu-à-peu en aug-mentant , jusques à ce qu'on luy en donne pleinement: pour ce qui est du temps , & de l'heure , il n'en doit a-voir de limitez pour ce sujet ; car ce sera à toute heure

du jour ou de la nuit qu'il en aura envie, & que ce soit
plûtost peu & plus souvent, que de luy en faire prendre
grande quantité tout d'un coup, afin que son petit estomach le puisse mieux cuire & digerer sans le rejetter &
vomir, comme il fait souvent quand il ne le peut facilement contenir.

Aprés que l'enfant aura esté nourri du seul lait pendant deux ou trois mois, & plus ou moins selon qu'on
verra qu'il aura besoin de plus grande nourriture, on
luy donnera de la boüillie, faite avec la farine de pur
froment & le lait de vache, observant de luy en donner
fort peu dans les premieres fois, & qu'elle ne soit trop
épaisse, de peur que son estomach n'en soit surchargé
tout à coup pour n'estre pas accoûtumé à telle chose:
or afin qu'elle soit de plus facile digestion, on doit faire un peu cuire au four la farine, l'y mettant dans une
terrine apres qu'on en aura tiré le pain, & la remuant
de fois à autre pour la dessecher également. La boüillie
faite de telle farine outre qu'elle est bien plûtost cuite,
est bien meilleure que celle qu'on fait ordinairement,
laquelle est beaucoup plus pesante, plus visqueuse, & plus
indigeste à l'estomach; car estant faite avec la farine
cruë, il est bien difficile qu'on luy puisse donner une bonne cuisson, sans consumer la meilleure partie du lait,
aprés quoy il en reste seulement la plus grossiere, & qu'à
force de boüillir long temps on ne luy fasse perdre son
goust & sa bonté. Quand on aura fait prendre à l'enfant
de la boüillie ainsi faite, dont on ne luy donnera
qu'une fois par jour, & principalement au matin, ou
deux fois tout auplus, sa nourrice le fera un peu tetter,
afin qu'estant délayée par le lait dans son estomach la

digeftion en foit mieux & plus facilement faite.

Il y a beaucoup de femmes qui donnent de la boüillie aux enfans nouveau-nés dés les premiers jours, &
les nourrices qui ont peu de lait en ufent ordinairement
de la maniere, pour les empefcher de crier comme ils
font quand ils ont faim: mais parfois cela feul eft capable de les faire mourir, pour l'indigeftion, & pour l'ob-
ftruction que caufe cette nourriture, laquelle à raifon
de fa confiftance groffiere & vifqueufe ne peut que difficilement trouver paffage dans l'eftomach & dans les inteftins, qui au commencement font foibles & non encore bien ouverts ny dilatez, pour lequel fujet il arrive aux enfans de grandes oppreffions & difficultez
de refpirer, des trenchées, douleurs, & enfleures de
ventre, & fouvent la mort: c'eft pourquoy on ne luy en
doit donner qu'apres un ou deux mois pour le plûtoft,
& même quand on feroit trois ou quatre mois entiers
fans luy en faire prendre, il ne s'en porteroit que mieux
pourveu que fa nourrice ne manquât de lait.

Lors que l'enfant aura tetté fa fuffifance, la nourrice
le mettra repofer & dormir, non avec elle dans le mefme
lit où elle couche, de peur que fans y fonger elle ne vînt
à l'étoufer en s'endormant deffus, comme j'ay veu arriver à une femme qui fit ainfi mourir fon enfant, foit
qu'elle l'eût fait par malice pour en eftre délivrée, foit
que ce fût innocemment, elle feule en pouvoit fçavoir
la verité: quand elle s'éveilla, elle trouva fous elle la
tefte de ce pauvre enfant, qui avoit efté fuffoqué de la
façon fans qu'elle s'en fût apperceuë, fuivant ce qu'elle
proteftoit: mais pour éviter un pareil accident, elle le
couchera dans un berceau proche de fon lit, au deffus du

quel on doit mettre un petit archet, pour y pouvoir po-
fer quelque linge ou couverture, afin d'empefcher qu'il
ne tombe aucune ordure fur fon vifage, & qu'il ne voye
le trop grand jour, la lueur du Soleil, de la chandelle,
ou du feu qui feroient dans la chambre. Il fera couché
fur le dos, en telle forte qu'il ait la tefte un peu élevée
par un orilier fur lequel elle fera pofée, & pour luy exciter d'autant plûtoft le fommeil fa nourrice le bercera
doucement, par un petit mouvement égal, fans trop
grande agitation, dautant qu'empefchant la digeftion
du lait qui eft en fon eftomach, elle le provoqueroit
à le rejetter en vomiffant; ce qui fe fait tout de même
qu'aux perfonnes qui eftans fur la Mer vomiffent, non
tant à caufe de l'odeur de fon eau falée, que pour l'é-
branlement & l'agitation du navire où ils font: ce qui
arrive même à beaucoup de femmes pour aller feulement en caroffe quand elles n'y font pas accoûtumées : mais pour éviter qu'on foit obligé à la
fujettion de bercer ainfi l'enfant chaque fois qu'on
le voudra endormir, il eft bon de ne luy en faire prendre l'habitude fi on peut dans le commencement,
& de luy laiffer venir le fommeil naturellement. On
ne doit pas avoir de temps certain ny limité pour fon
repos; car il eft bon qu'il dorme à toute heure du jour
ou de la nuit qu'il en aura envie, & pour l'ordinaire il
dort d'autant plus qu'il fe porte mieux : toutefois fi on
voit que fon dormir excede une médiocrité raifonnable, on l'en diftraira tant foit peu, pourquoy faire fa
nourrice le prendra entre fes bras pour le porter au jour,
en chantant d'vn ton de voix doux & agreable, & luy
montrant quelque chofe reluifante qui luy réjouiffe la

MMm iij

veuë, & l'agitant un peu pour le réveiller de son assou-
pissement; car par le trop long dormir la chaleur naturelle est tellement retirée au dedans, qu'elle y est comme ensevelie, au moyen dequoy tout le corps, & principalement le cerveau est tellement refroidi, que les
sens de l'enfant en sont tout hébétez, & leurs fonctions
languissantes & assoupies.

Lors qu'il sera couché il faut que ce soit en telle sorte
qu'il soit vis-à-vis du feu, ou de la chandelle, ou du jour
qui donnera dans la chambre, afin que l'ayant en face
directement, il ne soit obligé de regarder continuellement de costé; car le faisant souvent, sa veuë se perver-
tiroit tant qu'il en deviendroit louche. C'est pourquoy
pour le plus seur, on mettra sur l'archet de son berceau
quelque couverture comme nous avons dit, pour l'empêcher de voir la lumiere, dautant que par ce moyen sa
veuë estant arrestée sans vaciller de costé & d'autre sera
mieux fortifiée. Voyons maintenant comment la nourrice doit tous les jours nettoyer l'enfant de ses excrémens.

Comme les petits de tous les autres animaux ont
leur corps libre, sans estre embarrassé d'aucunes envelopes, ils se déchargent facilement de leurs excrémens, sans en estre salis ny gâtez, & ils ne les ont pas
plûtost vuidez de leur ventre, que leur mere (s'ils ne le
peuvent faire eux-mêmes) s'en appercevant les rejette
d'abord hors du lieu où ils sont couchez, ou au moins
les râge en un endroit où ils ne leurs peuvent nuire: mais
il n'en est pas de même des enfans, qui pour estre liez
& garrotez de bandes & de langes, comme on est obligé de faire pour leur donner la figure droite, qui est seu-

le convenable à l'homme, ne peuvent rendre leurs excrémens qu'ils n'en ayent au même temps le corps tout
barboüillé, & dans lesquels (pour ne les pouvoir pas
appercevoir à cause de ces envelopes) ils demeurent
souvent jusques à ce que leur mauvaise odeur vienne au
nez de leur nourrice, ou qu'elle s'en doute & le préjuge
par les cris & les pleurs de l'enfant qui est incommodé
de leur humidité, & de leur acrimonie ; pour éviter
quoy, on le doit démailloter, & le remuer au moins
deux ou trois fois le jour, & même quelquefois la nuit
si besoin est, afin de le nettoyer de ses excrémens, en le
changeant de nouvelles couches, lesquelles doivent
estre blanches de lessive, & non pas seulement relavées
par plusieurs fois, comme ont coûtume de faire la plûpart des nourrices à gages ; ce qui cause une grande demangeaison & cuisson au corps de l'enfant, pour raison
d'un certain sel, qui provenant de ces excrémens ne se
dissout pas tout-à-fait, quand les langes en sont une fois
imbus, qu'en les mettant à la lessive. Le temps le plus
propre pour remuër l'enfant, est incontinent aprés qu'il
a rendu ses excrémens, sans le laisser croupir plus long-
temps dedans, que jusques à ce qu'il soit éveillé s'il dormoit pour lors : Or comme il les peut rendre, à toute
heure indifferemment, on ne peut aussi limiter d'autre
temps auquel il le faille faire que celuy de cette necessité, c'est à dire que ce doit estre tant de fois, & aussi souvent qu'il est requis pour le tenir toûjours nettement.

Il faut que l'enfant soit remué auprés du feu, & que
les couches soient bien chaudes, & bien seches, avât que
de le mettre dedans, de peur que leur froideur & humidité ne luy causassent quelque colique & des trenchées:

sa nourrice aura pareillement soin de luy mettre de
temps en temps de petits linges derriere les oreilles, &
sous les aisselles, pour en dessecher les humiditez qui
s'y rencontrent, prenant bien garde pendant les premiers jours, à ne pas faire tomber trop tost le bout re-
stant du cordon de son umbilic, & avant que les vaisseaux en soient tout-à-fait reünis. Elle verra aussi chaque fois qu'elle le remuëra, si le sang n'en sort point pour
n'avoir pas esté bien noüé la premiere fois, où à cause
que la ligature s'en est relâchée ; & apres que ce bout
de cordon sera tout-à-fait tombé, elle luy bandera encore le nombril durant quelque temps, en y laissant
toûjours une compresse par dessus jusques à ce qu'il soit
bien cicatrisé, & qu'il soit tout à fait deprimé & comme retiré en dedans. Outre cela elle luy mettra à l'endroit de la fontaine de la teste par dessous son beguin
une autre compresse, tant pour tenir le cerveau chaudement, que pour le garantir des injures externes qui
le pourroient facilement blesser, à cause de la mollesse
qui est en ce lieu, où il n'est recouvert d'aucun os, elle
aura aussi grand soin de ne pas laisser trop crier son enfant, & principalement pendant les premiers jours, de
peur que son nombril n'en soit poussé en dehors, &
qu'il ne luy arrive par sa dilatation une exomphale, comme aussi qu'il ne se fasse quelque descente de l'intestin
en l'eine : & il ne faut pas qu'elle s'arreste au dire des bonnes gens, qui veulent qu'il soit necessaire de laisser crier
parfois l'enfant pour luy décharger le cerveau : les deux
meilleurs moyens de l'appaiser quand il crie, sont de luy
donner à tetter, & de le remuër pour le nettoyer de ses
excrémens ; elle doit aussi luy presenter quelque chose
d'agreable

d'agreable à la veuë pour le réjouïr, & détourner ce qui
luy peut donner de la peur, ou luy caufer quelque cha-
grin.

Toutes les chofes que nous avons dites en ce prefent Chapitre, touchant le regime & le gouvernement
de l'enfant nouveau-né, doivent eftre feulement entenduës pour celuy qui eft en bonne fanté; car s'il luy arrive quelque indifpofition, il fera traité felon que les accidens le requiereront. C'eft ce qu'il nous faut à prefent
examiner dans toute la fuite de ce Livre.

CHAPITRE XIX.

Des indifpofitions des petits enfans ; & premierement de la foibleffe des nouveau-nés.

À PEINE les jeunes arbres fe font-ils élevez du fein
de la terre qui eft leur mere, que fouvent plufieurs
meurent incontinent aprés, d'autant que leurs petits
troncs, pour raifon de la tendreffe de leurs fubftances,
reçoivent facilement alteration, & ne refiftent qu'avec
peine à la moindre chofe qui leur eft contraire, jufques
à ce qu'ils foient un peu plus grands, & qu'ils ayent de
fortes & profondes racines: Auffi de même, voyons-nous
mourir ordinairement plus de la moitié des petits enfans,
avant qu'ils ayent feulement deux ou trois ans, tant pour
la delicateffe & debilité de leur corps, que parce qu'ils ne
peuvent en ce foible âge, exprimer autrement que par
leurs cris, les incommoditez qu'ils reffentent au dedans.

Nous avons montré cy-devant, comme ils doivent eftre gouvernez dans les commencemens pour les conferver en bonne fanté , & maintenant nous allons parler des indifpofitions aufquelles ils font fujets, particulierement depuis leur naiffance , jufques à ce qu'ils ayent fept ou huit mois. Faifons premierement mention de quelques-unes avec lefquelles ils naiffent, apres quoy nous nous entretiendrons de celles qui leur arrivent plus ordinairement.

Le premier accident auquel il faut remedier, eft la foibleffe dans laquelle font plufieurs enfans quand ils viennent au monde ; ce qui arrive fouvent , non pas qu'ils foient tels de leur nature ; mais à caufe de la violence d'un mauvais travail , ou à caufe de fa longueur , pendant quoy ils ont tant fouffert, que parfois après qu'ils font nés ils font fi débiles, qu'à peine peut on reconnoître d'abord s'ils font vivans , ou s'ils font morts , à caufe qu'on ne leur voit mouvoir aucune partie de leur corps , lequel eft auffi parfois fi bleu & fi livide , principalement par la face, qu'on croit qu'ils font tout-à-fait fuffoquez. Et quelquefois après avoir efté des heures entieres en cét état , ils reviennent peu-à-peu de leur foibleffe , comme s'ils refufcitoient & retournoient de mort à vie.

On préjugera que l'enfant n'eft pas effectivement mort (quoy qu'il le paroiffe en quelque façon dans ce premier inftant) fi la femme l'a fenti remuër avec vigueur peu de temps avant que d'accoucher, fi elle n'a pas eû une trop grande perte de fang , & fi elle n'a pas efté extraordinairement travaillée : mais on fera tout-à-fait certain qu'il eft encore vivant, quoy qu'il ne jette aucune voix , & qu'il ne remuë aucune partie de fon corps aprés qu'il

est né, si mettant la main sur sa poitrine on sent le mouvement de son cœur, & si touchant le cordon de l'umbilic proche du ventre on sent encore un peu battre les arteres. Pour lors on tâchera par toutes sortes de moyens
de le faire revenir de cette foiblesse.

Or afin de luy donner le secours necessaire, on le mettra au plûtost dans une couche chaude pour le porter aupres du feu, où estant, la Sage-femme ayant pris du vin
dans sa bouche, luy en soufflera un peu dans la sienne,
reïterant la chose par plusieurs fois s'il en est besoin, elle luy mettra aussi sur le ventre & sur la poitrine des compresses trempées en d'autre vin qu'elle aura fait chauffer
pour ce sujet ; elle luy laissera le visage découvert, afin
qu'il puisse respirer plus facilement, & pour luy aider
d'autant plus elle luy tiendra la bouche un peu entr'ouverte, & luy nettoyera les narines avec de petites tentes
de linge trempées aussi en vin, pour luy en faire flairer
l'odeur, elle luy échauffera toutes les parties de son corps
pour y rappeller le sang & les esprits, qui pour s'estre tous
retirez au dedans par la foiblesse, le mettent en danger
d'estre suffoqué : ainsi faisant peu-à-peu, l'enfant reprenant ses forces, viendra comme insensiblement à mouvoir ses membres les uns aprés les autres, en suite dequoy
il jettera au commencement quelques petits cris languis-
sans, qui s'augmenteront & se fortifieront aprés d'autant
plus qu'il respirera librement.

Outre les moyens que nous venons de dire (qui sans
doute sont les meilleurs & les plus seurs pour les foiblef-
ses des enfans nouveau-nés) les Sages-femmes en ont encore d'autres dont elles se servent ordinairement, lesquels
je n'approuve pas, non seulement parce qu'ils sont inu-

tiles, mais à caufe qu'aucuns d'eux font tres-dommagea-
bles à l'enfant. Quelques-unes luy mettent tout chaudement l'arriere-fais fur le ventre, & l'y laiffent jufques
à ce qu'il foit refroidi. I'ay déja dit autre part que l'arriere-fais pour raifon de fa chaleur luy pourroit bien fervir, neanmoins à caufe de fa pefanteur, eftant ainfi mis
fur le ventre de l'enfant, qui pour n'avoir aucun foûtien
en eft facilement comprimé, il luy empêche beaucoup
la refpiration, qui eft la chofe qui luy eft pour lors la plus
neceffaire. D'autres jettent cét arriere-fais dans le feu
avant que de le féparer de l'enfant, & d'autres le mettent dans du vin chaud, croyant par là qu'il s'éleve des vapeurs de ce vin, qui fe portant par les vaiffeaux umbilicaux, font capables de luy donner quelque vigueur; mais
comme toute cette maffe charnuë, & ces vaiffeaux font
des parties mortes d'abord qu'elles font hors de la Matrice, il n'y refte auffi aucun efprit qui fe puiffe communiquer à l'enfant: & fi on ufe d'une telle pratique, ce doit
eftre plûtoft pour fatisfaire à la coûtume que pour l'efperance que cela puiffe profiter.

Si telles chofes ne font aucun bien, auffi ne font-elles
pas grand mal, & elles font feulement inutiles; mais celle qui fuit eft capable de caufer la fuffocation foudaine
de l'enfant, c'eft que quelques autres repouffent, & font
rentrer en fon corps tout le fang qui eft dans les vaiffeaux umbilicaux, croyant que cela eft propre pour le
fortifier, & le faire revenir de fa foibleffe; mais nous
avons auffi dit en autre lieu, que le fang contenu dans
ces vaiffeaux pert fes efprits, fi-toft que l'arriere-fais eft
féparé & forti de la Matrice; & il y eft même incontinent
aprés à demi congelé. Or s'il vient pour lors à eftre ainfi

repouffé dans le foye de l'enfant débile, il s'y arrefte n'e-
ftant plus animé d'aucuns efprits dont il eft tout-à-fait
deftitué, & au lieu de luy donner de nouvelles forces, il
accable le peu qu'il luy en refte, & il acheve d'éteindre fa
chaleur naturelle languiffante ; pour éviter quoy , on fe
donnera bien garde de repouffer ce fang de la forte au
ventre de l'enfant ; outre que dans ces foibleffes (à moins
qu'elles ne foient caufées de la grande perte de fang que
la femme pourroit avoir euë avant que d'accoucher) il
n'y en a toûjours que trop au corps de l'enfant, & principalement vers le cœur, où il eft en grande abondance,
& au lieu de luy en envoyer davantage , il le faut retirer vers les extrémitez, afin que fes ventricules eftant un
peu dégagez , il puiffe avoir en fuite fon mouvement
plus libre, pour renvoyer les efprits à toutes les parties
du corps qui en font privées dans la foibleffe. C'eft pourquoy puifque l'enfant ne doit plus rien recevoir des
vaiffeaux umbilicaux aprés fa naiffance, on en fera la ligature tout auffi-toft, pour le traiter comme nous avons
dit.

Plufieurs fois auffi les enfans qui font foibles en naiffant, font tels de leur nature , comme quand ils viennent avant terme, & d'autant plus qu'ils font éloignez
du plus ordinaire, qui eft la fin du neufiéme mois, & auffi qu'ils ont efté engendrez de parens infirmes & malades. En ce cas il eft bien difficile d'y rémedier, & il n'y a
autre chofe à faire que de les bien nourrir & gouverner
felon qu'il a efté dit ; mais difficilement peut-il arriver
que tels enfans foient de longue vie, & qu'ils ne meurent de la moindre indifpofition qui furvient à leur foibleffe naturelle.

NNn iij

CHAPITRE XX.

Des contusions & meurtrissures de la teste, &
des autres parties du corps de l'enfant
nouveau-né.

LE corps des petits enfans est comme nous avons dit,
si tendre, & si délicat, qu'il est facilement contus &
meurtri, & que mesme parfois quelques-uns de ses membres sont disloquez dans les fâcheux accouchemens, soit
parce qu'ils restent long temps dans une posture contre
nature, ou à cause qu'ils sont maniez trop rudement dans
le temps de l'operation.

La contusion la plus ordinaire & la plus frequente est
celle qui se fait au dessus de leur teste, où parfois ils ont
en naissant une bosse aussi grosse que la moitié d'un œuf,
& encore plus quelquefois, comme il se voit principalement dans les premiers accouchemens ; ce qui arrive
d'autant plûtost que les femmes sont pour lors plus
avancées en âge, parce que l'orifice interne de leur Matrice, appellé le couronnement, estant plus calleux se dilate avec beaucoup plus de difficulté, pour raison dequoy
la teste de l'enfant venant à estre pressée contre luy, & en
estant ceinte comme d'une couronne en sa partie superieure, qui se presente naturellement la premiere au passage, est enflée & tumefiée à cause du sang & des humeurs
qui tombent & sont retenuës en cette partie, par la grande compression qu'en fait circulairement cét orifice interne, & principalement quand elle commence d'estre pous-

fée fortement, & qu'elle refte ainfi trop long temps fans
qu'elle fe puiffe faire voye, apres que les eaux qui la foû-
tenoient un peu ont efté écoulées, à quoy peut auffi contribuer la Sage-femme, fi elle la touche trop fouvent &
trop rudement avec les doigts lors qu'elle fe prefente au
paffage; mais on l'en accufe fouvent à tort en cette occafion, où ordinairement la feule compreffion que fait cét
orifice en forme de ceinture ou couronne à la tefte de
l'enfant eft la caufe de ces fortes de tumeurs contufes.

Cette partie fe tumefie pour lors de la même maniere
que nous le voyons arriver en toutes autres qui font trop
fortement comprimées, liées, ou ferrées; car par ce moyen
le fang qui ne peut avoir fon mouvement circulaire, eftant
arrefté en trop grande abondance en une partie la fait
enfler & tumefier, & par la repletion qu'il en fait la rend
livide comme fi elle eftoit contufe; or cette compreffion
eft bien plus grande à l'égard des veines (qui font toûjours plus exterieures) lefquelles doivent reporter le fang
au cœur, que non pas des arteres par le moyen defquelles
il l'envoye à toutes les parties; car outre que les arteres
font fituées plus profondement, elles ont encore un bat-
tement continuel à la faveur duquel il s'y gliffe toûjours
un peu de fang; c'eft ce qui fait que dans toutes les compreffions, ou ligatures des parties (à moins qu'elles ne
foient extrémes) le fang y eft facilement apporté par les
arteres, & en eft difficilement remporté par les veines, ce
qui eft caufe que la partie en recevant beaucoup plus
qu'elle n'en renvoye, & qu'elle n'en confume pour fa
nourriture, eft obligée de fe tumefier de la maniere par
repletion. Si ceux qui pratiquent les accouchemens font
bien reflexion à ce que je viens de dire, quand l'occafion

s'en presentera (laquelle arrive assez souvent) ils connoîtront que ces sortes de bosses ou tumeurs que plusieurs enfans ont sur la teste en naissant , ne procedent
ordinairement d'autre cause que de celle que j'ay expliquée.

Ces tumeurs sont parfois si grosses,& si élevées, qu'elles peuvent (la femme n'estant pas accouchée, & n'ayant
encore l'orifice interne de sa Matrice bien dilaté) empêcher de reconnoître la partie que l'enfant présente la premiere; & elles sont cause quelquefois que la Sage-femme ne pouvant sentir avec le doigt aucun os de la teste, s'i-
magine que ce soit quelque épaule de l'enfant , ou bien
une autre partie , & parfois même aucunes ne sçavent
ce que ce peut estre que telle chose qu'elles sentent ainsi
tumefiée : mais on le connoîtra facilement , en ce que
ces tumeurs qui paroissent toutes charnuës en les touchant, sont neanmoins plus dures que si c'estoit une épaule, ou quelque fesse de l'enfant , lesquelles parties ont
toûjours beaucoup plus de molesse,& on n'y sent point
aussi de poil, comme on fait à la teste , les os de laquelle on sentira encore facilement , si ayant le doigt oint
d'huile ou de beurre frais , on le peut introduire dans l'o-
rifice interne; car les parties de la teste qui sont au dedans de la Matrice ne sont pas tumefiées, il n'y a seulement que celle qui se presente à son orifice , & qui en
est pressée , ceinte , & serrée comme il est dit. Si l'enfant presente quelqu'autre chose que la teste , comme
un bras, ou une jambe , & que ces parties demeurent
pareillement long temps pressées au passage, & en postures bien contraintes, ou qu'elles en soient sorties, elles se tumefient par la même raison.

Il

Il faut non seulement remedier à telles bosses ou meurtrissures de la teste des petits enfans, mais on doit aussi tâcher de les prévenir, ou d'empescher à tout le moins qu'elles ne soient si grosses: le moyen de les prévenir, est de procurer l'accouchement le plûtost qu'on pourra, afin que la teste de l'enfant ne reste ainsi trop long temps arrestée & serrée par le couronnement de l'orifice interne de la Matrice, lequel sera bien oint & graissé d'huile ou d'axonge émolliente, tant pour aider à sa dilatation qu'afin que la teste puisse plus promptement & plus facilement passer.

Quelques-uns pourroient m'objecter que si ces tumeurs arrivoient par la cause que j'ay dite, elles devroient disparoître aussi-tost que l'enfant est né, puisque pour lors (sa teste n'estant plus pressée) rien n'empesche que le sang qui avoit fait tumefier la partie, ne s'en retourne, ayant son mouvement libre; mais ils doivent sçavoir que par le trop long sejour qu'il fait en une partie, il pert ses esprits qui y sont étoufez, desquels estant destitué il n'a plus aucun mouvement, & que s'estant extravasé hors de son lieu naturel, comme il fait quand les vaisseaux qui le contiennent en sont trop pleins, il se glisse dans tous les petits vuides de la partie, ce qui fait qu'il ne peut plus en suite retourner par les voyes ordinaires: c'est pourquoy il est de necessité en cette occasion, ou d'en faire la resolution à travers la partie, ou qu'il vienne à suppuration s'il y croupit plus long temps, laquelle on évitera neanmoins le plus qu'il sera possible, à cause de la proximité du cerveau, qui aux enfans n'est recouvert des os du crane à l'endroit des sutures qu'ils ont toûjours fort lâches, & principalement vers la fontaine de la teste.   OOo

Pour refoudre donc ces tumeurs, & ces meurtriffu-
res, fi-toft que l'enfant fera né on les étuvera de vin
chaud, ou d'eau de vie, y trempant encore une compreffe pour la mettre deffus. La plûpart des Sages-femmes n'y mettent qu'une compreffe trempée en huile &
vin batus enfemble, d'autres en huile rofat feule, les ayant
premierement étuvées avec le vin: mais fi nonobftât cela
elles viennent à fuppuration, on n'y laiffera pas fejour-
ner trop long temps la matiere, de peur que les os de la
tefte, qui font fort tendres & tres minces aux enfans nouveau-nés, n'en foient alterez & cariez: en ce cas on en
fera ouverture avec la lancette au lieu le plus propre,
felon que l'art le requiert, y mettant aprés l'emplâtre
de betoëne par deffus. Si quelque jambe, ou un bras
eftoit ainfi tumefié, on l'envelopera pareillement de
compreffes trempées en vin où ayent boüilli rofes de
provins, fleurs de camomille & de melilot. Parfois auffi
les enfans mâles ont la bourfe du *fcrotum* fort enflée,
ce qui leur peut arriver foit pour des eaux qui font contenuës en fes membranes, foit pour avoir efté contufe &
maniée trop rudement par le Chirurgien, ou par la
Sage-femme dans l'accouchement. Pour lors les compreffes trempées au vin avec les rofes font propres en
l'une & en l'autre occafion.

Mais le plus grand mal eft quand le Chirurgien pour
n'eftre pas expert & habitué à telle operation, ou pour
ne pouvoir point parfois faire autrement dans un mauvais travail, a rompu ou difloqué quelque bras ou quelque jambe de l'enfant en le voulant extraire. Si la chofe
arrive ainfi, il y remedira enfuite en remettant les parties & les contenant avec bandages propres en leur fi-

tuation naturelle , jufques à ce qu'elles y foient bien af-
fermies & fortifiées.

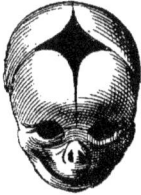

CHAPITRE XXI.
De la fontaine de la tefte , & de fes futures trop ouvertes.

SOuvent les enfans qui font venus avant terme
n'ayant pas encore acquis toute leur perfection,
comme auffi ceux qui font debiles de leur nature , ont la
fontaine de la tefte , & les futures fi ouvertes , par la diftance & féparation des os les uns des autres , qu'elle en
eft toute molle & prefque fans foûtien , parceque fes
os vacillent aifement de tous coftez : ces enfans ne font
pas ordinairement de longue vie. Il ne faut pas prétendre
pour lors en rapprocher les os les uns côtre les autres , en
les ferrât fortement ; car ainfi faifant on comprimeroit tellement le cerveau qui eft tres-mol , qu'on cauferoit pire
maladie en luy oftant la liberté de fon mouvement, pour
raifon dequoy fes fonctions feroient depravées , & s'a-
boliroient tout-à-fait dans la fuite. Il faut feulement fe
contenter de les contenir tout doucement avec un petit
bandeau , de peur qu'ils ne vacillent trop , & laiffer le

reste à l'œuvre de nature, qui rejoindra peu-à-peu ces sutures, en achevant d'engendrer, & de dessecher & affermir les os de la teste qui n'avoient encore esté entierement formez.

Le lieu où se joint & vient aboutir la suture sagittale au milieu de la coronale, qu'elle sépare toûjours en deux à tous les enfans, se continuant jusques à la racine du nez, est appellé la fontaine de la teste, par ce que c'est son endroit le plus mol & le plus humide, lequel se dessfeche & se referme pour ce sujet le dernier. Sa figure est representée en la teste qui est mise au commencement de ce Chapitre. Il y a des enfans qui l'ont parfois ouverte jusques à trois ans, & même encore après ce temps, ce qui est un grand témoignage de la foiblesse de leur chaleur naturelle. Elle est ordinairement tout-à-fait fermée au bout de deux ans, & plûtost ou plus tard, selon que les enfans sont plus ou moins humides, & plus ou moins robustes. Jusques à ce que ces os soient entierement affermis, on doit mettre dessus cet endroit comme nous avons déja dit autre part, une compresse de linge en plusieurs doubles, pour deffendre le cerveau, tant du froid, que des autres injures externes. Quelques femmes y laissent long temps une piece de drap d'écarlate, croyant que cela fortifie davantage cette partie ; il n'importe pas dequoy on se serve, pourveu que ce soit chose qui tienne chaudement le cerveau, & l'empesche d'estre blessé en ce lieu, qui n'est pour lors recouvert d'aucun os.

Il arrive parfois, que bien que les os de la teste soient assez larges pour se joindre de toutes parts, s'ils n'en estoient empeschez, ils sont neanmoins grande-

ment diftans les uns des autres à l'endroit des futures,
à caufe de quantité d'eaux qui font contenuës entr'eux
& la dure mere. Telle maladie s'appelle hydrocephale,
dont on fait plufieurs fortes, felon que les eaux font plus
proches ou diftantes du cerveau, ou même qu'elles font
contenuës en fes ventricules. Lors que ces eaux font entre le cuir & le pericrane, ou entre le pericrane & le crane, les enfans en peuvent guerir fi la tumeur n'eft par
trop grande, en refolvant les eaux, ou en faifant ouverture pour les évacuer, mais fi elles font en grande abondance au deffous des os, entr'eux & la dure mere, les
pouffant ainfi en dehors, & élargiffant les futures, les
enfans n'en peuvent réchaper; ce qui eft encore d'autant plus impoffible fi ces eaux font contenuës entre la
dure & la pie mere, ou dans le cerveau.

CHAPITRE XXII.

Du fondement clos des enfans nouveau-nés.

IL arrive parfois que les petits enfans, tant mâles
que femelles, naiffent avec le fondement clos & bouché, pour raifon dequoy ils ne peuvent rendre ny vuider, tant les nouveaux excrémens qui s'engendrent du
lait qu'ils tettent, que le *meconion* qui s'eftoit amaffé
dans les inteftins pendant qu'ils eftoient au ventre de la
mere, de laquelle maladie ils meurent certainement,
fi on n'y remedie promptement. Il s'eft veû auffi quelquefois des filles, qui ayant le fondement clos ne laif-
foient pas de vuider les excrémens des inteftins, par une
ouverture que la nature pour fuppléer à fon defaut,

auroit faite par dedans le *vagina* ou col de la Matrice.

Or le fondement est clos en deux manieres; car c'est ou par quelque simple membrane, comme par la seule peau, à travers de laquelle on voit quelque vestige ou marque livide, provenant des excrémens retenus, & en touchant du doigt on sent une mollesse au dedans, à l'endroit où il devroit estre percé, ou bien il est tout-à-fait clos & bouché par une épaisseur de chair, & en telle sorte qu'il ne paroît aucune chose au dehors qui puisse dénoter sa veritable situation.

Quand il n'y a que la seule peau qui fait sa clôture, l'operation est tres-facile, & les enfans en peuvent échapper. Pour lors on en fera ouverture avec vn petit bistory, la faisant en figure de croix, plûtost que simple & longitudinale, afin de luy donner la forme ronde, & que le lieu ne se puisse rejoindre aprés, prenant bien garde à ne pas blesser le *sphincter* du *rectum*. L'incision ayant esté ainsi faite, les excrémens ne manqueront pas d'avoir issuë; mais si pour le long séjour qu'ils auroient fait au ventre, s'y estant dessechez, l'enfant ne les vuidoit, on luy donnera quelque petit clystere pour les délayer & attirer au dehors, aprés quoy on mettra une tente de linge dans le siege nouvellement fait, de peur qu'il ne se reprenne, laquelle on frotera au commencement de miel rosat, & sur la fin de quelque onguent propre à dessecher & cicatriser, comme est l'*album rasis*, ou le *pompholix*, observant de nettoyer l'enfant de ses excrémens, & de le penser si-tost & chaque fois qu'il les aura rendus, de peur qu'y croupissant long temps, l'ouverture qu'on à faite ne se convertisse en ulcere malin.

Si le fondement est tellement clos qu'onn'en voye, ny

fente aucun veſtige ny apparence, pour lors l'operation eſt beaucoup plus difficile, & quoy qu'on la faſſe
c'eſt un grand haſard ſi l'enfant en réchape. C'eſt pourquoy, ſi c'eſtoit une fille qui vuidât ſes excrémens par la
vulve (ce qui s'eſt veû parfois comme j'ay dit) en ce cas
il n'y faudroit pas toucher, de peur que voulant ſeulement guerir une incommodité, on ne cauſât la mort
à l'enfant ; mais ſi les matieres n'ont iſſuë par aucun
lieu, on eſt obligé d'en venir à l'operation (bien que tres-
perilleuſe) ſans quoy la mort arrive indubitablement.

Pour la bien faire, encore qu'on ne voye au dehors
aucune trace du lieu propre à cauſe de l'épaiſſeur des
chairs qui ſont par deſſus l'inteſtin, le Chirurgien introduira juſques dans le vuide un petit biſtory trenchant
d'un ſeul coſté, en ayant mis le dos au deſſous & à demi
doigt du cropion de l'enfant, qui eſt le lieu ou il ne manquera pas de trouver l'inteſtin ; & le pouſſant ſi avant
qu'il en ſoit aſſez ouvert pour donner libre iſſuë aux
matieres qui y ſont contenuës, & conſervant toûjours
le plus qu'il ſera poſſible le *ſphincter*, aprés quoy la
playe ſera penſée & medicamentée comme cy-deſſus,
ayant égard aux accidens qui ſurviendront.

Lors qu'il arrive, comme cela ſe peut encore, que
le conduit de l'urine, tant au mâle qu'à la femelle, eſt
clos & bouché, on y fera pareillement ouverture pour
donner iſſuë à l'urine côtenuë en la veſſie, en ſuite de quoy
on y introduira une petite tente de plomb, cánullée, afin
de tenir le paſſage ouvert, juſques à ce que la ponction &
inciſion qu'on y aura faite avec la lancette ſoit cicatri-
ſée ; mais comme il eſt bien difficile de faire tenir une telle
tente à la verge des petits enfans, qui pour eſtre trop

courte ne donne pas lieu d'y pouvoir mettre aucun bandage propre, on ne s'en mettra pas beaucoup en peine,
car l'urine qu'ils rendent prefqu'à toute heure, empefchera bien que l'ouverture ne fe rebouche.

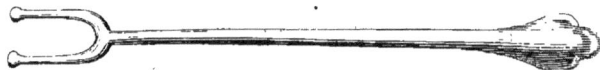

CHAPITRE XXIII.

Le moyen de bien couper le filet de la lan-
gue aux petits enfans.

LA langue eft naturellement liée d'un affez fort ligament, qui vient s'attacher juftement, au deffous
& au milieu d'elle, afin de la tenir plus fujette, & d'eftre
comme un pivot fur lequel eftant appuyée, elle puiffe
faire de cofté & d'autre tous fes differens mouvemens.
Ce ligament doit luy laiffer la facilité entiere d'eftre
portée & appuyée en tous les endroits de la bouche,
pour quoy faire il ne doit pas eftre fi court, ny s'attacher qu'à une notable diftance de fon extremité, qui
doit eftre entierement libre de tous coftez ; mais fouvent
les enfans nouveau-nez ont au devant de luy une petite
production membraneufe, appellée ordinairement le
filet, qui fe continüe prefque jufques au bout de leur
langue, laquelle leur oftant la liberté de fon mouvement,

ment, les empefche de pouvoir facilement tetter, dautant que la langue eftant retenuë en bas, & comme bri-
dée de ce filet, l'enfant ne la peut pas porter vers le haut,
comme il feroit neceffaire pour preffer avec elle contre
fon palais le bout de la mammelle, & le fuccer afin d'en
faire fortir le lait, ny auffi la mouvoir commodement
pour en faire en fuite la deglutition.

Pour remedier à cette incommodité, il ne faut pas
faire comme quelques femmes qui déchirent ce filet
avec leurs ongles; car on y pourroit faire venir vn ulcere qui feroit aprés de difficile guerifon; mais l'enfant doit eftre porté au Chirurgien, qui le coupera tant
& fi peu qu'il jugera eftre neceffaire, avec des cifeaux
bien affilez & tranchans par la pointe, prenant garde
à ne pas faire incifion du propre ligament de la langue,
comme auffi de ne pas ouvrir les vaiffeaux qui font au
deffous. Pour bien faire cette operation, il doit relever
la langue de l'enfant avec un ou deux de fes doigts, qu'il
mettra au deffous & à cofté d'elle, afin qu'il puiffe voir
ce qui eft neceffaire de couper; mais comme les enfans
nouveau-nés ont fouvent la bouche fi petite, qu'il eft
bien difficile de leur pouvoir ainfi lever la langue avec
les doigts, lefquels eftans dedans empefchent auffi de
voir clair à ce qu'il faut faire, le Chirurgien fe fervira
pour ce fujet d'un inftrument fait en figure de petite
fourchette, tel qu'eft celuy qui eft reprefenté au commencement de ce Chapitre, duquel il mettra les deux
petites branches (qui doivent eftre mouffes à leur extremité) par deffous le milieu de la langue, aux deux coftez du filet qui en fera embraffé, où eftant il la foule-
vera de droite ligne, & la tiendra facilement fujette, au

P P p

moyen dequoy il fera auffi plus commodement , & plus feurement fon operation. Cet inftrument pour eftre petit ne l'empefchera pas de voir dans la bouche de l'enfant, comme font les doigts qui font trop gros. Aprés que le filet aura efté ainfi coupé dextrement, la nourrice de l'enfant luy paffera deux ou trois fois par jour fon doigt bien net par deffous la langue, afin qu'il ne fe reprenne, le faifant affez doucement de peur qu'irritant cette petite playe, il n'y furvint inflammation qui em-pêcheroit encore davantage l'enfant de tetter,& qu'elle ne fe convertît en ulcere fâcheux.

CHAPITRE XXIV.

Des trenchées & douleurs de ventre des petits enfans.

PLUSIEURS enfans font tellement travaillez de trenchées qu'ils ne ceffent de crier jour & nuit, pour les grandes douleurs de ventre qu'ils en reffentent, dont aucuns font auffi tant fatiguez & tourmentez, qu'ils en meurent en fuite. C'eft affez fouvent la premiere & la plus commune maladie qui arrive aux petits enfans aprés leur naiffance, laquelle en general, & pour l'ordinaire, vient à caufe de leur fubite mutation de nourriture, dau-tant que l'ayant toûjours receuë par l'umbilic pendant qu'ils eftoient au ventre de leur mere, ils viennent à chan-ger tout d'un coup, non feulement la maniere de la rece-voir, mais auffi fa nature & qualité lors qu'ils en font de-hors; car au lieu du feul fang purifié qui leur eftoit porté par le moyen de la veine umbilicale, ils font obligez à fon defaut, de fe nourrir du lait des mammelles de leur mere, qu'ils fucçent avec la bouche, duquel font engendrez beaucoup d'excrémens qui caufent ces trenchées, tant pour n'eftre pas fi purifié que le fang dont ils eftoient nourris eftant dans la Matrice, que parce que l'eftomach & les inteftins n'en peuvent pas encore faire une bonne digeftion, ny une facile diftribution, dans le commence-ment qu'ils ne font pas encore accoûtumez à telle chofe.

Les caufes particulieres de ces trenchées, font comme fi le *meconion* qui avoit efté amaffé durant tout le temps de la groffeffe n'eft évacué peu aprés la naiffance de l'en-fant, & que par fon trop long féjour dans les inteftins, il acquiere une acrimonie dont ils font piquotez, ou que venant à s'y endurcir l'enfant ne le puiffe vuider, ny les nouveaux excrémens qui proviennent du lait qu'il aura pris dans les premiers jours : c'eft auffi parfois à caufe que ne pouvant facilement tetter, il avalle en fucçant le lait avec peine, beaucoup d'air & de vents, qui eftant rete-nus dans l'eftomach, & fe gliffans dans les inteftins, en font une diftenfion douloureufe. Ces vents font d'autres fois caufez de ce que l'enfant prend une plus grande quan-tité de lait qu'il n'en peut bien digerer, ou de fa mauvaife qualité, comme quand la femme luy donne à tetter fi-toft qu'elle eft accouchée, fans attendre qu'il foit puri-fié : le froid que l'enfant aura fouffert en peut encore eftre caufe. Mais tres-fouvent c'eft pour luy donner trop toft de la boüillie, comme auffi pour ne la pas faire affez cuire, parce que cette nourriture qui eft groffiere & vif-queufe, ne peut pas facilement eftre digerée par les en-fans nouveau-nés, qui n'y ont pas encore l'eftomach accoûtumé; & les vers qui s'engendrent dans les inte-

ſtins, par leurs remuëmens, & par leurs piquotemens les
tourmentent beaucoup. Outre ces choſes nous avons
déja cy-devant dit que la Sage-femme peut auſſi cauſer
de grandes douleurs au ventre de l'enfant, ſi elle y repouſſe le ſang refroidi & caillé qui eſt dans le cordon
de l'umbilic, avant que de le lier.

Pour bien remedier à ces douleurs de ventre, que les
femmes appellent ordinairement toutes du nom commun de trenchées, on doit avoir égard à leur differente
cauſe : quant à ce qui eſt de la cauſe generale, que nous
avons dit eſtre la trop ſoudaine mutation de nourriture,
pour l'éviter on ne fera pas tetter l'enfant ſi-toſt qu'il eſt
né; mais ſeulement le lendemain, de peur que le lait eſtant
meſlé avec les phlegmes qu'il a pour lors dans l'eſtomach
n'en ſoit corrompu, & on luy en donnera peu au commencement, juſques à ce qu'il ſoit accoûtumé d'en faire
bonne digeſtion; ſi c'eſt le *meconion* des inteſtins qui par
ſon trop long ſéjour luy cauſe des trenchées, pour luy
aider à s'en décharger, on fera prendre à l'enfant par la
bouche comme nous avons cy-devant dit, un peu d'huile d'amandes douces, ou un peu de ſyrop de roſes, &
pour l'y exciter encore davantage, on luy mettra dans le
ſiege quelque petit ſuppoſitoire fait d'une coſte de poirée dorée de miel, ou on ſe ſervira d'une amande couverte de ſucre, & trempée pareillement en miel commun,
ou bien même on luy donnera un petit clyſtere. Si l'enfant ne peut tetter qu'avec peine, on aura égard à ce qui
l'en empêche; car ſi c'eſt le filet de la langue on luy coupera comme il a eſté dit, & ſi c'eſt parce que ſa nourrice
a les mammelles de difficile trait, on luy en donnera une
autre, de laquelle le lait ſera bien purifié, & il la tettera

plûtoft peu & fouvent, que d'en prendre tout d'un coup
plus que fon petit eftomach n'en peut facilement contenir & digerer à la fois; & fur tout pendant que l'enfant
aura des trenchées on ne luy donnera point de boüillie,
parce que cette nourriture caufe facilement, pour fa vif-
cofité, des obftrudions, defquelles s'enfuit generation
de vents. S'il a des vers, on luy mettra fur le ventre un
linge trempé en huile d'abfinthe, meflée avec fiel de
bœuf, ou un petit cataplafme fait de poudres de rhue,
d'abfinthe, de colloquinte, d'aloës, & de femence de citron, incorporée avec fiel de bœuf & farine de lupins;
& pour les attirer, & les pouffer d'autant plus en bas,
fi le petit enfant peut prendre quelque chofe par la bouche, on luy donnera une legere infufion de rheubarbe,
ou une demie once de fyrop de chicorée compofé, luy
ayant fait prendre auparavant un petit clyftere de lait
fucré: car par ce moyen les vers qui fuyent l'amertume
des medicamens, & qui recherchent la douceur du lait
feront aifément rejettez par le fiege. Lors que ces trenchées font caufées par des vents, comme il arrive affez
ordinairement, ou bien par quelques humeurs acres contenuës dans les inteftins, on frotera tout le ventre de l'enfant avec huile violat, ou avec celle d'amandes douces, ou bien avec huile de noix, de camomile, & de
melilot meflées enfemble, apres les avoir fait chauffer,
defquelles on trempera auffi un linge pour le mettre deffus, ou on fera une petite aumelette avec un ou deux œufs,
& un peu d'huile de noix, qu'on y appliquera, & on luy
donnera quelque petit clyftere anodin, ou carminatif
felon qu'on connoîtra la caufe des trenchées, tenant au
furplus toûjours l'enfant bien chaudement.

PPp iij

CHAPITRE XXV.

De l'inflammation & ulceration, & de l'éminence du nombril des enfans nouveau-nés.

LEs cris continuels que font les petits enfans, à raison des douleurs & des trenchées qu'ils ressentent dans les commencemens, leur causent parfois tant d'agitation du ventre, que l'umbilic venant pour ce sujet à tomber trop tost, & avant qu'il soit entierement fermé & cicatrisé, il y survient inflammation & ulceration, d'autres fois aussi pour la même cause, quoy qu'il soit tout-à-fait repris exterieurement, ne l'estant pas en dedans, il se dilate & est poussé en dehors de la grosseur d'un petit œuf, ou quelquefois même davantage, c'est ce que nous appellons ordinairement exomphale, ou éminence du nombril.

Il y en a qui s'imaginent quand il s'enflame & s'ulcere ainsi, que c'est parce que le cordon a esté lié trop proche du ventre, pour raison dequoy survient une grande douleur, & l'inflammation en suite : d'autres disent que nature ayant accoûtumé de décharger l'urine par cét endroit durant que l'enfant estoit au ventre de de sa mere, l'y envoye encore pendant les premiers jours, & qu'elle cause cet accident par son acrimonie, à quoy il n'y a aucune raison ; car il est impossible que l'urine regorge de la vessie au nombril par l'ouraque, dautant qu'il n'est pas percé au *fœtus* humain comme nous avons

déja fait connoître autre part. Et tant proche du ventre,
& ferrée que puiffe eftre la ligature du cordon de l'umbilic (à moins qu'on n'eût lié auffi quelque portion du
veritable cuir qui eft fenfible) elle ne peut caufer aucune
douleur à l'enfant , dautant que c'eft une partie morte
& inanimée, fi-toft qu'il eft hors du ventre de fa mere,
comme auffi infenfible pour n'avoir aucun nerf qui s'y
diftribuë. Mais cette inflammation vient pour l'ordinaire (ainfi que j'ay dit) de ce que l'enfant reffentant de
grandes douleurs & trenchées du ventre, fait continuellement des cris par lefquels l'umbilic eft empêché de
fe reünir : elle peut auffi eftre caufée par une violente,
& frequente toux , dautant que par fes efforts le fang
eft pouffé dans le bout reftant de la veine umbilicale
qu'il tient toûjours dilatée, & fe corrompant par le féjour qu'il y fait, ne manque pas de caufer inflammation
au nombril, & ce qui a efté lié venant à tomber avant
que la reünion foit faite , il y demeure un ulcere tres-
fâcheux, auquel furvient parfois une grande perte de
fang, & même fouvent la mort.

La principale chofe qu'on doit obferver pour la curation de telle maladie, eft d'appaifer la toux , & les cris
de l'enfant, ayant égard à ce qui en eft caufe, à moins dequoy elle s'augmenteroit toûjours; & s'il avoit des trenchées on y remediera comme il a efté dit au Chapitre
precedent : Quant au furplus , fi le nombril eft enflammé, on mettra deffus une emplâtre de cerat de Galien
meflé avec moitié de *populeon*, ou une petite compreffe trempée en huile rofat avec un peu de vinaigre : l'onguent rofat & l'*album rafis* meflez enfemble y font auffi
fort bons. Si le nombril refte ulceré aprés que la liga-

ture en eft tombée, on mettra deffus des remedes defficatifs, & aftringens, tels que font les petits linges trempez en eau de chaux qui ne foit pas bien forte, & l'eau
de plantain dans laquelle on aura fait diffoudre un peu
d'alun. Si l'ulcere eft petit, on fe fervira feulement d'un
plumaceau de charpis fec. Plufieurs perfonnes n'y mettent qu'un peu de poudre de bois rongé de vers. Ces
chofes font meilleures à ce fujet que les emplâtres, lefquels ne font jamais fi defficatifs, à caufe des huiles ou
graiffes qui entrent en leur compofition. Si neanmoins
on s'en veut fervir, on prendra celuy de cerufe, ou le
defficatif rouge, ou le *pompholix*, obfervant fur tout
de mettre une bonne compreffe de linge par deffus ces
remedes, avec un bandage pour la tenir jufques à ce
que l'umbilic foit cicatrifé, & qu'il foit entierement affermi, de peur qu'outre fon ulceration il ne fût pouffé & forjetté en dehors, & que fes vaiffeaux ne vinffent
à s'ouvrir par les efforts d'une violente toux, ou par la
grande agitation que les trenchées caufent au ventre de
l'enfant.

Pour ce qui eft de l'éminence du nombril des petits
enfans, foit grande ou petite, on n'en doit pas entreprendre la curation autrement que par bandage, & par
compreffes qu'on appropriera bien à cet ufage, jufques
à ce qu'ils ayent acquis un âge un peu raifonnable, auquel temps fi la maladie n'a efté guerie par le bandage,
on y pourra faire l'operation fi on le fouhaite : mais fi
en fuite de l'inflammation il s'y eft formé un apofteme
qui caufe cette eminence du nombril, & que la tumeur
foit fort groffe, pour lors les enfans en meurent toûjours,
& fi on en fait l'ouverture, à la verité on donnera bien

iffuë

iſſuë à la matiere, mais il y a grand danger qu'avec elle
les inteſtins ne ſortent par ce lieu, aux premiers cris que
fera l'enfant, ce qui pourroit en ſuite faire croire à ceux
qui ne ſe connoiſſent en l'Art, que cet accident ſeroit
arrivé par l'ignorance du Chirurgien: pour cette raiſon
Ambroiſe paré, au 94. Chapitre de ſon Livre de la generation, conſeille de n'y pas toucher, & de laiſſer plûtoſt mourir l'enfant ſans luy rien faire, ainſi qu'il dit
s'eſtre comporté envers celuy d'un tailleur qui l'avoit
envoyé querir en pareille occaſion. Il recite même en
ce lieu l'hiſtoire d'un Chirurgien de ſon temps, nommé Maiſtre Pierre de la Roque, lequel fut en tres-grand
danger de ſa vie, pour avoir fait ouverture d'un apoſteme de l'umbilic à l'enfant de Monſieur de Martigues, ce
qu'ayant fait les inteſtins ſortirent par l'ouverture, en
ſuite dequoy ſurvint la mort de l'enfant, de laquelle
les ſerviteurs du logis le diſoient eſtre ſeul la cauſe, &
pour ce ſujet (quoyque ſans raiſon) ils le vouloient
tuer, ſi n'eût eſté que ledit ſieur de Martigues les en
empeſcha; mais je croy que ce Chirurgien eût évité la
peur qu'ils luy en firent, & une telle diſgrace s'il eût
auparavant fait un bon prognoſtic de ce qui devoit arriver, & du danger où eſtoit l'enfant; car peut-eſtre que
reſſemblant à beaucoup de gens de noſtre temps (qui
font pareille choſe afin qu'on les croye bien plus ha-
biles que les autres, & n'eſtans que ſimples hommes,
aſſeurent quils font capables de miracles) il avoit pro-
mis de guerir en bref l'enfant de cette maladie qui eſtoit
incurable, pour (ſous une ſi belle eſperance) ſe bien
faire payer d'avance. En cela nous devons ſuivre le conſeil de Paré avec quelque diſtinction; car ſi l'apoſteme

QQq

eftoit petit & les forces de l'enfant bonnes, on ne laif-
feroit pas (aprés toutefois avoir fait un bon prognoftic)
d'y faire ouverture, & quand il y a quelque efperance
tant petite foit-elle, il vaut mieux pratiquer ce que l'Art
commande, que de laiffer le malade dans un defefpoir
affeuré.

CHAPITRE XXVI.

Des cuiffons, rougeurs, & inflammations des eines, feffes, & cuiffes des petits enfans.

SI la nourrice ne tient le petit enfant bien nettement,
le changeant de couches blanches & non relavées,
chaque fois & fi-toft qu'il a rendu fes excrémens, leur
acrimonie ne manquera pas de luy caufer des rougeurs,
& des cuiffons aux eines, aux feffes, & aux cuiffes, en
fuite dequoy pour la douleur qu'il en reffent, ces
parties s'enflammeront, ce qui arrive facilement à caufe de la tendreffe & delicateffe de fon cuir, duquel l'é-
piderme eft à la fin féparé & enlevé, fi on n'y donne ordre de bonne-heure.

La curation de telles indifpofitions confifte en deux
chofes principales; la premiere, à tenir nettement l'enfant, & la feconde, à temperer fes urines, afin qu'elles
ne foient fi acres: quant à ce qui eft de la premiere, il
faut que la nourrice le nettoye de fes excrémens fi-toft
qu'il les aura rendus, fans le laiffer croupir plus long-
temps dedans, le rechangeant à chaque fois de couches

blanches de leſſive: à l'égard de la ſeconde choſe à obſerver, qui eſt de temperer les urines de l'enfant afin
qu'elles ne ſoient point ſi acres, elle ne ſe peut executer que par le moyen du regime de vivre de la nourrice,
lequel doit eſtre rafraîchiſſant, afin que ſon lait ait la
même qualité: c'eſt pourquoy elle s'abſtiendra de tout
ce qui le peut échauffer.

Outre ces deux choſes generales, on appliquera des
remedes ſur les parties enflammées, qui ſoient rafraî-
chiſſans & deſſicatifs. Pour ce ſujet chaque fois que l'enfant ſera nettoyé de ſes excrémens, on luy baſſinera ces
parties d'eau de plantain, avec laquelle on meſlera un
quart d'eau de chaux, & ſi la douleur eſtoit bien grande,
on les étuvera ſeulement avec le lait tiede. Beaucoup de
femmes ont coûtume pour les deſſecher de ſe ſervir de
la poudre de bois rongé de vers, ou d'un peu de folle
farine, qu'elles mettent deſſus. L'*album raſis*, ou le *pompholix* étendus ſur de petits linges en forme d'emplâtre
n'y ſont pas mauvais; & ſur tout en remuant l'enfant,
la nourrice aura grand ſoin de luy enveloper ces parties
enflammées avec quelques petits linges bien blancs,
pour éviter que venant à ſe froter à nud les unes contre
les autres, la cuiſſon & les douleurs n'en ſoient augmentées.

CHAPITRE XXVII.

Des vlceres de la bouche des petits enfans.

ASsez ordinairement le lait de la nourrice (tel que seroit celuy d'une rousse, ou de celle qui se-roit sujette au vin, ou bien amoureuse par excés) peut par sa chaleur & par son acrimonie, faire venir de pe-tits ulceres à la bouche des enfans , qu'on appelle aphthes , & vulgairement chancres ; parfois aussi , quoy que le lait n'ait aucune mauvaise qualité de soy, il ne laisse pas de se corrompre dans l'estomach de l'en-fant, à cause de sa debilité, ou de quelqu'autre indis-position, dans lequel acquerant une acrimonie au lieu de se bien digerer, il s'en éleve des vapeurs mordicantes, lesquelles venant à former une crasse visqueuse qui s'at-tache comme une espece de suye blanche par toute la bouche , y causent & engendrent facilement ces petits ulceres, à cause de sa tendresse & delicatesse. C'est-ce que nous fait remarquer Guidon ; quand il dit que ces ulce-res viennent le plus souvent aux enfans pour la malice du lait, & pour sa mauvaise digestion.

De ces ulceres les uns sont benins, comme sont ceux qui sont causez de la seule & simple chaleur du lait de la nourrice, ou du sang & des humeurs de l'enfant qui sont un peu trop échauffez ; comme pour avoir eû quel-que petit accés de fiévre, pour lors ils sont fort super-ficiels & de peu de durée, cedans facilement aux reme-des , & les autres sont malins , tels que sont ceux qui sont causez par un *virus* venerien , ou qui viennent en suite

de quelque fiévre maligne, & ceux qui tiennent de la
nature du Scorbut, lesquels sont putrides, corrosifs,
& ambulans, & n'occupent pas seulement la superficie
de la membrane qui revest le dedans de la bouche &
toute la langue, mais faisans des escares profondes
ils se communiquent encore à toutes les parties internes de la gorge, comme sont principalement ceux qui
sont causez par la grosse verole, lesquels ne peuvent pas
estre gueris par les remedes ordinaires, mais veulent
estre traitez avec leurs specifiques, à moins dequoy ils
vont toûjours en augmentant, & causent aisément la
mort aux petits enfans, qui souvent sont trop foibles,
pour pouvoir supporter les remedes qu'il leur conviendroit faire pour leur guerison.

Les ulceres de la bouche, selon Galien, sont de difficile guerison, à cause qu'ils sont situez en lieux chauds
& humides, ausquels s'augmente promptement la pourriture & la corrosion; outre que les remedes appliquez
n'y peuvent arrester, parce qu'ils sont aussi-tost détrem-
pez de la salive.

Pour guerir ces ulceres, lorsqu'ils sont petits, & sans aucune malignité, il faudra faire en sorte de temperer & rafraîchir le lait de la nourrice, luy faisant observer un regime de vivre rafraîchissant, la saignant même & purgeant
pour ce faire si besoin est. La bouche de l'enfant sera lavée
avec eau d'orge ou de plantain, & miel rosat, ou syrop
de roses séches, y meslant un peu de verjus, ou du jus
de citron, tant pour mieux détacher & nettoyer les
humeurs visqueuses qui s'attachent au dedans de la
bouche de l'enfant, que pour luy rafraîchir ces parties
qu'il a fort échauffées; ce qu'on fera par le moyen d'un

petit linge bien doux mis au bout d'un petit bâton,
qu'on trempera dans ce remede, pour en froter tout
doucement ces ulceres, prenant bien garde à ne pas faire trop de douleur, de peur qu'en les irritant il ne fur-
vinft inflammation qui augmenteroit la maladie. Le
ventre de l'enfant doit eftre affez libre, afin que les humeurs eftant portées vers les parties inferieures, il ne
s'en éleve tant de vapeurs comme il fe fait ordinairement, quand les excrémens du ventre font trop long
temps retenus.

Si les ulceres participoient de quelque malignité,
pour lors il faudra ufer de remedes topiques, qui faffent leur operation promptement, & prefque en un
inftant, pour corriger la mauvaife qualité de l'humeur
qui les caufe, & faire en forte qu'ils n'augmentent davantage, parce que ne pouvant demeurer long temps
fur ces parties, leur effet & leur vertu feroient empê-
chez, ou beaucoup diminuez par les humiditez de la
bouche. Ces remedes doivent eftre de ceux qui font
quelque efcare; pour ce fujet on touchera ces ulceres
avec un peu d'eau feconde mêlée avec eau de plaintain,
ou bien avec un peu d'efprit de vitriol, prenant bien
garde à faire en forte que l'enfant n'en avale aucunement, & le remede fera d'autant plus fort & acre, que
les ulceres feront profonds & malins. Auffi-toft qu'on
les aura cauterifez de telle chofe, en les touchant fimplement une ou deux fois, felon leur largeur ou pro-
fondeur, & felon leur corruption (de peur que quelques ferofitez acres ne diftilent fur les lieux non ulce-
rez, & même dans la gorge de l'enfant) on luy lavera la bouche auec eau de plantain, ou avec décoction

d'orge & d'aigremoine & miel rosat, reïterant de toucher & laver les ulceres tant qu'il sera jugé à propos, & jusques à ce qu'on reconnoisse qu'ils n'ambulent plus. Pour éviter que se servant de ces médicamens acres, il n'en tombe quelque petite portion dans la gorge de l'enfant, & que l'avalant cela ne luy puisse porter un grand préjudice, aucuns aiment mieux cauteriser ces ulceres avec petites tentes de linge, trempées en huile boüillante, laquelle estant avalée en suite ne luy peut faire aucun mal. Il sera bon aussi de purger l'enfant des mauvaises humeurs de toute l'habitude, en luy faisant prendre une demie once de syrop de chicorée composé de rheubarbe. Si ces ulceres sont entretenus par un *virus* venerien, tous ces remedes pourront bien peut-estre empêcher qu'ils n'augmentent pour quelque temps; mais ils ne seront point gueris, si on ne se sert de ceux qui sont plus specifiques à telle maladie, comme nous dirons autre part.

CHAPITRE XXVIII.

De la douleur que cause la sortie des dents aux petits enfans.

L E s dents qui estoient cachées dans les mâchoires, commencent ordinairement à sortir non toutes à la fois, mais les unes aprés les autres, vers le cinquiéme ou le sixiéme mois, parfois plûtost, & quelquefois aussi plus tard; pourquoy faire elles percent les gencives dont elles estoient recouvertes. Pour lors à cause du sentiment exquis de ces parties, il sur-

vient de si grandes douleurs aux enfans, que beaucoup
qui s'estoient au reste fort bien portez jusques-là, sont
en danger de leur vie, & meurent souvent, pour raison
de plusieurs fâcheux accidens qui leur arrivent en ce
temps. Hypocrate nous en rapporte les principaux
dans l'Aphorisme vingt-cinquiéme du troisiéme Livre.
In progressu verò quum jam dentire incipiunt, gingivarum
prurigines, febres, convulsiones, alui profluvia, & maxi-
mè quum caninos edunt dentes, & his præsertim pueris, qui
crassissimi sunt, & aluos duras habent. Dans le temps (dit-
il) que les dents commencent à pousser aux enfans, il
leur arrive demangeaison des gencives, fiévres, convulsions, flux de ventre, & principalement à la sortie des
dents canines, particulierement à ceux qui sont fort
gros & replets, & qui ont le ventre dur.

Les dents canines qu'on appelle vulgairement les
œilleres, causent beaucoup plus de douleur à l'enfant
que les autres; parce qu'elles ont une racine tres-pro-
fonde, & vn petit nerf plus considerable, qu'on dit avoir
communication avec celuy qui fait mouvoir l'œil: &
comme dit aussi Hypocrate, les enfans qui sont tres-
gros, & qui ont le ventre dur, sont pour ce sujet en
bien plus grand danger que les autres, parce que la douleur en ceux-là cause une bien plus grande fluxion d'humeurs sur la partie malade, desquelles leur corps est toûjours fort replet quand le ventre est dur. Les dents qui
sortent les premieres sont les incisives, tant à cause qu'elles sont bien plûtost parfaites, que parce qu'estant plus
petites, & plus aiguës & trenchantes, les gencives en
sont plus facilement percées, comme aussi avec moins
de douleur, que par les autres qui sont plus molles dans
le com-

le commencement, & qui, pour eſtre plus larges, ne peu-vent pas ſi-toſt ſe faire voye, & que ce ne ſoit avec des ef-forts bien plus grands.

Lès ſignes que les dents de l'enfant veulent ſortir, ſont que ſes gencives & ſes jouës ſont enflées, il y ſent une grande chaleur, avec une demangeaiſon qui luy fait ſouvent porter les doigts dans ſa bouche pour ſe les froter, de laquelle il diſtile beaucoup d'humiditez, qui y affluënt à cauſe de la douleur qu'il reſſent; la nourri-ce en luy donnant à tetter la ſent auſſi bien plus chaude, & il eſt plus alteré que de coûtume, il crie à chaque mo-ment, & il ne peut dormir ou fort peu en ce temps, & on ſent, & on voit les petites pointes des dents au travers des gencives, qui paroiſſent minces & blanches par le deſſus, & fort enflées & rouges par les coſtez, & ſi les dents ſont long temps ſans pouvoir ſortir, ou qu'il s'en perce trop à la fois, il y a danger que l'enfant ne tombe dans les accidens dont Hypocrate fait mention dans l'Aphoriſ-me ſuſdit, & que ne ceſſans en bref, il n'en meure, com-me il arrive aſſez ſouvent.

On doit en cette occaſion avoir égard à deux cho-ſes, la premiere à préſerver l'enfant des fâcheux acci-dens qui luy pourroient arriver à raiſon de la trop gran-de douleur, & la ſeconde à faire en ſorte d'aider au plû-toſt à la ſortie des dents, quand elles ont trop de peine à percer elles-mêmes les gencives.

Pour préſerver l'enfant des accidens, il faut que ſa nourrice obſerve pour lors un bon regime de vivre, & qu'elle uſe de toutes choſes qui pourront rafraichir, & temperer ſon lait, afin que la fiévre ne ſurvienne à la douleur des dents, & pour empêcher que les humeurs

ne fe portent avec trop d'abondance fur fes gencives enflammées, on luy tiendra toûjours le ventre libre, afin de
les évacuer par bas, pour lequel fujet on luy donnera de
petits clyfteres s'il eftoit refferré ; mais fouvent il n'en eft
pas befoin , parce qu'il leur furvient ordinairement en
ce temps un flux de ventre.

Quant à ce qui eft de la feconde chofe , qui confifte à
aider à la fortie des dents, cela fe fera par la nourrice, qui
de temps en temps paffera fon doigt fur les gencives de
l'enfant, en appuyant mediocrement deffus, afin qu'en
eftant rarefiées, elles foient plus facilement penetrées &
& incifées par les dents qui font preftes à fortir ; à quoy
pourra auffi aider l'enfant luy-même, fi on luy donne à
mâchoter un petit bâton de régueliffe, ou un petit bout
de bougie de cire neuve , laquelle eft fort propre pour
amollir la gencive. On fe fert ordinairement d'un ho-
chet d'argent , garni de petites fonnettes pour divertir
l'enfant de la douleur qu'il reffent pour lors , dans lequel eft enchaffé vne dent de loup, ou bien on y met
un morceau de corail. Il ne faut pas croire neanmoins
que ces chofes ayent quelque proprieté particuliere ,
comme beaucoup de femmes s'imaginent ; mais fi elles
font utiles à cela , c'eft à caufe de leur matiere folide,
unie, & polie, car l'enfant preffant fes gencives contre,
pour fe foûlager de la demangeaifon qu'il y reffent , il
en diminuë peu-à-peu l'épaiffeur, & tant qu'à la fin elles font infenfiblement percées par les dents qui font au
deffous. Si ces chofes ne fervent de rien, à caufe que les
gencives font trop dures, & trop épaiffes, pour ne pas
tant laiffer fouffrir l'enfant, & pour éviter qu'il ne tombe à raifon de la grande douleur qu'il reffent dans les

accidens dont nous avons parlé cy-deſſus, on fera une petite inciſion avec la lancette ſur la gencive qui ſera diſpoſée à percer ; les nourrices ont coûtume de faire telle choſe avec leurs ongles ; mais l'inciſion faite avec la lancette doit eſtre préferée, parce qu'elle n'eſt pas ſi douloureuſe.

Il y a encore beaucoup de remedes que pluſieurs perſonnes aſſeurent avoir quelque proprieté particuliere pour aider à la ſortie des dents, comme de les froter de lait de chienne, de cervelle de liévre, ou de celle de cochon, & de pendre au col de l'enfant une dent de vipere, & autres niaiſeries de pareille nature ; mais comme ce ſont choſes fondées plûtoſt ſur la ſuperſtition, que ſur aucune raiſon, je ne m'y veux pas arreſter, pour en faire un plus ample recit qui ſeroit inutile.

CHAPITRE XXIX.

Du flux de ventre des petits enfans.

SI-TOST que les petits enfans ont la moindre indiſpoſition, le flux de ventre leur arrive aſſez ordinairement, à quoy contribuë fort ſon humidité qui leur eſt naturelle, comme il eſt enſeigné dans l'Aphoriſme cinquante-troiſiéme du ſecond Livre, *quicunque alvos humidas habent, ſi quidem juvenes fuerint, meliùs degunt his qui ſiccas habent, &c.* Ceux dit Hypocrate qui ont le ventre humide dans la jeuneſſe, ſe portent mieux que ceux qui l'ont ſec. Outre que les enfans ſont tous d'une nature humide, c'eſt qu'ils n'uſent auſſi pendant qu'ils tettent que d'alimens fort liquides & fluides, lesquels s'écoulent facilement & promptement de l'estomach & des intestins.

Le plus souvent le flux de ventre leur arrive à cause de la grande douleur qu'ils ressentent à la sortie de leurs dents; car toutes les humeurs en sont tellement échauffées qu'ils ont pour lors une grande alteration, ce qui fait que tâchans de l'éteindre, ils tettent beaucoup plus de lait que leur petit estomach n'en peut digerer, dans lequel se corrompant il ne manque pas après de leur causer le flux de ventre. Il peut aussi venir quelquefois par le vice du lait de la nourrice qui est trop échauffé, comme est celuy de la femme nouvellement accouchée, lequel est toûjours impur, & principalement pendant les cinq ou six premiers jours.

Si le flux de ventre de l'enfant n'est accompagné de fiévre, ou de quelqu'autre accident, il ne sera pas à craindre, à cause que c'est une indisposition convenable à sa nature, & à son habitude humide, comme aussi aux alimens dont il est nourri. Hypocrate nous l'asseure ainsi dans l'Aphorisme trente-quatriéme du deuxiéme Livre. *In morbis minus periclitantur, quorum naturæ, aut ætati, aut tempori morbus magis cognatus fuerit, quàm quibus in nullo horum cognatus fuerit.* Ceux-là, dit-il, sont moins en danger, desquels la maladie est plus familiere & convient mieux à leur nature & temperature, ou à l'âge, ou à la coûtume de vivre, ou au temps, que ceux desquels le mal n'a aucun rapport à toutes ces choses; mais neanmoins s'il continuoit bien long temps, il sera bon d'y remedier, de peur que l'enfant qui est composé d'une substance tendre & molle (facile pour ce sujet à estre, s'il faut ainsi dire, fonduë) n'en fût trop affoibli, à raison de la grande dissipation des esprits, que feroit la continuelle évacuation des humeurs qui s'écoulent par le flux de ventre.

Pour ce sujet on luy fera tetter un lait bien purifié, ne luy en donnant que peu à la fois, afin qu'il le puisse mieux digerer, & pour purger son estomach, & ses intestins de quelques mauvaises humeurs, qui pour estre contenuës & attachées en eux, empêcheroient encore d'autant plus la digestion, on luy fera prendre une petite infusion de rheubarbe, ou un peu de syrop de chicorée composé : on luy donnera aussi quelques petits clysteres anodins, faits avec le lait, les jaunes d'œufs, & le miel violat, & après qu'il aura esté purgé, ils feront faits avec eau de plantain : On pourra aussi mesler pour lorsque quelque jaune d'œuf dans sa boüillie s'il en mange ; le ventre luy fera froté avec huile de coins, & on luy mettra dessus l'estomach des compresses trempées en vin astringent, où ayent boüil li les roses de Provins, ayant au surplus toûjours égard aux differentes causes du flux de ventre, & aux accidens qui pourroient l'accompagner, & se servant de remedes convenables à leur nature.

CHAPITRE XXX.

Du vomissement des petits enfans.

ON ne s'étonne pas du vomissement des petits enfans, parce que c'est un accident qui leur est plus ordinaire, & plus commun qu'aucun autre ; & on ne se met pas aussi beaucoup en peine de l'arrester, à moins qu'il ne fût continuel, & avec un peu trop d'excez, au-

quel cas il feroit neceffaire d'y remedier, pour empêcher
qu'il ne fût fuivi de quelque plus fâcheufe maladie.

Le vomiffement vient ordinairement aux enfans, à
caufe qu'ils prennent fouvent plus de lait que leur petit
eftomach n'en peut facilement contenir & digerer, duquel eftant furchargé, il eft obligé de le rejetter; il leur arrive parfois auffi pour fa mauvaife qualité. Les efforts d'une
toux violente leur caufent encore la même chofe, ce que
font pareillement les fauts & les fecouffes que leur donnent leurs nourrices, en les faifant danfer trop rudement
entre leurs bras, comme auffi en les berçant trop fort,
dautant que par ces mouvemens, le lait eftant trop agité & broüillé dans l'eftomach, il n'en peut pas eftre bien
digeré; mais tres-fouvent auffi c'eft pour n'y pouvoir pas
eftre facilement contenu, à caufe que l'enfant a le ventre
trop comprimé & ferré avec les bandes & les langes dans
lefquels il eft emmailloté, ce qui fait qu'il eft obligé de
le laiffer regorger, à caufe de la douleur qu'il en reffent.
A toutes ces caufes aide, & contribuë beaucoup la douceur, & la tiedeur du lait dont l'enfant eft nourri.

Quand le vomiffement eft trop frequent, il eft neceffaire de l'arrefter, de peur que l'enfant rejettant continuellement fes alimens n'en fût extrémement débilité
par defaut de nourriture, & même l'action de l'eftomach
fi pervertie, qu'elle ne pût eftre que difficilement réta-
blie, aprés que cét accident fe feroit converti en habitude.

Pour la curation du vomiffement, on aura égard à
ce qui le peut caufer, comme s'il vient de ce que l'enfant prend plus de lait qu'il ne luy en faut, fa nourrice
ne luy donnera tant à tetter; & que ce foit peu à cha-

que fois, afin que fon eftomach puiffe plus facilement
contenir & digerer ce qu'il aura receu, fi c'eft par la mauvaife qualité du lait, la nourrice fera changée, pour luy
en donner une qui luy foit convenable, fi c'eft par la
toux, on y remediera en luy donnant chofes propres pour
l'appaifer, felon les differentes caufes dont elle peut eftre
excitée. Sa nourrice ne le fera fauter fi rudement, & ne
le bercera fi fort aprés qu'il aura tetté, pour ne pas empêcher par ces agitations la digeftion du lait. On prendra
garde auffi qu'il ne foit pas trop preffé & ferré de fes
bandes au droit de fon eftomach, afin de luy laiffer la liberté de s'étendre, felon la quantité du lait qu'il aura receu; & outre toutes ces chofes, fi quelques mauvaifes
humeurs y eftoient contenuës, il fera fort à propos de
purger l'enfant avec une petite infufion de rheubarbe,
ou luy faifant prendre demie once de fyrop de chicorée
compofé; & aprés qu'il aura efté ainfi purgé, s'il eft jugé à propos, on luy fera prendre un peu de fyrop de
coins, pour fortifier fon petit eftomach, mettant auffi
fur fa region pour ce fujet, des compreffes trempées en
vin aftringent, dans lequel ayent boüilli rofes de Provins, canelle, & clous de giroffe.

CHAPITRE XXXI.

Des hernies ou defcentes des petits enfans.

AFIN de ne pas nous éloigner trop de noftre entreprife, qui eft feulement d'obferver quelques particularitez qui concernent les maladies des petits enfans,

nous ne nous arrefterons pas à faire l'explication, & à traitter à fond de toutes les differentes efpeces d'hernies ; mais nous nous contenterons fimplement d'examiner legerement celle qui leur arrive le plus ordinairement, qui eft l'inteftinale, laquelle eft parfois complette aux enfans auffi bien qu'aux hommes, ce qui arrive quand l'inteftin tombe jufques au fond du *fcrotum*, & d'autrefois incomplete lors qu'il ne paffe pas l'eine: ce peut eftre auffi quelquefois (mais plus rarement *l'epiploon* qui fait l'hernie, lequel peut tomber feul de même que l'inteftin, & parfois l'un & l'autre s'y rencontrent enfemble.

Les caufes les plus frequentes des hernies des petits enfans, font les grands efforts qu'ils font à crier, & à touffer, à quoy contribuë fort l'humidité & la molleffe de leur corps, comme auffi la trop grande compreffion de leur ventre dans le maillot, dautant que ne fe pouvant pour lors dilater en large, quand ils viennent à beaucoup crier ou à touffer, il eft fortement pouffé en bas, au moyen dequoy fe font facilement ces hernies ou defcentes.

Il faut remedier à cette maladie tout auffi-toft qu'on s'en apperçoit ; car plus elle eft négligée, d'autant fe rend-elle de plus difficile curation, à caufe que par la continuelle cheûte de l'inteftin, le lieu par où il tombe fe dilate toûjours de plus en plus ; mais comme les hernies arrivent plus facilement aux enfans à caufe de la molleffe de leurs corps, auffi en font-ils plûtoft gueris que les perfonnes âgées, parce que la reünion des parties dilatées, eft aifément faite, tant à raifon de leur tendreffe, qu'à caufe que l'inteftin (eftant réduit & con-

tenu

tenu en fon lieu naturel, pendant que l'enfant acquiert accroiffement avec l'âge) groffit à proportion de toutes les autres parties du corps, & le lieu de la dilatation s'étrecit peu à peu, & fe raffermit par la compreffion du bandage bien appliqué deffus.

Pendant que les enfans font au maillot, on ne doit tenter la curation des vrayes hernies qui leur arrivent que par le bandage, lequel feul eft capable de remedier, tant aux complettes qu'aux incomplettes. Il fera fait avec la bande roulée, mettant une compreffe au droit de la dilatation, aprés avoir premierement bien réduit l'inteftin, & l'*epiploon* pareillement s'il eftoit tombé, dans leur fituation naturelle. Pourquoy faire, il faudra coucher l'enfant la tefte baffe, puis des deux mains on fera peu-à-peu la réduction, & pouffant de l'une tout doucement la tumeur, & faifant rentrer l'inteftin de l'autre mife audroit de la dilatation, & retenant avec elle ce qui fera rentré, pour empêcher qu'il ne refforte, faifant ainfi jufques à ce que la réduction foit entierement faite, aprés quoy on mettra une compreffe affez épaiffe fur le lieu dilaté, puis on fera le bandage de cette forte. On prendra une bande roulée, de largeur & longueur proportionnée à la groffeur de l'enfant, en telle façon qu'elle en faffe trois ou quatre tours, on pofera d'abord le premier bout fur le ventre de l'enfant, vers le cofté oppofite de celuy de l'hernie, enfuite de quoy la bande fera menée par deffous la feffe de celuy qui eft malade, puis conduite en relevant de bas en haut par deffus la compreffe appofée, où eftant on la fera paffer par deffous les reins du même côté, pour luy faire faire le tour du corps, aprés cela elle fera reconduite comme la premiere fois, continuant ainfi

tous les autres tours jufques à la fin, obfervant toûjours
que les circonvolutions qui paffent fur l'eine, fe faffent de
bas en haut pour mieux relever, & de les attacher toutes
avec de petites épingles fur la compreffe, afin que le bandage foit plus ftable.

Il fera fort à propos, que la nourrice porte le petit
enfant au Chirurgien pour apprendre de luy la maniere de réduire la defcente, & de bien faire ce bandage, au lieu duquel on luy peut mettre un petit brayer,
qui fera encore mieux le mefme effet, parce qu'on n'eft
pas obligé de le défaire & remuer tant de fois qu'on
fait la bande roulée, pour lequel fujet il doit eftre ci-
ré de tous coftez, afin qu'il ne foit pourri par les excrémens de l'enfant ; Or fi on veut que tels bandages
puiffent promptement guerir l'hernie, il faut que l'enfant refte couché au moins durant quarante jours, ou
davantage felon la grandeur de la dilatation, & qu'on
faffe auffi en forte qu'il ne crie, ny touffe s'il y a moyen,
& que le ventre ne luy foit comprimé en fon maillot,
de peur que ces chofes n'excitent de nouveau l'inteftin
à fortir. Quelques-uns avant que d'appliquer le bandage, baffinent le lieu avec eau de forge, puis y mettent l'emplâtre *contra rupturam* ; mais cela fert peu en
cette rencontre, où le feul bandage peut fuffire, pourveu qu'il foit bien appliqué.

Outre ces vrayes hernies dont nous venons de parler, il en peut encore arriver de non vrayes, lefquelles
ne fe font point par la chûte d'aucunes parties, mais
feulement par la diftenfion des membranes du *fcrotum*,
& de celle des tefticules, causées par quelques matieres qui s'y font amaffées, tant pour la débilité natu-

relle de ces parties, que pour avoir esté contuſes &
preſſées pendant un mauvais travail, entre leſquelles
l'aqueuſe & la venteuſe arrivent le plus ſouvent ; car
quant à la charnuë, & à la variqueuſe, elles ne ſe rencontrent jamais, ou que tres-rarement aux petits enfans.

Pour la curation de l'aqueuſe qu'on appelle hydrocelle, laquelle eſt faite par des eaux contenuës dans
les membranes ſoit communes ou propres des teſticules, on mettra ſur la tumeur des remedes qui puiſſent
reſoudre, ou deſſecher les eaux qui ſont dedans, &
en diſſiper les vents, aprés quoy on fortifiera ces parties. On les reſoudra avec fomentations de décoction
de camomille, melilot, rhue, marjolaine, & fenoüil
dans laquelle on trempera auſſi des compreſſes pour
mettre deſſus; & on les deſſechera avec eau de chaux,
où ſera fondu un peu d'alun, & aprés la reſolution &
deſſication de la plus grande portion des eaux, on fortifiera les parties, de peur qu'il ne s'y en engendre d'autres, en y mettant des compreſſes trempées en gros vin,
où ayent boüilly les roſes avec Alun, ayant toûjours
égard à la choſe qui peut avoir cauſé l'hydrocelle, & à
celle dont elle eſt entretenuë; mais ſi les remedes ont
eſté faits en vain, on viendra à l'ouverture de la tumeur, pour en évacuër les eaux par la ſeule ponction
de la lancette, dont on ſe doit contenter aux petits
enfans, qui pour la foibleſſe de leur âge, & la delica-
teſſe de leur corps, & pour n'avoir pas l'uſage de la
raiſon, ne peuvent pas alors endurer autre plus grande operation pour la curation de l'hydrocelle.

CHAPITRE XXXII.

Des galles qui viennent ordinairement à la teste, & à la face des petits enfans.

NOus pretendons parler en ce lieu des galles qui n'ont aucune malignité, & qui sont causées de la seule superfluité de quelques humeurs, qui pour estre simplement échauffées sont facilement portées à la teste & au visage de l'enfant, où estant elles y font des pustules humides, dans lesquelles ces humeurs sejournant se corrompent, & se convertissent en sanie, qui ronge en suite, & ulcere la simple superficie du cuir; aprés quoy cette sanie en découle, laquelle venant à se dessecher autour du lieu d'où elle sort, s'endurcit & fait ces croûtes que nous appellons vulgairement galles, dont il se voit des enfans avoir la teste & le visage si couverts de tous costez, qu'ils paroissent avoir une callote, & un masque tout d'une piece, à travers lequel on ne leur voit seulement que les yeux & le bord des levres qui en soient exempts.

Beaucoup de personnes veulent que ces galles, aussi bien que la rougeole & la petite verole, soient ordinairement causées de quelques superfluitez, & du residu du sang menstruël dont l'enfant se purge apres qu'il est né, lequel pour ne pouvoir estre bien rectifié, est ainsi chassé au dehors, afin d'estre rejetté comme chose inutile; mais c'est souvent pour la mauvaise nourriture des enfans, qui prennent parfois plus de lait qu'ils n'en peuvent digerer, comme aussi à cause de sa mauvaise qualité, pour

raifon dequoy font engendrées quantité d'humeurs vicieufes & corrompuës, qui caufent cette galle, laquelle
vient le plus fouvent à la tefte & à la face, parce que ce
font parties qui abondent plus en humidités, principalement aux enfans, qu'aucune autre qui foit au refte du
corps.

On connoîtra que les galles ne font pas malignes,
fi elles font fuperficielles, fi elles font humides, & de
couleur jaunâtre, & fi (leurs croûtes eftant levées) le
cuir paroît rouge & vermeil, fans eftre ulceré profondement.

On ne doit en aucune façon empefcher le cours de
ces humeurs, en les répouffant au dedans, parce que
leur évacuation garantit les petits enfans de plufieurs
fâcheufes maladies; & nous voyons ordinairement que
ceux dont le corps s'eft long temps purgé de telles fuperfluitez, s'en portent beaucoup mieux, aprés qu'ils
ont jetté toute cette efpece de gourme : & comme dit fort
bien Guidon, quoy que par voye de figne la galle foit
mauvaife, toutefois comme caufe elle peut eftre bonne, parce que la nature a coûtume de purger ainfi le
corps de l'enfant, en pouffant au dehors ces excrémens :
mais on fe contentera feulement, d'empefcher que l'enfant n'engendre davantage de mauvaifes humeurs,
pour lequel fujet on luy donnera une nourrice bien faine, dont le lait foit parfaitement purifié & bien rafraîchi; le ventre de l'enfant fera toûjours tenu libre, &
purgé fi befoin eft, avec un peu de fyrop de rofes ou de
chicorée, afin que les humeurs ne fe portent en fi grande abondance vers la tefte; & de peur que la fanie qui
eft retenuë fous les galles, venant à ronger & corroder

le cuir, ne fasse des ulceres profonds, il sera bon
aussi de faire tomber toutes les croûtes, afin qu'elle
puisse avoir libre issuë, pour quoy faire on se sert ordinairement de beurre frais, avec lequel on les frotte pour
les humecter, ou d'un liniment d'huile d'amandes douces, en suite dequoy on met par dessus des feüilles de
chou ou de poirée, les réchangeant deux ou trois fois
par jour, pour éviter la puanteur & la corruption des
humiditez que ces choses attirent & font sortir. On doit
continuër ces remedes jusques à ce que l'enfant soit
tout-à-fait gueri, & il ne les faut point changer parce
qu'ils font beaucoup suppurer les galles; car ils n'atti-
ront seulement que les humeurs superfluës, qu'on ne
doit aucunement retenir au dedans, de crainte que pire
maladie n'arrive, aprés l'évacuation desquelles le lieu
se dessechera & se guerira de soy-même. Pendant cela
les mains de l'enfant doivent estre attachées, depeur
que venant à se grater, & à écorcher ces galles, pour
raison de la demangeaison qu'elles luy causent ordinairement, il n'excitât inflammation à ces parties en les
irritant, par le moyen de laquelle il y afflueroit encore
une plus grande abondance d'humeurs.

CHAPITRE XXXIII.

De la petite verole & de la rougeole des enfans.

LA petite verole est une maladie contagieuse des
petits enfans, qui arrive aussi parfois (mais plus

rarement) aux perfonnes déja avancées en âge, en laquelle on voit quantité de puftules toutes femblables
venir à toute la fuperficie de la peau, engendrées de l'im-
pureté du fang, & des autres humeurs que la nature y
rejette, comme en l'émonctoire univerfel, pour en purger tout le corps.

Beaucoup d'Anciens Medecins, auffi bien que plufieurs Modernes, attribuënt la caufe de cette maladie au
refidu du fang menftruel dont l'enfant a efté nourri au
ventre de fa mere, lequel aprés qu'il eft né, venant à eftre
échauffé & à boüillonner dans fes vaiffeaux, eft féparé
de toute la maffe du fang qui a efté engendré depuis, &
eft épandu vers toute la fuperficie du corps, pour en eftre
ainfi entierement rejetté & expulfé. Ce raifonnement felon mon fens n'eft pas bien vray-femblable ; car nous
voyons tous les jours plufieurs hommes & femmes, qui
quoy que bien âgez n'ont jamais eû cette maladie, qu'ils
ne pourroient avoir évité fi elle procedoit des reftes de ce
fang menftruël, dont un chacun fans exception eft nourri
au ventre de la mere. Ceux qui font de cette opinion la
foûtiennent en quelque façon, répondant que fi on voit
des perfonnes exemptes de cette maladie, c'eft que leur
nature forte & robufte a pû digerer, & confumer telles
fuperfluitez, ou même les purger par d'autres voyes,
comme par quelque flux de ventre, ou par autres manieres infenfibles : Toutefois il faut qu'ils confeffent & qu'ils
demeurent d'accord, que ce fang menftruël (fi cela eftoit
ainfi) ne pourroit pas demeurer caché & affoupi au corps,
pendant des trente, quarante, & cinquante années aprés
la naiffance, fans produire fes effets, comme nous voyons
parfois des gens n'avoir cette maladie qu'en cét âge. Mais

il eft bien plus croyable, que la caufe de la petite verole eft la corruption d'un air contagieux, qui infecte & gâte principalement le fang des enfans & des jeunes gens, qui y font plus difpofez que ceux qui font avancez en âge, à caufe de la tendreffe & moleffe de leur corps, & plus en certaines années, & en quelques faifons qu'en d'autres, comme il eft aifé de le reconnoître journellement; car en temps peftilentieux la petite verole eft bien plus commune au printemps & en efté, que fur la fin de l'Automne, & en hyver.

La petite verole differe de la rougeole, quoy qu'elles foient fi femblables dans leur commencement, qu'il eft fouvent difficile de les reconnoître avec diftinction de l'une à l'autre, qu'aprés le deuxiéme ou le troifiéme jour, auquel temps la verole, qui ne paroiffoit eftre que rougeole dans l'abord, commence à s'élever en puftules qui blanchiffent. La rougeole eft caufée d'un fang bilieux & échauffé, qui fait feulement des taches rouges partoute la peau, fans aucune élevation ou tres-petite, qui viennent plus promptement, & principalement au vifage; mais la verole eft faite d'une matiere fanguine & pituiteufe, qui eftant plus craffe & plus vifqueufe, produit plufieurs puftules qui s'élevent en pointe, & qui peu-à-peu deviennent blanches, & meuriffent, aprés quoy elles fe convertiffent en croûtes par la deffication de leur matiere.

Des fignes de la verole, les uns precedent la fortie des puftules, & les autres l'accompagnent. Ceux qui la precedent, font la fiévre, étourdiffement, tournoyement, & douleur de tefte, l'urine fort trouble, laffitude & douleur aux reins, & aux lombes, naufées, & vomiffemens,

difficulté

difficulté de respirer, baaillemens frequens, éternuëmens, prurit & demangeaison du nez, rougeur des yeux, & lassitude de tout le corps; mais lorsque la verole commence à sortir, on voit le troisiéme ou le quatriéme jour beaucoup de pustules qui s'élevent par tout, lesquelles croissent & s'augmentent tant en grosseur qu'en nombre, jusques au huitiéme ou au neufiéme jour, pendant quoy elles meurissent & blanchissent peu-à-peu, la teste & le visage s'enflent, les yeux se ferment par la grande fluxion d'humeurs qui s'y fait, le nez se bouche par les excrémens qui s'y desseichent, les malades ont la voix enroüée, une toux séche, douleur de gorge, & grande difficulté de respirer; & pour lors toutes les parties du corps sont tellement tumefiées par la quantité de pustules, qu'il en semble tout boufi, & tout monstrueux.

On peut faire de deux especes de petite verole, selon qu'elle est plus ou moins maligne, la premiere est celle qui n'est accompagnée que d'une simple émotion de fiévre, excitée de la seule ébulition du sang & des humeurs, qui cesse dés les premiers jours sans aucuns fâcheux accidens, laquelle meurit, suppure, & guerit facilement, & promptement : les pustules de celle-là sont élevées en pointe, & leur matiere est blanche, égale, & bien cuite, & les enfans en réchappent aisément, s'ils en sont bien traitez.

Mais l'autre espece de verole qui est totalement maligne, est celle qui est causée de quelque humeur contagieuse, & pestilentieuse, dont les pustules sont plates, brunes, obscures, ou livides, ayant petites taches noires en leur milieu, elles sortent plus lentement, & ne sont suivies d'aucune suppuration, ou s'il s'en fait elle est mauvaise,

TTt

fanieufe, fereufe & accompagnée de pernicieux accidens, comme de fiévre maligne, frenefie, grande difficulté de refpirer, fyncope, dyffenterie, & d'autres qui caufent tres-fouvent la mort, ou à tout le moins ulceres malins, carie des os, perte de la veuë, défigurement & grande difformité du vifage, ou eftropiement de quelque membre, felon les lieux où ces humeurs vicieufes font portées & retenuës. Ces ravages font caufez, par ce que toutes les femmes appellent vulgairement le maître grain de la verole, lequel n'eft autre chofe que plufieurs puftules, qui par leur proximité, & par leur groffeur fe joignent toutes enfemble, & font un mélange de leur matiere, laquelle eftant amaffée en grande quantité en un même lieu, ronge, & corrode bien plus profondement la partie, que fi elle avoit efté épanduë & difperfée en plufieurs puftules féparées, pour raifon dequoy les cavitez en demeurent beaucoup plus creufes, & plus difformes, à caufe de la grande déperdition de fubftance qui s'y fait ordinairement, & fe faifant un dépoft, ou tranfport de cette vilaine matiere fur les os, ou fur autres parties, elle les carie, & y caufe autres accidens comme nous avons dit.

Le prognoftic de la petite verole, fe tire felon fa nature differente que nous venons d'expliquer; car fi la fiévre eft legere, & qu'elle ceffe à proportion que les puftules fortent, fi elles ne font en trop grande quantité, & qu'elles meuriffent & blanchiffent en bref, c'eft un bon figne; mais fi la fiévre eft forte au commencement, & qu'elle s'augmente de jour en jour, avec la difficulté de refpirer, & autres accidens à mefure que les puftules fortent, fi elles font en grand nombre, noires, plates, féches, & fans fuppuration, c'eft figne de mort; les enfans outre cela n'en

font pas en un fi grand danger que les perfonnes âgées,
dautant que cette maladie eft convenable à leur âge, & à
leur nature, & qu'ils ont auffi le cuir plus rare, & plus mol,
à travers lequel cette matiere eft plus facilement expulfée, qu'aux autres qui l'ont plus dur, & fes pores moins
ouverts.

Quant à la rougeole elle n'eft jamais fi dangereufe que
la verole, à caufe que fa matiere pour fa fubtilité s'éva-
pore bien plus facilement & plus promptement; elle fe
termine ordinairement en trois ou quatre jours, à la fin
defquels furvient parfois la verole; c'eft ce qui fait que
fouvent on prend, comme nous avons dit, l'une pour l'autre dans le commencement, auquel temps elles paroiffent
prefque femblables.

La curation de la petite verole, confifte particulierement en la force & vertu de nature, qui tâche à faire expulfion de ces humeurs malignes; c'eft pourquoy il luy
faut aider à les dompter le plus qu'on pourra, & la fortifier afin qu'elle puiffe venir à bout de l'ouvrage qu'elle
entreprend, fe donnant bien garde de ne la pas détourner
de fon operation, par aucune faignée faite hors de temps,
ou par medecine donnée mal à propos. Pour remedier à
cette maladie on fera premierement obferver à l'enfant
un bon regime de vivre, qui doit eftre tel qu'il n'ufe d'aucuns alimens folides durant ce temps, mais feulement liquides, comme font les boüillons faits avec veau & vollaille; on luy pourra auffi donner un peu de bonne gelée;
fon boire fera de ptifanne faite avec orge mondé, racine
de chiendent, & réguelifle, dans laquelle on peut mettre
boüillir quelques raifins de damas. Si l'enfant eft à la
mammelle on ne luy doit donner aucune boüillie, juf-

ques à ce qu'il foit entierement gueri ; & comme pour
lors à caufe de fon jeune âge il ne peut affez fouvent
prendre aucun remede, ny autre aliment par la bouche,
que le lait de fa nourrice, elle gardera elle-même un bon
regime, afin de le rafraîchir & temperer le plus qu'elle
pourra; elle ne portera l'enfant à l'air, mais le tiendra dans
une chambre bien clofe, en laquelle il n'ait ny trop chaud,
ny trop froid; car l'air trop chaud affoiblit extrémement,
en faifant grande refolution, & diffipation des efprits;
& l'air froid repouffe les humeurs au dedans du corps,
& empêche la fortie de la verole. On recommande qu'il
foit couché dans un lit entouré de rideaux rouges, à caufe que cette couleur émeut ordinairement les humeurs
du dedans au dehors; mais elle nuit fouvent aux yeux,
& les enflamme par fa vivacité, aufquels auffi furvient
toûjours grande fluxion dans cette maladie; c'eft pourquoy je croy qu'une couleur un peu plus douce, telle
qu'elle puiffe eftre devroit eftre preferée ; mais l'ufage
le veut ainfi. Le dormir de l'enfant doit eftre moderé,
afin que par fon moyen les humeurs eftant mieux cuites
& digerées, la fortie des puftules fe faffe plus aifément,
il ne doit pas aller jufques à l'affoupiffement, qui feroit
un figne d'une nature accablée; le ventre luy fera tenu
médiocrement libre avec petits clyfteres, afin d'en évacuer les excrémens, s'ils y eftoient trop long temps retenus.

Mais lors que la verole eft accompagnée au commencement de grande fiévre, avec difficulté de refpirer,
& d'autres accidens, le principal remede eft la faignée,
bien que la plûpart des femmes, qui ne fe connoiffent
à la chofe, la blâment, & ne veulent pas fouffrir qu'on

la fasse à leurs enfans, s'imaginant qu'elle empêcheroit la verole de sortir; & quand il arrive que les enfans
ausquels on s'en est servy meurent, quoy que ce soit
pour la grandeur & malignité de la maladie, elles ne
manquent pas d'en attribuër la cause à la saignée; mais
il est tres-certain que ce remede est tres-profitable dans
les premiers jours de telle maladie; car par son moyen
toutes les humeurs sont rafraichies, & la plenitude
en estant évacuée, la nature regit & domine mieux le
reste. Pour ce qui est de la purgation, on ne s'en doit
servir au commencement, de peur que par l'agitation
qu'elle cause aux humeurs, la nature ne soit détournée
& empeschée de faire son operation; mais on en usera
fort à propos sur la fin, pour évacuer ce qui pourroit
estre demeuré d'impur, de peur que ce reliqua se jet-
tant sur quelque partie, n'y causât du degât.

Or pendant tout cela, on doit se servir de fois à
autre de choses qui puissent fortifier le cœur, comme
sont les cardiaques, non pas du genre de ces pretenduës eaux Cordiales, & Theriacales, dont on se sert
ordinairement, qui sont plûtost propres à faire vomir, qu'à fortifier le cœur, ny de ces poudres de Per-
les, & de Bezoard, & autres pareilles fadaises, qu'on
croit superstitieusement, & sans aucune raison, avoir
des facultez specifiques à ce sujet; mais les plus veritables & les plus salutaires cardiaques, sont premierement la respiration d'un air sain & pur, & les bons
alimens, avec l'usage moderé des choses qui sont agrea-
bles à l'estomach, & qui le réjoüissent & le confor-
tent, tels que sont les Syrops de Limon & de Grenade, mêlez avec la Ptisanne de l'enfant, ou avec un peu

de vin bien trempé, qui eſt le cardiaque des cardiaques : ſi la fiévre n'eſt pas grande, & ſi c'eſt un enfant à la mammelle, le ſeul lait luy doit ſuffire pour
tout.

Quant à ce qui concerne les remedes appliquez au
dehors, c'eſt à dire au traitement des puſtules, on doit
ſeulement laiſſer faire nature, en luy aidant comme
nous avons dit, & afin qu'elles ſe puiſſent meurir plus
facilement, ſi toſt qu'elles commencent à paroître, qui
eſt vers le troiſiéme ou quatriéme jour, on les oindra
toutes, & principalement celles du viſage, avec huile
d'amendes douces, les frotant avec une plume trempée
dedans; quelques-uns y meſlent un peu de creſme, d'autres ne ſe ſervent que de beurre frais, & aucuns de vieux
lard fondu & lavé par pluſieurs fois en eau de Roſe,
& bien batu en mortier de Marbre, dequoy ils les graiſ-
ſent juſques à parfaite gueriſon; & quand les puſtules
ſont bien meures, ce qu'on reconnoît par leur blancheur, & par la demangeaiſon qui y ſurvient, qui arrive ordinairement environ vers le neufiéme jour, on
peut alors percer les plus groſſes, pour en faire ſortir
la matiere, de peur que par ſon trop long ſejour, elle
ne vint à ulcerer & corroder trop profondement les
parties. Cela ſe fera avec une aiguille d'or ou d'argent,
ou en les coupant avec la pointe des ciſeaux; aprés
quoy pour les deſſechen, on frotera le viſage d'un liniment fait de creſme recente mêlée avec la craye blanche, continuant ce remede juſques à ce que les croûtes ſoient tout-à-fait tombées, le renouvellant chaque
jour au matin & au ſoir, ou on le fera avec onguent roſat,
dans lequel on mêlera un peu de ceruſe bien pulveriſée,

Pour empêcher que la verole ne fasse venir trop grande fluxion sur les yeux, il est bon d'user au commencement de quelque remede rafraichissant, qui en repoussant moderement la puisse empécher. On se sert ordinairement d'eau rose, & de celle de plantain mêlées ensemble, avec quoy on les bassine de temps en temps ; la plûpart des femmes y ajoûtent un peu de safran qu'elles font détremper dedans ; mais à cause de sa forte odeur, j'aimerois mieux me servir des eaux toutes seules ; le lait de la nourrice est pareillement fort bon pour en appaiser la douleur. On aura soin aussi de temps en temps de déboucher le nez de l'enfant, afin qu'il puisse plus facilement respirer, ce qu'on fera avec de petites tentes de linge ; & pour addoucir sa gorge qu'il a toûjours enroüée, il pourra user d'un peu de Syrop violat mêlé avec sa ptisanne, & pour inciser les phlegmes qui s'y attachent, on luy donnera un peu de celuy de Limon ou de Grenade, ou un gargarisme d'oxycrat ; mais le seul lait suffira pour le petit enfant. Faisons voir maintenant la maniere avec laquelle il doit estre traité de la maladie Venerienne, vulgairement appellée la Grosse-verole, pendant qu'il est encore à la mammelle.

CHAPITRE XXXIV.

De la curation de la maladie Venerienne des petits enfans.

SI la petite Verole dont nous venons de parler, est une maladie contagieuse, elle ne l'est ordinaire-ment qu'au regard des enfans; car difficilement vient-elle aux grandes personnes par frequentation ; mais il n'en est pas de mesme de la grosse Verole, dont le ve-nin est si pernicieux, & si susceptible, qu'un seul en-fant qui a ce mal est capable de le communiquer (comme il s'est veû bien des fois) à des familles en-tieres, & aussi bien aux vieux qu'aux jeunes. C'est une chose digne de grande compassion, de voir des pauvres petits innocens à la mammelle affligez d'une si fâ-cheuse maladie, laquelle outre qu'elle leur fait porter la peine d'un peché dont ils sont innocens, elle les fait encore assez souvent abandonner d'un chacun, & delaisser mesme de leur propre mere dans un état si déplorable.

Ceux qui ont ce mal dans un si jeune âge, ou ils l'ont apporté en naissant, l'ayant dés le ventre de leur mere, ce qu'on reconnoîtra si elle en estoit infectée, & si en venant au monde ils avoient des pustules, & des ulceres en plusieurs parties de leur corps, & prin-cipalement au ventre, & vers le fondement, & au de-dans des cuisses, comme aussi à la teste, ou bien ils l'ont gagné depuis, & l'ont pris de leur nourrice qui

en

en est pareillement gâtée; pour lors les premieres impressions paroîtront vers la bouche de l'enfant, à laquelle il viendra des ulceres à cause de l'acrimonie du mauvais lait qu'il tette, lequel luy servant de nourriture ne manquera pas de communiquer en suite ce venin à toutes les autres parties de son corps.

Il est tres-difficile que les enfans qui sont nés avec cette maladie en puissent guerir, & ils meurent presque toûjours tres-peu de temps aprés, parce que toute leur substance ne peut pas se rétablir, ayant eû pour fondement un si mauvais principe, qu'est le sang de la mere infectée d'un tel venin, dont ils ont esté engendrez, formez, & nourris: mais à l'égard de ceux qui l'ont prise de leur nourrice seulement, il y a beaucoup plus d'esperance, & de facilité à leur guerison; parce que le venin du mauvais lait, ne se communiquant pas d'abord avec toute sa substance dans les vaisseaux du corps de l'enfant, n'y fait pas tant de dégât qu'en l'autre occasion, où le sang dont il est seulement nourry pendant qu'il est au ventre de la mere, luy est porté, & s'épanche tel qu'il est dans toutes les parties de son corps; car pour lors il n'y a seulement que le plus pur de ce lait verolé, ou pour mieux dire le moins impur, qui ayant esté changé en chyle dans l'estomach, & repurgé par les intestins de la plus grande partie de ses excremés, peut en se meslant aprés avec la masse du sang, l'alterer, & le corrompre, par la mauvaise qualité qui luy reste toûjours, nonobstant les differentes preparations qu'il a receuës: neanmoins l'enfant qui a pris le mal de la nourrice, n'en guerira jamais tant qu'il la tettera, dautant que son lait est toûjours infecté de telle corruption

VVu

& venenofité, & le pire eft que luy en donnant une autre, comme on eft obligé de faire pour le guerir, c'eft
un grand hazard s'il ne luy communique cette conta-
gieufe maladie.

On peut dire en general, que la curation de la groffe Verole eft tres-difficile à tous les petits enfans qui font
à la mammelle, à caufe que pour la foibleffe de leur
âge, ils ne peuvent prendre pour lors, ny fupporter,
qu'avec grand danger de leur vie, la violence des remedes qui y conviennent; c'eft pourquoy il feroit à fou-
haiter, que par une cure palliative on pût differer à les
traiter tout-à-fait, jufques à ce qu'ils euffent trois ou
quatre ans; mais comme il s'en rencontre beaucoup,
qui periroient avant que de pouvoir feulement atteint-
dre la premiere ou la deuxiéme année, dautant que
cette méchante maladie va toûjours en augmentant, &
que fes accidens font bien plus facilement impreffion
fur leur corps, à caufe de fa delicateffe & molleffe, que
fur celuy de ceux qui font plus avancez en âge, on eft
obligé parfois en ce temps d'en entreprendre la curation, quoyque l'enfant foit encore à la mammelle. Cette entreprife eft à la verité bien perilleufe pour lors,
mais on eft contraint de s'y refoudre, quand il n'y a aucune apparence ny efperance qu'il puiffe réchapper autrement. Or voicy le moyen qu'il faut tenir pour ce
fujet.

On doit premierèment changer la nourrice de l'enfant fi elle eftoit infectée de pareil venin, pour luy en
donner une dont le lait foit bien purifié, & s'il n'eftoit
ainfi, elle feroit faignée & purgée pour ce faire, felon
qu'il feroit requis. La plûpart veulent, afin qu'il foit

medicamenteux, qu'elle ufe durant tout le traitement
de l'enfant, d'une eau theriacale, & d'une décoction
fudorifique ; mais outre que je croy que telles chofes
auroient peu d'effet, je craindrois que luy échauffant
le lait, elles ne portaffent prejudice à l'enfant au lieu
de luy profiter, & j'aimerois mieux feulement qu'elle
obfervât de fa part un regime de vivre, qui le pût temperer & rafraîchir ; & de peur qu'elle ne prenne le mal
elle-mefme, il fera bon qu'elle lave le bout de fa mammelle avec du vin, chaque fois qu'elle aura donné à
tetter à l'enfant, & qu'elle fe purge de temps en temps,
afin d'avoir le corps plus net, & moins difpofé à recevoir cette infection.

Mais fouvent ces pauvres petits enfans ainfi affligez, font fi malheureux qu'il ne fe trouve aucune nourrice, qui veüille en leur donnant la mammelle s'expo-
fer au rifque de gagner la maladie : en ce cas, il faudroit
en choifir une qui eût du lait en abondance, & dont les
mammelles rayaffent facilement, afin qu'en les preffant feulement, il en tombât fuffifamment dans la bouche de l'enfant pour fa nourriture, ou en ayant tiré
dans un verre, elle luy en fera prendre & avaller avec
une petite cuillier, ou bien elle luy donnera fouvent
un petit linge roulé trempé dedans, qu'elle luy fera
fuccer enfuite : mais le plus feur, afin que l'enfant ne
puiffe gâter aucune nourrice, & pour s'exempter d'une
telle fujettion, il fera mieux de luy faire tetter une jeune chevre, nourrie exprés de bonnes herbes, & d'autres chofes convenables, afin que fon lait en foit meilleur.

Pour ce qui eft de l'enfant, il eft certain qu'il ne

guerira jamais de la verole qui eſt confirmée, que par
l'uſage des remedes dans la compoſition deſquels entre
le mercure, qui juſques à preſent a eſté reconnu pour
le vray antidote du venin de cette maladie : c'eſt pourquoy aprés l'avoir ſaigné, & purgé avec ſyrop de Roſes ou de Chicorée, on luy fera (ſi ſes forces le permettent) de petites onctions de ſon onguent, dont on luy
frotera ſeulement les puſtules, & les ulceres ; quoy faiſant peu-à-peu, en reïterant ces onctions, on luy provoquera un petit flux de bouche, qui doit eſtre preſque
inſenſible, de peur que les humeurs émeuës & portées
en trop grande abondance vers elle, ne la fiſſent trop
enfler, & n'y cauſaſſent de fâcheux ulceres, qui l'empeſ-
cheroient de pouvoir tetter : c'eſt pourquoy il faut que
l'onguent ne ſoit que legerement chargé de mercure,
& il vaut mieux eſtre plus long-temps à la cure, que de
rien précipiter. Pour ce faire, aprés avoir uſé d'une petite friction, ou de deux tout au plus, on s'en abſtiendra durant cinq ou ſix jours, pour reconnoître juſques
à quel degré l'enfant en pourra eſtre émeu, apres quoy
on jugera ſelon l'effet des premieres, s'il eſt neceſſaire
de les reïterer, & avec quelle doze, laquelle ne ſe peut
veritablement décrire, parce que toutes les habitudes
des enfans ſont auſſi differentes, que celles des hommes, entre leſquels aucuns cracheront plûtoſt pour
une ſimple friction, que d'autres pour ſix conſecuti-
ves ; mais en ce cas il n'y a pas ſi grand danger à pe-
cher au moins qu'au plus ; car on reïtere & on augmente bien plus facilement la doze, quand elle n'a pas eſté
aſſez forte la premiere fois, qu'on ne retient ſon effet
quand il excede.

On peut encore au lieu de frictions , ou avec elles , envelopper l'enfant dans une couche parfumée legere- ment de mercure ; & quant à ce qui est des ulceres qui luy viendront à la bouche , sa nourrice luy lavera avec eau d'orge & d'aigremoine , y mêlant un peu de miel rosat , ou du syrop d'absynthe avec vin blanc , luy net- toyant souvent par ce moyen la bave qui s'y amasse , pour la luy faire vuider plus facilement , il doit estre couché sur le costé , & non sur le dos , de peur que ces glaires luy tombant dans l'estomach , ou sur la poitri- ne , ne vinssent à le suffoquer. Il sera aussi tenu bien chaudement , sans le porter à l'air , veillant au surplus à l'effet du remede , qui ne doit estre conduit en cette occasion , que par le prudent & expert Chirurgien , & non pas laissé à la discretion d'un chacun.

La commune maniere de faire l'onguent , est de pren- dre demie once de mercure , qu'on nettoyera bien de sa crasse, en le faisant passer plusieurs fois à travers un linge double , aprés quoy on l'agitera dans un mortier avec quatre onces d'axonge de porc , tant & si longuement qu'il y soit tout-à-fait bien incorporé , ce qu'estant fait on prendra deux dragmes de cét onguent pour chaque fri- ction , & plus ou moins selon que l'enfant paroît fort , & disposé à estre émeu , dont on oindra principalement les pustules & les ulceres , comme il a esté dit. Pigray asseure même qu'il a veû des enfans guerir , pour avoir esté frotez de la seule axonge agitée , & batuë en mortier de plomb; mais c'est toûjours à raison du mercure , dont le plomb a toute la qualité.

CHAPITRE XXXV.

Le moyen d'empêcher que les petits enfans ne deviennent loûches, tortus, boſſus, ou boiteux.

LE corps des petits enfans, pour raiſon de ſa tendreſ-ſe, eſt comme la cire molle, ou comme les jeunes arbres, auſquels on peut facilement donner telle figure qu'on veut dans le commencement; c'eſt pourquoy on doit ſoigneuſement prendre garde en ce temps, que la bonne conformation de leurs petits membres ne ſoit viciée, faute de prudente conduite, ou même que l'e-ſtant elle puiſſe eſtre réduite, par le ſoin qu'on en pren-dra, en l'état naturel; or entre autres choſes on tâchera que l'enfant ne devienne loûche, tortu, boſſu, ou boi-teux, & de redreſſer au mieux qu'il ſera poſſible celuy qui le ſera.

On empêchera qu'il ne devienne loûche, ſi on luy don-ne une nourrice qui ait la veuë ſtable & droite, de peur qu'il ne prenne cette mauvaiſe habitude par ſon exemple ſi elle l'eſtoit, & comme nous avons déja dit autre part, il faut toûjours que ſon berceau ſoit ſitué en telle ſorte qu'eſtant couché il puiſſe voir directement le jour, ou la lumiere de la chandelle, ou du feu, de peur qu'eſtant de coſté, il ne vînt à tourner continuellement les yeux vers ce lieu, quoy faiſant, il y auroit grand danger qu'il ne devînt loûche. Paul Æginete, comme auſſi Paré, veu-lent qu'on redreſſe & affermiſſe la veuë de l'enfant loûche, en luy mettant au visage un masque, où soient seulement deux petits trous au droit des yeux, par lesquels il puisse voir, ce qui fera que n'appercevant aucune clarté qu'à travers ces trous, il fera obligé de la tenir toûjours vers ce lieu, par le moyen dequoy les yeux s'affermiront en une situation directe, & quitteront peu-à-peu la mauvaise habitude qu'ils avoient prise de regarder de costé. Ce conseil semble estre bon en apparence; mais je croy que l'usage en seroit bien incommode à l'enfant : outre que pour le peu que ce masque seroit remué, ou vacilleroit de quelque costé que ce fût, les petits trous ne correspondans pas tout-à-fait en ligne directe au milieu des yeux, la veuë en seroit encore plus pervertie.

Pour empêcher que l'enfant ne devienne tortu, & bossu, ou boiteux, la nourrice luy doit emmailloter le corps en une situation bien droite, luy étendant également les bras & les jambes, & tournant ses bandes tantost d'un côté, tantost de l'autre, de peur que le bandant toûjours d'un même sens, les parties ne prissent un mauvais contour. Quand il sera couché dans son berceau, il doit estre situé directement sur le dos, sans estre courbé, ny porter à faux; & sur tout quand la nourrice le tiendra entre ses bras, elle le portera tantost sur l'un, & tantost sur l'autre; car luy serrant toûjours les jambes contre-elle d'une même maniere, ce seroit un grand hasard, si elle ne les rendoit à la fin tortuës; & c'est souvent le seul sujet, pour lequel nous voyons beaucoup d'enfans avoir quelque jambe de travers, & l'une plus en dehors que l'autre, principalement au droit du genoüil, à quoy la plûpart des nourrices ne prennent pas garde, ce qui est neanmoins de tres-grande consequence.

Quand ces parties auront quelque mauvaife conformation dans leur figure, elles feront raccommodées avec
bandes & compreffes, mifes aux endroits neceffaires pour
les tenir en état pendant que l'enfant eft au maillot, aprés
quoy eftant un peu plus grand, on fe fervira de petites
botines de cuir un peu fort, avec lefquelles on luy redreffera les jambes, & fi ce n'eftoit que le pied qui fût
tourné plus d'un côte que de l'autre, on fe contentera
de fouliers, qui foient plus hauts de femelles vers les endroits neceffaires, afin de le faire pancher & retourner du
cofté oppofite : quand la poitrine, ou l'épine du dos font
contrefaites, le vice fera raccommodé, fi faire fe peut, ou
à tout le moins on empêchera qu'il ne s'augmente, & le
defaut fera caché, en garniffant les veftemens de l'enfant,
avec cartons, bâtons de baleine, & fer blanc, aux lieux que
le Chirurgien le jugera à propos, pour redreffer les parties mal conformées, & pour leur donner une meilleure
figure.

Ayant jufques icy fait mention des maladies les plus
ordinaires des petits enfans, il n'eft pas neceffaire d'en faire en ce lieu une plus ample defcription ; car quant aux
autres dont nous n'avons pas parlé, comme elles peuvent arriver indifferemment à toutes fortes d'âges, elles
n'ont rien de particulier à leur égard, tant pour leur connoiffance, que pour leur curation, fi ce n'eft à raifon de
la tendreffe & delicateffe de leur corps. Il nous refte
feulement, pour mettre fin à noftre entreprife, de faire
connoître les conditions neceffaires au choix d'une bonne nourrice.

CHAPI-

CHAPITRE XXXVI.

Les conditions requifes & neceffaires au choix d'une bonne nourrice.

LA premiere & principale de toutes les qualitez requifes à une bonne nourrice, eft d'eftre la mere
propre de l'enfant, tant à caufe du rapport du temperament de l'un à l'autre, que parce qu'ayant beaucoup plus
d'amour pour luy, elle prend un bien plus grand foin que
la nourrice empruntée, qui n'aime ordinairement fon
nourriffon, que d'un amour feint & fimulé, lequel n'a
pour but & pour tout fondement, que l'efperance de la
récompence qu'elle attend de fes peines par un loyer
mercenaire. C'eft pourquoy la veritable mere, quoy qu'un
peu moins bonne, fera toûjours préferée à l'étrangere.
Mais comme il fe rencontre fouvent qu'elle ne veut, ou
ne peut elle-même nourrir fon enfant, foit pour fe conferver en fon embonpoint, comme font toutes les femmes de qualité, & la plûpart des bourgeoifes, foit auffi
parce que fon mari ne voudra pas luy-même fouffrir, ny
voir un tel embarras, ou bien pour eftre fi incommodée
& indifpofée qu'elle n'en eft pas capable, pour lors on
fera obligé de luy fubftituer une autre nourrice, pour fu-
pléer à fon défaut, laquelle on choifira la plus convenable à l'enfant qu'il fera poffible.

Or tout ainfi que nous voyons que des arbres, quoyque de même efpece, & nés en même lieu, eftant aprés
tranfplantez en differentes terres, produifent des fruits

X X x

de tres different goût, à raifon de la nourriture qu'ils en tirent, auffi de même la fanté des enfans, & fouvent même
leurs mœurs, dépendent de la nourriture qu'ils prennent
dans ces commencemens; car quant à la fanté du corps,
chacun fçait qu'elle correfpond aux humeurs dont toutes
les parties font nourries & entretenuës, lefquelles humeurs tiennent toûjours de la nature des alimens, dont
elles ont efté engendrées; pour ce qui eft des mœurs, elles
fuivent ordinairement le temperament, lequel procede
auffi de la qualité des humeurs, & les humeurs des alimens; par cette confequence telle fera la nourrice, tel
pourra devenir l'enfant, par le moyen de la nourriture
qu'il tire d'elle, & en la tettant il fuccera avec le lait les
vices de fon corps & de fon efprit. Cela fe recomoît encore tres-facilement aux animaux qu'on fait nourrir par
une mere étrangere; car ils participent toûjours quelque
chofe de celle qui les allaite, tant du naturel plus ou
moins farouche, que de la force ou foibleffe du corps, ce
qui fe remarque par l'exemple des jeunes lions, qu'on
apprivoife en les faifant tetter quelque animal domefti-
que comme une vache, ou une âneffe, ou quelque chevre, & au contraire le chien fera bien plus furieux & farouche, s'il eft nourri par une louve.

Les conditions neceffaires à une bonne nourrice fe
tirent ordinairement de fon âge, du temps & de la maniere qu'elle eft accouchée, de la bonne conftitution de
toutes les parties de fon corps, & particulierement des
mammelles, de la nature de fon lait, & enfin de fes bonnes mœurs.

Quant à ce qui eft de fon âge, le plus convenable eft
depuis vingt-cinq ans, jufques à trente-cinq, dautant que

durant cét efpace de temps, la femme eft plus faine & plus
forte & vigoureufe; elle n'y eft pas fi propre au deffous de
vingt-cinq ans, parce que fon corps n'ayant encore alors
acquis toutes fes dimenfions, ne peut eftre fi robufte,
& au deffus de trente-cinq, n'ayant du fang en fi grande
abondance, elle ne peut auffi avoir affez de lait pour la
nourriture de l'enfant : toutesfois aucunes femmes font
paffablement bonnes nourrices dés leur vingtiéme année, & d'autres jufques à la quarantiéme, mais plus rarement au deffus, & au deffous de ces deux âges.

Pour le temps & la maniere en laquelle elle eft accouchée, il faut qu'il y ait pour le moins un mois ou fix femaines, afin que fon lait foit tout-à-fait purifié, dautant
que pour lors fon corps eft repurgé des vuidanges qui fuivent l'accouchement, & les humeurs ne fe reffentent
plus de l'émotion qu'il leur avoit caufée ; qu'il n'y ait pas
auffi plus de cinq ou fix mois, afin qu'elle puiffe achever
de nourrir l'enfant, fans qu'on foit obligé aprés quelque
temps de luy en donner une autre ; elle ne doit avoir
avorté, mais qu'elle foit accouchée à terme d'un enfant
mâle vivant & bien fain; car c'eft un indice d'une bonne
conftitution, & que ce foit fon deuxiéme, ou fon troifiéme enfant, afin qu'elle foit mieux ftilée à gouverner fon
nourriffon, par l'experience qu'elle a de la chofe.

A l'égard de la bonne conftitution de fon corps, c'eft
d'elle que dépend le principal, & prefque tout le refte. Il
faut en general, qu'elle foit bien faine, & de bonne habitude, fans eftre fujette à aucune maladie, qu'elle foit née
de parens qui n'ayent jamais eu la pierre aux reins, ou en
la veffie, point fujets aux gouttes, aux écroüelles, à l'é-
pilepfie, ou à quelqu'autre maladie hereditaire, qu'il n'y

XXx ij

ait en elle aucune tache, ny même le moindre soupçon
de maladie venerienne ; qu'elle n'ait aucune galle, rogne,
tigne, ny autre vilainie de cette nature, qu'elle soit robuste, afin de veiller & solliciter l'enfant en tout ce qui luy
sera necessaire ; qu'elle soit de stature mediocre, c'est à dire ny grande ny petite, ny trop grasse, ny trop maigre, parce que le corps qui est d'une telle symmetrie naturelle, fait
& exerce bien plus parfaitement toutes ses fonctions,
& comme on dit ordinairement, *in medio consistit virtus*.
Mais sur tout elle ne doit estre grosse d'enfant ; elle sera
d'un temperament sanguin, ce qu'on connoîtra par sa
couleur vermeille, non si rouge, mais tirant à blancheur,
d'une chair ferme & non molasse ; elle n'aura aussi ses
menstruës, parce que ce seroit un signe que son sang seroit trop échauffé, soit à cause de son tempérament qui
est ainsi, ou par quelque passion amoureuse, ou autrement ;
elle ne sera pareillement sujette aux fleurs blanches, dautant que telles superfluitez sont indice d'une mauvaise habitude, elle ne sera rousse, ny marquée de taches de pareille couleur ; mais elle doit estre de poil noir ou châ-
tain ; elle sera bien faite de corps, propre en ses veste-
mens, & belle de visage, ayant l'œil guay & riant, la
veuë droite, les dents saines, & blanches, sans en avoir
aucune gâtée ny pourrie, de peur que sa bouche ne soit
de mauvaise odeur ; son ton de voix doit estre agreable,
afin de réjoüir l'enfant, elle doit aussi parler d'une pro-
nonciation bien nette & franche, afin de ne luy donner
aucun mauvais accent. On doit bien prendre garde qu'elle ne sente point mauvais, comme font ordinairement
celles qui sont rousses, & parfois même quelques-unes
qui sont tres-noires de poil & fort blanches de peau ;

car leur lait eft chaud , acre & puant, comme auffi de
tres-mechant gouft; elle n'aura l'halene forte comme
celle qui a le nez punais , ou quelques dents gâtées ,
ainfi que nous avons dit , parce que la nourrice qui bai-
fe continuellement l'enfant luy infecteroit les poulmons, en luy faifant fouvent refpirer fon haleine corrompuë , elle doit avoir les mammelles affez amples,
pour y pouvoir contenir & cuire une fuffifante quantité de lait, fans eftre toutefois groffes avec excés , elles
doivent eftre entieres , & fans cicatrices provenant de
quelques apoftemes qu'elle y auroit eus ; il faut qu'elles foient mediocrement fermes & charnuës , & non
molaffes & pendantes, afin que leur chaleur naturelle
en foit plus forte. La poitrine de la nourrice doit eftre
large, à caufe qu'eftant ainfi , le lait a plus d'efpace
pour eftre bien préparé & digeré , & que la poitrine
large témoigne abondance de chaleur vitale; pour ce
qui eft des bouts des mammelles , elle les doit avoir
bien-faits, c'eft à dire point trop gros, ny durs , ny calleux, ny trop enfoncez; mais qu'ils foient un peu élevez , & de groffeur & fermeté mediocre , bien perforez
de plufieurs petits trous , pour eftre de facile trait ,
afin que l'enfant n'ait pas trop de peine pour en faire
fortir le lait, en les fucçant & les preffant avec fa bouche.

Si la nourrice a toutes les bonnes qualitez que nous
venons de reciter , en ce qui concerne toutes les parties de fon corps; il y a tout fujet de prejuger que fon
lait doit eftre bien conditionné ; ce qu'on connoîtra
premierement à fa quantité, qui doit eftre telle qu'elle
puiffe fuffire pour la nourriture de l'enfant , elle n'en

doit pas auffi avoir par excez , de peur que ne pouvant pas tout tirer , il ne vienne à fe grumeler , ou
à s'enflamer aux mammelles y fejournant trop long-
temps ; mais toutefois il vaut mieux qu'elle en ait plus
que moins ; car elle pourra bien faire tetter le furplus
à un autre enfant : Il doit eftre de fubftance & confiftance mediocre, c'eft à dire , ny trop aqueux , ny trop
épais ; on en jugera facilement , la nourrice en ayant
fait rayer quelques gouttes fur la main , fi en la pan-
chant tant foit peu il s'écoule auffi-toft , c'eft figne
qu'il eft trop aqueux, & qu'il n'eft pas affez cuit ; mais
fi les gouttes demeurent attachées fans couler par le
panchement de la main , c'eft indice qu'il eft trop
groffier , & trop vifqueux : Le bon eft celuy qui eft entre deux confiftances , lequel s'épanche tout doucement,
à proportion qu'on incline la main , laiffant la place
d'où il s'écoule un peu teinte : quant à fa couleur , la
plus blanche eft la meilleure , & il eft d'autant plus
mauvais qu'il en eft éloigné ; il doit eftre d'une odeur
douce & agreable ; car c'eft un témoignage de fa bonne temperature , ce qui fe reconnoît aux rouffes , qui
ont leur lait d'une odeur aigre , puante , & mauvaife;
& pour eftre parfait en toutes bonnes qualitez , il doit
eftre de bon goût , c'eft à dire de faveur douce & fuc-
crée , fans aucune acrimonie , ny aucun goût étrange.

Il ne faut pas auffi oublier une des principales &
meilleures conditions de la nourrice , qui confifte aux
bonnes mœurs : c'eft pourquoy elle fera vigilante & foi-
gneufe à nettoyer l'enfant auffi-toft qu'il en aura befoin;
elle fera fage, & prudente, & ne fera point fujette à la co-

lere,ny querelleufe,tant de peur de donner dans ces commencemens de mauvaifes impreffions à l'enfant,que parce que cette paffion échauffe extraordinairement le lait,
elle ne fera mélancholique , mais joyeufe , & gaillarde,
riant fouvent & modérément, afin de le divertir, elle fera
fobre, nullement fujette au vin, & encore moins à l'excez de Venus, mais elle pourra ufer avec mediocrité du
premier,& ne s'abftiendra pas tout-à-fait du fecond,fi fon
naturel le requiert, pourveu que ce foit avec fon mari, laquelle permiffion luy eft volontiers octroyée par Ioubert,
au Chapitre feptiéme du cinquiéme Livre de fes Erreurs
populaires, fondé fur l'experience de toutes les pauvres
femmes, qui ne laiffent pas de bien élever leurs enfans,
encore qu'elles couchent journellement avec leur mari,
& fur la fienne propre, alleguant que fa femme avoit
fort bien nourri tous fes enfans,quoy qu'il n'ait pas laiffé
pour cela de coucher toûjours avec elle , & de luy faire
l'amour (à ce qu'il dit) comme un bon & fidel mari : car
en effet la femence trop long temps retenuë fans évacuation (principalement aux femmes qui avoient coûtume
d'ufer ordinairement du coït) s'échauffant trop faute d'é-
vacuation, leur caufe une telle demangeaifon, & une fi
grande envie de s'en décharger, que s'en abftenant par
force, elle ne manqueroit pas de fe corrompre dans fes
vaiffeaux, aprés quoy elle cauferoit une grande perturbation tant des humeurs du corps,que des paffions de l'ame,
dautant qu'il n'y a point (comme chacun fçait) de plus
violente, ny de pire rage que celle de l'amour : c'eft pourquoy il n'y aura aucun danger que la nourrice ufe modérément du coït avec fon mari, & que ce foit feulement
pour décharger & vuider la trop grande plenitude ,& non

pour autre caufe, quoy faifant, elle obfervera feulement de ne pas donner à tetter à l'enfant incontinent aprés cét exercice; mais elle attendra au moins une ou deux heures, afin de laiffer repofer pendant ce temps, toutes les humeurs de fon corps, qui ont efté agitées & échauffées par cette action.

Si la nourrice a toutes, ou la plus grande partie des conditions que nous venons de fpecifier, tant à l'égard de fa perfonne, qu'au refpect de fes meurs; & qu'elle fe maintienne en cét état, par un regime de vivre accommodé au temperament de l'enfant, & qui ne foit pas contraire au fien, il y a pour lors tout fujet d'efperer qu'elle eft capable de faire une tres-bonne nourriture, & d'élever en parfaite fanté le fils d'un Prince.

Enfin, mon cher Lecteur, je croy maintenant m'eftre acquité de mon devoir envers le public, en luy communiquant les connoiffances que Dieu m'a fait la grace de me donner touchant les maladies des femmes groffes & accouchées; Ie le prie, luy qui eft l'unique fource de toute fcience, qu'il vous vueille enfeigner les veritables moyens pour les bien fecourir, & leurs enfans en ces rencontres, vous faifant encore mieux concevoir les chofes que je ne vous les ay exprimées, & que le tout foit à jamais pour fa plus grande gloire.

Fin du troifiéme & dernier Livre.

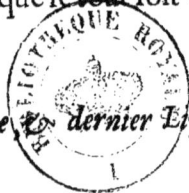

A Paris de l'Imprimerie de CHARLES COIGNARD.

www.ingramcontent.com/pod-product-compliance
Lightning Source LLC
Chambersburg PA
CBHW031350210326
41599CB00019B/2720